SONDERAUSGABE

ARTHROSE-INFO

NR. 1 – 20

SONDERAUSGABE
ARTHROSE-INFO
NR. 1 – 20

Herausgegeben
von der
Deutschen Arthrose-Hilfe e. V.

1. Auflage 2016

mit über 600 Abbildungen im Text
und einem übersichtlichen Inhaltverzeichnis

DEUTSCHE ARTHROSE-HILFE E.V.

Redaktionsanschrift:

Deutsche Arthrose-Hilfe e.V.
Postfach 11 05 51
60040 Frankfurt a. M.
Internet: www.arthrose.de
Telefon: 0 68 31 – 94 66 77
(montags bis freitags
8.00 – 12.00 und 12.30 – 16.00 Uhr)
Telefax: 0 68 31 – 94 66 78
E-Mail: service@arthrose.de

Die Sonderausgabe enthält den im Wesentlichen unveränderten Originaltext der ARTHROSE-INFOS Nr. 1 – 20. An vielen Stellen wurden wichtige Ergänzungen und Aktualisierungen vorgenommen. Jedes Heft hat auch weiterhin sein eigenes Inhaltsverzeichnis jeweils auf Seite 2. Das neue Gesamtverzeichnis für alle Hefte finden Sie am Anfang dieses Bandes.

Wichtiger Hinweis:
Die Beiträge in den ARTHROSE-INFOS können und sollen die Behandlung durch Ihren Arzt nicht ersetzen. Je besser Sie informiert sind, umso wirkungsvoller sind aber die ärztlichen Maßnahmen.

Printed in Germany
Druck und Bindung: GGP Media GmbH, 07381 Pößneck

ISBN: 978-3-9817943-0-4

Dank

Neben den vielen deutschen Experten, die uns bei der Erstellung der ursprünglichen Texte beraten oder bei der Neufassung dieses Gesamtbandes unterstützt haben, haben uns auch folgende 75 Experten aus mehreren Ländern beraten. Ihnen allen möchten wir unseren besonderen Dank sagen. Außerdem danken wir allen, die unsere gemeinsame Arbeit durch ihre unermüdliche Forschungstätigkeit gefördert und vorangebracht haben.

Prof. Dr. med. **Amstutz, a. D., USA**
Prof. Dr. med. **Arciero, USA**
Prof. Dr. med. **Barrack, USA**
Dr. med. **Bellier, Frankreich**
Dr. med. **Berend, USA**
Dr. med. **Bergfeld, USA**
Prof. Dr. med. **Berry, USA**
Dr. med. **Bluman, USA**
Dr. med. **Boden, USA**
Prof. Dr. med. **Bohlman, USA**
Dr. med. **Brooks, USA**
Prof. Dr. med. **Buckwalter, USA**
Dr. med. **Cameron, Kanada**
Dr. med. **Capello, USA**
Dr. med. **Chow, USA**
Prof. Dr. med. **Cofield, a. D., USA**
Prof. Dr. med. **Cooney, a. D., USA**
Prof. Dr. med. **Coughlin, USA**
Dr. med. **DeLee, USA**
Dr. med. **Dorr, USA**
Dr. med. **Dye, USA**
Dr. med. **C. Engh, Jr., USA**
Dr. med. **G. Engh, USA**
Prof. Dr. med. **Farcy, a. D., USA**
Prof. Dr. med. **Fitz, USA**
Dr. med. **Fowler, Kanada**
Prof. Dr. med. **Fu, USA**
Prof. Dr. med. **Garfin, USA**
Prof. Dr. med. **Geissler, USA**
Dr. med. **Gross, USA**
Prof. Dr. med. **Hamilton, USA**
Dr. med. **Hamon, Frankreich**
Dr. med. **Herkowitz, USA**
Prof. Dr. med. **Hernigou, Frankreich**
Dr. med. **Hozack, USA**
Prof. Dr. med. **Iannotti, USA**
Dr. med. **Jackson, a. D., USA**
Prof. Dr. med. **Jakob, a. D., Schweiz**
Prof. Dr. med. **Johnson, Kanada**
Prof. Dr. med. **Jupiter, USA**
Prof. Dr. med. **Krackow, USA**
Dr. med. **Krämer, Spanien**
Prof. Dr. med. **Laughlin, USA**
Prof. Dr. med. **MacDonald, Kanada**
Prof. Dr. med. **Maloney, USA**
Prof. Dr. med. **Mazel, Frankreich**
Dr. med. **Morgan, USA**
Dr. med. **Moskovich, USA**
Prof. Dr. med. **Murray, USA**
Prof. Dr. med. **Nalebuff, USA**
Dr. med. **Nestor, USA**
Prof. Dr. med. **Nunley, USA**

Prof. Dr. med. **Paprosky, USA**
Dr. med. **Pfeffer, USA**
Prof. Dr. med. **Riew, USA**
Prof. Dr. med. **A. Rosenberg, USA**
Prof. Dr. med. **T. Rosenberg, USA**
Prof. Dr. med. **Rosenwasser, USA**
Prof. Dr. med. **Rubash, USA**
Dr. med. **Santore, USA**
Prof. Dr. med. **Schmalzried, USA**
Dr. med. **Shelbourne, USA**
Prof. Dr. med. **Sklar, USA**
Dr. med. **Taleisnik, USA**
Prof. Dr. med. **Terrono, USA**
Prof. Dr. med. **Tonetti, Frankreich**
Prof. Dr. med. **Uhthoff, a. D., Kanada**
Prof. Dr. med. **Vaccaro, USA**
Dr. med. **Walch, Frankreich**
Dr. med. **Wang, USA**
Prof. Dr. med. **Warren, USA**
Dr. med. **Weiland, USA**
Prof. Dr. med. **Wirth, USA**
Prof. Dr. med. **Wood, USA**
Prof. Dr. med. **Zollinger, a. D., Schweiz**

Vorwort

Liebe Leserinnen und Leser,
liebe Freunde der Deutschen Arthrose-Hilfe,

große Freude und praktischen Nutzen wünschen wir Ihnen mit dieser Sonderausgabe unseres Ratgebers ARTHROSE-INFO.

Das klar strukturierte Gesamtverzeichnis, das Sie auf den folgenden Seiten am Anfang des Buches finden, wird Ihnen das gezielte Auffinden der gesuchten Themen erleichtern.

Unseren Dank an die Redaktion und an die vielen Experten, die uns beraten haben, verbinden wir mit einem herzlichen Dankeschön auch an Sie, liebe Freunde und Förderer der Deutschen Arthrose-Hilfe, die Sie diese intensive Informationsarbeit und die Förderung der Arthroseforschung ermöglichen.

Uns allen wünsche ich auch weiterhin bedeutende neue Fortschritte und viele weitere nützliche ARTHROSE-INFOS.

Herzlichst
Ihr

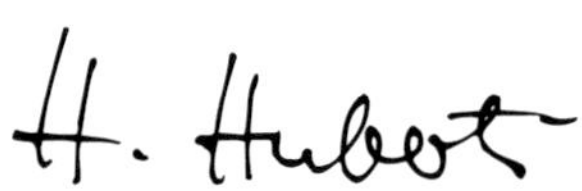

Dr. med. Helmut Huberti
Präsident der Deutschen Arthrose-Hilfe e. V.

GESAMTVERZEICHNIS
TABELLE 1

Praktische Tipps

Heft-Nr.

GESAMTVERZEICHNIS
TABELLE 2

Wichtige Darstellungen

Heft-Nr.

GESAMTVERZEICHNIS
TABELLE 3

Kurze Erläuterungen (Lexikon) **Heft-Nr.**

GESAMTVERZEICHNIS
TABELLE 4

Empfohlene Bücher

GESAMTVERZEICHNIS
TABELLE 5

Alle Hefte im Überblick

Heft-Nr.	Praktische Tipps ...	Wichtige Darstellungen
1	Knie	Was ist Arthrose?
2	Hand	Ein künstliches Knie wird eingesetzt
3	Hüfte	Wann hilft Wärme?
4	Fuß – Sprunggelenk	Aktuelle Forschungsergebnisse
5	Lendenwirbelsäule	Das Arthrose-Info lesen
6	Halswirbelsäule	Die Ringelblumensalbe
7	Künstl. Gelenke	Reisen ohne Gepäck
8	Künstl. Hüftgelenk	Kann Knorpel heilen?
9	Künstl. Kniegelenk	Patientenberichte
10	Gelenkspiegelung	Patientenberichte (II)
11	Knie (II)	Patientenberichte (III)
12	Hand (II)	Kann die Knorpelheilung verbessert werden?
13	Hüfte (II)	Patientenberichte (IV)
14	Fuß – Sprunggelenk (II)	Akupunktur bei Arthrose
15	Lendenwirbelsäule (II)	Die tägliche Gymnastik
16	Halswirbelsäule (II)	Sender im Hüftgelenk
17	Schulter	Kräftigungsübungen bei Arthrose
18	Künstl. Hüftgelenk (II)	Kreislauftraining bei Arthrose
19	Künstl. Kniegelenk (II)	Welche Heimtrainer ... ?
20	Gelenkspiegelung (II)	Kann Knorpel durch Transplantation heilen?

Weitere wichtige Hinweise

- Leserbriefe

  In den Leserbriefen eines jeden Heftes finden sich viele wertvolle Erfahrungshinweise, die wir ebenfalls besonders empfehlen möchten.

- Empfehlung

  Die „Praktischen Tipps" entfalten ihre größte Wirksamkeit, wenn Sie Schritt für Schritt vorgehen.

  So empfiehlt es sich z. B. bei Hand-Arthrose, zuerst die Tipps in Heft Nr. 2 so lange einzuüben, bis sie zur täglichen Gewohnheit geworden sind.

  Erst dann sollten Sie mit den Tipps in Heft Nr. 12 usw. ergänzend fortfahren.

  Schreiten Sie langsam von Kapitel zu Kapitel voran. Dann erzielen Sie den größten Erfolg.

SONDERAUSGABE

ARTHROSE-INFO

NR. 1 – 20

Heft 1

ARTHROSE Info

Offizielles Organ der Deutschen Arthrose-Hilfe e.V.
Erscheint vierteljährlich
Nr. 1 Sonderausgabe

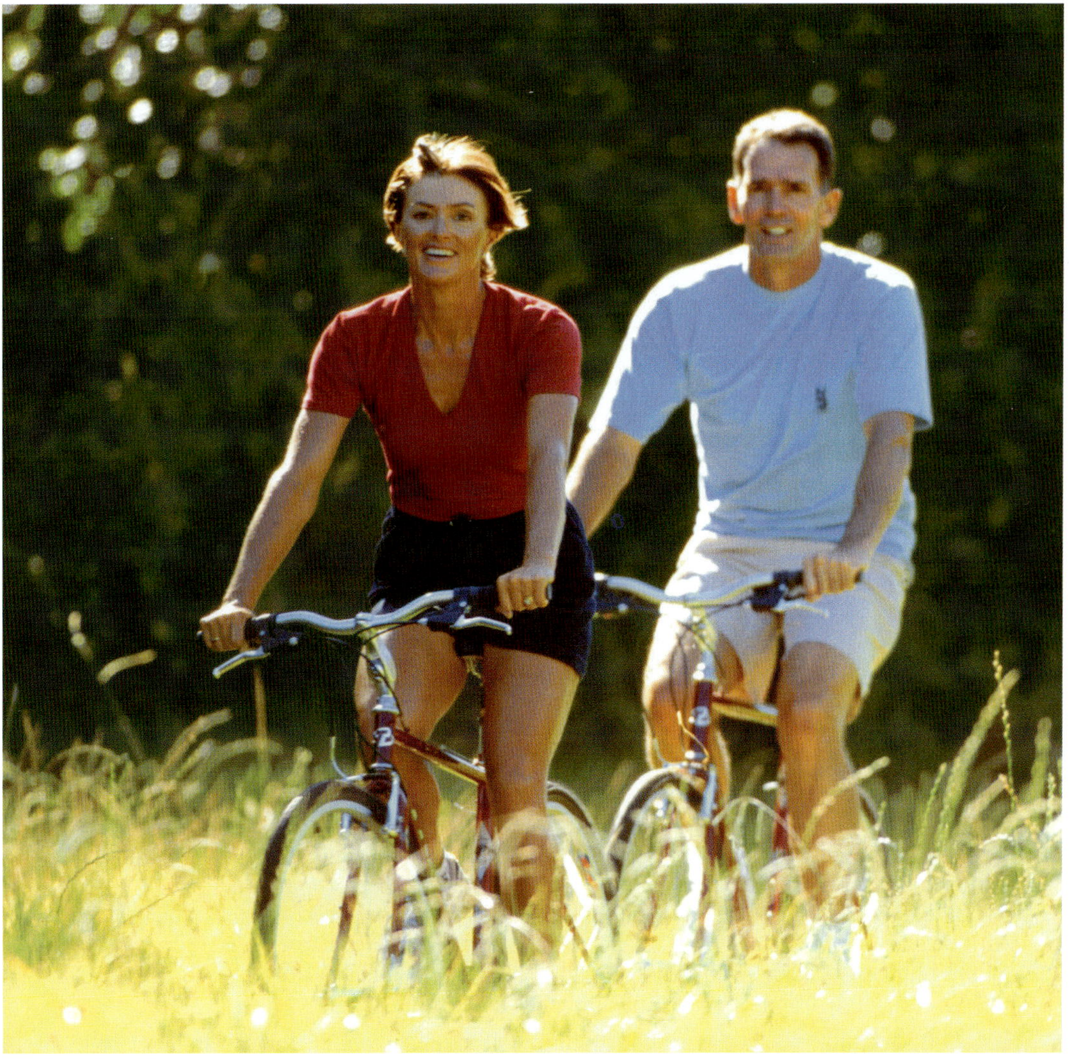

Inhalt

Seite

Impressum

Herausgeber:
Deutsche Arthrose-Hilfe e.V.
Postfach 11 05 51
60040 Frankfurt a. M.,
in Zusammenarbeit mit Ärzten und Wissenschaftlern des In- und Auslandes

Bezug:
Einzelheft € 4,–
Für Mitglieder und Förderer
im Beitrag enthalten

Chefredaktion:
Dr. med. Helmut Huberti

Grafik:
Siegfried Bischof, Margret Walter

Druck:
Ottweiler Druckerei und Verlag GmbH
Weißes Papier chlorfrei gebleicht

Service-Telefon:
Telefonische Anfragen an die
Deutsche Arthrose-Hilfe:
(0 68 31) 94 66 77
Montags bis freitags
8.00 – 12.00 und 12.30 – 16.00 Uhr

Vereinsanschrift:
Deutsche Arthrose-Hilfe e.V.
Postfach 11 05 51
60040 Frankfurt a. M.

Spendenkonten:
Postbank Frankfurt
IBAN: DE04 5001 0060 0101 1776 08
BIC: PBNKDEFF
Deutsche Bank Frankfurt
IBAN: DE22 5007 0010 0092 0587 00
BIC: DEUTDEFFXXX

Hinweis:
Die Beiträge im ARTHROSE-INFO können und sollen die Behandlung durch Ihren Arzt nicht ersetzen.
Je besser Sie informiert sind, umso wirkungsvoller sind die ärztlichen Maßnahmen.

ISSN-Nr.: 0937-9142

Editorial

Liebe Leserinnen, liebe Leser,
liebe Freunde der
Deutschen Arthrose-Hilfe!

Endlich, nach mehrmonatiger Vorbereitungszeit, ist es geschafft. Das erste ARTHROSE-INFO ist fertig. Viele weitere sollen in vierteljährlichem Abstand folgen und Sie über alle Belange der Arthrose, der häufigsten aller Gelenkkrankheiten, informieren und fundiert beraten.

Auch sollen viele Fragen erläutert werden, die in der knapp bemessenen Zeit der Sprechstunde Ihres Arztes nicht so ausführlich besprochen werden können oder mit denen man vielleicht nicht gleich zum Arzt gehen würde. Dies gilt besonders für Fragen, die die Vorbeugung und den Schutz der gesunden Gelenke betreffen. Außerdem wird über alle Neuigkeiten berichtet, die so wichtig sind, dass sie jeden direkt erreichen sollten.

Die Gelenkforschung der letzten Jahre hat bedeutende Fortschritte erzielt. Die früher häufigen Aussagen wie „Damit müssen Sie leben" oder „Mit diesem Schicksal muss man sich abfinden" sind heute nicht mehr gültig. Viele wissenschaftliche Untersuchungen zeigen die enorme Bedeutung des richtigen Verhaltens und wie sehr die Gelenke hierdurch beeinflusst werden können, besonders wenn die Maßnahmen früh einsetzen. Aufklärung und Information können deshalb in entscheidendem Maße helfen, die Folgen dieser Krankheiten zu mildern und ein Fortschreiten zu verlangsamen.

Manche Empfehlungen und Tipps beziehen sich auf alltägliche und scheinbar unbedeutende Situationen, beispielsweise wie man von einem Stuhl aufstehen sollte oder welche Möbel zu meiden sind. Es ist die Summe dieser vielen kleinen und alltäglichen Dinge, die gemeinsam ihre Wirkung entfalten, oft erst nach Wochen und Monaten. Doch die regelmäßige und ständige Beachtung lohnt sich. Ihre Gelenke werden es Ihnen danken.

Gern beantworten wir auch Ihre persönlichen Fragen, soweit es uns möglich ist. Wir haben hierfür eine Rubrik „Leserbriefe" vorgesehen. Die Behandlung durch Ihren Arzt können und wollen wir natürlich nicht ersetzen, aber doch unterstützen. Erste und wichtigste Voraussetzung für eine erfolgreiche Therapie ist, selbst aktuell informiert zu sein und gut Bescheid zu wissen. Umso wirkungsvoller sind auch alle ärztlichen Maßnahmen.

Uns allen, der Redaktion und dem Leserkreis, wünsche ich ein gutes Gelingen und viele interessante und nützliche ARTHROSE-INFOS.

Herzlichst
Ihr

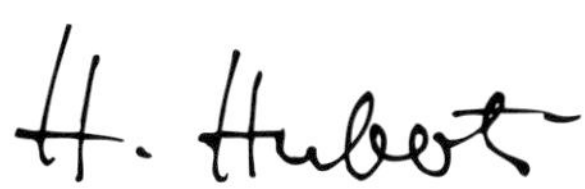

Dr. med. Helmut Huberti
Präsident der
Deutschen Arthrose-Hilfe

Was ist Arthrose?

Gelenke bestehen aus mehreren Teilen und verschiedenen Strukturen. Sie alle können in unterschiedlichem Maße betroffen sein, wenn das Gelenk an Arthrose erkrankt. Hierdurch erklären sich viele Veränderungen des Arthrosegelenks. Nur wenn man sie kennt, kann man die ärztlichen Maßnahmen besser verstehen.

Die Gelenke haben viele Aufgaben

- Unsere Gelenke ermöglichen es, dass wir uns *bewegen* können. Wir führen viele tausend Bewegungen am Tag durch, meist ohne dass wir uns dessen bewusst sind. Verbessert und erleichtert werden diese Bewegungen durch die Gelenkschmiere. Dieser Flüssigkeitsfilm wird von der inneren Gelenkschleimhaut gebildet.
- Gelenke besitzen *Stoßdämpfer*, um plötzliche und harte Bewegungen zu dämpfen: den Gelenkknorpel. Dieser glatte und elastische Überzug schützt die Gelenke bei jeder Bewegung und ermöglicht einen einwandfreien Bewegungsablauf.
- Gelenke *geben Halt*. Gelenke haben wichtige Strukturen, die bestimmte Bewegungen führen und andere aber verhindern. Ein Fingerspitzengelenk z. B. kann nur wie ein Scharnier bewegt werden. Es ist jedoch nicht zur Seite hin aufklappbar. Gegen falsche Bewegungen ist das Gelenk gesichert. Diesen Schutz geben Teile der Gelenkkapsel (sogenannte „fibröse Kapsel“) und die Gelenkbänder.

Gesundes Gelenk

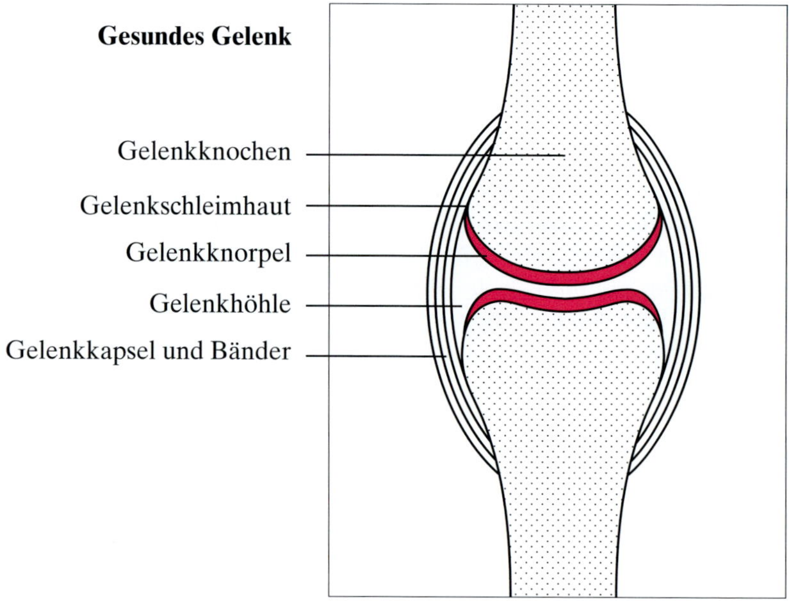

In welchen Stadien entwickelt sich die Gelenkkrankheit Arthrose, und was ist Arthrose genau?

- **Frühstadium**

Ausgangspunkt jeder Arthrose ist ein Schaden im Knorpelüberzug, der sogenannte „Knorpelschaden". Oft ist dieser Schaden zunächst nur auf eine kleine Fläche von vielleicht 2 Quadratzentimetern begrenzt. Außerdem ist er noch oberflächlich. Kurz darauf treten im Röntgenbild erste Verdichtungen des Knochens auf. Es handelt sich hierbei immer um Knochenbezirke, die direkt unter dem erkrankten Knorpel liegen. Diese zusätzlichen Veränderungen am Knochen sind ein entscheidendes Zeichen für das Frühstadium der Arthrose. Ohne diese Knochenveränderungen liegt nur ein „Knorpelschaden" vor, nicht aber eine „Arthrose".

Arthrose bedeutet deshalb immer Knorpelschaden *mit* Knochenveränderungen.

- **Spätstadium**

Zwischen dem „Frühstadium" und dem „Spätstadium" können viele Jahre liegen. Viele Arthrosepatienten befinden sich deshalb in einem Zwischenstadium, das zwischen Früh- und Spätstadium liegt. Ihre Veränderungen sind also stärker als im Frühstadium, doch noch geringer als im Spätstadium.

Im Spätstadium ist der Gelenkknorpel im erkrankten Bereich nicht nur erkrankt und geschädigt, sondern sogar vollständig abgerieben und verschwunden. Hierdurch reibt der jetzt freiliegende Knochen direkt auf dem Knochen der Gegenseite. Im Röntgenbild sieht man, dass sich die Knochen direkt berühren. Der soge-

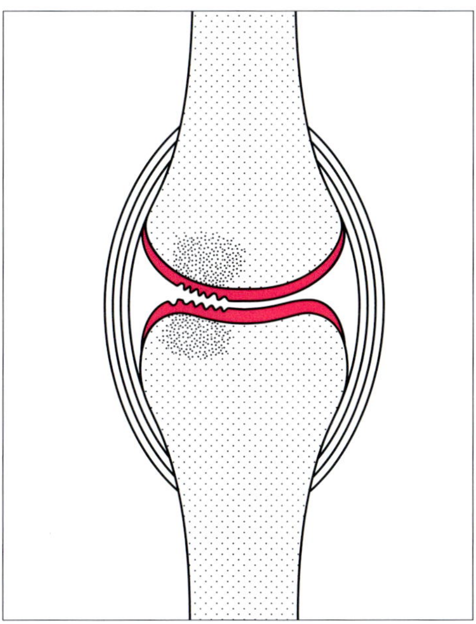

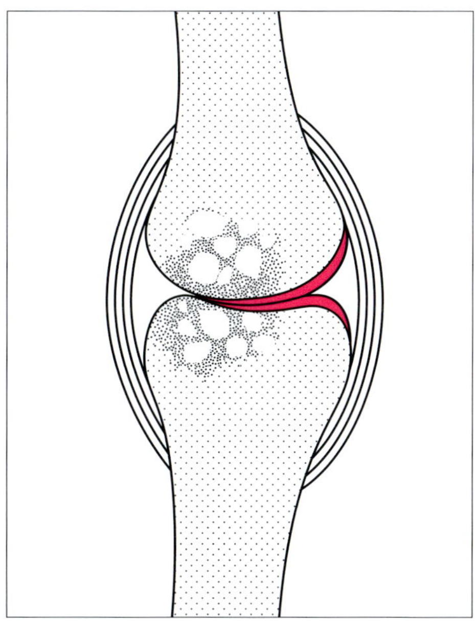

nannte Gelenkspalt ist deshalb verschwunden.

Auch der Knochen hat sich gegenüber dem Frühstadium verändert:

- Er ist wesentlich dichter und härter und im Röntgenbild deutlicher erkennbar.
- An den Rändern der Gelenke sind große knöcherne Zacken entstanden. Diese knöchernen Ausziehungen („Osteophyten") führen zu einer Verbreiterung des Gelenks. Der Betroffene stellt fest, dass seine Gelenke größer und aufgetrieben sind. Diese Knochenzacken können sich bei bestimmten Bewegungen auch berühren und weitere Schmerzen auslösen.

Ursachen und Folgen der Arthrose

Die *Ursachen* der Arthrose führen wie geschildert immer zuerst zu einem Knorpelschaden. Hunderte, wenn nicht Tausende verschiedene Faktoren können zu einem Knorpelschaden führen. Unfälle, Überlastungen, angeborene Fehlformen der Gelenke, Stoffwechselstörungen und vermutlich auch Ernährungsfehler sind die wichtigsten Ursachen.

Die *Folgen* der Arthrose sind vielen Betroffenen nur zu gut bekannt:

— Schmerzen

— Entzündungsschübe

— Verdickung und Verformung

— beginnende Einsteifungen

Für jedes Gelenk und jedes Stadium sind das Ausmaß und die Ausprägung dieser Vorgänge aber sehr verschieden.

Hinweis: Nicht alle Gelenke sind in gleicher Weise und durch die gleichen Faktoren gefährdet. Wegen der Vielzahl der möglichen Schädigungen werden wir in einem der kommenden ARTHROSE-INFOS die genauen Ursachen und Folgen, die bei bestimmten Gelenken häufiger sind, ausführlich darstellen. Außerdem werden dann praktische Anregungen gegeben, was man bei Arthrose der Hände, der Hüften und anderer Gelenke tun kann.

Tipps für diejenigen, die von Knie-Arthrose betroffen sind, finden Sie bereits in diesem Heft.

Praktische Tipps bei Knie-Arthrose

Knie-Arthrose (der Arzt spricht von „Gon-Arthrose") bedeutet oft eine erhebliche Behinderung. Sie hat nicht selten jahrelange Schmerzen und Einschränkungen zur Folge. Die folgenden Tipps sind als eine Kurzinformation zu verstehen und sollen Ihnen einige wichtige Empfehlungen geben. In dem späteren ARTHROSE-INFO Nr. **11** werden wir nochmals ausführlich darüber berichten.

1. Schuhe sorgfältig aussuchen

Wer an Kniearthrose leidet, muss viel Zeit und Sorgfalt auf die richtige Wahl der Schuhe verwenden. Hier einige Tipps:

- Vermeiden Sie zu harte Absätze;
- Damen sollten Schuhe mit eher flachem Absatz wählen;
- Wählen Sie Schnürschuhe mit weichen Absätzen und meiden Sie Sandalen oder Schuhe ohne festen Halt;
- Tragen Sie weiche Fersenkissen (erhältlich im Sanitätshaus).

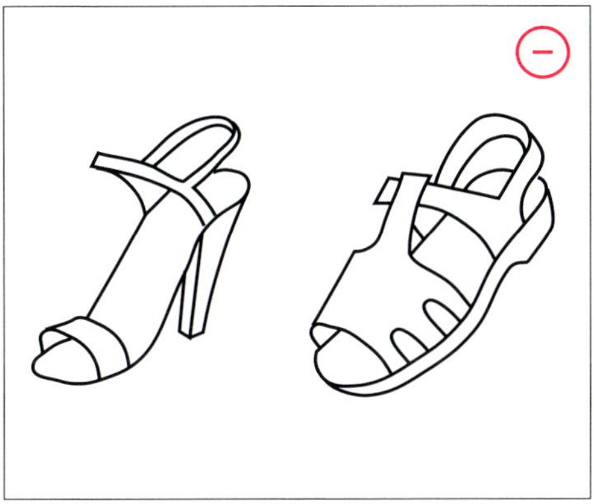

nicht so gut

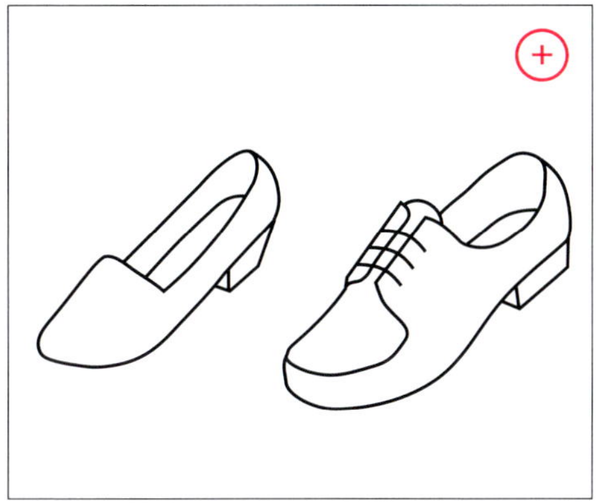

besser

2. Vermeiden Sie Bergauf- oder Bergabgehen

Wann immer möglich, sollten Sie bei einer Arthrose des Kniegelenks steiles Bergauf- oder Bergabgehen vermeiden. Beides belastet die Knie sehr. Bevorzugen Sie grundsätzlich flaches Gelände, wann immer es Ihnen möglich ist.

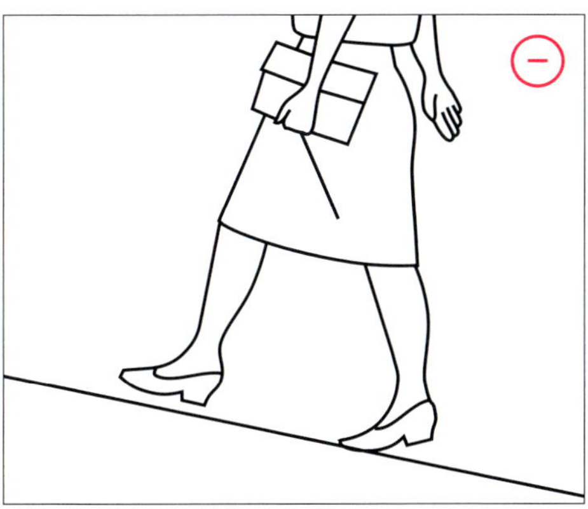

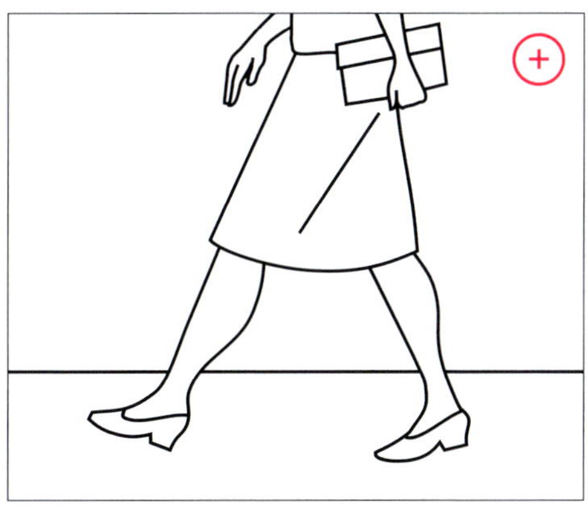

3. Meiden Sie unebenes Gelände

Ebenso sollten Sie unebene Wege oder zu weichen Boden meiden. Besonders bei Waldspaziergängen ist dies zu bedenken. Hier gilt es, sichere Wege zu bevorzugen. Besonders ungünstig können auch Pflastersteinwege sein, wie sie leider auch in vielen Städten immer häufiger zu finden sind.

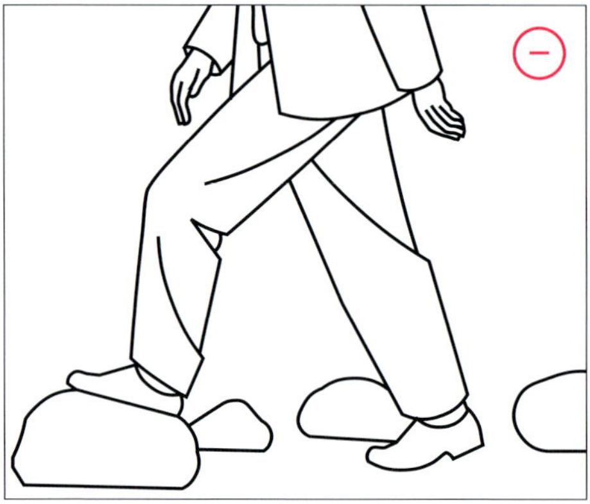

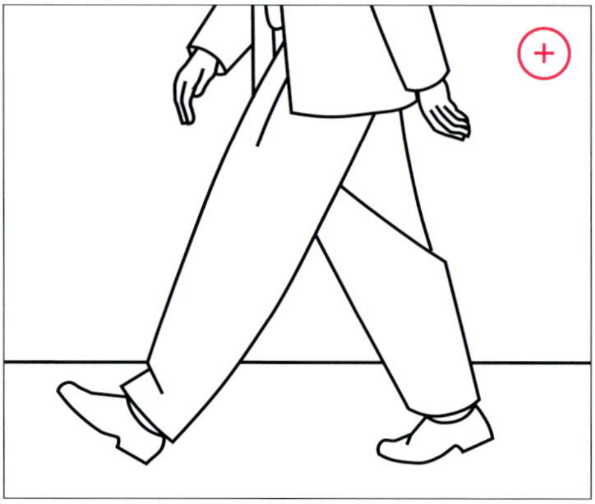

4. Radfahren ist gesünder

Radfahren belastet die Gelenke weniger als Zu-Fuß-Gehen. Dies gilt aber nur, wenn Sie langsam fahren und bergiges Gelände meiden. Ebenso ist es notwendig, immer deutlichen Abstand zu halten und stets vorsichtig zu fahren. Auch ist eine Gangschaltung sehr zu empfehlen. Fahren Sie stets in kleinem Gang, damit Sie keine hohen Kräfte aufwenden und nie in eine Situation kommen, in der Sie plötzlich und überraschend bremsen müssen. Viele Experten empfehlen meist auch, den Sattel möglichst hoch einzustellen, da hierdurch das Kniescheibengelenk entlastet wird.

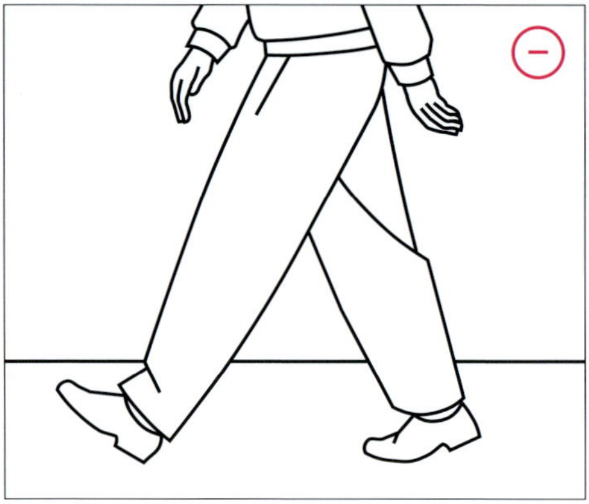

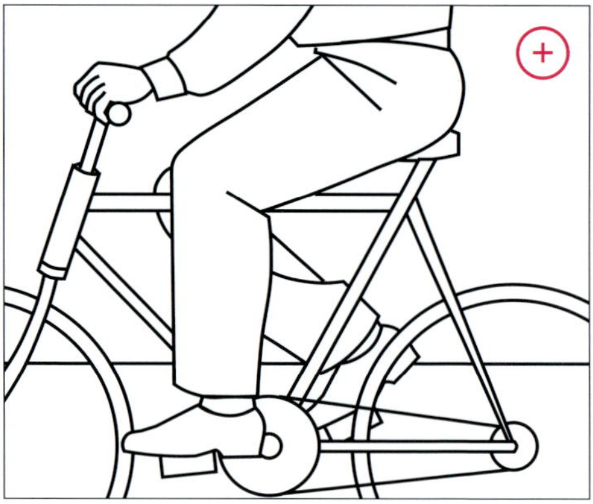

5. Benutzen Sie jeden Fahrstuhl

Jede Treppenstufe belastet die Kniegelenke. Wenn Sie die Möglichkeit haben, statt der Treppe einen Fahrstuhl zu benutzen, sollten Sie grundsätzlich immer mit dem Aufzug fahren, auch wenn Sie ein paar Minuten warten müssen oder wenn Sie nur eine Etage höher oder tiefer wollen. Meiden Sie Treppen, wann immer es möglich ist.

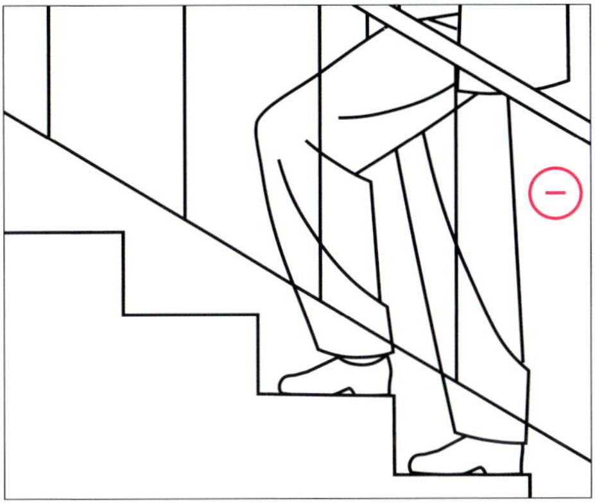

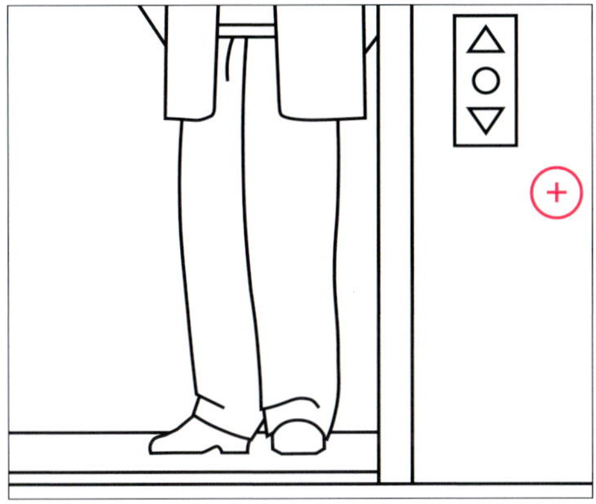

6. Nutzen Sie das Treppengeländer

Wenn kein Aufzug vorhanden ist und Sie eine Treppe benutzen müssen, gelten folgende Regeln:

— Gehen Sie betont langsam.

— Stützen Sie sich am Geländer ab.

— In schweren Fällen: Lassen Sie sich besonders viel Zeit. Setzen Sie treppauf immer nur den gesunden Fuß vor und ziehen Sie das kranke Bein nach. Treppab setzen Sie das kranke Bein voraus.

Bitte zögern Sie nicht, sich dieser Maßnahmen zu bedienen. Bedenken Sie immer, dass sie der Gesundung Ihrer Gelenke dienen.

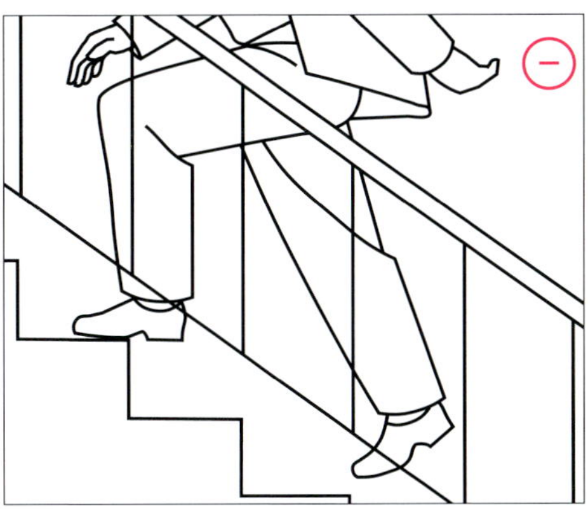

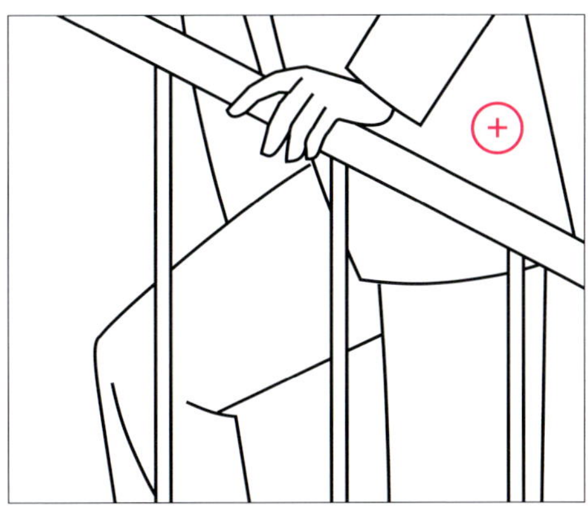

7. Keine Gewichte tragen

Jedes Kilogramm, das Sie zusätzlich tragen, belastet das erkrankte Kniegelenk sehr. Ganz gleich, ob es sich um schwere Koffer oder um schwere Einkaufstüten handelt. Versuchen Sie, es so einzurichten, dass Sie persönlich keine Lasten tragen müssen oder wenigstens nur äußerst selten. Ihre Familie ist Ihnen sicher gerne behilflich. Sie finden auch bestimmt jemanden, der Ihnen im Bedarfsfall aushilft. – Genauso wirksam ist es, bewusst auf ein eher niedriges Körpergewicht zu achten.

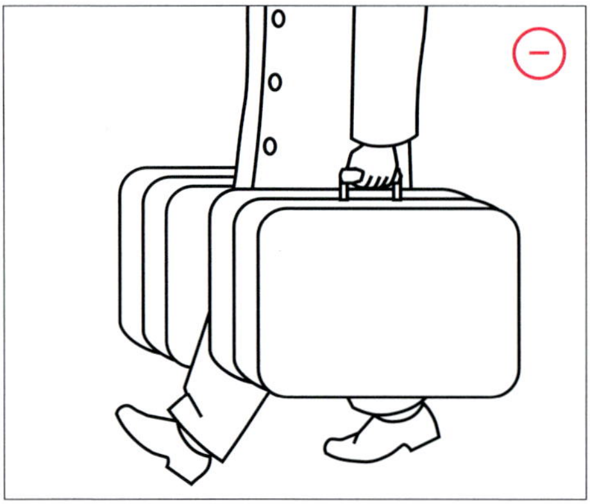

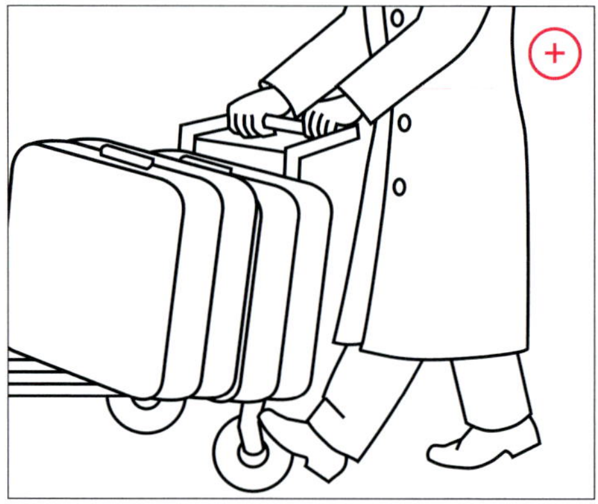

8. Nicht zu lange auf den Beinen sein

Viele Hausfrauen zum Beispiel sind oft mehrere Stunden ohne Unterbrechung auf den Beinen. Die Kniegelenke werden hierdurch stark belastet, auch wenn Sie es im Augenblick gar nicht spüren. Es gilt die Regel: „Nie länger als eine Stunde auf den Beinen sein.“ Gönnen Sie sich nach jeder Stunde eine Pause, wenn auch nur für 5 oder 10 Minuten. Dabei am besten die Knie ausstrecken und Kniegymnastik machen. Dies gibt Ihnen neue Kraft und schont Ihre Knie.

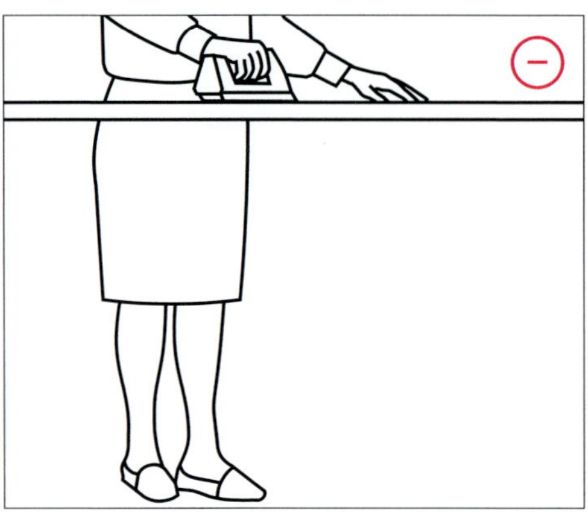

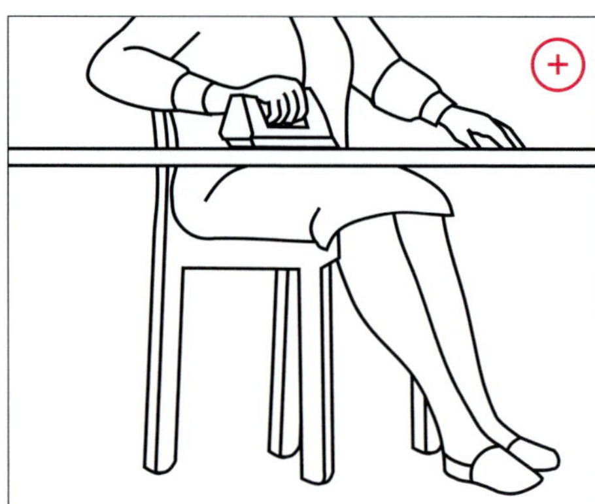

9. Beim Sitzen die Beine ausstrecken

Während des Sitzens sollte man die Beine möglichst locker ausstrecken und oft die Stellung wechseln. Ein Sitzen mit nach hinten geschlagenen Füßen, wie es oft bei Menschen, die am Schreibtisch arbeiten, üblich ist, sollte man unbedingt vermeiden. Dies ist besonders wichtig bei Arthrose im Kniescheiben-Gelenk. Auch sollte man hierbei keine engen Hosen tragen.

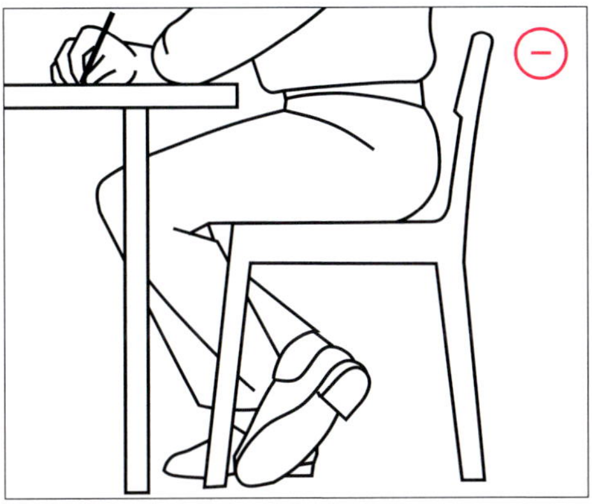

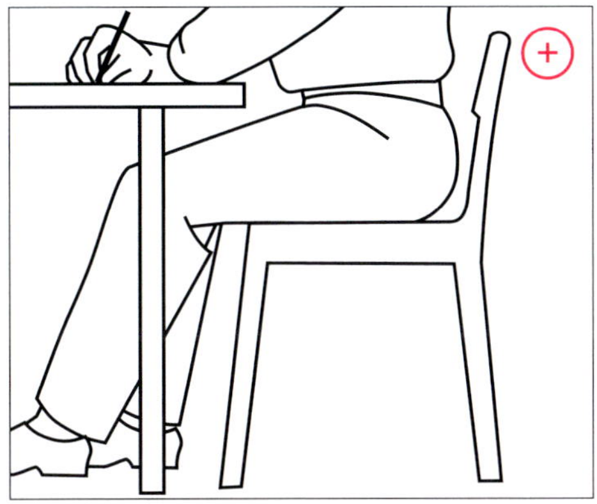

10. Bei jedem Aufstehen: Abstützen mit beiden Händen

Wenn die Knie in gebeugtem Zustand belastet werden, ist die Überlastungsgefahr am größten. Bei jedem Aufstehen aus dem Sitzen oder Liegen ist es wichtig, sich kräftig und konzentriert mit beiden Händen abzustützen. Viele Betroffene machen dies instinktiv, solange sie Schmerzen haben. Aber auch dann, wenn das Arthrose-Knie nicht schmerzt, ist ein solches Verhalten, welches das Gelenk schützt, unerlässlich.

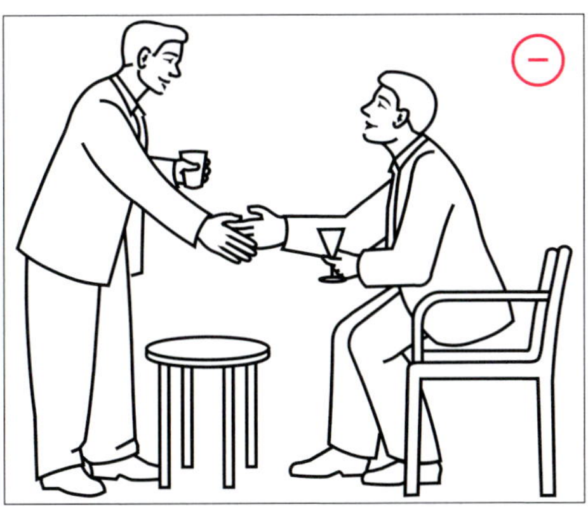

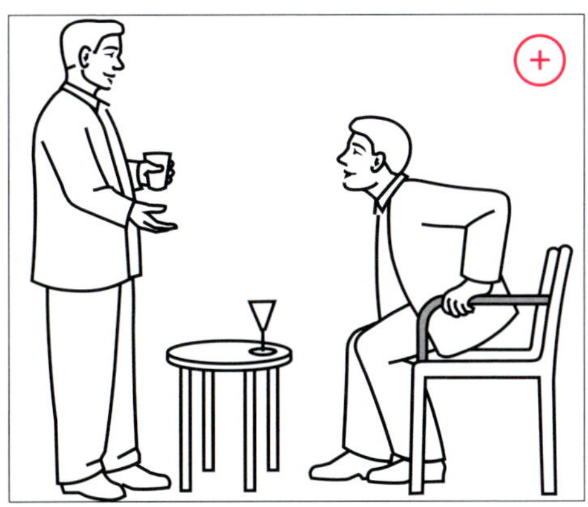

11. Meiden Sie tiefe Sessel

Die Auswahl der richtigen Möbel ist sehr wichtig. Vermeiden Sie das Sitzen in tiefen und zu weichen Sesseln. Es führt oft zu starkem Anwinkeln der Knie und belastet sie beim Aufstehen. Bevorzugen Sie bequeme und evtl. gepolsterte Stühle, möglichst mit Armlehnen.

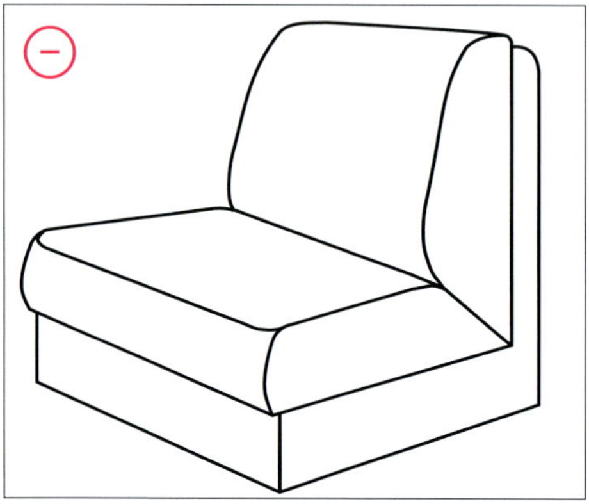

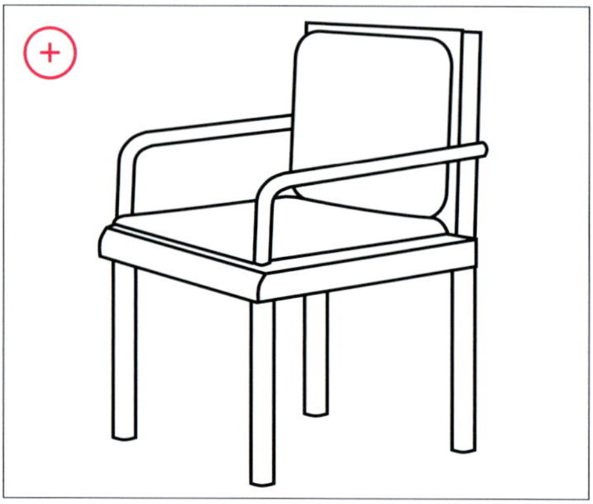

12. Nicht knien

Auch das Knien, sei es im Haushalt, bei der Arbeit oder beispielsweise in der Kirche, belastet das erkrankte Knie sehr. Schonender ist es, zu sitzen oder zu stehen und alle Hilfen zu benutzen, die heute erhältlich sind.

(In einem der kommenden Hefte werden wir solche Hilfen, insbesondere auch für den Haushalt, besprechen.)

Hinweis: Zusammenfassend gilt bei Arthrose immer die Grundregel „Bewegen ja – Belasten nein". Weiteres zum Thema Knie-Arthrose folgt in einem der kommenden ARTHROSE-INFOS. Ursachen und Therapiemöglichkeiten werden dann genauer erläutert.

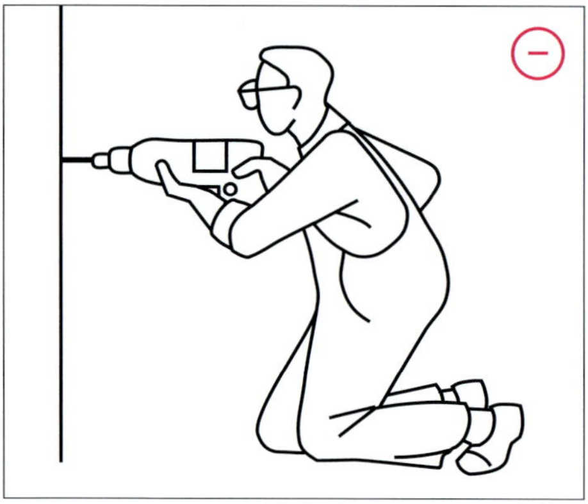

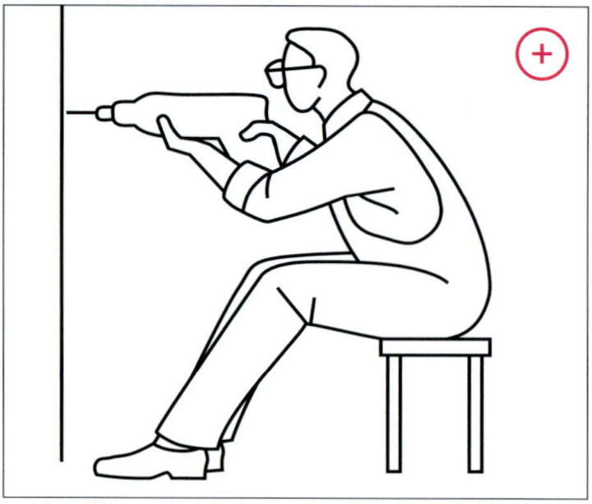

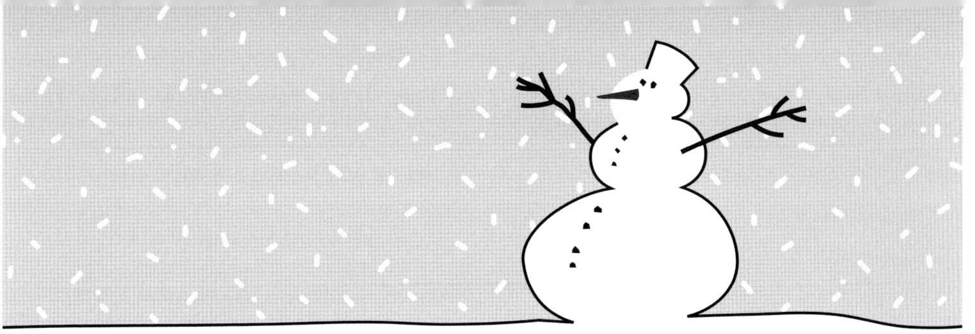

Die kalte Jahreszeit

In der kühlen und winterlichen Jahreszeit spüren viele Menschen ihre Gelenke. Bei Kälte, Nässe und Nebel fängt es oft überall an zu zwicken und zu zwacken, die Gelenke beginnen zu schmerzen. Oft lauern jetzt auch Gefahren in einfachen alltäglichen Situationen.

Besonders Unfälle sollten unbedingt vermieden werden. Unfälle und Stürze haben für das Arthrosegelenk schlimme Folgen. Stürze auf das erkrankte Gelenk verschlimmern die Arthrose oft wesentlich. Dies gilt für nahezu alle Arthrosegelenke, ganz gleich, ob es sich um die Knie, die Hüften oder die Hände handelt. Noch schwerer wiegen Verletzungen wie Knochenbrüche, Bänderrisse und Sehnenrisse, die oft eine rapide Verschlimmerung der Arthrose zur Folge haben können.

Warum ist der Arthrose-Betroffene besonders gefährdet? Die Muskulatur in den betroffenen Regionen ist oft deutlich schwächer und gleichzeitig verspannt. Die Reaktionsschnelligkeit ist hierdurch erheblich vermindert. Dies muss man stets bedenken. Kritische Situationen müssen deshalb vorausschauend vermieden werden.

Es gilt besonders:

- Gutes, sicheres Schuhwerk ist sehr wichtig. Warme Kleidung besonders im Bereich der erkrankten Gelenke lockert die verspannte Muskulatur.
- Die Gartenmauer neben dem Bürgersteig kann gefährlich sein. Viele Verletzungen und Brüche entstehen durch Stürze auf Mauerkanten. Deshalb ist es wichtig, genügend Abstand zu halten.
- Bei Arbeiten im Freien muss man vorsichtig sein. Kälte betäubt oft den Schmerz. Gleichzeitig begünstigt sie eine allgemeine körperliche Überlastung. Da der Körper weniger schwitzt, fühlt man sich länger frisch und merkt nicht, wie viel man schon gearbeitet hat. Besonders beim Schneeschaufeln muss man stets bedenken, dass Überlastungen der Gelenke durch vermindertes Schwitzen begünstigt werden. Deshalb ist es wichtig, schon nach einer Viertelstunde eine kleine Pause einzulegen.
- Achtung beim Autofahren. Arthrotische Gelenke reagieren verlangsamt. Bremsen und Kuppeln können verzögert, das Lenken kann schmerzhaft sein. Dies gilt besonders in der kalten Jahreszeit. Deshalb ist es wichtig, betont defensiv und vorsichtig zu fahren. Auch hier gilt es, sich vor Unfallgefahren zu schützen. Aufprallunfälle können das bereits erkrankte Gelenk schwer schädigen.

- Sind Sie auf eine Gehhilfe angewiesen? Wenn Sie einen Stock, einen Stockschirm oder eine medizinische Gehhilfe tragen müssen, ist in der kühlen Jahreszeit besondere Vorsicht geboten. Bei nassglatter oder schneeglatter Straße kann man sehr leicht ausrutschen. Es empfiehlt sich in dieser Zeit, grundsätzlich mit einer Begleitperson zu gehen.

- Auch mit Arthrose kann man Wintersport treiben, doch sollte man an bestimmte Einschränkungen denken:

  — Skistöcke belasten die Hände stark. Versuchen Sie bei Fingerarthrose mit möglichst wenig Stockeinsatz zu fahren.

  — Der Abfahrtslauf belastet Knie, Hüften und Sprunggelenke besonders stark. Vorsicht bei Arthrose in diesen Gelenken.

  — *Nie mit schmerzenden* Gelenken Ski laufen. Die Unfall- und Verletzungsgefahren sind sonst extrem hoch.

  — Gutes Vorbereitungstraining und gute Kondition geben Ihnen Sicherheit und sind der beste Schutz vor Verletzungen und Überlastungen.

Das interessante Buch

Unser aktueller Tipp

„Mein Gesundheitsbuch“

Dieses Buch der bekannten Filmschauspielerin, Redakteurin und Ärztin Frau Marianne Koch ist mittlerweile bereits in der achten Auflage erschienen.

Mit seinen 20 Kapiteln auf über 440 farbig illustrierten Seiten ist es eines der schönsten, lehrreichsten und interessantesten Bücher, die bisher zum Thema Gesundheit geschrieben wurden. Wer es zur Hand nimmt, ist gefesselt von seiner Anschaulichkeit und spürt außerdem die besondere Persönlichkeit der Autorin. Sie selbst schreibt: „Deshalb werden Ihnen manche Passagen dieses Buches vorkommen wie ein spannender Reisebericht durch eine faszinierende Welt. Ob Sie

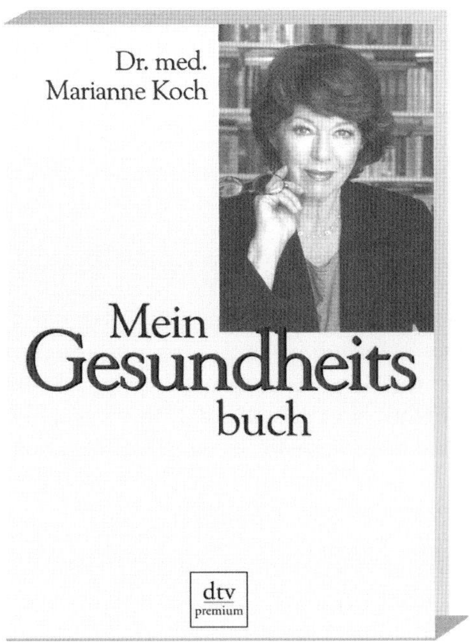

das Immunsystem kennenlernen – und erfahren, wie Sie es stärken können – ob Sie lesen, was man tun kann, um jung zu bleiben, oder ob Sie die Prinzipien von Herz, Atmung und Fortpflanzung erkunden – am Ende werden Sie Ihren Körper besser kennen und damit ein größeres Vertrauen zu ihm und seinen Kräften haben. Willkommen in meiner Sprechstunde!“

Preis: EUR 19,90

Bezug: über alle Buchhandlungen. Wer das Buch auf dem Postweg bestellen möchte, kann die Bestellung z. B. an die folgende Versandbuchhandlung richten (der Versand erfolgt porto- und versandkostenfrei; bitte kein Geld im Voraus senden):

Osiandersche Buchhandlung GmbH
Wilhelmstr. 12
72074 Tübingen
Telefon: 08 00 – 9 20 13 00
(Anruf kostenlos)
www.osiander.de

Bestellangaben: „Mein Gesundheitsbuch“ von Frau Dr. med. Marianne Koch, Deutscher Taschenbuch Verlag, München, 8. Auflage, aktualisierte Ausgabe 2011, Internationale Buch-Nr. (ISBN): 978-3-42324421-3.

Wichtige Hinweise

Herzlichen Dank

Jede Spende kommt von einem Herzen voll Liebe und Edelmut. Allen Spendern, die uns an ihrem Geburtstag, zur Goldenen Hochzeit oder auch anlässlich eines Trauerfalls großzügig bedacht haben, danken wir sehr herzlich. Ihre Gaben werden vielen Betroffenen neuen Mut schenken. Diesen und allen anderen Spendern, Mitgliedern und Förderern sagen wir herzlichen Dank!

Wertvolle Erfahrungen

Für jeden Arthrose-Betroffenen ist es wertvoll zu erfahren, was andere Betroffene erlebt haben und was ihnen gut geholfen hat. Für alle Zuschriften, mit denen Sie Kontakt zu anderen suchen oder uns über positive Ergebnisse ihrer eigenen Behandlung informieren, danken wir sehr herzlich. Jeder Tipp kann auch für andere Leser hilfreich und kostbar sein.

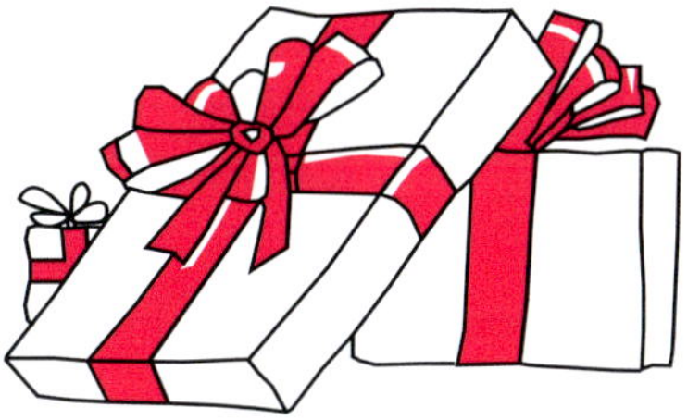

Forschung ist wichtig

„Ich war früher Apothekerin. Da kannte ich von meinen Patienten, die zu mir kamen, die schmerzhaften Probleme bei Arthrose. Inzwischen habe ich schon lange selbst Arthrose in fast allen Gelenken. Am schlimmsten betroffen ist das Sprunggelenk am Fuß. Ich finde Ihre ARTHROSE-INFO-Hefte hervorragend. Sie haben mir schon oft geholfen. Ich weiß daher auch, wie wichtig es ist, die Forschung zu unterstützen. Das werde ich auch weiterhin tun!“ Frau Elisabeth G., Neuwied

Lexikon

„A“

Medizinische Begriffe aus der Sprechstunde, die jeden interessieren

AKUT

Dieser Begriff wird Ihnen in der Sprechstunde Ihres Arztes vermutlich sehr oft begegnen. Wörtlich übersetzt heißt dies „scharf, spitz, stechend“. Wenn Schmerzen „akut“ sind, bedeutet dies immer, dass sie plötzlich aufgetreten und dass sie heftig sind. Aber erschrecken Sie nicht, dies muss noch nichts über die Schwere der Krankheit aussagen. Es gibt akute Schmerzen, die dennoch harmlos sind.

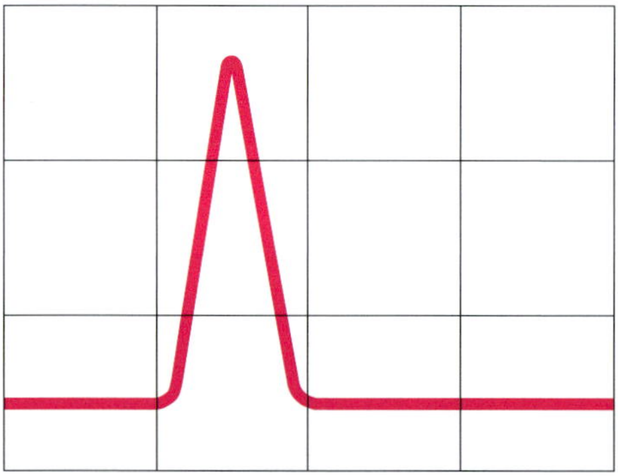

ARTHROSKOPIE

Oft auch „Gelenkspiegelung“ genannt. Das Gelenk wird dabei eigentlich nicht gespiegelt, sondern im Inneren betrachtet.

Mit einem dünnen Röhrchen, das in das Innere des Gelenks eingeführt wird, können die inneren Oberflächen des Gelenks betrachtet und auf Schäden hin untersucht werden. Auch können heute hierbei verschiedene Operationen durchgeführt werden, wodurch sich oft größere operative Eingriffe vermeiden lassen.

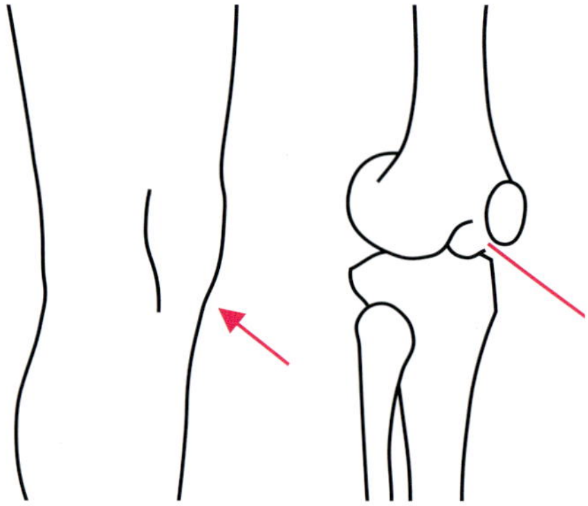

Ein großer Vorteil dieser Methode liegt darin, dass dieser Eingriff nur eine winzige Narbe zur Folge hat. Andererseits ist die Durchführung aber schwieriger als bei einer „richtigen“ Operation. (Weitere Einzelheiten über das Wie und Wann der Durchführung eines solchen Eingriffs folgen in den ARTHROSE-INFOS Nr. 10 und 20.)

Vorschau

Im nächsten Heft lesen Sie . . .

- Tipps bei Arthrose der Hände
- Ein künstliches Knie wird eingesetzt
- Leserbriefe
- Wichtige Informationen
- und anderes mehr . . .

Heft 2

ARTHROSE Info

Offizielles Organ der Deutschen Arthrose-Hilfe e.V.
Erscheint vierteljährlich
Nr. 2 Sonderausgabe

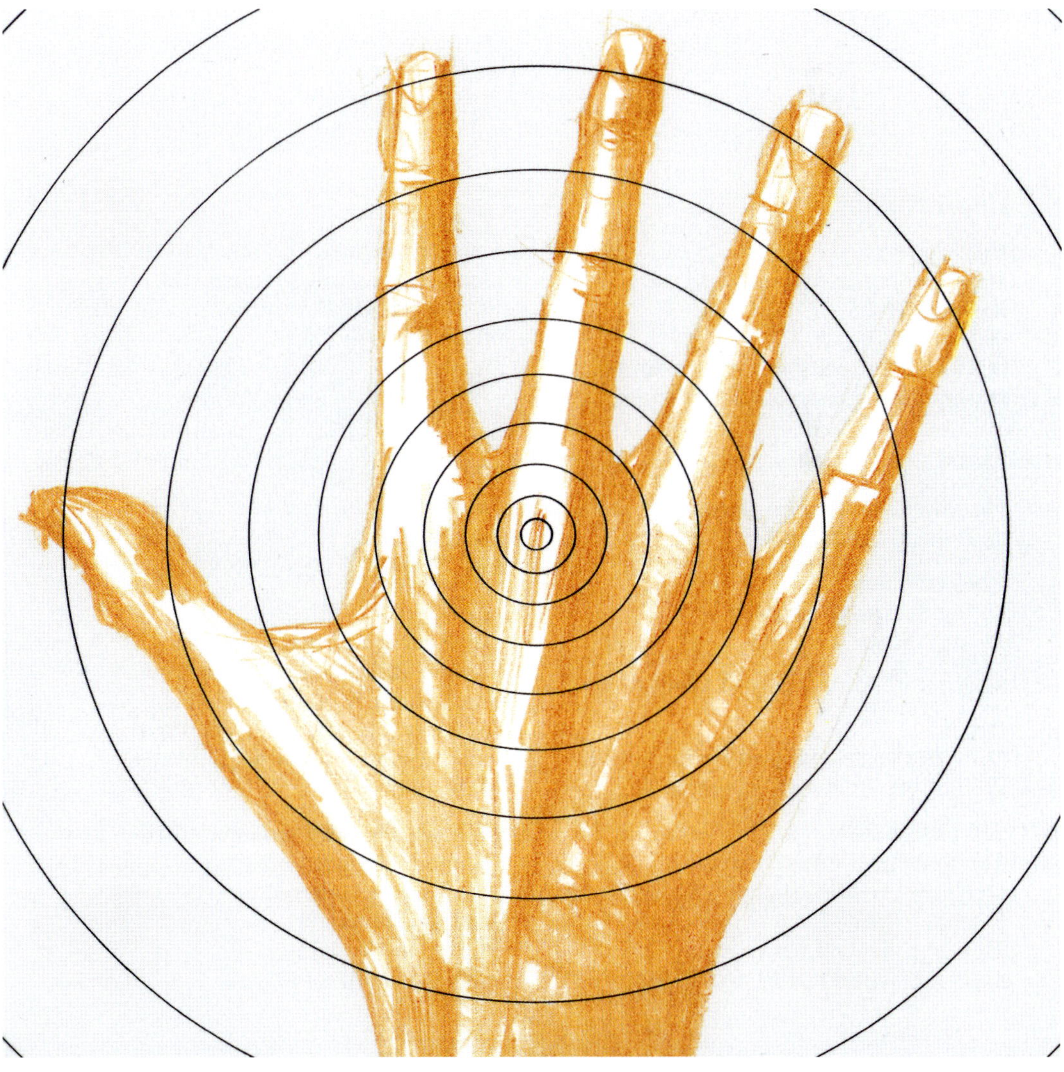

Inhalt

Seite

Impressum

Herausgeber:
Deutsche Arthrose-Hilfe e.V.
Postfach 11 05 51
60040 Frankfurt a. M.,
in Zusammenarbeit mit Ärzten und Wissenschaftlern des In- und Auslandes

Bezug:
Einzelheft € 4,–
Für Mitglieder und Förderer
im Beitrag enthalten

Chefredaktion:
Dr. med. Helmut Huberti

Grafik:
Siegfried Bischof, Margret Walter

Druck:
Ottweiler Druckerei und Verlag GmbH
Weißes Papier chlorfrei gebleicht

Service-Telefon:
Telefonische Anfragen an die
Deutsche Arthrose-Hilfe:
(0 68 31) 94 66 77
Montags bis freitags
8.00 – 12.00 und 12.30 – 16.00 Uhr

Vereinsanschrift:
Deutsche Arthrose-Hilfe e. V.
Postfach 11 05 51
60040 Frankfurt a. M.

Spendenkonten:
Postbank Frankfurt
IBAN: DE04 5001 0060 0101 1776 08
BIC: PBNKDEFF
Deutsche Bank Frankfurt
IBAN: DE22 5007 0010 0092 0587 00
BIC: DEUTDEFFXXX

Hinweis:
Die Beiträge im ARTHROSE-INFO können und sollen die Behandlung durch Ihren Arzt nicht ersetzen. Je besser Sie informiert sind, umso wirkungsvoller sind die ärztlichen Maßnahmen.

Printed in Germany
ISSN-Nr.: 0937-9142

Editorial

Liebe Leserinnen, liebe Leser,
liebe Freunde der
Deutschen Arthrose-Hilfe!

Die Arthrose der Hände ist eine der häufigsten Arthrosen überhaupt. Viele Millionen Menschen sind betroffen. Dennoch ist sie eine weitgehend unbekannte Krankheit geblieben und wird häufig unterschätzt oder sogar verwechselt. Der Betroffene wirkt zunächst gesund, kann sich frei bewegen und weiß die langsam zunehmenden Verformungen der Gelenke meist sogar geschickt zu verbergen. Also nur halb so schlimm?

Leider nein. Auch wenn sie sich erst über Jahre langsam entwickelt, so leiden viele Betroffene schließlich gerade an dieser Arthrose in besonderer Weise. Wenn die Hände erkranken, betrifft dies nämlich nicht nur „ein paar kleine Gelenke", sondern den Menschen in vielen seiner zentralsten Ausdrucksmöglichkeiten. Tausende und Abertausende täglicher Handbewegungen werden langsam, aber stetig eingeschränkt und schränken den Menschen selbst immer weiter ein. Wichtige, lieb gewonnene oder sogar unverzichtbare Tätigkeiten in Beruf, Familie oder Freizeit können nur noch unter Schmerzen ausgeübt werden – und werden langsam immer weiter reduziert. Besonders schmerzlich ist dies, wenn auch andere große Gelenke gleichzeitig erkrankt sind.

Mehr noch als an den Schmerzen leiden viele Menschen an den sichtbaren Veränderungen. Die Schönheit und Anmut eines Menschen, die sich oft am natürlichsten und echtesten in seinen Händen ausdrückt, wird beeinträchtigt und – verletzt. Ist sie unwiederbringlich verloren?

Bisher ist noch viel zu wenig gegen dieses so unglaublich häufige Problem getan worden. Auch die Forschung kann erst einige grundsätzliche Ergebnisse vorlegen. Umso dringlicher erscheint es uns, einige wichtige Tipps zu nennen, die aus der ärztlichen Erfahrung stammen und die – werden sie regelmäßig befolgt – ihre Wirkung entfalten. Auch für die Vorbeugung können sie bestens empfohlen werden.

Viele wertvolle Anregungen, Hinweise und Ratschläge sowie auch großzügige und freundliche Kommentare zum ersten ARTHROSE-INFO haben uns erreicht. Auch haben sich sehr viele Leser zur Mitgliedschaft entschlossen oder spontan zugunsten der Forschung gespendet. Ihnen allen sagen wir herzlichen Dank!

Gern möchten wir auch Ihre eigenen persönlichen Erfahrungen weitergeben. Gibt es zum Beispiel Kliniken, Kureinrichtungen oder Behandlungen, mit denen Sie besonders zufrieden waren und die Sie empfehlen können? Oder haben Sie sonstige Hinweise, die auch für andere Leser wertvoll und nützlich sein könnten? Für diese Tipps danken wir Ihnen im Namen aller Leser im Voraus!

Uns allen wünsche ich weiterhin ein gutes Gelingen, viele interessante und nützliche ARTHROSE-INFOS und ein rasches Wachstum unseres Vereins, damit wir noch umfassender informieren können.

Herzlichst
Ihr

H. Huberti

Dr. med. Helmut Huberti
Präsident der Deutschen Arthrose-Hilfe

Ein künstliches Knie wird eingesetzt

– Ein Morgen im OP –

In den vergangenen Jahrzehnten konnten Millionen von Menschen durch künstliche Gelenke von starken, unerträglichen Schmerzen befreit werden. Im Folgenden führen wir Sie einmal in den Operationssaal, um Ihnen einen Einblick in diesen lebensverändernden Eingriff zu ermöglichen.

An diesem frühen Morgen bereitet sich unser orthopädischer Chirurg in seiner Klinik, wie viele andere im ganzen Land, auf die Eingriffe des Tages vor. In der ersten Operation soll ein künstliches Kniegelenk eingesetzt werden.

Kurz vor der Operation legt der Arzt im Umkleideraum seine frische OP-Bekleidung an.

„Es ist eine bedeutende Entscheidung, die der Patient selbst treffen muss", sagt er durch seinen Mundschutz hindurch, während er in seine OP-Schuhe aus Gummi schlüpft. „In der Regel entscheidet der Schmerz für den Patienten. Jede andere Arthrose-Behandlung hat er bereits versucht, aber keine hat Linderung gebracht. Wenn der Patient mir sagt, dass er die Schmerzen nicht mehr ertragen kann, dann wissen wir beide, dass es Zeit ist für ein künstliches Gelenk."

Der Operateur und sein Team arbeiten mit höchster Konzentration.

So war es auch bei diesem Patienten. Heute 66 Jahre alt, litt er unter Knieschmerzen, seit er sich als Jugendlicher den Meniskus verletzt hatte. Über die Jahre hinweg unterzog er sich mehreren Knieoperationen, die ihm kurzfristig halfen. Aber die Schmerzen kehrten immer wieder zurück. Vergangenes Jahr, als die Schmerzen selbst das Sitzen unerträglich machten, suchte er unseren Chirurgen auf.

Nun liegt der Patient bereits in Narkose auf dem Operationstisch. Ein paar Schritte weiter prüft der Chirurg

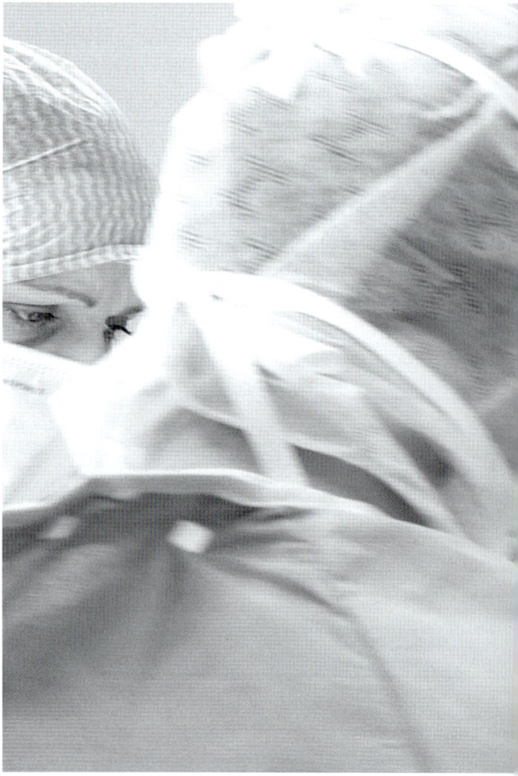

noch einmal die Röntgenbilder. Mit dem Finger zeigt er auf eine Krümmung. „Die Knochen im gesunden linken Knie sind perfekt ausgerichtet. Doch hier im rechten Knie stoßen sie auf schmerzhafte Weise in einer Art V-Winkel zusammen. Der Knorpel ist in diesem Bereich verschwunden, und die Knochen sind deformiert. Darum ist er heute hier."

Zwei Assistenten haben bereits das rechte Bein des Patienten rasiert und bestreichen es nun großflächig mit desinfizierender Jodlösung. Das Bein ist jetzt alles, was vom Patienten noch zu sehen ist. Hinter dem Vorhang, der seinen Körper verdeckt, prüft der Anästhesist die Herzfrequenz und die Atmung auf einer Reihe von Monitoren. Dem Patienten geht es gut. Die beiden chirurgischen Assistenten nehmen ihre Plätze zu beiden Seiten des Patienten ein und bringen sein Bein in die richtige Lage. Die OP-Schwester reicht dem Chirurgen ein Skalpell, und die Operation beginnt.

Dem Patienten wird eine sogenannte „Oberflächenersatz-Prothese" eingesetzt. Zuerst wird der Chirurg etwa einen Zentimeter der abgenutzten und deformierten Enden des Schienbein- und des Oberschenkelknochens entfernen und durch matt glänzende Metallkappen ersetzen.

Jetzt, zehn Minuten nach Beginn der Operation, lässt der Chirurg die dünne

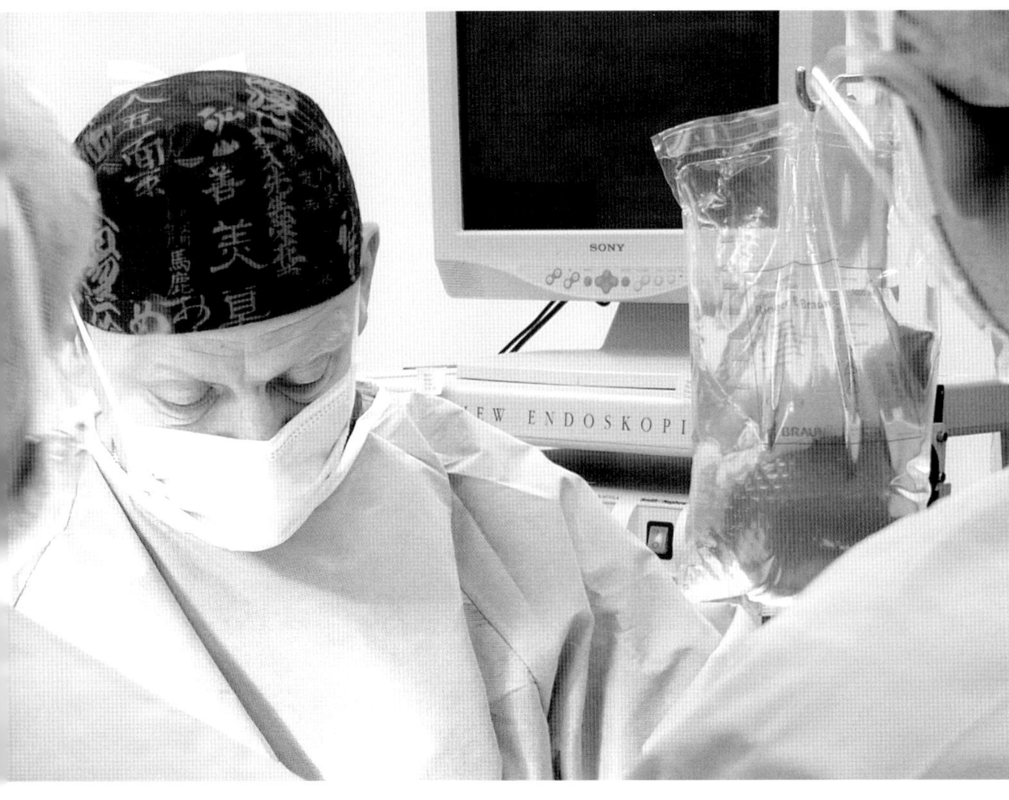

Scheibe vom oberen Ende des Schienbeinknochens auf ein Metalltablett fallen, das die OP-Schwester für ihn bereithält. „Sehen Sie?“, fragt er und deutet mit einem Nicken des Kopfes darauf. „Hier ist überhaupt kein Knorpel mehr vorhanden. Deshalb hatte er solche Schmerzen“, erklärt er.

Er beugt sich dicht über die neue Knochenoberfläche und streicht mit den behandschuhten Fingern darüber. Sie sieht jetzt flach und glatt aus. Vorsichtig setzt er testweise zunächst ein Modell des neuen Gelenks auf das Knochenende auf. Dann streckt und beugt er das Knie des Patienten, um die Passform zu prüfen. „Alles muss auf den Millimeter genau passen“, sagt er, „sonst kann sich das neue Gelenk nicht richtig bewegen. Aber dieses hier ist genau da, wo wir es haben wollen.“

Er macht ein paar weitere kleinere Schnitte, passt dann das Modell wieder ein und prüft noch einmal seine Funktionsfähigkeit. Er nickt seinem Team zu, nimmt das Modell wieder heraus und reicht es der OP-Schwester. Sie arbeiten nun seit einer halben Stunde.

Der Chirurg wendet sich jetzt dem Oberschenkelknochen des Patienten zu und befestigt ein Spezialinstrument, mit dessen Hilfe er seinen Schnitt millimetergenau ansetzen kann. Nachdem dies geschafft ist, passt er dort die andere Hälfte der Modellprothese an die neue Knochenoberfläche an. Er streckt und beugt noch einmal das Knie, dann erscheinen Lachfältchen über seinem Mundschutz: „Sitzt perfekt!“

Er entfernt die Modellteile und die Schwester reicht ihm den Behälter mit dem Original-Kunstgelenk. Nachdem er und ein Assistent sich überzeugt haben, dass es sich um die richtige Prothese handelt, rührt die OP-Schwester in einer kleinen Stahlschüssel eine grüne Zementpaste an. In der Zwischenzeit spült der Chirurg die neuen Knochenoberflächen ab und tupft sie dann mit Verbandmull trocken.

„Nach unseren Schnitten passt die Prothese so exakt auf den Knochen, dass sie sich kaum mehr verschieben kann“, erklärt er. „Wir tragen den Zement nur auf, um absolut sicherzugehen.“ Die OP-Schwester bestreicht die Innenseiten der Prothesen-Teile mit der grünen Paste und reicht sie dem Chirurgen. Als er sie auf die Knochenenden anpasst, wird der überschüssige Zement herausgepresst, den er mit Mull entfernt. Die Kappen

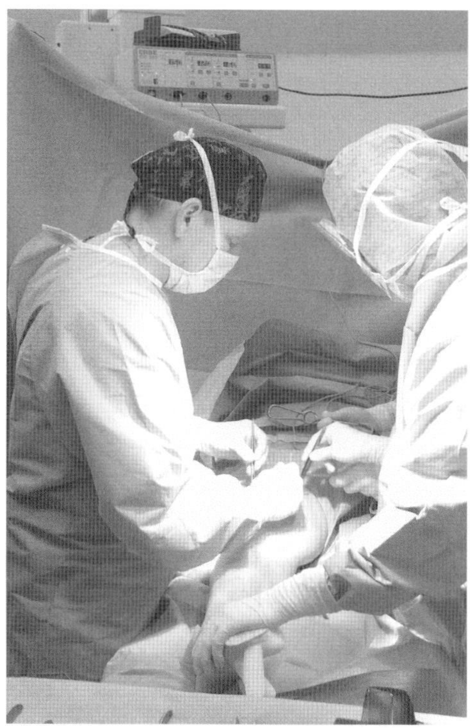

Der Chirurg bereitet den ersten Einschnitt vor.

sitzen jetzt so fest, dass er sie mit einem chirurgischen Hammer vorsichtig in die richtige Position klopft.

Nach wenigen Minuten ist der Zement gehärtet, und der Chirurg prüft ein letztes Mal Passform und Sitz der Prothese. Es ist alles perfekt.

Nur etwas mehr als eine Stunde nach Beginn der Operation spülen er und seine Assistenten die Einschnittstelle ab und verschließen sie wieder. In etwa einer Stunde wird der Patient erwachen. Schon morgen wird er die ersten Gehversuche mit seinem neuen Knie wagen.

„Die Patienten sind oft erstaunt darüber, wie schnell wir sie nach der Operation wieder zum Gehen bringen", sagt der Chirurg, während er sich die Handschuhe abstreift. „Aber es gibt keinen Grund zu warten. Das Gelenk ist jetzt genauso stabil, wie es später sein wird. Der Patient kann es ohne Probleme voll belasten. Von den Schmerzen befreit zu sein, ist für die Patienten das Wichtigste. Und in den meisten Fällen brauchen sie sich darüber auch keine Sorgen mehr zu machen."

Und er ergänzt: „Das Beste, was man nach einer Gelenkoperation tun kann, ist, unverzüglich mit der Rehabilitation zu beginnen. Je früher man damit anfängt, umso besser wird die Heilung fortschreiten und umso schneller kann man wieder zu einem aktiven Leben zurückkehren!" □

Praktische Tipps bei Arthrose der Hände

Die Arthrose der Hände betrifft vor allem das Daumensattelgelenk und die Fingerendgelenke. Sie gehört zu den häufigsten Arthrosen des Körpers. Sind mehrere Gelenke und zusätzlich noch die Fingermittelgelenke betroffen, spricht man auch von „Polyarthrose".

Die Ursache dieser Arthrose liegt noch weitgehend im Dunkeln. So ist auch noch unklar, ob hormonelle Faktoren eine Rolle spielen. Dem Erfahrenen fällt aber oft auf, dass sie besonders häufig Frauen befällt sowie aktive, tüchtige und unermüdliche Menschen, die nicht selten in ihrem Beruf und in ihrer Familie Hervorragendes leisten. Durchweg sind es besonders geschickte Menschen, die überall „ihren Mann stehen", sei es als Mutter und Mittelpunkt der Familie oder sei es als Handwerker oder Professor in leitender Stellung.

Im Folgenden versuchen wir erstmals, eine Reihe praktischer Tipps und Empfehlungen zu geben, die, über Wochen und Monate beachtet, ihre lindernde Wirkung entfalten. In späteren ARTHROSE-INFOS werden wir ergänzend dazu einige wichtige moderne Hilfsmittel vorstellen.

1. Keine schweren Lasten tragen

Wer an Arthrose der Hände leidet, sollte es vermeiden, schwere Lasten zu tragen, beispielsweise schwere Einkaufstüten, schwere Koffer oder schwere Möbel. Wählen Sie stattdessen die überall im Handel erhältlichen Hilfsmittel, die rollend bewegt werden können, wie etwa „rollende Koffer", „rollende Einkaufstaschen" und Ähnliches.

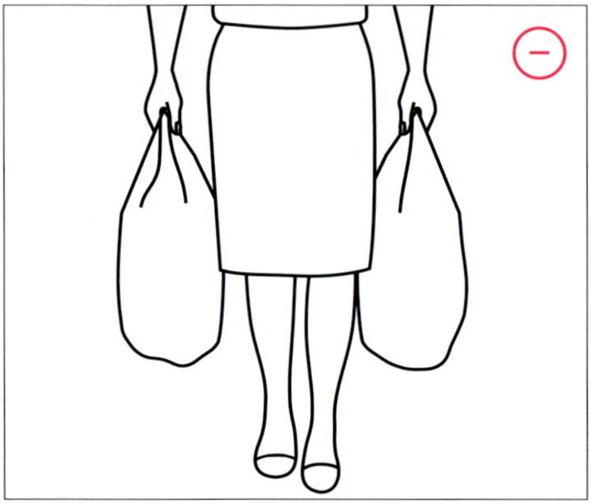

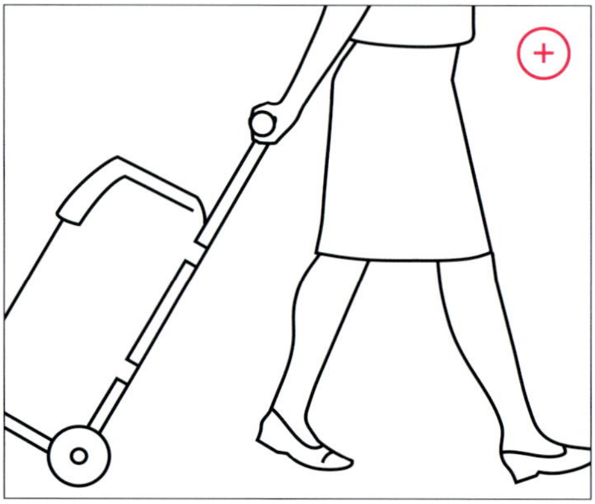

2. Vorsicht bei kleinen Griffen

Auch Gegenstände, die eigentlich nicht besonders schwer sind, können die Gelenke der Hände belasten, wenn sie schwierig und nur mit vermehrtem Kraftaufwand zu fassen sind, weil sie z. B. besonders groß oder besonders klein sind. Wählen Sie aus diesem Grunde stets Griffe, die einen guten Schluss der Hand ermöglichen.

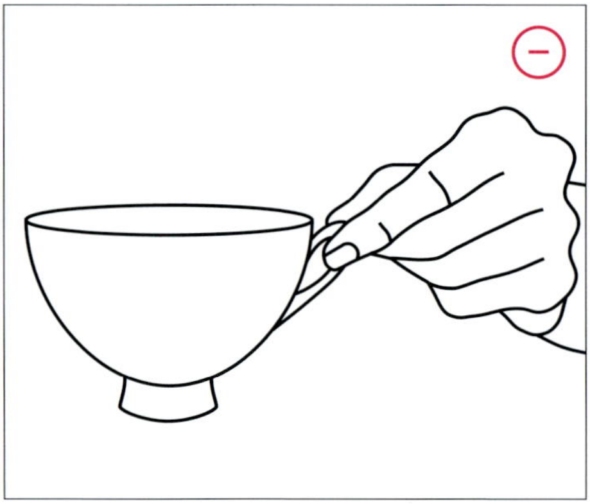

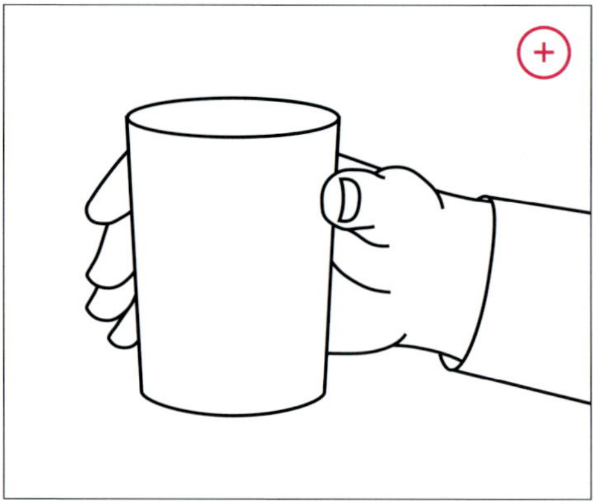

3. Benutzen Sie möglichst immer beide Hände gleichzeitig

Viele alltägliche Gegenstände werden aus Gewohnheit manchmal mit einer Hand gehalten, obwohl sogar zwei Griffe vorhanden sind. Sie können Ihre Gelenke wesentlich entlasten und schonen, wenn Sie stets beide Hände gleichzeitig einsetzen und sich dies bei allen schweren Gegenständen wie z. B. auch der Kaffeekanne oder schweren Aktenordnern zur Regel machen.

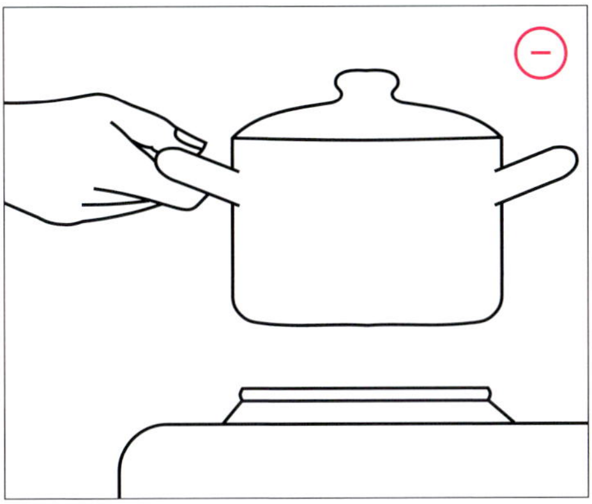

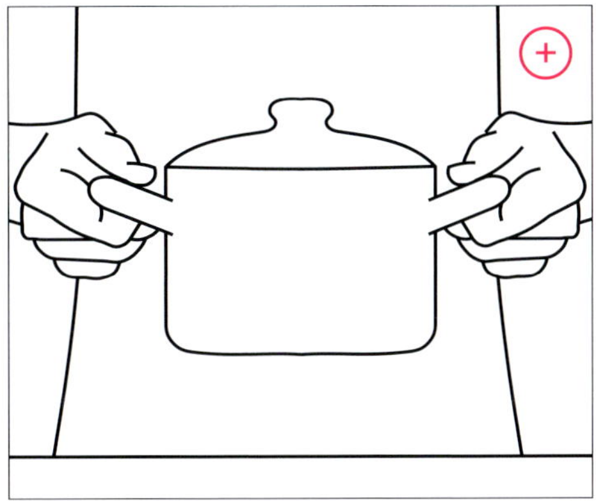

4. Vermeiden Sie Sportarten, die die Hände belasten

Volleyball, Basketball, Tennis, Skilanglauf, Rudern und Hanteltraining belasten die Hände besonders stark und sollten möglichst vermieden werden. Bevorzugen Sie stattdessen Sportarten wie zum Beispiel Schwimmen, Joggen, Wandern und eventuell auch Radfahren. Allerdings müssen hierbei möglicherweise Gangschaltung, Bremsen und Lenker angepasst werden.

Wenn Ihnen diese Empfehlung vielleicht besonders schwer fallen sollte, versuchen Sie, die bisherige Belastung wenigstens um ein Drittel zu reduzieren. Auch das hilft schon.

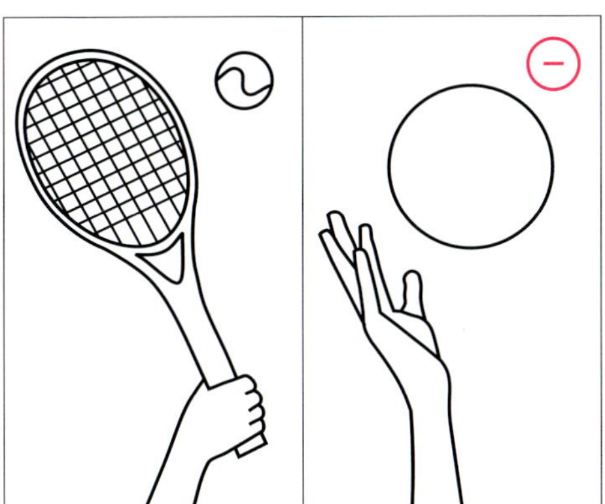

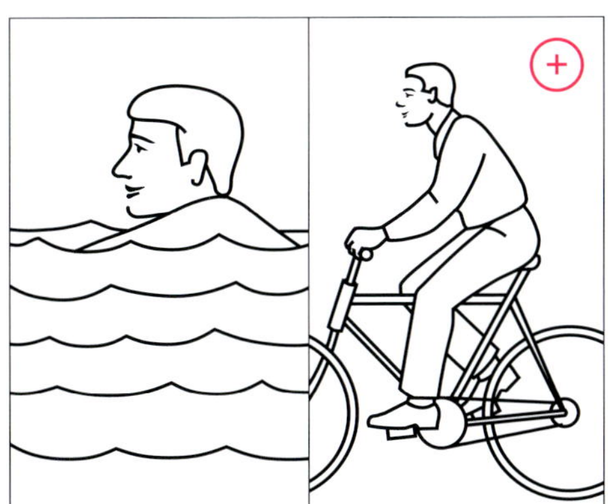

5. Vermeiden Sie Hobbys, die die Hände belasten

So unterschiedliche Hobbys wie Rasenmähen, Gartenarbeit, Häkeln und Stricken belasten die Hände leider sehr und sind bei Arthrose der Hände nicht zu empfehlen. Vermeiden Sie diese Belastungen ganz oder reduzieren Sie sie wesentlich, auch durch Einsatz **verfügbarer Hilfen**. So bedeutet z. B. auch der Einsatz eines meist selbstfahrenden Motormähers eine Entlastung für die betroffenen Hände.

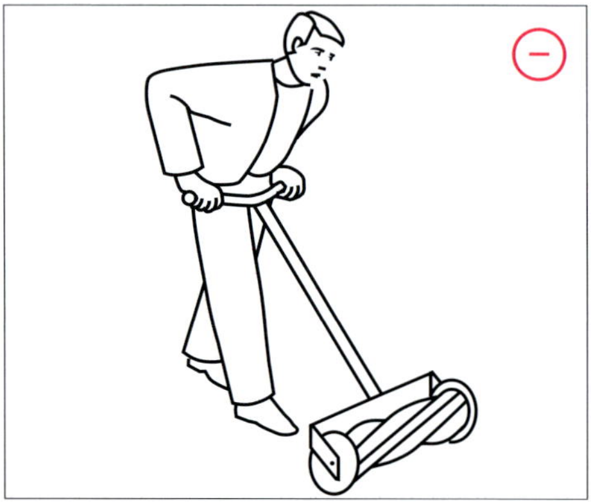

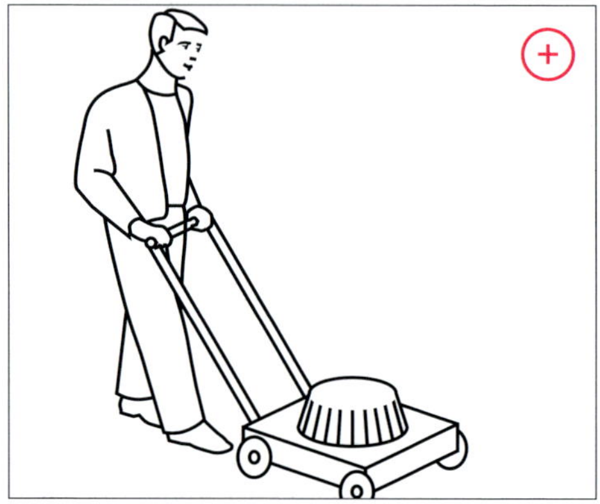

6. Arbeiten Sie nicht zu viel: Genug ist genug

Besonders bei der Arthrose der Hände ist es wichtig, Stress und Hektik zu vermeiden, da diese die Muskelspannung und damit den Druck auf die Gelenke erhöhen. Planen Sie die Arbeiten eines Tages sorgfältig voraus, um für die Belastungen des Tages besser gewappnet zu sein. Vielleicht denken Sie hierbei an das Motto „In der Ruhe liegt die Kraft“ oder „Der Kluge sorgt vor“.

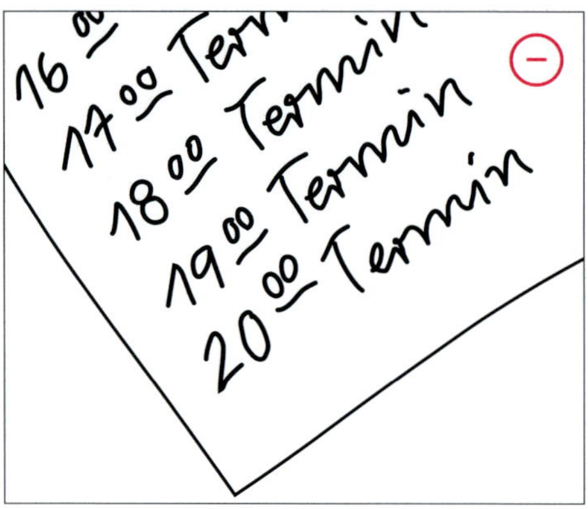

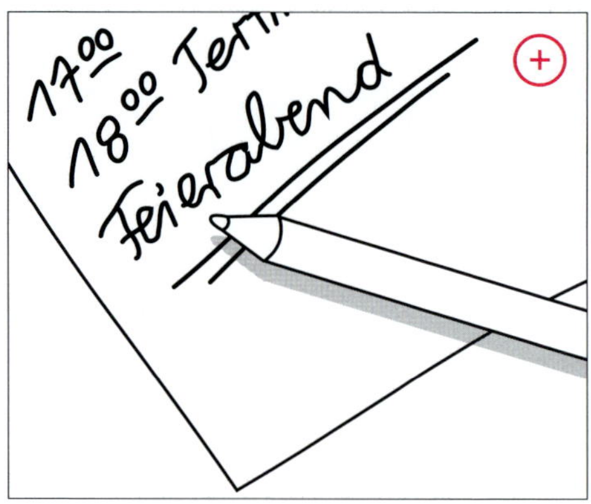

7. Tägliche Mittagspause

Wenn irgend möglich, halten Sie jeden Tag eine Mittagspause von *einer Stunde* ein. Dies gibt auch den Händen wenigstens eine kleine Erholungsmöglichkeit und stellt eine wertvolle Investition in Ihre Gesundheit dar.

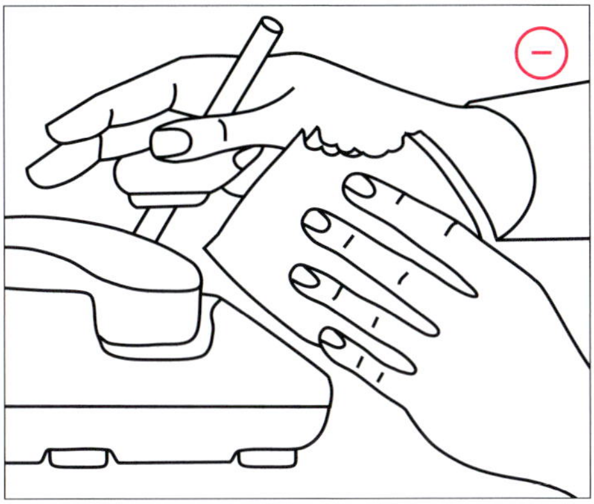

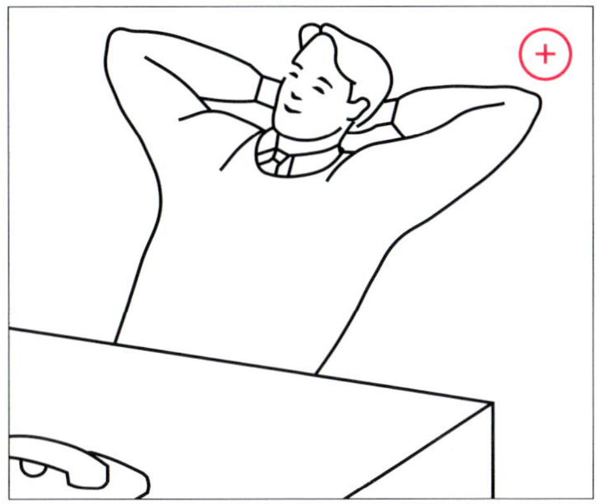

8. Setzen Sie Ihre Hände und Finger behutsam ein

Manche Tätigkeiten werden gewohnheitsmäßig mit viel mehr Kraft als erforderlich ausgeführt. So zum Beispiel bei Büroarbeiten am Computer: Auch beim Halten der „Maus" sollte man auf Lockerheit achten, nicht verkrampfen und passende Modelle auswählen. Üben Sie einen besonders behutsamen und kaum hörbaren Anschlag. Ziehen Sie auch den Bürostuhl nie mit den Händen an den Tisch heran. Schonen Sie Ihre Hände.
Setzen Sie Ihre Hände auch nie zu großer Kälte oder Hitze aus. Dies ist besonders wichtig bei Arbeiten im Haushalt.

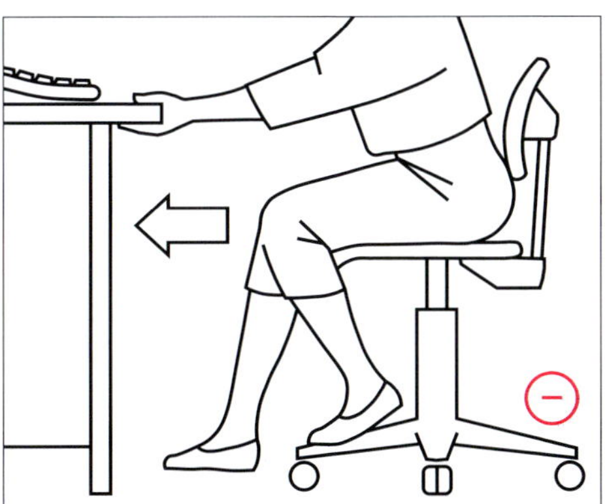

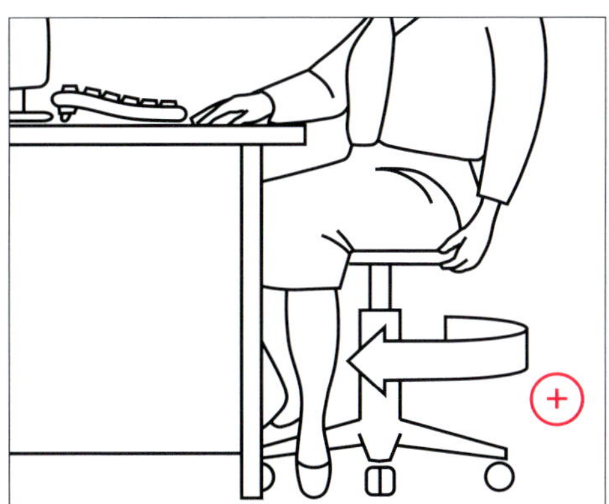

9. Setzen Sie Hilfsmittel ein, erleichtern Sie sich Ihre Arbeit!

Besonders im Haushalt gibt es heute viele Geräte, die die Hände entlasten, wie z. B. elektrische Dosenöffner, Hebelgriffe zum Öffnen von Gläsern und bestimmte elektrische Küchengeräte. Für Hausfrauen ist es ebenfalls wichtig, beim Putzen bestimmte mechanische Auswringgeräte einzusetzen. Installieren Sie vielleicht auch einen elektrischen Rollladenöffner, wenn es möglich ist. Auch kann es hilfreich sein, runde Türknöpfe gegen große angenehme Türklinken auszutauschen. All dies kann helfen, die Fingergelenke und das Handgelenk zu entlasten und zu schützen.

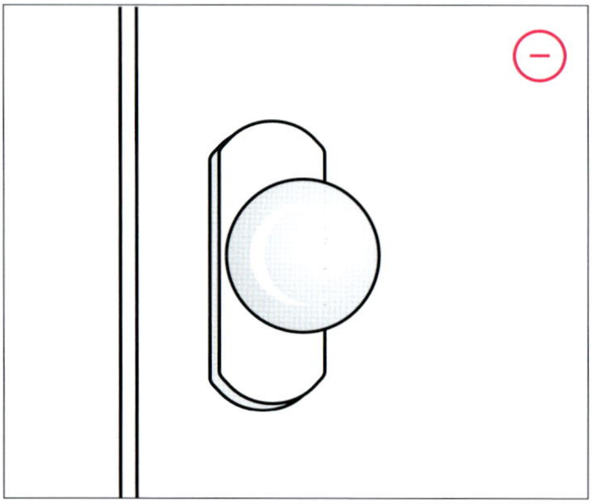

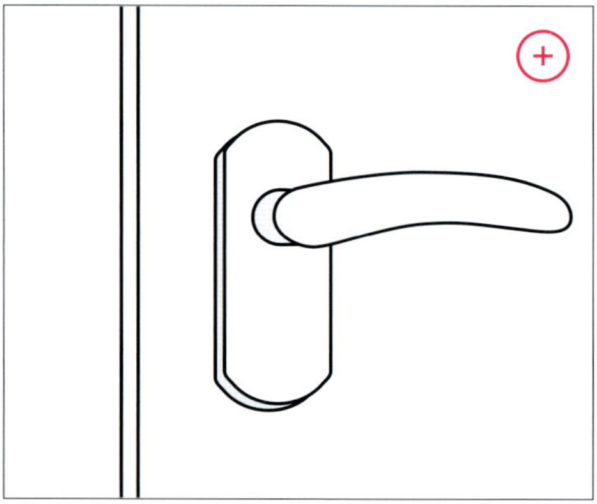

10. Haben Sie ein OHR für Ihre Hände?!

Auffälligerweise stoßen viele Menschen mit den erkrankten Händen häufig am Schreibtisch, am Türrahmen oder an Türgriffen an. Auch führen sie oft unbewusst klopfende Bewegungen aus, so z. B. wenn sie eine bestimmte Äußerung betonen möchten. Dem erfahrenen Arzt fallen diese Geräusche auf und helfen ihm sogar bei der Therapie-Empfehlung. Entwickeln Sie auch selbst ein *Ohr* für Ihre Hände! Vermeiden Sie klopfende Bewegungen zum Beispiel am Schreibtisch und nehmen Sie sich stets Zeit, um ein zufälliges Anstoßen zu vermeiden.

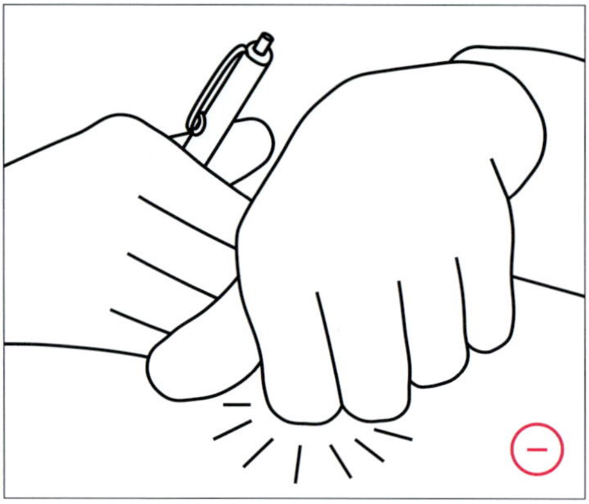

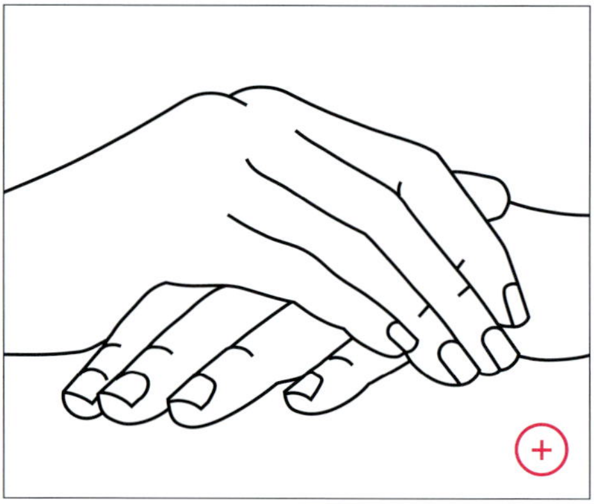

11. Leiden Sie an einer Hautkrankheit?

Viele Hautkrankheiten sind leider chronisch und verursachen einen ständigen Juckreiz. Häufiges Kratzen belastet aber auch die Fingergelenke stark. Auch um die Gelenke zu schützen, ist deshalb eine rechtzeitige dermatologische Behandlung sinnvoll.

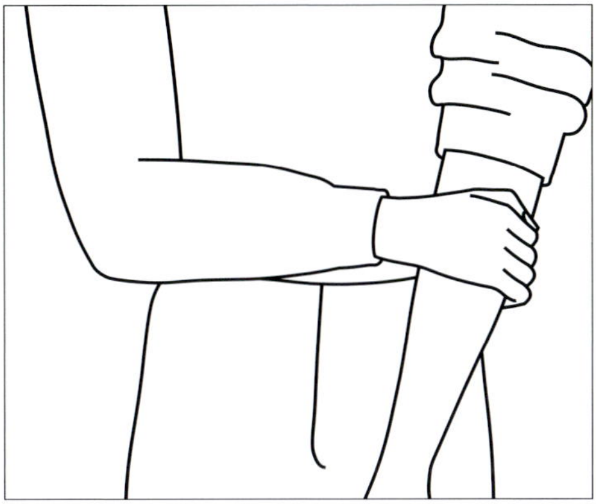

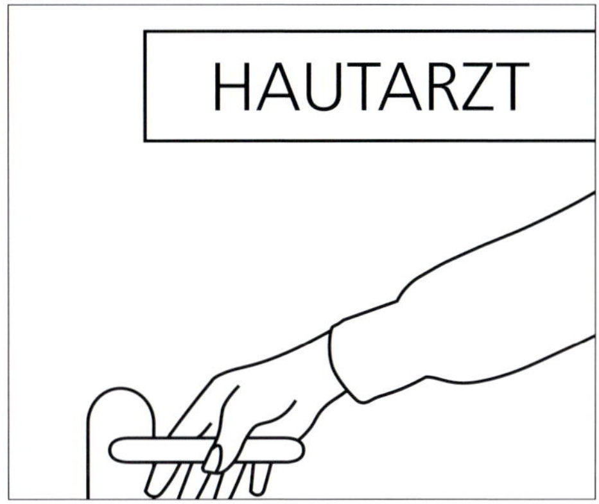

12. Führen Sie ein Tagebuch

Eine der wirksamsten Selbsthilfemaßnahmen besteht in der Auflistung der schmerzhaften Bewegungen. Notieren Sie auf einer einfachen Liste oder in einem kleinen Notizbuch Tag und Uhrzeit sowie die Tätigkeit, bei der die Schmerzen aufgetreten sind. Vielleicht fällt Ihnen auch spontan eine Möglichkeit ein, diese Bewegung anders auszuführen oder zu ersetzen. Zeigen Sie auch Ihrem Arzt diese Aufzeichnungen. Dies ermöglicht oftmals eine exaktere Therapie.

Zusammenfassend gilt auch bei Arthrose der Hände die Grundregel „Bewegen ja – Überlasten nein“. (In einem der kommenden ARTHROSE-INFOS werden wir einige moderne Hilfsmittel vorstellen, die bei Arbeit und Freizeit nützlich sein können.)

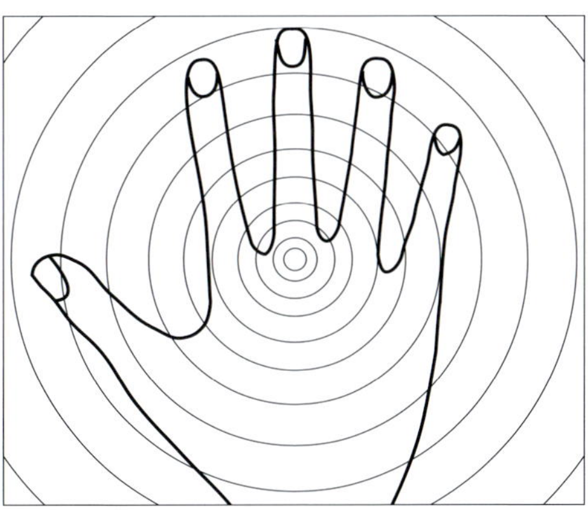

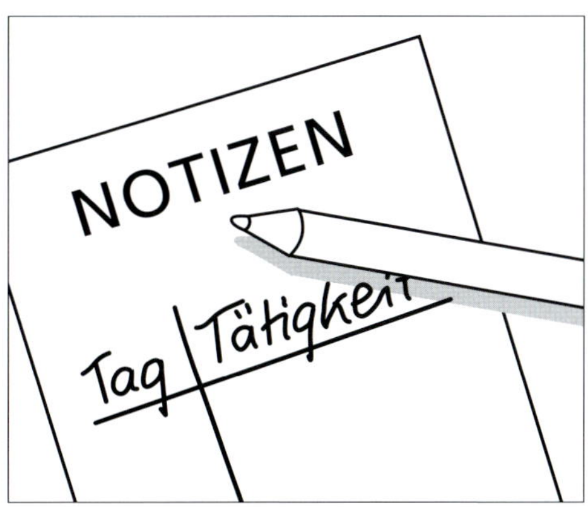

Leser-Fragen, Leser-Tipps

Cortison?

„Muss die Arthrose der Hände mit Cortison behandelt werden?“

Frau Johanna R., Frankfurt

Nein. Nur äußerst selten wird Cortison als allerletzte Notlösung eingesetzt. Wir empfehlen: Beachtung unserer „Tipps“ sowie Handbäder mit *Salhumin* (Vorsicht: je Handbad nur eine Messerspitze davon in lauwarmes Wasser) und anschließendes Eincremen, z. B. mit *Algesal-Creme*. Aber jeder Fall ist anders. Eventuell sollte die Behandlung bei einem Arzt für Orthopädie durchgeführt werden.

Gesprächskreis

„Weil ich betroffen bin, möchte ich Mitglied werden. Könnte es hier, falls sich weitere Bremer bei Ihnen melden, einen Gesprächskreis geben? Zu diesem Zweck dürfen Sie meine Telefonnummer gern weitergeben.“

Frau Ilse S., Bremen

Eine sehr gute Idee, die wir nach Kräften unterstützen möchten. – Es haben sich viele Bremer gemeldet.

Tipp für Radfahrer

„Das erste ‚Arthrose-Info'-Heft fand ich sehr informativ. Ich würde mich freuen, wenn Sie auch in Zukunft eine Seite dem Sport widmen möchten. Als Tipp für Radfahrer mit Kniearthrose habe ich noch gehört, dass man den Sattel so hoch einstellen sollte, dass man mit den Füßen gerade noch die Pedale erreichen kann.“

Frau Gerda W., Bremen

Vielen Dank für diese wertvollen Hinweise. Weitere Sport-Tipps sind in Vorbereitung.

Knorpel-Glättung

„Bitte senden Sie mir Informationen über das Verfahren des Knorpel-Shavings nach Dr. Lanny Johnson.“

Herr Michael E., Buchheim

Dr. Johnson ist einer der erfahrensten Arthroskopie-Spezialisten der USA. Er empfiehlt, geschädigte Knorpelbereiche nur äußerst schonend und spärlich zu entfernen und nach Möglichkeit zu belassen. Zu diesem Verfahren siehe auch ARTHROSE-INFO Nr. 10, Tipp 8 und Nr. 20, Tipp 10.

Arthrose in mehreren Gelenken

„Den Vortrag von Herrn Dr. Huberti in Berlin habe ich mit Interesse gehört. Auf meinen Röntgenaufnahmen ist Arthrose in Halswirbelsäule, Lendenwirbelsäule, Hand- und Hüftgelenk nachgewiesen. Haben Sie einen Rat, wie ich eine fortschreitende Verschlimmerung verzögern kann? (Scheck über eine Spende in Höhe von EUR 30,- beigefügt.)“

Frau Erika L., Berlin

Herzlichen Dank für Ihre großzügige Spende. Es kann bedrückend sein, wenn so viele Gelenke betroffen sind. Aber es gilt hier die alte ärztliche Regel: Mit der schlimmsten Stelle anfangen und die gesamte Behandlung zunächst auf diese eine Region konzentrieren! Wenn erst einmal die schlimmsten Schmerzen beseitigt sind, ist die weitere Behandlung einfacher. (Bitte sprechen Sie mit Ihrem Arzt in diesem Sinne.)

Empfindlicher Magen

„Meine Mutter leidet an Arthrose in beiden Knien und hatte bereits ein Zwölffin-

gerdarmgeschwür. Gibt es ein Mittel, das den Magen nicht angreift?"

Frau Erika T., Solingen

In diesem Fall empfehlen wir, am besten ganz auf Tabletten zu verzichten. Stattdessen ist eine intensive Behandlung der Knie mit Verbänden, starken Salben, Hochlagern und Kühlen und vorübergehendes Entlasten mit Stockhilfen sinnvoll. Eventuell helfen zusätzliche Spezialbandagen mit eingearbeiteten Gelenken.

Sprunggelenkarthrose

„Bei mir wurde vor einem Jahr eine posttraumatische Sprunggelenkarthrose mit erheblicher Einsteifung festgestellt. Es wäre nett, wenn Sie in einem Info-Heft hierzu Stellung nehmen und insbesondere über die Heilungschancen berichten würden."

Herr Herrmann W., Frankfurt

Wir werden das Thema gerne aufgreifen und ausführlich darstellen. Vielen Dank für diese Anregung.

Wichtige Hinweise

10.000 Schritte

Um die Gesundheit zu verbessern, rufen Fachleute in aller Welt immer wieder dazu auf, sich regelmäßig zu bewegen, und am besten täglich 10.000 Schritte zu gehen. Für Arthrose-Betroffene ist diese Empfehlung ebenfalls besonders wichtig, denn Gehen stärkt die Muskeln und stabilisiert die Gelenke. Für dieses einfache und doch wirksame Training kann es sehr hilfreich sein, einen Schrittzähler zu verwenden. Diese kleinen, tragbaren Geräte sind in Sportgeschäften und auch im Internet erhältlich, z. B. unter www.amazon.de. Man sollte dabei ein Modell bevorzugen, das speziell für das Gehen und nicht fürs Joggen bestimmt ist. Wie bei allen neuen Trainingsprogrammen empfiehlt es sich, dies zuerst mit dem eigenen Arzt zu besprechen.

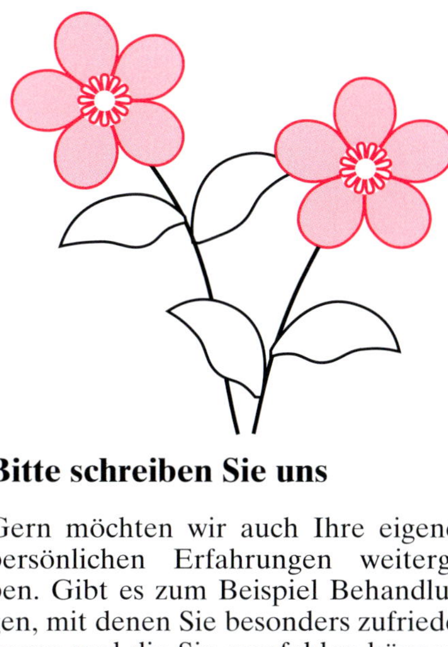

Bitte schreiben Sie uns

Gern möchten wir auch Ihre eigenen persönlichen Erfahrungen weitergeben. Gibt es zum Beispiel Behandlungen, mit denen Sie besonders zufrieden waren und die Sie empfehlen können? Oder haben Sie sonstige Hinweise, die auch für andere Leser wertvoll und nützlich sein könnten? Über Ihre Zuschriften freuen wir uns im Namen aller Leser im Voraus!

Lexikon

„A“

Medizinische Begriffe aus der Sprechstunde, die jeden interessieren

AMBULANT

Wörtlich übersetzt heißt dies „umhergehend, spazieren gehend“.

Wenn eine Behandlung „ambulant“ durchgeführt wird, wird damit vor allem betont, dass sie nicht stationär, also nicht im Krankenhaus erfolgt.

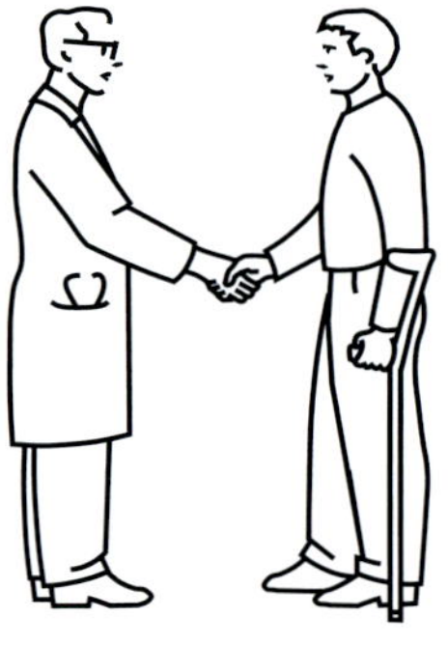

Die Arthrosebehandlung kann in den meisten Fällen ambulant erfolgen. Wenn jedoch eine stationäre Reha-Behandlung erforderlich werden sollte, empfiehlt es sich, diese *nicht* unter Zeitdruck durchzuführen. Oft werden für eine intensive und erfolgreiche Behandlung etwa 3 Wochen benötigt.

ARTHRITIS

Dieser Begriff wird Ihnen vermutlich schon oft begegnet sein. Wörtlich übersetzt heißt Arthritis „Entzündung eines Gelenks“. Wenn der Arzt heute aber von „Arthritis“ spricht, sind damit längst nicht alle Entzündungen des Gelenks gemeint. Die Entzündungszeichen bei Arthrose werden heute *nicht* mehr als Arthritis bezeichnet. „Arthritis“ bedeutet heute in den meisten Fällen **„rheumatische Arthritis (RA)“**. Dies ist eine ganz bestimmte Art einer schweren entzündlichen Erkrankung der Gelenke, die aber mit Arthrose nichts zu tun hat. Die rheumatische Arthritis wird vermutlich durch eine noch unbekannte Allergie verursacht und führt zu schweren Schäden der Gelenke, die in immer neuen Schüben

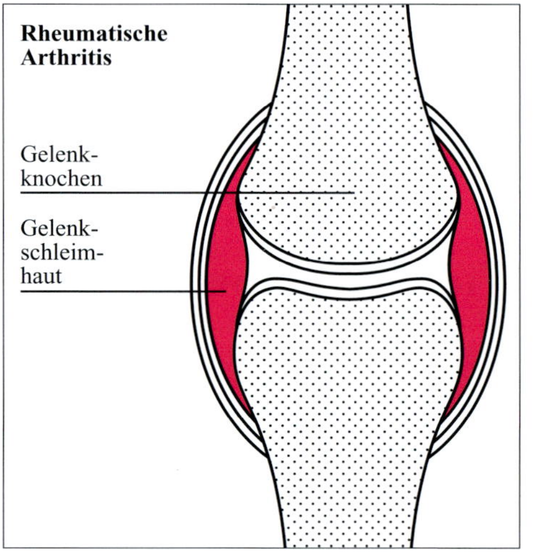

befallen werden. Der eigentliche Krankheitsprozess beginnt bei dieser Krankheit in der *Gelenkschleimhaut*. (Die Arthrose hingegen beginnt am Gelenkknorpel und dem darunter liegenden Knochen.)

Vorschau

Im nächsten Heft lesen Sie…

- Wann hilft Wärme?
- Tipps bei Arthrose der Hüfte
- Goldene Arthrose-Regeln

Heft 3

ARTHROSE Info

Offizielles Organ der Deutschen Arthrose-Hilfe e.V.
Erscheint vierteljährlich
Nr. 3 Sonderausgabe

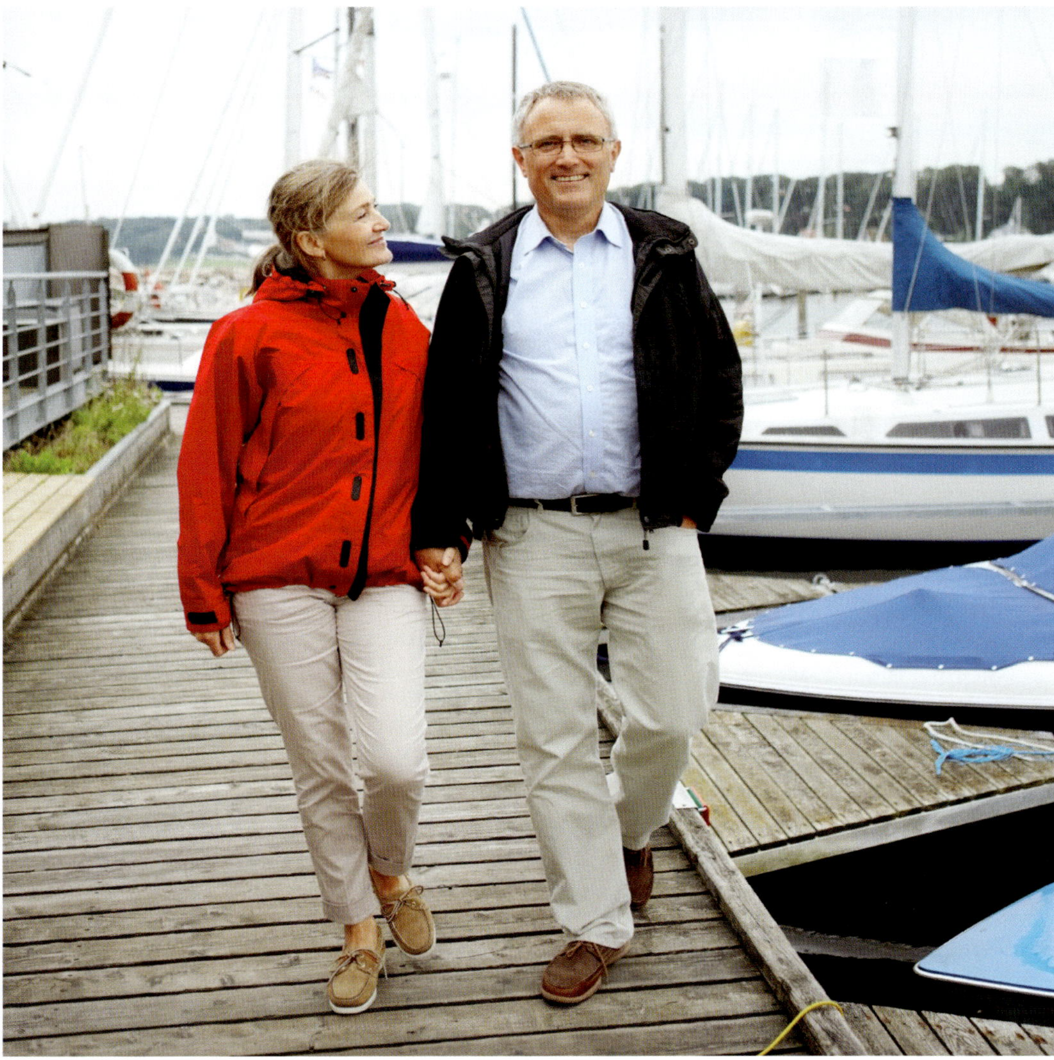

Inhalt

Seite

Impressum

Herausgeber:
Deutsche Arthrose-Hilfe e.V.
Postfach 11 05 51
60040 Frankfurt a. M.,
in Zusammenarbeit mit Ärzten und Wissenschaftlern des In- und Auslandes

Bezug:
Einzelheft € 4,–
Für Mitglieder und Förderer
im Beitrag enthalten

Chefredaktion:
Dr. med. Helmut Huberti

Grafik:
Siegfried Bischof, Margret Walter

Druck:
Ottweiler Druckerei und Verlag GmbH
Weißes Papier chlorfrei gebleicht

Service-Telefon:
Telefonische Anfragen an die
Deutsche Arthrose-Hilfe:
(0 68 31) 94 66 77
Montags bis freitags
8.00 – 12.00 und 12.30 – 16.00 Uhr

Vereinsanschrift:
Deutsche Arthrose-Hilfe e.V.
Postfach 11 05 51
60040 Frankfurt a. M.

Spendenkonten:
Postbank Frankfurt
IBAN: DE04 5001 0060 0101 1776 08
BIC: PBNKDEFF
Deutsche Bank Frankfurt
IBAN: DE22 5007 0010 0092 0587 00
BIC: DEUTDEFFXXX

Hinweis:
Die Beiträge im ARTHROSE-INFO können und sollen die Behandlung durch Ihren Arzt nicht ersetzen.
Je besser Sie informiert sind, umso wirkungsvoller sind die ärztlichen Maßnahmen.

ISSN-Nr.: 0937-9142

Editorial

*Liebe Leserinnen, liebe Leser,
liebe Freunde der
Deutschen Arthrose-Hilfe!*

Eines der ältesten Behandlungsverfahren der Arthrose ist schon viele Jahrtausende alt und hat dennoch seinen unveränderten Wert in der modernen Therapie: die Anwendung von Wärme.

Wann aber hilft Wärme? Nicht selten werden Sie von einem Ihrer Bekannten hören, wie gut ihm doch eine Bestrahlung mit Rotlicht bei den Schmerzen in der Schulter geholfen habe. Vielleicht sind Sie geneigt, dies auch bei den eigenen Schmerzen zu versuchen. Aber dann hören Sie von einer Nachbarin, sie habe ihre Knie mit Eiswürfeln gekühlt, was sofort gewirkt habe. Was ist nun richtig? Was ist falsch? In unserer heutigen Ausgabe möchten wir Ihnen deshalb die Wirkungsweise der Wärme- und Kälteeinwirkung darstellen und den richtigen Einsatz dieser beiden Therapieformen erläutern.

Die „Praktischen Tipps“ beziehen sich in dieser Ausgabe auf die Arthrose der Hüfte, ein Leiden, das mehrere Millionen Menschen betrifft. Auch bei diesen Tipps gilt, dass die langfristige und kontinuierliche Befolgung der Ratschläge sowohl der Vorbeugung als auch der Linderung der Arthrose dienen kann. Sie zeigen auch, wie viel Sie selbst zur Unterstützung Ihrer Behandlung tun können.

Über die ständig wachsende Zahl der Briefe, die uns erreichen, freuen wir uns sehr. Eine Auswahl haben wir auch in diesem Heft wieder zusammengestellt. Für alle Zuschriften und auch für die vielen großen und kleinen Spenden sagen wir im Namen aller Mitglieder herzlichen Dank.

*Herzlichst
Ihr*

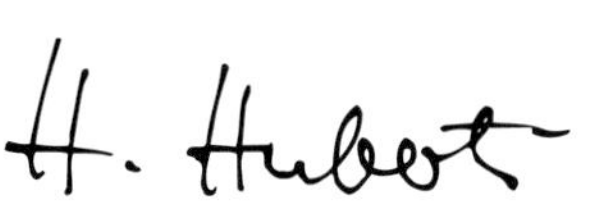

*Dr. med. Helmut Huberti
Präsident der
Deutschen Arthrose-Hilfe*

Wann hilft Wärme?

Wärme schenkt Wohlbehagen, lindert Schmerzen und fördert die Heilung. Dies wussten schon die Ärzte der Antike und hatten Erfolg mit ihren Kuren in heißen Quellen und Thermalbädern. Moderne Verfahren der Wärmebehandlung knüpfen an diese Erfahrungen an. Auch für den Laien ist es nützlich, die wichtigsten Grundsätze zu kennen.

Wärme hat viele Wirkungen

- *Wärme heilt.* Wärme ist Voraussetzung für viele Heilungsprozesse. Unter dem Einfluss der Wärme erweitern sich die Blutgefäße, der Blutdurchfluss erhöht sich und es gelangen mehr Nährstoffe an ihren Bestimmungsort, die Zellen. Diese Nähr- und Baustoffe benötigt der Körper, um beispielsweise in einem Arthrosegelenk den geschädigten Knorpel zu reparieren.

- *Wärme entspannt die Muskeln.* Um diesen Mechanismus zu verstehen, muss man wissen, dass sich die Muskeln, ohne dass wir uns dessen bewusst sind, ständig in einer bestimmten Spannung befinden, dem sogenannten Grundtonus. Bei der Arthrose ist dieser Grundtonus oft noch erhöht, wodurch das Gelenk zusätzlich angespannt und belastet wird. Wird nun die Muskulatur von außen erwärmt, lockert sie sich und das Gelenk wird geschont.

- *Wärme schützt die Sehnen.* Viele Schmerzen bei Arthrose sind Sehnenschmerzen. Sind die Muskelfasern ständig angespannt, wirkt ihre Zugkraft – und zwar stärker als sonst – auch permanent auf die Sehnen ein, und das schmerzt. Entspannt sich der Muskel unter Wärmeeinwirkung, werden auch die Sehnen entlastet. Die Schmerzen lassen nach, es wird wieder mehr Bewegung möglich.

Gelenk und Muskulatur

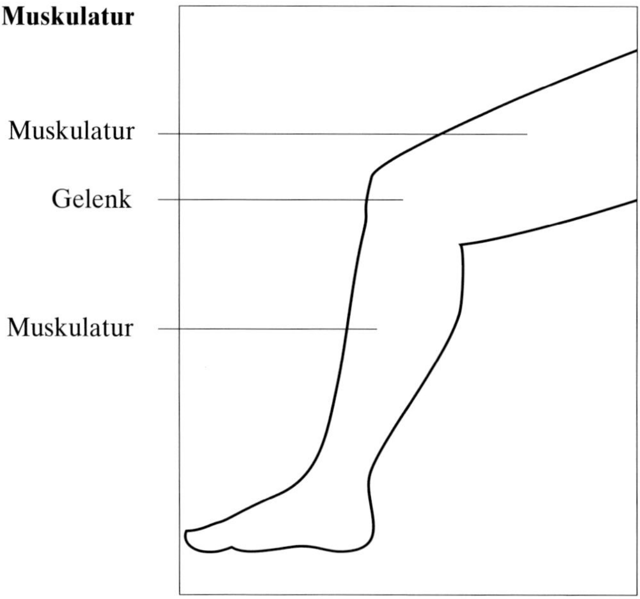

Wann hilft Wärme, wann ist Kühlung besser und an welchen Stellen sollte man beides anwenden?

- **Wärme**

  Eine Wärmeanwendung darf nur dann erfolgen, wenn das Gelenk *nicht entzündet und nicht geschwollen* ist. Dies gilt es stets als Erstes zu beachten. Um Irrtümer auszuschließen, sollte des Weiteren Wärme zu keinem Zeitpunkt direkt auf das Gelenk angewendet werden. Vielmehr sollte mit ausreichendem Abstand *nur die Muskulatur ober- und unterhalb des Gelenks erwärmt werden.*

- **Kühlung**

  Kühlung kann bei einem *akut entzündeten und geschwollenen Gelenk* eine sehr wirksame Behandlung sein. Die Kühlung bewirkt das Gegenteil der Aufwärmung: Sie drosselt den Stoffwechsel, lindert die Gelenkhautreizung und wirkt damit abschwellend und schmerzstillend. Kühlung ist ein ungemein wirksames Schmerzmittel, das bei falscher Handhabung aber auch gefährliche Folgen haben kann. Ein zu langes und zu tiefes Abkühlen muss deshalb unbedingt vermieden werden. Die Anwendung von Kühlungsmaßnahmen – genauso wie die Anwendung von Wärme – sollte immer mit Ihrem Arzt abgestimmt werden.

Anwendungen

Für die *Wärmeanwendung* stehen heute viele verschiedene Methoden zur Verfügung. Welche Form im speziellen Fall zu bevorzugen ist, kann und sollte nur der Arzt entscheiden. Sie richtet sich nach dem jeweiligen Befund. Eingesetzt werden können zum Beispiel:

- Wärmesalben
- Wärmepflaster
- Wärmewickel
- Wärmebäder
- Wärmepackungen
- Wärmflaschen
- Heizkissen

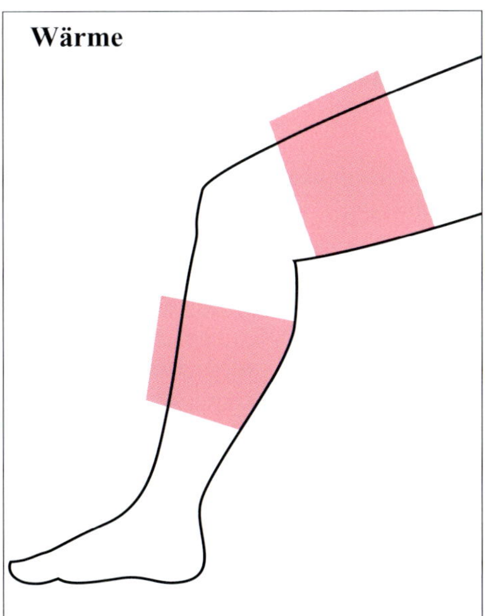

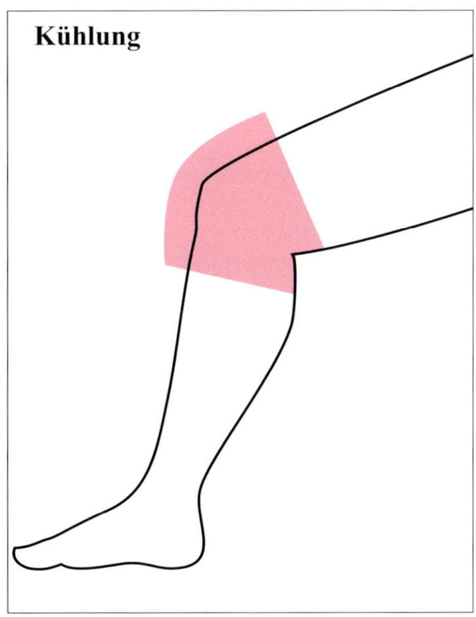

Auch *für die Kühlung* eines akut entzündeten und geschwollenen Gelenks kommen mehrere Maßnahmen infrage, die vom Arzt verordnet werden können:

- kühlende Gels
- kühlende Cremes
- Kälte-Packs
- Eisluft

Hinweis: Sowohl bei Wärme- als auch bei Kälteanwendung sollten Sie grundsätzlich den Rat Ihres Arztes einholen. In vielen Fällen sind Erfolge mit diesen Anwendungen nur möglich, wenn weitere zusätzliche Maßnahmen gleichzeitig verordnet werden. Zu merken ist:

Die Arthrose-Regel Nr. 1 lautet:

1. **Wärme sollte man nur auf die Muskulatur anwenden.**
2. **Wärme darf nie bei akuten Entzündungen eingesetzt werden.**

Arthrose-Regel Nr. 2 finden Sie auf S. 13 dieser Ausgabe.

Praktische Tipps bei Hüft-Arthrose

Die Arthrose der Hüfte – auch „Cox-Arthrose“ genannt – kann viele verschiedene Ursachen haben, von denen manche sogar bis in die früheste Kindheit zurückreichen. Durchblutungs-, Wachstums- und Reifungsstörungen, chronische Überlastung, Unfälle, seien als die wichtigsten genannt.

Je nach individuellem Befund reicht die Therapie von bestimmten krankengymnastischen Übungen bis hin zur manchmal nicht vermeidbaren Operation. In allen Fällen aber ist die aktive Mitarbeit und Unterstützung durch den Patienten von großer Bedeutung für die erfolgreiche Behandlung.

Im Folgenden nennen wir zwölf wichtige Tipps bei Hüft-Arthrose, die für nahezu alle Formen und Stadien dieses Leidens gelten. Wenn Sie versuchen, diese einfachen Regeln in Ihren Alltag einzubauen und sie regelmäßig befolgen, können Sie viel für sich und Ihre Gelenke tun. Vorangestellt sind diesmal drei einfache krankengymnastische Übungen, die man täglich zweimal durchführen sollte und für die man nur wenige Minuten benötigt.

1. Übung: „Hüfte nach hinten dehnen“

1. Gerade stehen. Beide Füße nebeneinander setzen –
2. Mit dem gesunden Bein einen Schritt nach vorne machen –
3. Mit vorsichtiger, leicht federnder Bewegung das betroffene Bein nach hinten strecken. Sie spüren hierbei eine deutliche Spannung vorne in der Leiste.

Diese wichtige Übung sollte man jeden Morgen und jeden Abend durchführen, zum Beispiel im Anschluss an das Zähneputzen. Sie dauert nur etwa 2 Minuten.

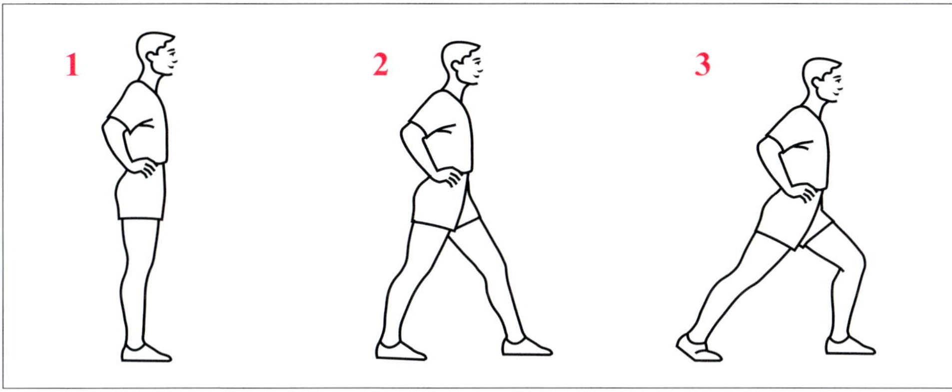

2. Übung: „Hüfte seitlich dehnen“

1. Gerade stehen. Beide Füße nebeneinander setzen –
2. Mit dem gesunden Bein einen Schritt zur Seite tun –
3. Jetzt die Arthrose-Hüfte vorsichtig zur Seite dehnen, bis Sie an der Innenseite des Oberschenkels eine deutliche Spannung verspüren. Am einfachsten ist es, wenn Sie dasselbe abwechselnd auch mit der gesunden Seite tun und mehrmals von einer Seite zur anderen pendeln.

Auch diese Übung sollte man behutsam durchführen. Für beide benötigt man nur etwa je 2 Minuten.

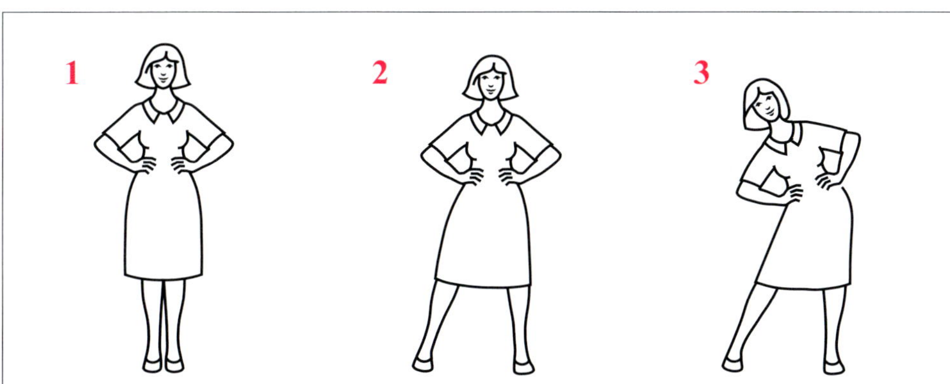

3. Übung: „Knie anziehen und öffnen“

Diese Übung wird im Liegen durchgeführt, und zwar am besten abends:

1. Rückenlage einnehmen, beide Beine anziehen und die Füße nebeneinander setzen –
2. Ganz behutsam die Beine öffnen, soweit die Hüften dies erlauben. Hierbei darf man nicht nachhelfen oder Kraft anwenden –
3. Nach einigen Minuten werden Sie beobachten, dass sich die Beine durch das eigene Gewicht **ganz von selbst** weiter öffnen.

Diese Übung muss behutsam durchgeführt werden und sollte nur 5 bis 10 Minuten dauern. Bei den ersten Schritten nach Beendigung der Übung muss man langsam und vorsichtig gehen.

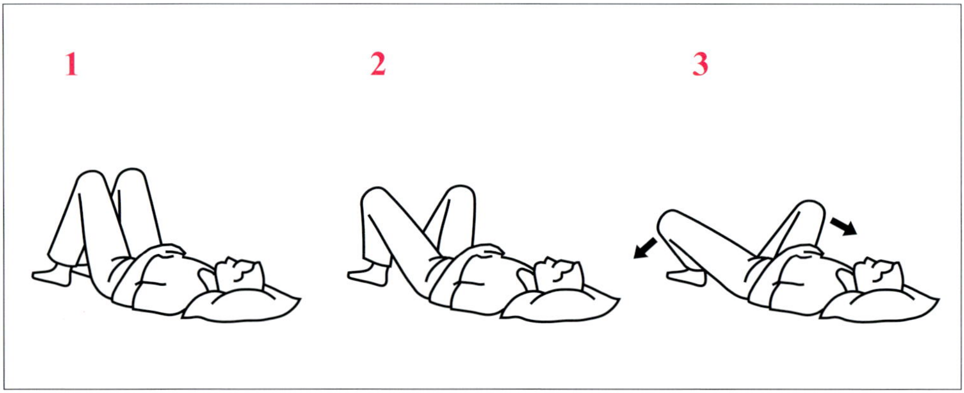

4. Nicht auf der kranken Seite liegen

Wenn das Hüftgelenk an Arthrose erkrankt ist, sollte man versuchen, vorübergehend nicht auf dieser Seite zu liegen. Dies gilt auch dann, wenn Sie keine Schmerzen haben. Wenn Sie auf der gesunden Seite liegen, ist oft ein Kissen zwischen den Knien sehr angenehm. Bei Rückenlage ist es jedoch für die Gelenke besser, keine Kissen unter die Knie zu legen.

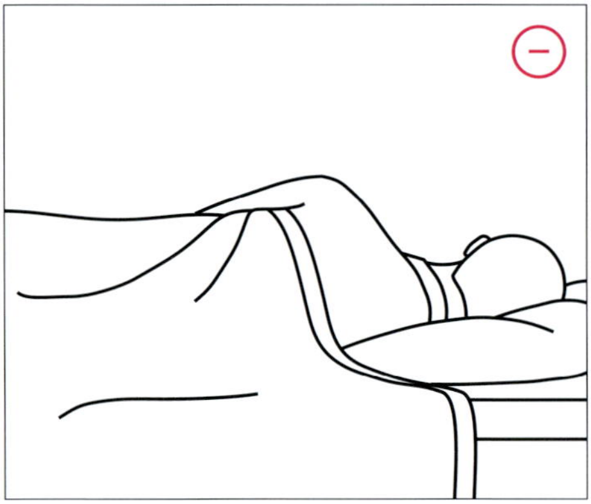

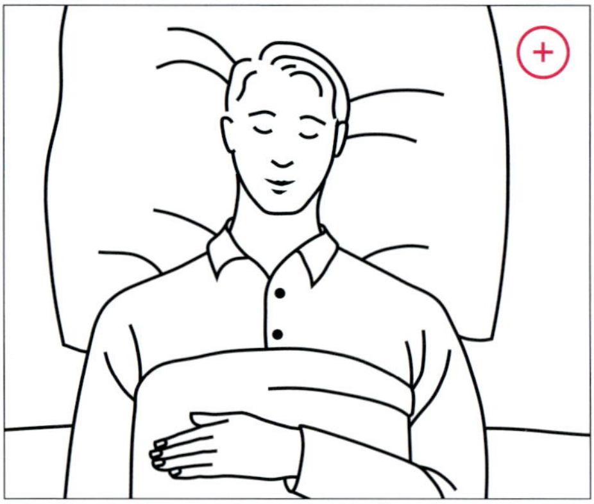

5. Leiden Sie an Schlaflosigkeit?

Nach einem gesunden und erholsamen Schlaf fühlt man sich frisch und entspannt und ist bereit für den kommenden Tag. Auch die Gelenke benötigen den Schlaf, um die nötige Erholung zu erhalten. Mangelnde Nachtruhe oder Schlaflosigkeit – bedingt durch Stress, Sorgen oder auch Schmerzen – können die Arthrose-Beschwerden erheblich verschlimmern. Versuchen Sie deshalb stets, einen erholsamen Nachtschlaf zu erreichen und konsequent alle Ursachen der Schlaflosigkeit auszuschalten.

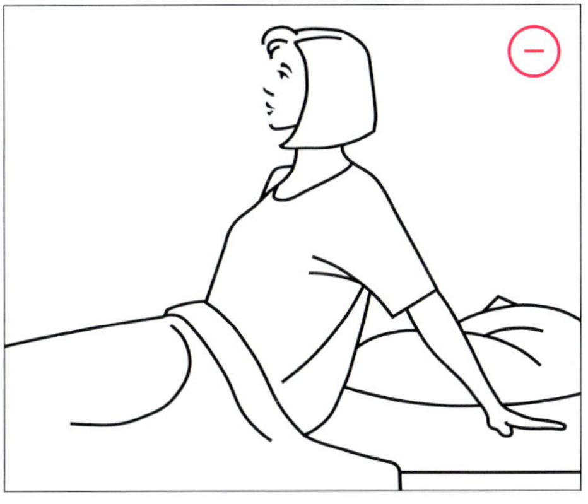

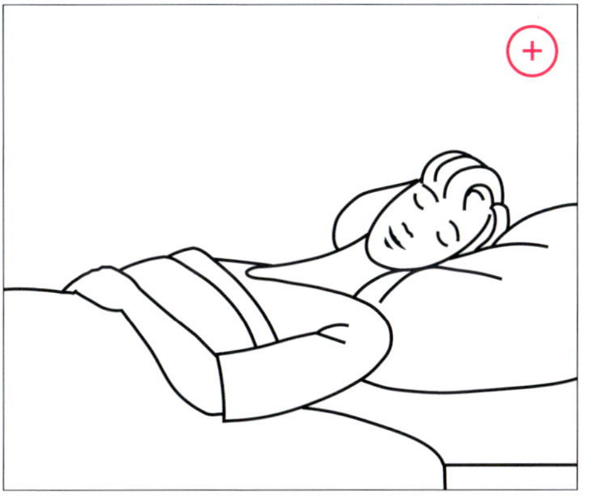

6. Nicht zu lange sitzen

Viele Menschen mit Hüft-Arthrose spüren, dass langes Sitzen unangenehm ist. Stehen Sie daher öfter auf und bewegen Sie sich. Wechseln Sie Sitzen und Stehen miteinander ab, wann immer es Ihnen möglich ist.

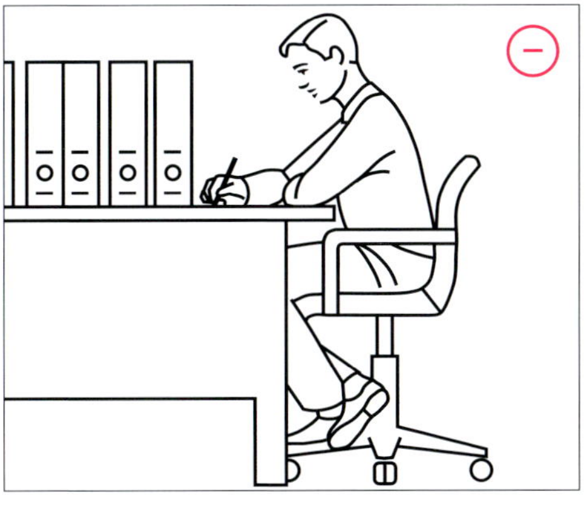

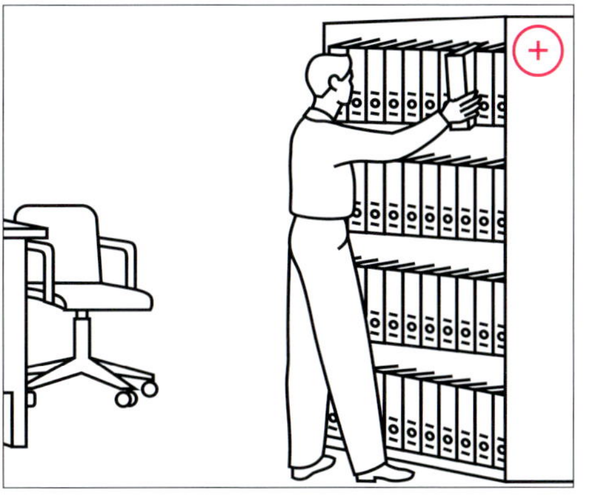

7. Nicht zu lange auf den Beinen sein

Nicht nur zu langes Sitzen, auch zu langes Gehen und Stehen sollte zur Schonung Ihrer Gelenke vermieden werden. Viele Tätigkeiten im Haushalt lassen sich sogar viel bequemer im Sitzen durchführen, so zum Beispiel auch das Bügeln oder das Zubereiten der Mahlzeiten.

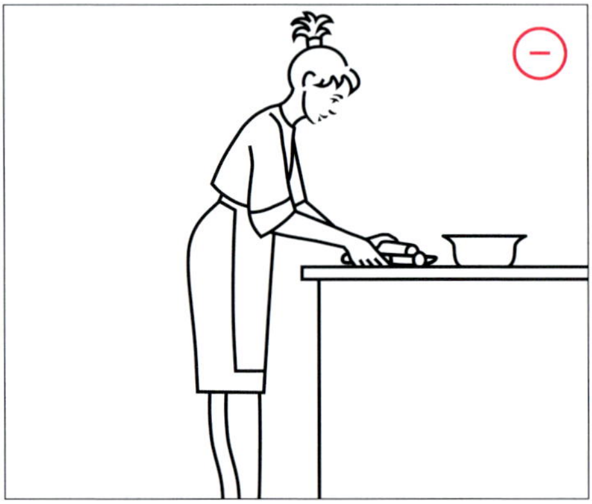

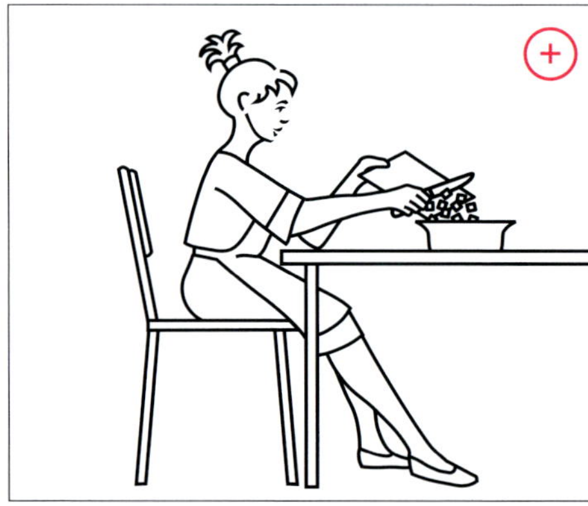

8. Keine Lasten tragen

Diese wichtige Grundregel gilt ganz besonders auch bei der Hüft-Arthrose. Viele Menschen tragen in Beruf oder Freizeit oft schwere Lasten, ohne sich dessen bewusst zu sein. Jedes Kilogramm Belastung schadet aber dem Arthrosegelenk. Immer wieder gilt deshalb: „Keine Lasten tragen!“ Besonders wichtig ist diese Regel in Zeiten, in denen Sie *keine Schmerzen* verspüren. So können rollende Werkzeug-Kästen und auch Koffer mit Rollen die Hüftgelenke deutlich entlasten.

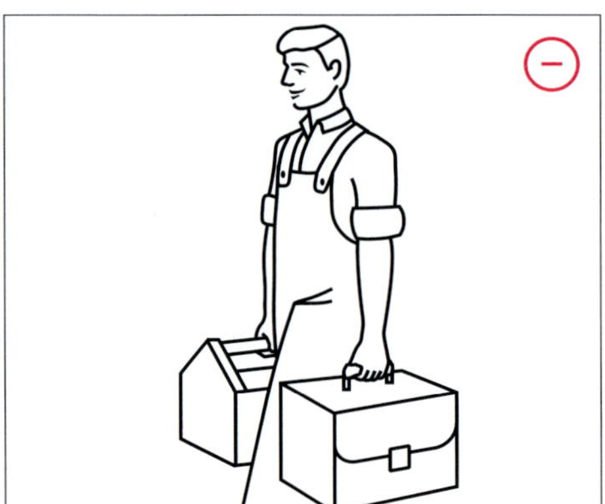

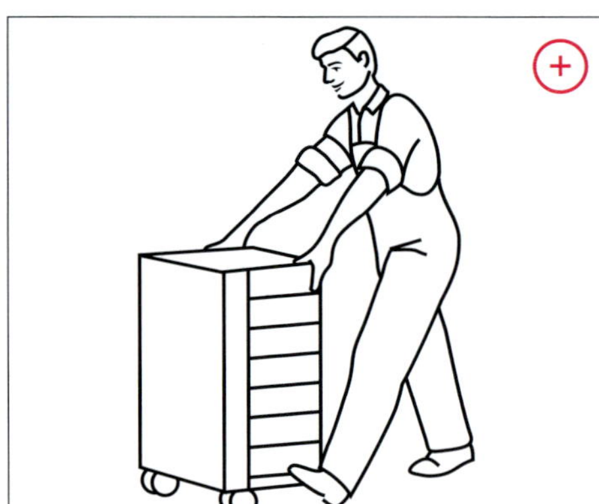

9. Übergewicht vermeiden

Es wird wahrscheinlich immer spindeldürre und auch immer korpulente Menschen geben. Wenn eine Arthrose der Hüfte (oder des Knies) festgestellt ist, stellt aber die entschlossene Gewichtsabnahme eine der wichtigsten Selbsthilfe-Maßnahmen dar. Beginnen Sie deshalb, *sofort und entschlossen* jedes überflüssige Pfund über Bord zu werfen! Nehmen Sie Ihre *Zukunft selbst in die Hand*. Es lohnt sich. Die Belohnung können viele Jahre gesunder Bewegung sein.

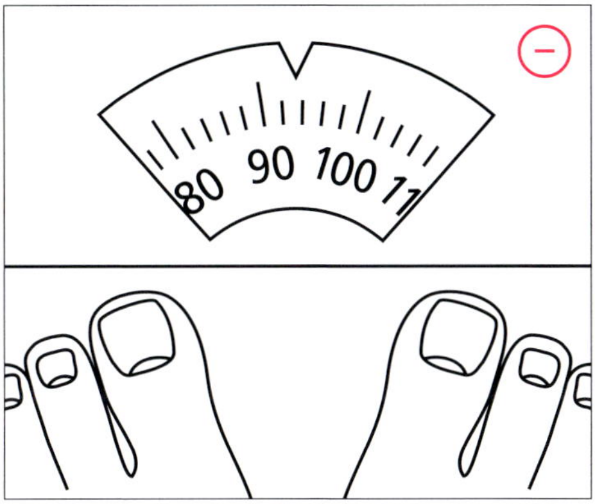

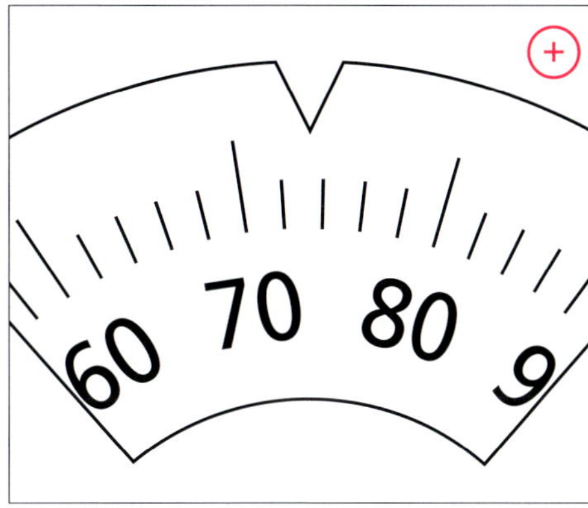

10. Sind Ihre Füße gesund?

Schmerzende Füße können die Beschwerden von Seiten einer bereits bestehenden Hüft-Arthrose verschlimmern. Wenn Sie Beschwerden haben durch Spreizfuß, Plattfuß oder Hammerzehen, sollten Sie sich umgehend um eine wirksame Therapie bemühen. Einlagen, Bandagen oder andere ärztliche Maßnahmen können die Schmerzen lindern. Im Übrigen sollte man möglichst keine Schuhe mit harten Ledersohlen tragen.

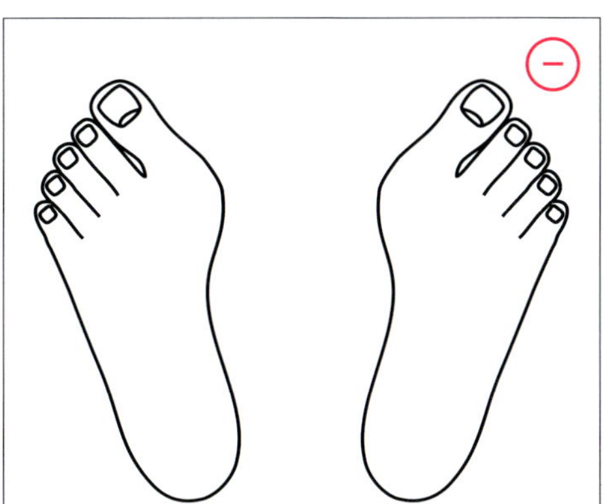

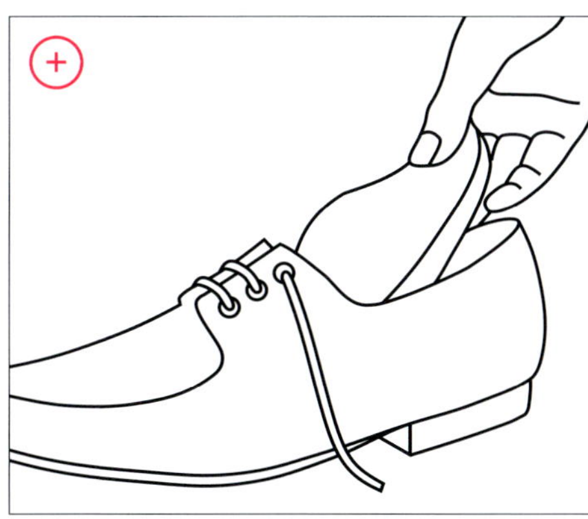

11. Gut warm halten

Diese wichtige Arthrose-Regel gilt besonders bei der Hüft-Arthrose. Auch in der sommerlichen Jahreszeit kann man sich unterkühlen, ohne es zu merken. Wichtig ist deshalb, stets warme Kleidung zu tragen und Nässe und Unterkühlung jedweder Art zu vermeiden.

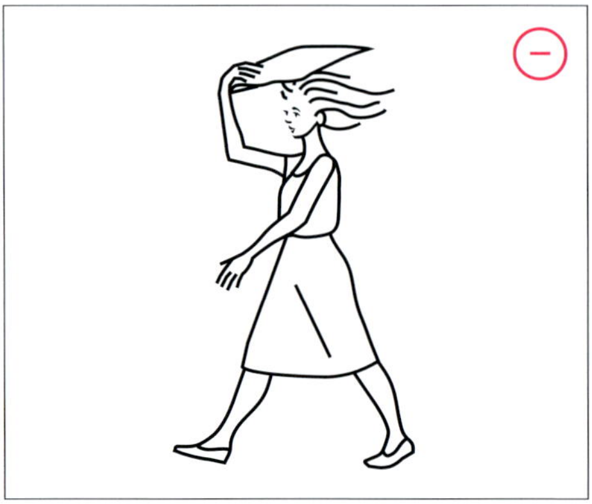

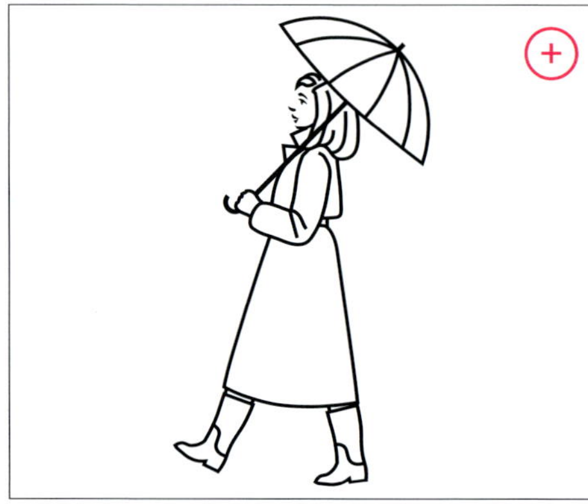

12. Empfehlenswerte Sportarten: Radfahren, Schwimmen

Fußball, Tennis und andere Sportarten, die einen raschen Antritt oder ein plötzliches Abstoppen erfordern, belasten die Hüftgelenke erheblich. Bevorzugen Sie stattdessen Radfahren (am besten mit einem Damenrad und große Steigungen möglichst vermeiden), Wandern, Nordic Walking, Schwimmen (besonders Rücken- und Kraul-Schwimmen) oder einen gemütlichen Spaziergang auf Waldboden mit passendem Schuhwerk.

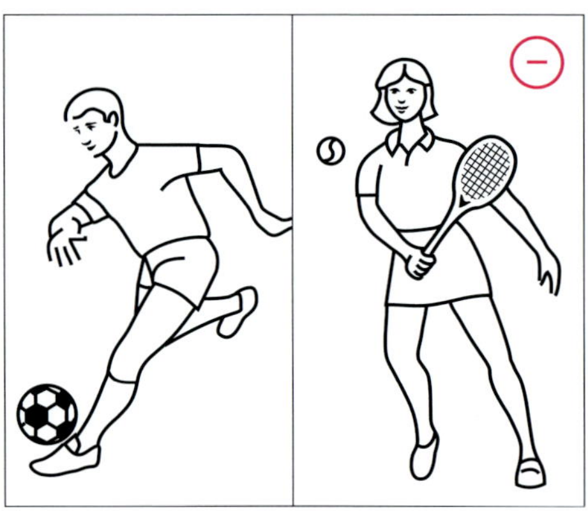

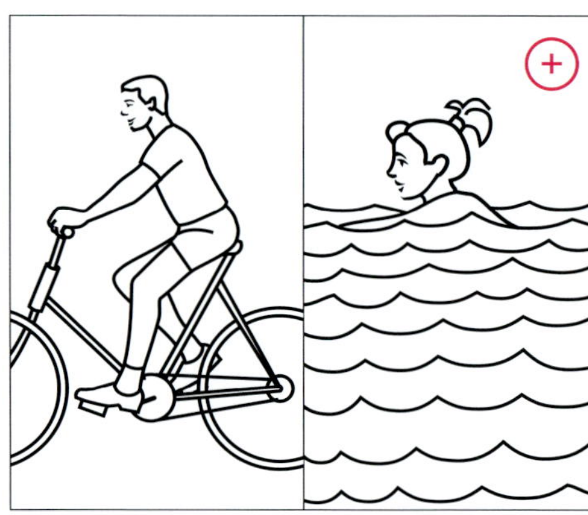

Arthrose besser verstehen

Arthrose-Regel Nr. 2

Die Behandlung der Arthrose kann nur Erfolg haben, wenn bestimmte Grundprinzipien beachtet werden. Die zweite von mehreren „Arthrose-Regeln“ möchten wir im Folgenden vorstellen:

> **Die Arthrose-Regel Nr. 2 lautet:**
>
> **„Heilungsprozesse in Gelenken benötigen mindestens 3 Monate.“**

- Vielleicht wird es Sie überraschen: Diese Regel gilt sowohl für alle Verletzungen, Knorpelschäden, Band- und Sehnenverletzungen als auch für die Arthrose. Wie ist sie zu verstehen, und warum heilen Gelenke so langsam?

Heilung benötigt Zeit

Wenn ein Gelenk verletzt oder geschädigt ist, so werden von unserem Körper, ohne dass wir davon Kenntnis haben, und bevor wir das erste Mal zum Arzt gehen, bereits vielfältige Heilungsprozesse in Gang gesetzt. Im beteiligten Knorpel, Knochen und Schleimhautbereich wird eine unvorstellbare Zahl chemischer Prozesse aktiviert, die eine beispiellose Reparaturarbeit beginnen. Geschädigte Gewebeteile müssen durch biochemische oder zelluläre Vorgänge abgebaut oder ganz durch neue, eigens produzierte und herangeschaffte Bausteine ersetzt werden.

Diese Arbeit des Körpers läuft Tag und Nacht auf Hochtouren und ist erst dann abgeschlossen, wenn der verletzte Bereich gänzlich erneuert und oftmals sogar noch zusätzlich verstärkt worden ist, um auch künftigen Schäden vorzubeugen. Es ist verständlich, dass diese Prozesse Zeit benötigen. Aber sie haben einige Besonderheiten.

Die Gelenke heilen besonders langsam

Hier ein Vergleich. Von allen verletzten Geweben heilen die Gelenke am langsamsten:

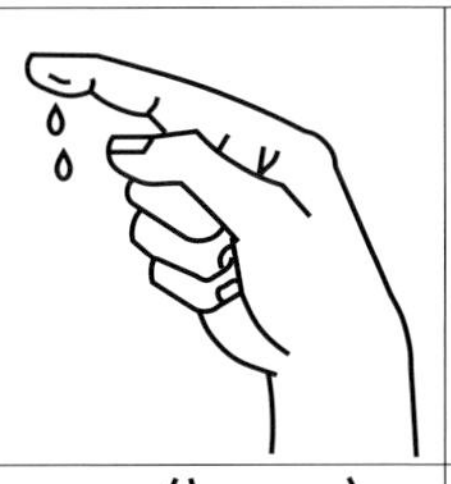	*Haut*-Verletzungen heilen nach durchschnittlich *einer Woche;*
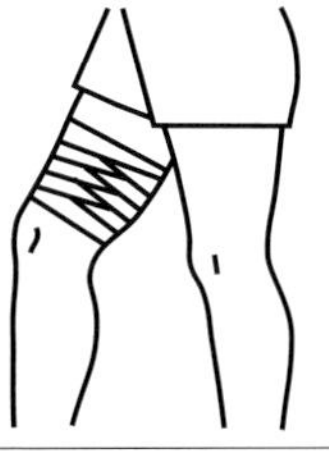	*Muskel*-Verletzungen benötigen circa *3 Wochen;*
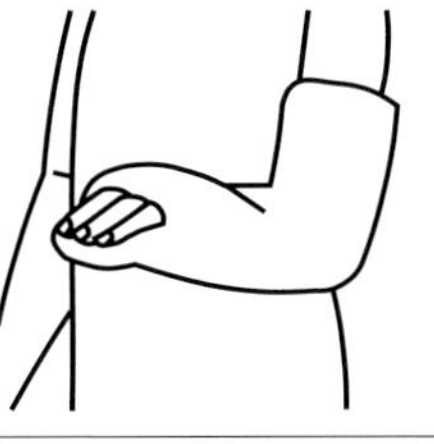	*Sehnen*-Verletzungen benötigen mindestens *6 Wochen;*
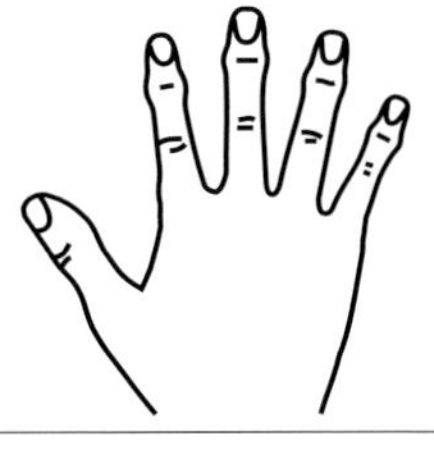	*Erkrankungen der Gelenke* benötigen mindestens *3 Monate*!

Gelenke müssen von höchster Qualität sein. Täglich müssen sie Höchstleistungen vollbringen und sind im Inneren geradezu unvorstellbaren Belastungen ausgesetzt. Bei vielen Alltagsbewegungen treten in den Gelenken Druckbelastungen auf, die mehr als das 50fache des Druckes betragen, der in einem Autoreifen herrscht. Um solchen Belastungen standhalten zu können, muss das Gelenkgewebe äußerst stabil und robust sowie von bester Qualität sein.

Eine besonders kritische Zeit

Wenn Gelenke geschädigt sind, benötigen die Reparaturvorgänge deshalb auch viel länger und benötigen einen höheren Aufwand, bis neues, robustes Gewebe aufgebaut ist. Wird diese Heilungszeit nicht abgewartet und wird das Gelenk in dieser Zeit bereits wieder voll belastet, verzögert sich die Heilung, und das Gelenk wird sogar immer weiter geschädigt. Dies ist einer der Hauptgründe für die Entstehung und das Fortschreiten der Arthrose! Deshalb ist das konsequente Einhalten einer 3-monatigen Schonfrist so wichtig, auch wenn man schon längst keine Schmerzen mehr haben sollte und man den Eindruck hat, dass man das Gelenk längst schon mehr belasten könnte. Auch nach Ablauf der ersten 3 Monate darf die Belastung erst langsam erhöht werden.

Wer sich konsequent an diese Regel hält, hat damit bereits eine wichtige Voraussetzung für eine Heilung des erkrankten Gelenks erfüllt. (In den kommenden ARTHROSE-INFOS werden wir weitere wichtige Arthrose-Regeln beschreiben.)

Leserfragen

Jogging bei Hüftarthrose?

Ich bin 46 Jahre alt und leide an einer Präarthrose beider Hüftgelenke. Bisher habe ich 2- bis 3-mal die Woche Jogging gemacht. Darf ich diesen Sport fortsetzen?

Frau Ingrid S., Waldböckelheim

Dauerlauf kann bei einer frühen Arthrose der Hüfte noch vorsichtig ausgeübt werden. Die Belastung der Gelenke ist dabei aber höher als beim Spazierengehen. Beachten Sie deshalb folgende Regeln:

- nur in guten Sportschuhen laufen, die sicheren Halt geben
- nur auf ebenem Gelände laufen
- möglichst weich abrollen und abfedern
- die Laufstrecke sollte pro Woche nicht mehr als 2 x 2 Kilometer betragen

Treten Schmerzen auf, ganz gleich ob während des Laufens, danach oder sogar erst einen Tag später, muss die Laufstrecke für einige Wochen wesentlich reduziert werden.

Vitamin E?

In einer Zeitschrift habe ich gelesen, Vitamin E bremst Arthrose. Was können Sie mir raten?

Frau Ursula H., Planik

Obwohl Vitamin E bei vielen Leiden hilfreich sein soll, ist eine solche Wirkung bei der Arthrose leider noch nicht nachgewiesen. Unser Rat: Wenn Sie die Wirkung gerne ausprobieren möchten, empfehlen wir als natürliche Quellen besonders Blattgemüse und Milchprodukte. Eine Überdosierung ist bei diesen ergiebigen Vitamin-E-Lieferanten nicht zu befürchten.

Mut gemacht

Mittlerweile habe ich die beiden ersten ARTHROSE-INFOS erhalten, und ich muss Ihnen sagen, ich bin Ihnen mehr als dankbar. Nachdem ich seit zwei Jahren an Schmerzen in beiden Kniegelenken litt, habe ich wieder Tage, an denen ich schmerzfrei bin; und zwar ganz einfach durch Befolgen Ihrer Ratschläge. Es ist mir wichtig, Ihnen mitzuteilen, wie viel Mut mir Ihr INFO gemacht hat. Ich freue mich schon auf das nächste Heft.

Frau Rosalinde B., Bischberg

Über Ihren Brief haben wir uns sehr gefreut. Er bestärkt uns in unserer Arbeit und spornt uns an. Herzlichen Dank für Ihre Zeilen.

Wichtige Hinweise

Briefe und Anfragen

Wir freuen uns sehr über die vielen Briefe, die uns täglich erreichen und bedanken uns sehr herzlich dafür. Jeder Brief ist uns wichtig und willkommen. Jede einzelne Zuschrift wird aufmerksam gelesen und von unserer Redaktion ausgewertet und wenn möglich in gekürzter Form im ARTHROSE-INFO veröffentlicht. Vielen Dank für die Zeit, die Sie sich nehmen uns zu schreiben und für Ihre Unterstützung.

Ihre Adresse ist sicher

Gelegentlich erreichen uns Anfragen von Lesern, die sich erkundigen, ob ihre Adressangaben sicher sind. Gern bestätigen wir, dass wir alle Adressangaben unserer Leser als höchst vertraulich behandeln und nicht an Dritte weiterreichen. Wir beachten alle Regeln des Datenschutzes auf das Sorgfältigste.

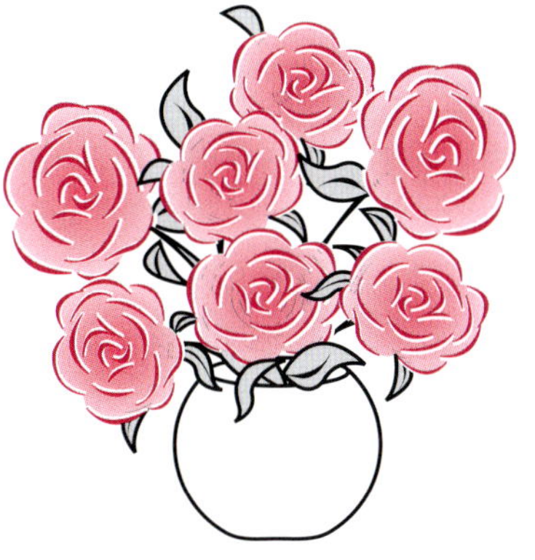

Arthrose-Info für einen Freund

Allen Lesern, die uns freundlicherweise die Anschrift eines Verwandten, Freundes oder Kollegen, die sich ebenfalls für das ARTHROSE-INFO interessieren, mitgeteilt haben, danken wir sehr herzlich. Wann immer Sie jemandem begegnen, der sich für unsere Informationen interessiert, senden Sie uns bitte einfach die Adresse an. Gern senden wir dann das ARTHROSE-INFO kostenlos zu. Vielen Dank.

Lexikon

„C“

Medizinische Begriffe aus der Sprechstunde, die jeden interessieren

CHRONISCH

Dieser Begriff steht im Gegensatz zu dem bereits erklärten Begriff „akut“ und wird Ihnen in und außerhalb der Sprechstunde Ihres Arztes vermutlich genauso oft begegnen. Wörtlich übersetzt heißt dies „lange dauernd, Zeit benötigend, langwierig“. Wenn Schmerzen chronisch sind, bedeutet dies immer, dass sie sich über einen längeren Zeitraum hinziehen. Dennoch sollte man auch hier nicht erschrecken, dies muss noch nichts über die Heilbarkeit der Krankheit aussagen. Es gibt chronische Beschwerden, die dennoch vollständig ausheilen.

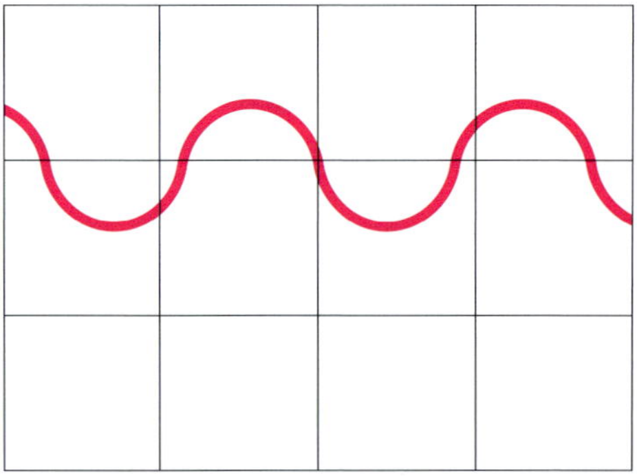

COMPUTER-TOMOGRAPHIE

Oft auch abgekürzt „CT“ oder „Computer-Röntgen“ genannt. – Schicht für Schicht werden millimeterweise nacheinander feine Scheiben eines Körperteils geröntgt und damit sozusagen in kleine Abschnitte zerlegt. Auf diese Weise kann die Lage und Größe eines Krankheitsherdes millimetergenau gemessen werden.

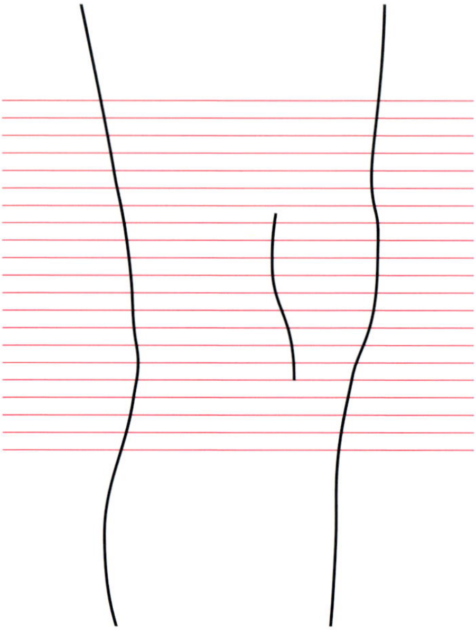

Ein großer Vorteil dieses modernen Verfahrens, dessen Bilder mit Computerhilfe erzeugt werden, liegt darin, dass auch „weiche“ Veränderungen, also solche, die nicht den Knochen betreffen, wie z. B. ein Bandscheibenvorfall, sehr gut erkannt werden können. Die Auswertung der Bilder erfordert allerdings große Erfahrung. (Weitere Einzelheiten über das Wie, Wann und Wo der Durchführung einer solchen Untersuchung insbesondere bei Arthrose folgen in einem späteren ARTHROSE-INFO.)

Vorschau

Im nächsten Heft lesen Sie…

- Aktuelle Forschungsergebnisse
- Tipps bei Arthrose des Sprunggelenks
- Arthrose-Regel Nr. 3
- und anderes mehr . . .

Heft 4

ARTHROSE Info

Offizielles Organ der Deutschen Arthrose-Hilfe e.V.
Erscheint vierteljährlich
Nr. 4 Sonderausgabe

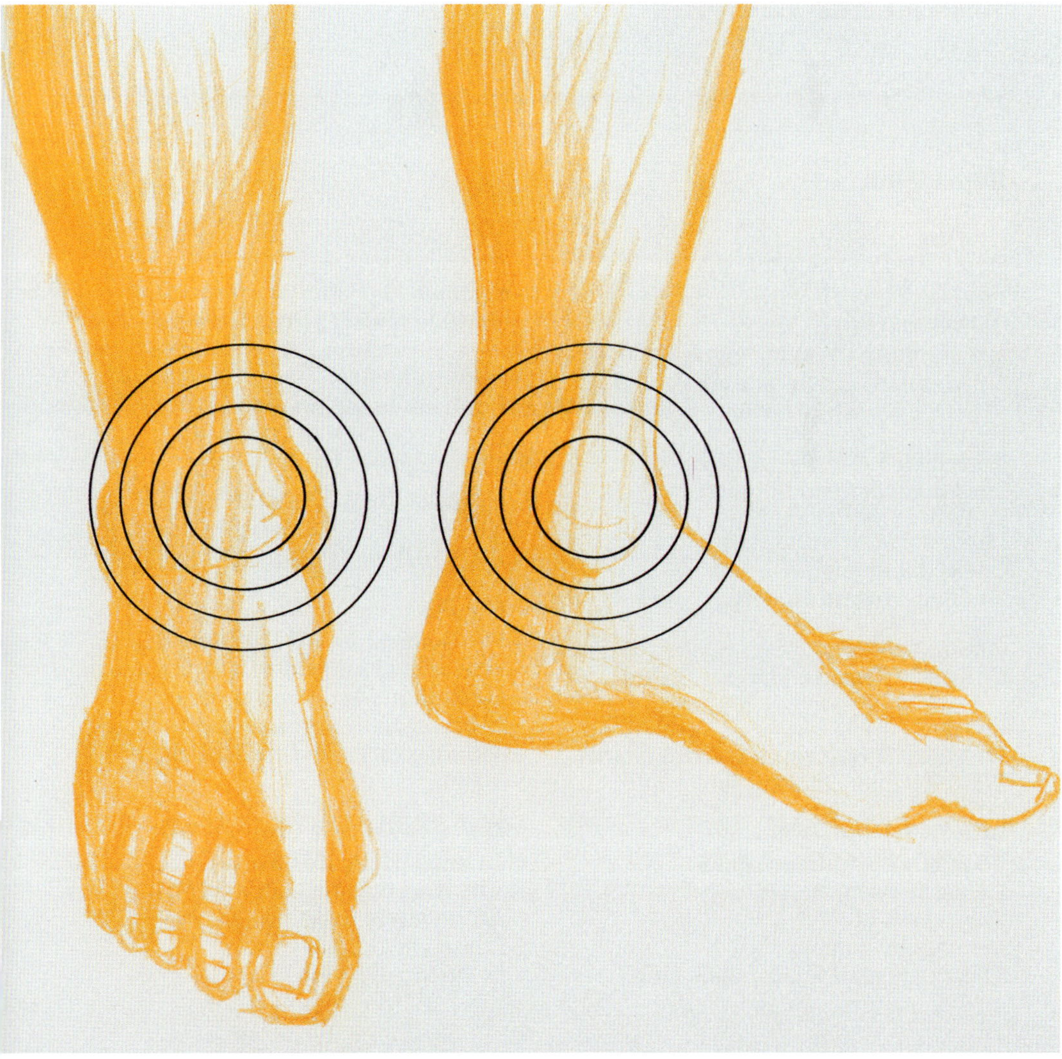

Inhalt

Seite

Impressum

Herausgeber:
Deutsche Arthrose-Hilfe e.V.
Postfach 11 05 51
60040 Frankfurt a. M.,
in Zusammenarbeit mit Ärzten und Wissenschaftlern des In- und Auslandes

Bezug:
Einzelheft € 4,–
Für Mitglieder und Förderer
im Beitrag enthalten

Chefredaktion:
Dr. med. Helmut Huberti

Grafik:
Christine Clemens, Margret Walter

Druck:
Ottweiler Druckerei und Verlag GmbH
Weißes Papier chlorfrei gebleicht

Service-Telefon:
Telefonische Anfragen an die
Deutsche Arthrose-Hilfe:
(0 68 31) 94 66 77
Montags bis freitags
8.00 – 12.00 und 12.30 – 16.00 Uhr

Vereinsanschrift:
Deutsche Arthrose-Hilfe e.V.
Postfach 11 05 51
60040 Frankfurt a. M.

Spendenkonten:
Postbank Frankfurt
IBAN: DE04 5001 0060 0101 1776 08
BIC: PBNKDEFF
Deutsche Bank Frankfurt
IBAN: DE22 5007 0010 0092 0587 00
BIC: DEUTDEFFXXX

Hinweis:
Die Beiträge im ARTHROSE-INFO
können und sollen die Behandlung
durch Ihren Arzt nicht ersetzen.
Je besser Sie informiert sind, umso
wirkungsvoller sind die ärztlichen
Maßnahmen.

ISSN-Nr.: 0937-9142

Editorial

Liebe Leserinnen, liebe Leser,
liebe Freunde der
Deutschen Arthrose-Hilfe!

Das Bild der Arthrose hat sich in den letzten Jahren erheblich gewandelt. Nachdem sie lange Zeit lediglich als Schicksal galt, das man ertragen müsse und an dem man ja doch nichts ändern könne, ist heute unbestritten, dass Arthrose vielmehr eine Erkrankung darstellt, die erforscht werden muss und für die neue und bessere Therapiemethoden entwickelt werden müssen.

Eine Reihe wichtiger Fortschritte sind bereits erzielt worden. Durch Einsatz immer besserer und modernerer Untersuchungsmethoden konnten die Bestandteile des Knorpelgewebes mit zunehmender Genauigkeit analysiert werden. Immer feinere chemische und mikroskopische Verfahren sind zur Verfügung gestellt worden, um neue Therapeutika zu erforschen.

Wahrhaft revolutioniert wurde unser Wissen aber insbesondere durch die neuen biomechanischen Forschungsmethoden, die durch die Sensortechnik und mit Computerhilfe möglich wurden und die die Belastungen der Gelenke sichtbar machen.

Wie viel unsere Gelenke täglich leisten müssen, war selbst für die Wissenschaftler unvorstellbar. So bewundern wir gelegentlich Menschen, die über große Körperkräfte verfügen und beispielsweise Lasten von zwei Zentnern heben können. Unsere Gelenke tragen aber täglich ein Vielfaches dieser Last, ohne dass wir davon Kenntnis nehmen. Wer könnte sich vorstellen, dass in seinem Kniegelenk beim Aufstehen von einem Stuhl Kräfte von etwa 10 Zentnern auf den Gelenkknorpel einwirken können?

Diese täglichen Höchstleistungen werden vom gesunden Gelenk gut toleriert, vom erkrankten Gelenk aber müssen sie unbedingt fern gehalten werden. Die wissenschaftlichen Grundlagen dieses wichtigen Therapieprinzips, das heute als das Kernprinzip der Arthrosebehandlung bezeichnet werden kann, möchten wir Ihnen in der heutigen Ausgabe vorstellen. Die Ergebnisse zeigen die großen Fortschritte, die die Forschung bereits erreichen konnte, aber auch, wie viel noch zu tun bleibt. Hierfür kämpfen wir.

Ihnen allen, die Sie uns in diesem Jahr durch Ihren Beitrag, Ihre Mitgliedschaft oder in Form vieler großer und kleiner Spenden unterstützt haben, möchte ich deshalb herzlich danken.

Schon jetzt senden wir Ihnen auch unsere herzlichen Grüße für die kommenden Festtage und wünschen Ihnen gesegnete Weihnachten und ein glückliches neues Jahr.

Herzlichst
Ihr

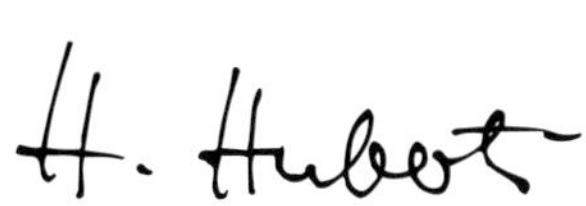

Dr. med. Helmut Huberti
Präsident der Deutschen Arthrose-Hilfe

Aktuelle Forschungsergebnisse

Mit feinen Sensoren und mit Computereinsatz untersucht die moderne Gelenkforschung die Kräfte und Belastungen, die auf unsere Gelenke wirken, und wie sich die Leistungsfähigkeit bei der Arthrose verändert. Wer die neuen Ergebnisse kennt, kann die ärztlichen Empfehlungen besser verstehen.

Zwei wichtige Prinzipien

Durch die Besonderheit der Sehnenverläufe bedingt, können bei einfachen Alltagsbewegungen Kräfte von mehreren Zentnern auf unsere Gelenke einwirken. Beim Tragen eines Koffers entstehen in den kleinen Fingergelenken Druckbelastungen, die mehr als 100fach höher sind als der Druck, der in einem Autoreifen herrscht! Diese alltäglichen Höchstleistungen können unsere Gelenke nur vollbringen, wenn zwei Prinzipien verwirklicht sind:

- *große Gelenkflächen*
  Die Belastungen wirken im Inneren der Gelenke auf große Oberflächen. Die Gelenke sind, wie wir alle wissen, stets breiter als die Knochen ober- und unterhalb davon. Der Sinn dieses Konstruktionsprinzips ist es, die Belastung auf eine möglichst große Fläche wirken zu lassen. Denn je größer die inneren Gelenkflächen sind, umso geringer wird das Knorpelgewebe belastet.

- *gleichmäßige Verteilung*
  Belastungen wirken nicht nur auf eine möglichst große Fläche. Sie werden auf dieser inneren Oberfläche zudem außerordentlich gleichmäßig verteilt. Form und Stellung der Gelenkteile müssen aus diesem Grunde äußerst fein aufeinander abgestimmt sein. Durch dieses wichtige Prinzip wird vermieden, dass bestimmte Stellen der Gelenkfläche zu hoch belastet werden. Alle Teile der Oberfläche werden stattdessen gleichermaßen beansprucht.

Gesundes Gelenk

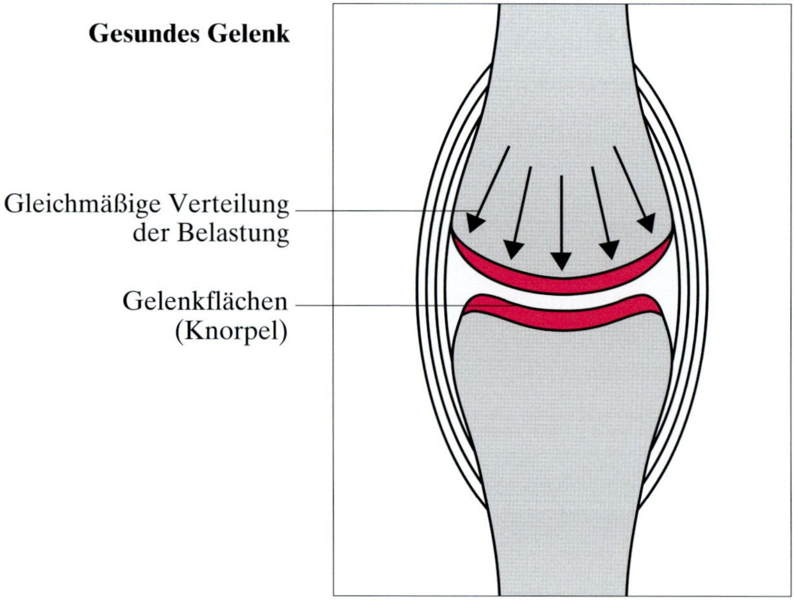

Was ändert sich bei der Arthrose, und inwiefern wirkt sich die Belastung jetzt anders aus?

- **Frühstadium**

Ausgangspunkt jeder Arthrose ist ein Schaden im Knorpelüberzug. Dieser erste „Knorpelschaden“, der zum Beispiel durch eine Verletzung entstanden sein kann, ist am Anfang noch klein und wird oft nicht bemerkt. Von Anfang an löst dieser Schaden aber schwerwiegende Veränderungen aus:

– *Der geschädigte Knorpelbereich fällt für die Belastung aus.*

Die tragende Gelenkfläche wird durch diesen Ausfall empfindlich verkleinert. Der verbleibende gesunde Knorpel muss hierdurch mehr tragen und wird noch höher belastet.

– *Die gleichmäßige Verteilung geht verloren.*

Die Belastung des noch gesunden Knorpels erhöht sich nicht nur insgesamt, vielmehr geht auch die gleichmäßige Verteilung der Last verloren. An bestimmten Stellen treten jetzt äußerst hohe Belastungskonzentrationen auf. Hier wirken nun ständig höchste Belastungen, wie sie sonst nur vorübergehend bei allergrößter Anstrengung auftreten. Ohne dass wir es bemerken, wird damit ein Teil des gesunden Knorpels auch bei Alltagsbewegungen überlastet.

- **Fortgeschrittenes Stadium**

Durch die hohen Belastungen an bestimmten Stellen sind weitere Knorpelbezirke geschädigt worden. Der ursprünglich kleine Knorpelschaden ist damit größer geworden und gewachsen. Hierdurch steigt die Belastung auf die noch gesunden Knor-

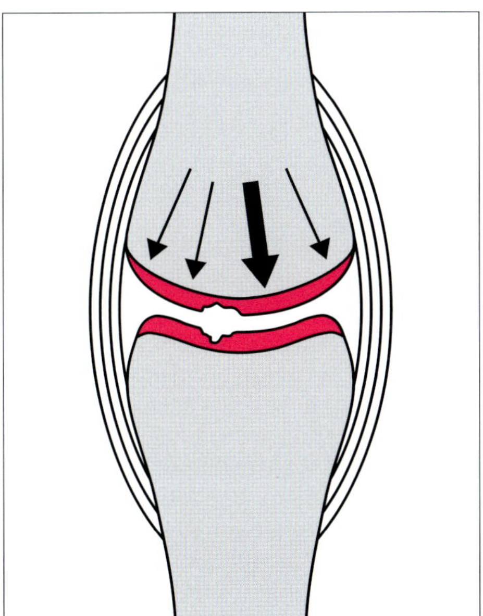

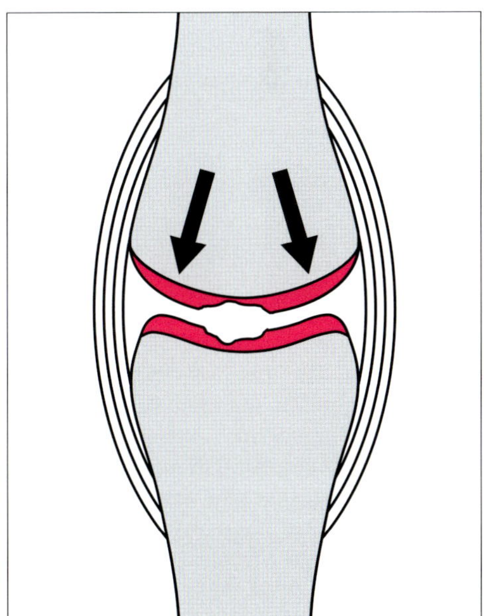

pelbereiche weiter an. Auch die ungleichen Belastungskonzentrationen werden noch größer. Sie führen zu einer ständig wachsenden Belastung und zunehmenden Schädigung. Wenn sich dieser Prozess fortsetzt, steht immer weniger gesunder Knorpel zur Verfügung, bis schließlich sogar der darunter liegende Knochen völlig freiliegt.

Eine wichtige Regel

Aus diesen Erkenntnissen ergeben sich einige wichtige Empfehlungen. Zu beachten ist insbesondere:

- Auch kleine Knorpelschäden müssen ernst genommen werden, da sie die Tendenz haben, sich zu vergrößern.
- Besonders wenn Sie sportlich aktiv sind, sollten Sie darauf achten, das betroffene Gelenk über mehrere Wochen nur behutsam und vorsichtig zu beanspruchen.
- Bei Schmerzen im Gelenk sollten diese nicht mit Willensanstrengung überwunden werden. Verwenden Sie vielmehr alle Möglichkeiten, um eine konsequente Entlastung zu erreichen.

Die Arthrose-Regel Nr. 3 lautet:

1. **Jedes Gelenk mit Knorpelschaden muss geschützt und geschont werden.**
2. **Das erkrankte Gelenk sollte wenigstens um ein Drittel weniger belastet werden („Ein-Drittel-Regel").**

Praktische Tipps bei Arthrose des Sprunggelenks

Das Sprunggelenk, auch „Fuß-" oder „Knöchelgelenk" genannt, besteht aus zwei Teilen. Im oberen Sprunggelenk heben und senken wir den Fuß und im unteren Sprunggelenk drehen wir ihn nach innen und außen. Eine Arthrose im oberen Sprunggelenk ist sehr oft die Folge einer Verletzung, wie sie sich im Alltag oder beim Sport ereignen kann. Auffallend ist, dass diese Arthrose oft lange Zeit stumm verläuft und sich erst später bemerkbar macht. Eine vermehrte Neigung zum Umknicken, wie sie nach Verletzungen der Bänder oft zu beobachten ist, ist deshalb ebenso ernst zu nehmen wie eine langsam zunehmende Einsteifung. Die folgenden Tipps stellen wiederum nur eine Kurzinformation dar. Ergänzt werden können sie durch viele Hinweise, die wir bereits für Hüft- und Kniegelenk gegeben haben.

1. Breite, niedrige Absätze geben Sicherheit

Wenn Sie an einer Arthrose des Sprunggelenks leiden, müssen Sie viel Sorgfalt auf die Wahl Ihrer Schuhe verwenden. Ein wichtiger Hinweis: Je breiter und niedriger die Absätze sind, umso besser ist der Fuß gegen ein seitliches Umknicken geschützt. Auch sollten Sie Schuhe bevorzugen, die geschnürt sind und festen Halt geben. Auf Sandalen, Slippers und offene Schuhe sollte man deshalb bei Sprunggelenk-Arthrose am besten ganz verzichten.

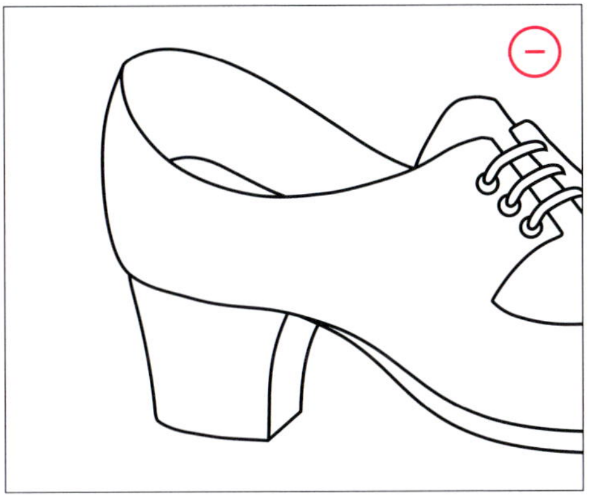

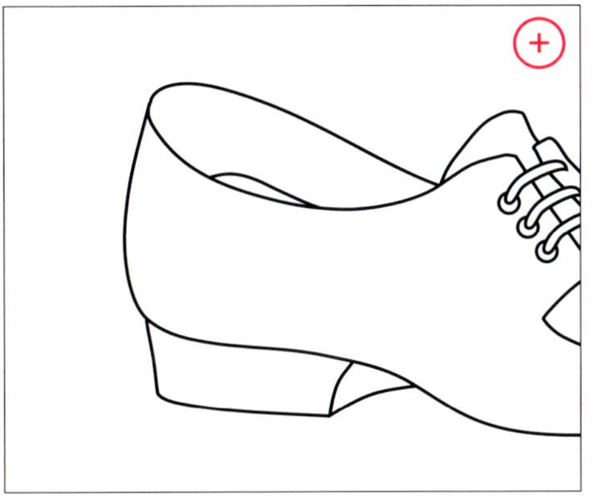

2. Angeschrägte Absatzkanten

Absätze, die an der hinteren Kante leicht angeschrägt sind, können den Abrollvorgang während des Gehens erleichtern. Sie sind besonders dann zu empfehlen, wenn die Beweglichkeit des Gelenks bereits vermindert ist. Wenn man gezielt nach diesen Schuhen sucht, findet man sie oft unter den sportlichen Schuhen. Bei fortgeschrittener Arthrose können in seltenen Fällen sogenannte „Abrollhilfen“ auch vom Arzt verordnet werden.

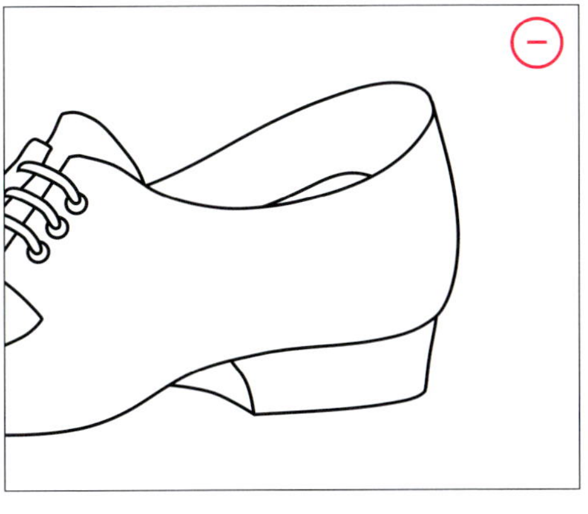

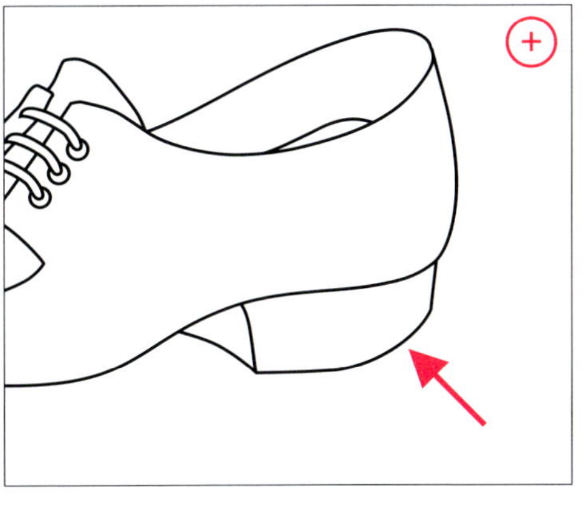

3. Verwenden Sie „Schock-Absorber“

Beim Auftreten wirken hohe Belastungen auf das Sprunggelenk ein. Verwenden Sie deshalb alle Möglichkeiten, diesen „Schock“ zu dämpfen und zu puffern. Versuchen Sie aus diesem Grunde, auch wenn Sie in Eile sind, immer relativ langsam zu gehen. Verzichten Sie auf harte und kantige Absätze. Bevorzugen Sie Schuhe mit weichen Sohlen. Oftmals können spezielle Ferseneinlagen aus Silikon nützlich sein, die man als sogenannte „Schock-Absorber“ (Stoßdämpfer) im Orthopädie-Fachgeschäft kaufen kann.

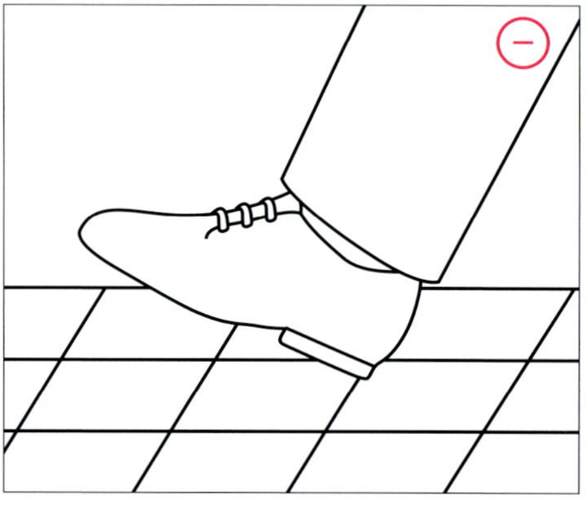

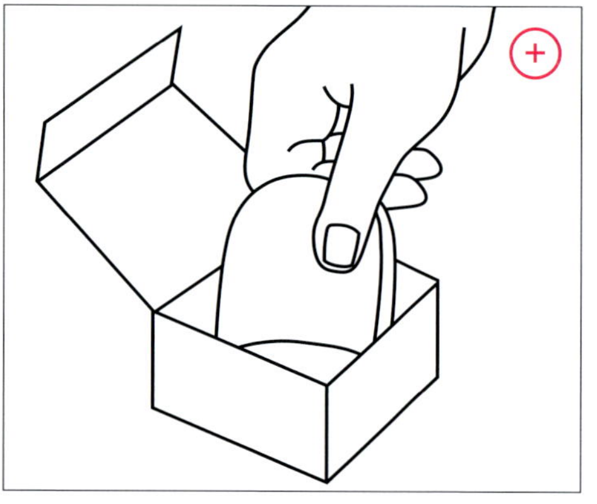

4. Gutes Fußbett

Auch bei gesunden Gelenken ist es ratsam, Schuhe mit gutem Fußbett zu tragen. Dies ist eine wichtige Investition für Ihre Gesundheit. In besonderem Maße gilt es aber darauf zu achten, wenn bereits Beschwerden im Sprunggelenk vorliegen. Eine gute Abstützung des Fußes gibt dem Sprunggelenk Halt, schützt und entlastet es.

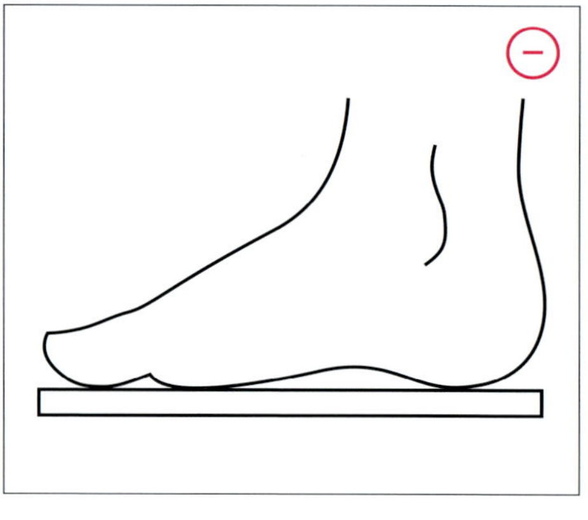

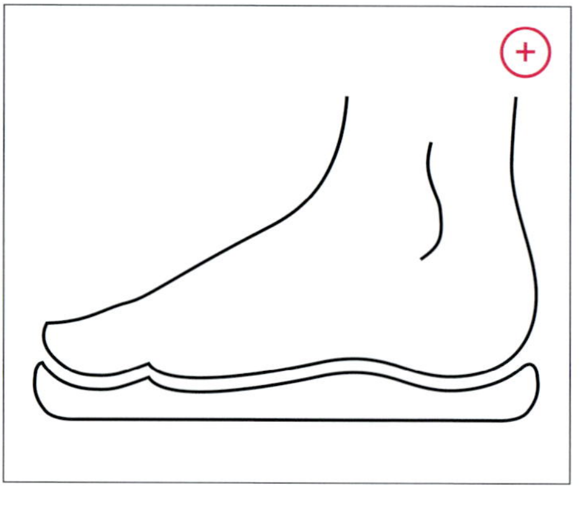

5. Bandagen können hilfreich sein

Bei vermehrter Neigung zum Umknicken, bei ärztlich festgestellter Bandschwäche oder bei Neigung zum Anschwellen aufgrund einer fortgeschrittenen Arthrose kann das Tragen von speziellen Bandagen hilfreich sein. Mittlerweile gibt es viele verschiedene Ausführungen, die je nach Schweregrad vom Arzt ausgewählt werden. Auch nach Verletzungen der Bänder können statt der früher angelegten Gipsverbände oft Bandagen oder Stabilisatoren und über die Knöchel reichende Stabil-Schuhe nützlich sein. Sehr wirksam können auch begleitende krankengymnastische Koordinationsübungen sein.

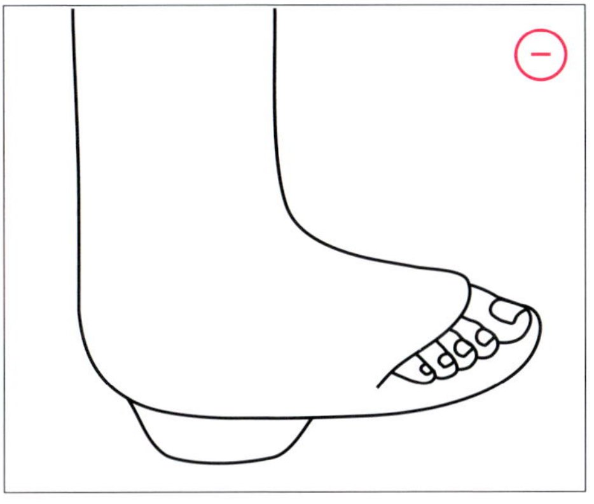

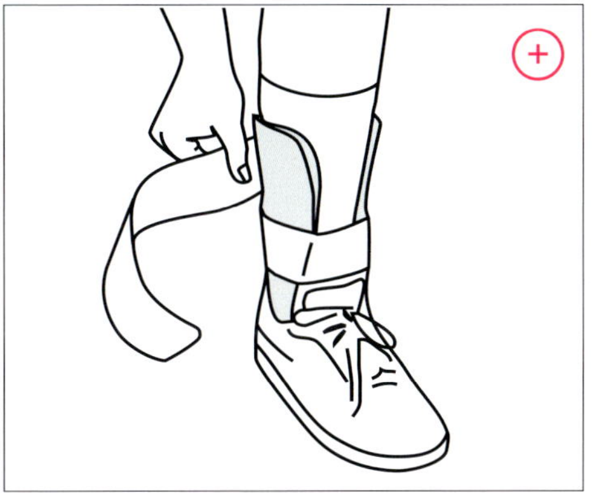

6. Beim Sitzen die Beine ausstrecken

Ein Sitzen mit nach hinten geschlagenen Füßen, wie es bei Menschen, die am Schreibtisch arbeiten, häufig zu beobachten ist, sollte vermieden werden. Gesünder ist es, die Beine während des Sitzens möglichst locker auszustrecken und auch die Stellung oft zu wechseln. Ein Überschlagen der Beine ist hier durchaus sinnvoll, da so das betroffene Sprunggelenk vollständig entlastet und geschont wird. Auch das Hochlegen des betroffenen Fußes auf eine Fußbank kann hilfreich sein.

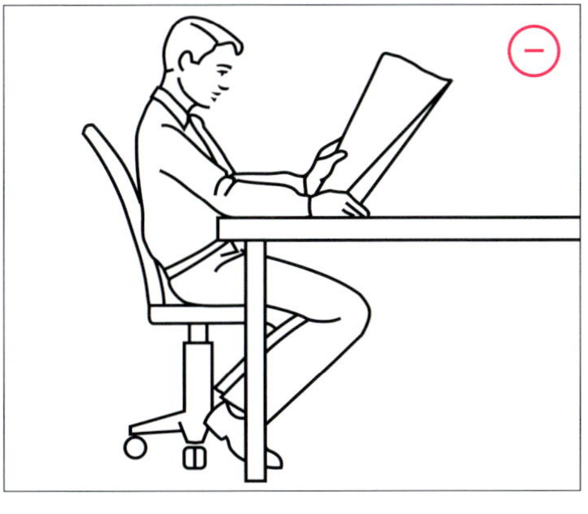

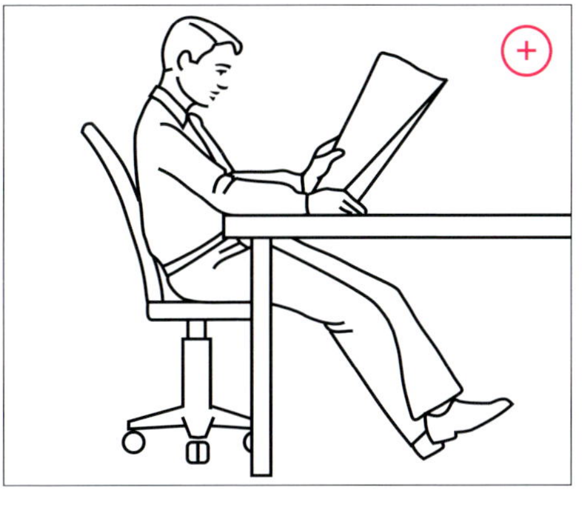

7. Nicht hinknien

Bei Arbeiten in Haushalt und Beruf sollte ein Hinknien möglichst vermieden werden. Verwenden Sie deshalb stets alle Hilfsmittel, die Ihnen diese Arbeiten erleichtern und eine kniende Tätigkeit überflüssig machen.

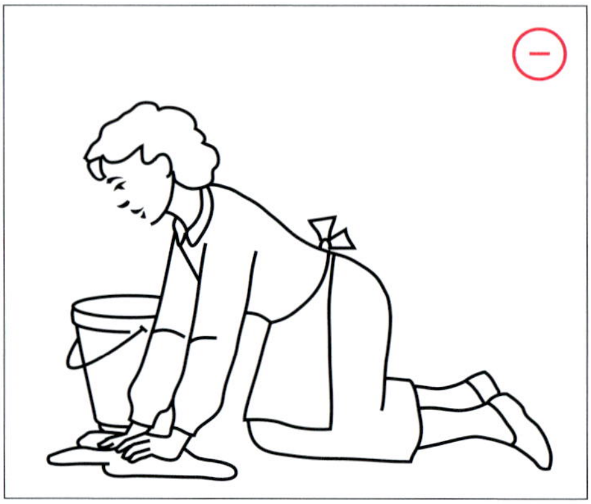

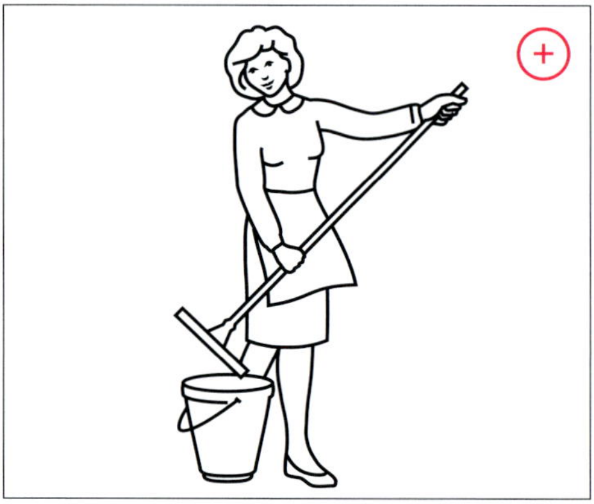

8. Vermeiden Sie unebenes Gelände

Auf unebenem oder weichem Gelände wird besonders das untere Sprunggelenk stark belastet. Auch im Falle einer erst beginnenden Sprunggelenkarthrose sollten Sie beim Spazierengehen auf Sandstrand, auf Wiesen und auf unebenen Waldwegen besonders vorsichtig sein und diese am besten gar nicht als Wanderweg wählen. Dies gilt besonders bei Dunkelheit bzw. in der Dämmerung. Falls das Gehen auf solchen Wegen unvermeidbar ist, kann das Tragen von hohen, festen Schuhen hilfreich sein.

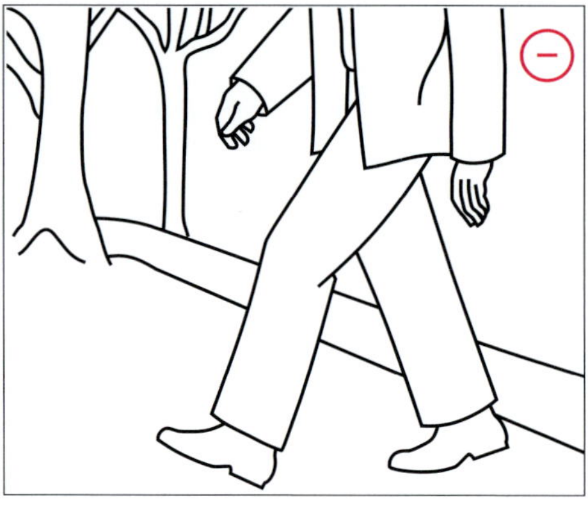

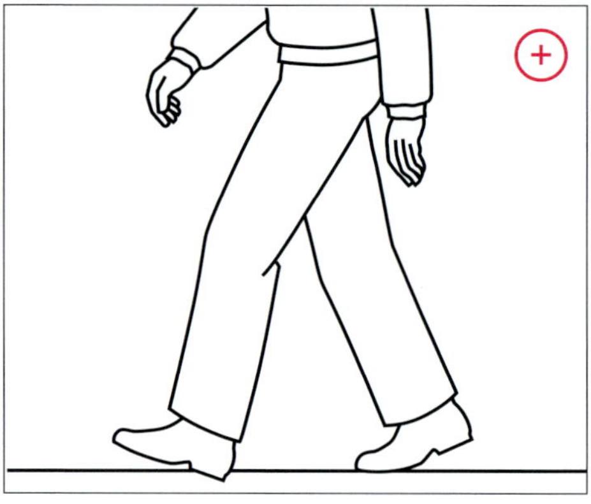

9. Nicht bergauf, nicht bergab gehen

Bergauf- und Bergabgehen belastet die Sprunggelenke sehr. Dies gilt ebenso für das Treppensteigen. Bevorzugen Sie stattdessen ebenes Gelände und ebenerdiges Gehen, wann immer es Ihnen möglich ist.

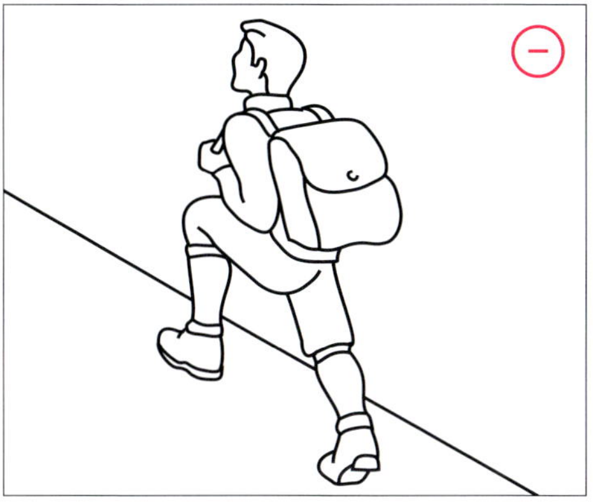

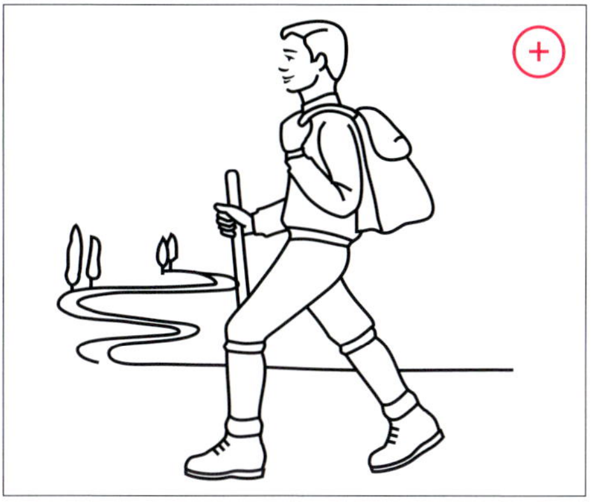

10. Empfehlenswerte Sportarten

Laufsportarten, wie Dauerlauf, Jogging oder Waldlauf, sind leider nicht zu empfehlen. Dies gilt in hohem Maße auch für Volleyball, Fußball und Tennis. Wählen Sie stattdessen Schwimmen, Radfahren, Reiten, Skiabfahrtslauf sowie bestimmte Formen der Gymnastik, bei denen die Sprunggelenke nicht belastet oder jedenfalls bei der Bewegung geführt werden.

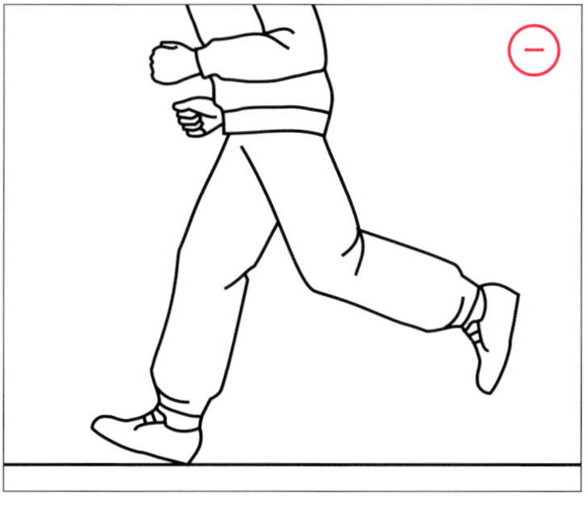

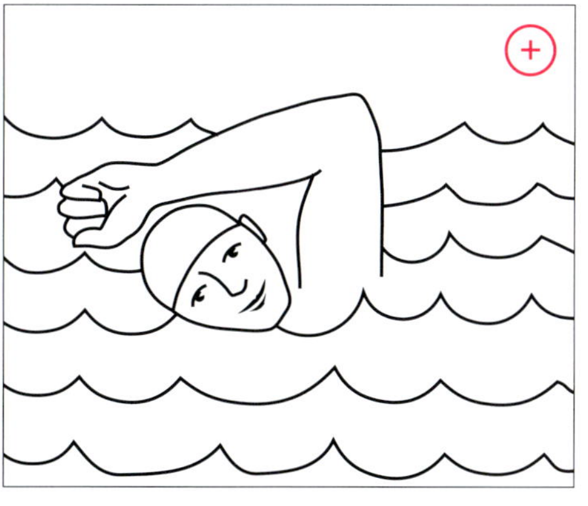

11. Eine nützliche Übung

Die folgende einfache Übung, die nur etwa 2 Minuten benötigt, hilft, die Wadenmuskulatur zu dehnen und damit das Sprunggelenk zu entlasten. Sie wird im Sitzen durchgeführt:

1. Beide Füße stehen nebeneinander. Der betroffene Fuß wird jetzt hochgezogen, wobei die Fersen weiterhin auf dem Boden bleiben –
2. Während der Fuß angezogen bleibt, wird *zusätzlich* auch das Knie gestreckt, soweit es möglich ist. Hierbei verspüren Sie bereits eine deutliche Spannung in der Wadenmuskulatur –
3. Schließlich wird das Bein als Ganzes angehoben, wobei diese Bewegung in leicht federnder Weise durchgeführt werden kann.

Diese einfache Übung wird ihre volle Wirksamkeit entfalten, wenn sie mehrmals am Tag durchgeführt wird.

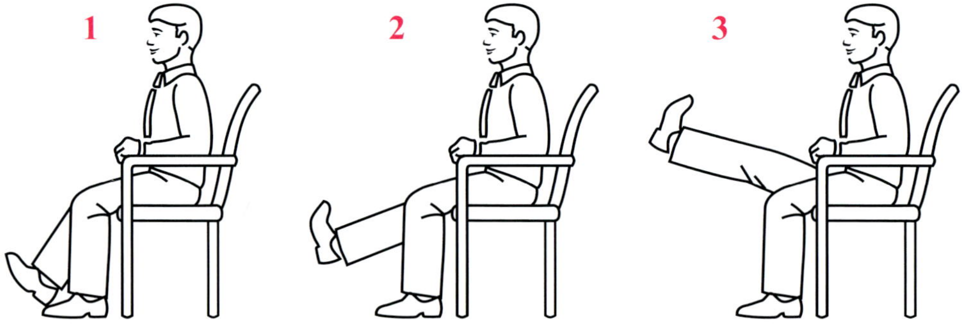

12. Eine Operation, die lindern kann

Ob in bestimmten Fällen auch an eine Operation zu denken ist, kann nur der erfahrene Arzt entscheiden. Noch relativ wenig bekannt ist, dass eine operative Gelenktoilette heute auch am Sprunggelenk in Form einer Arthroskopie (Gelenkspiegelung) durchgeführt werden kann. Dies gilt jedoch nur bei beginnender Arthrose. Die Reha-Zeit beträgt oft 3 – 4 Wochen.

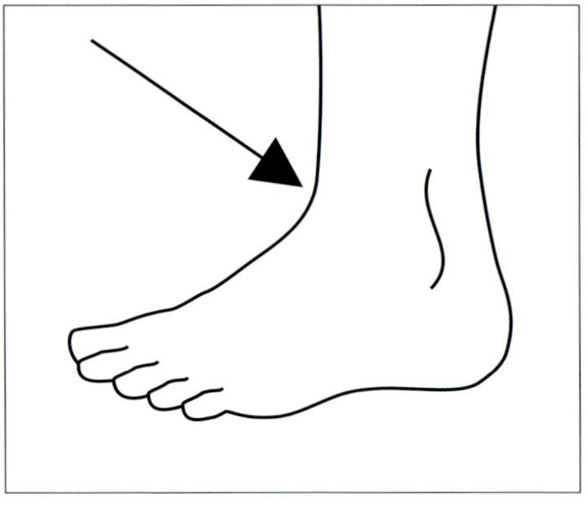

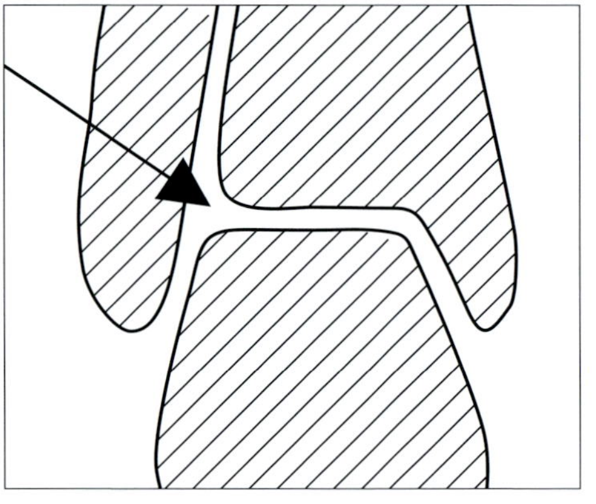

Leserbriefe

Kontakte . . .

Bremen

Ich bin 41 Jahre alt, habe eine Kniearthrose und möchte an einem Gesprächskreis teilnehmen, besonders gern auch mit Gleichaltrigen.

Frau Monika B., Syke

Lippstadt

Bei mir sind Kniegelenke und Finger betroffen. Für Hinweise bezüglich einer Selbsthilfegruppe wäre ich Ihnen sehr dankbar.

Frau Theresia R., Lippstadt

Mainz

Ich bin 23 Jahre alt, habe eine beidseitige Kniegelenkarthrose und suche Kontakt zu jungen Leuten in der gleichen Situation. Ich würde mich freuen, wenn Sie meine Adresse veröffentlichen könnten.

Frau Constanze R., Nieder-Olm

Oberhausen

Ich möchte einer Selbsthilfegruppe im Raum Oberhausen beitreten. Können Sie mir weiterhelfen?

Herr Georg S., Oberhausen

Hinweis: Die oben genannten Adressen können telefonisch unter Tel. 0 68 31 – 94 66 77 erfragt werden. *Wenn Sie Kontakte auch in anderen Städten und Orten suchen,* schreiben Sie uns. Wir veröffentlichen Ihren Wunsch im jeweils nächsten ARTHROSE-INFO.

Faust- und Prellballspiel

Ihre Informationen zur Arthrose der Hände habe ich als sehr hilfreich empfunden. Die aufgeführten Sportarten, die die Hände besonders stark belasten (Volleyball, Basketball, Tennis...), werden hauptsächlich von Jüngeren ausgeübt. Die älteren Generationen – so etwa ab 35 Jahren – wenden sich sehr häufig dem Faust- und Prellballspiel zu, die beide ebenfalls die Hände extrem stark belasten. Das Faustballspiel wird von fast allen Ski-Vereinen als Sommertraining betrieben.

Herr Ernst O., Köln

Eine wichtige Ergänzung, die wir bestens bestätigen können.

Welche Auswring-Geräte?

Im Arthrose-Info Nr. 2 empfehlen Sie der Hausfrau, beim Putzen möglichst mechanische Auswring-Geräte einzusetzen. Leider ist es uns bisher noch nicht gelungen, ein solches Gerät zu finden. Auch das hiesige Sanitätshaus konnte uns nicht weiterhelfen. Wir wären Ihnen deshalb sehr dankbar, wenn Sie uns eine Bezugsquelle nennen könnten.

Frau J. S., Marburg

Zu empfehlen sind unter anderem die Wischmopps der Firmen Leifheit und Vileda. Jedes der Geräte kann über die Haushaltswarengeschäfte bezogen werden.

Operation nach Bandi?

Ich bin 27 Jahre alt und habe seit vier Jahren Beschwerden in beiden Knien. Das linke Knie ist bereits zweimal operiert worden. Jetzt soll auch eine Operation nach Bandi durchgeführt werden. Was können Sie mir empfehlen?

Herr Thomas M., Gummersbach

Noch vor wenigen Jahren ist die Operation, die nach Prof. Bandi in Bern benannt ist, wesentlich häufiger durchgeführt worden als heute. Inzwischen häufen sich aber die Fragen nach der Wirksamkeit dieses Eingriffes, bei dem die Hauptsehne der Kniescheibe verlagert wird, um eine Entlastung des Gelenks zu erreichen. Wir empfehlen Ihnen deshalb, die im ARTHROSE-INFO Nr. 1 gegebenen Tipps in allen Einzelheiten über mehrere Monate hinweg konsequent zu beachten. Wenn Sie in dieser Weise vorgehen, wird es sich auszahlen. Vielleicht kann ein operativer Eingriff dann sogar ganz vermieden werden.

Einen Ratschlag beisteuern

Gern möchte ich einen Ratschlag beisteuern, eine Sache, die ich selbst ausprobiert und als sehr gut empfunden habe:

Wenn man das schmerzende Knie nach dem Einreiben mit Salbe mit einem dreifach zusammengelegten Streifen von Küchenfolie bedeckt und erst danach mit einer elastischen Binde umwickelt, zieht keine Salbe mehr in den sonst üblichen Verband ein. Sie bleibt dadurch ganz dem Knie erhalten und wirkt wesentlich schneller und stärker.

Dasselbe gilt auch für die Hand- und Fingergelenke. Nur nimmt man hier die im Handel erhältlichen Wegwerf-Folienhandschuhe, wie sie auch in Lebensmittelabteilungen verwendet werden. Darüber zieht man dann die Handschuhe für die Nacht an.

Anmerken möchte ich noch, dass ich dankbar dafür bin, dass es die Deutsche Arthrose-Hilfe gibt.

Frau Erika Sch., Überlingen

Dies sind außerordentlich nützliche Tipps, die wir bestens empfehlen können. Herzlichen Dank für Ihren sehr hilfreichen Brief.

Sinnvoll kaufen und schenken

Unser aktueller Buchtipp

Unsere Nahrung –
unser Schicksal

In diesem Buch – so heißt es im Untertitel – erfahren Sie alles über Ursachen, Verhütung und Heilbarkeit ernährungsbedingter Zivilisationskrankheiten. Die Empfehlungen stammen aus der Feder eines bekannten Arztes, der mit viel kritischer Beobachtung und bestem ärztlichem Streben ein Leben lang für eine gesündere Ernährung gekämpft hat. Es werden in diesem Buch weder Kalorien gezählt noch Milligrammwerte berechnet. Die verständlichen Lehren sind vielmehr einfach zu merken. Sie geben dem Leser einige interessante Hinweise, wie wir uns alle gesünder ernähren können.

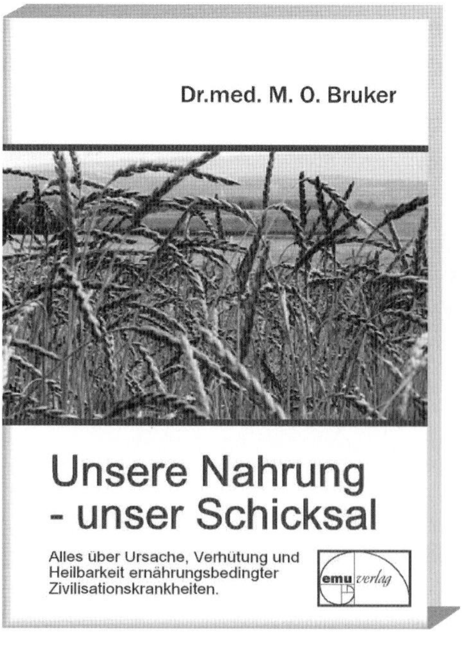

Das Buch ist spannend zu lesen und auch als aktuelles Geschenk zu empfehlen.

Preis: EUR 19,80

Bezug: über alle Buchhandlungen. Wer das Buch auf dem Postweg bestellen möchte, kann die Bestellung z. B. an die folgende Versandbuchhandlung richten (der Versand erfolgt porto- und versandkostenfrei; bitte kein Geld im Voraus senden):

Osiandersche Buchhandlung GmbH
Wilhelmstr. 12
72074 Tübingen
Telefon: 08 00 – 9 20 13 00
(Anruf kostenlos)
www.osiander.de

Bestellangaben: „Unsere Nahrung – unser Schicksal" von Herrn Dr. med. M. O. Bruker.

Wichtige Hinweise

Suchen Sie einen Gesprächspartner?

Auf unseren Leserbrief-Seiten haben wir eine Kategorie „Gesprächspartner gesucht" eingerichtet. Hier veröffentlichen wir gern Fragen und Kontaktwünsche von Lesern zum Thema Arthrose, die sich an die übrigen Leser richten. Sie können uns z. B. schreiben, wenn Sie den Rat anderer Leser suchen. Fragen könnten z. B. sein: „Wer hat bereits ein künstliches Schultergelenk und könnte mir Auskunft geben?", „Wer hat Erfahrung mit einer unfallbedingten Knie-Arthrose?" oder „Ich, Anfang 30, habe schon eine Arthrose in beiden Handgelenken. Wem geht es ebenso?", usw. Auch wenn Sie sich mit anderen Lesern telefonisch zu verschiedenen Fragen der Arthrose austauschen möchten, oder falls Sie einfach Briefkontakt mit anderen Betroffenen suchen, freuen wir uns über Ihre Zuschrift. Gern veröffentlichen wir Ihren Brief, in gekürzter Form, und soweit Platz zur Verfügung steht. Vielen Dank im Voraus für Ihr Interesse.

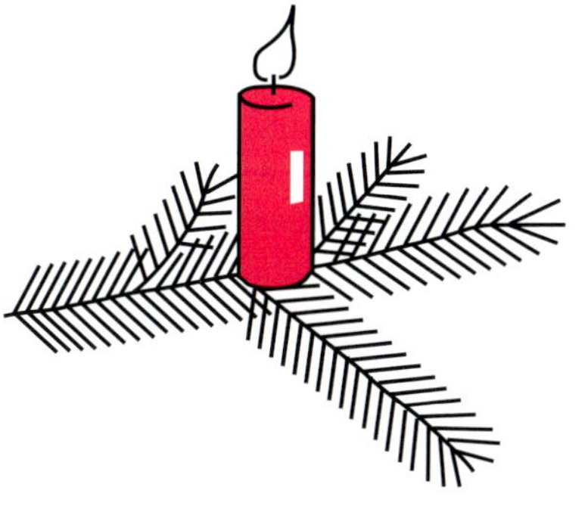

Adressänderung?

Wenn sich Ihre Adresse geändert hat oder uns ein kleiner Schreibfehler bei Ihrer Anschrift unterlaufen sein sollte, wären wir für eine kurze Nachricht sehr dankbar. Am sichersten können wir die Änderung vornehmen, wenn Sie uns die neue Anschrift zusammen mit der alten übersenden. Vielen Dank.

Lexikon

„C“

Medizinische Begriffe aus der Sprechstunde, die jeden interessieren

CALCIUM

Calcium ist ein Mineral, ohne das unser Leben nicht möglich wäre. Calcium gibt den Knochen ihre Festigkeit, den Muskeln Kraft und den Nerven die notwendige Entspannung. Bei normaler, ausgewogener Ernährung wird der tägliche Bedarf an Calcium reichlich gedeckt. Enthalten ist es vor allem in Milch, Joghurt und Käse sowie in Obst und Gemüse. Für die Arthrosebehandlung ist Calcium nicht erforderlich und braucht deshalb nicht zusätzlich eingenommen zu werden. Vor unnötiger Einnahme möchten wir sogar warnen, da sie zu Nebenwirkungen führen kann.

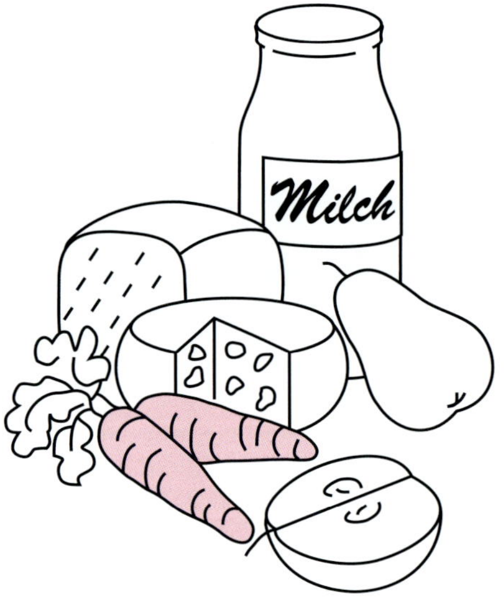

CORTISON

Cortison, das Ihnen vielleicht aus verschiedenen Zeitungsberichten bekannt ist, ist eigentlich ein Hormon, das in kleineren Mengen auch vom Körper selbst gebildet wird. Es mobilisiert unsere inneren Reserven in Zeiten von Belastung,

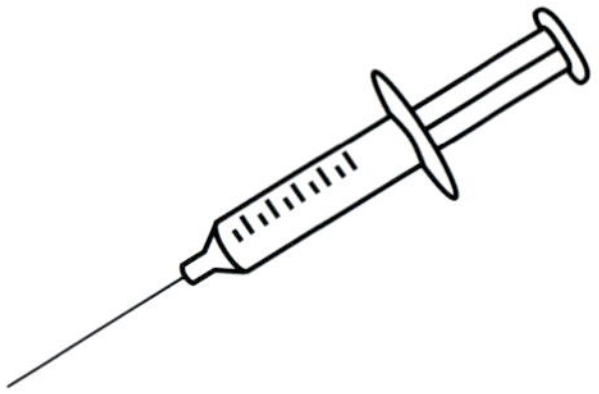

Stress und auch Krankheit. Weithin bekannt wurde es aber vor allem wegen seiner hohen Wirksamkeit gegen Entzündungen jeglicher Art, so auch bei Gelenkentzündungen und Sehnenreizungen. Lange Zeit wurde es deshalb häufig und in hohen Dosierungen eingesetzt. Seit jedoch viele Nebenwirkungen bekannt wurden, die bei zu häufigem Gebrauch auftreten, ist Cortison heute zwar immer noch ein wichtiges therapeutisches Mittel, es wird aber viel seltener und sparsamer eingesetzt als früher. Dies gilt insbesondere auch bei der Arthrosebehandlung.

Vorschau

Im nächsten Heft lesen Sie ...

- Tipps bei Arthrose der Wirbelsäule (Teil I)
- Leserbriefe
- und anderes mehr ...

Heft 5

ARTHROSE Info

Offizielles Organ der Deutschen Arthrose-Hilfe e.V.
Erscheint vierteljährlich
Nr. 5 Sonderausgabe

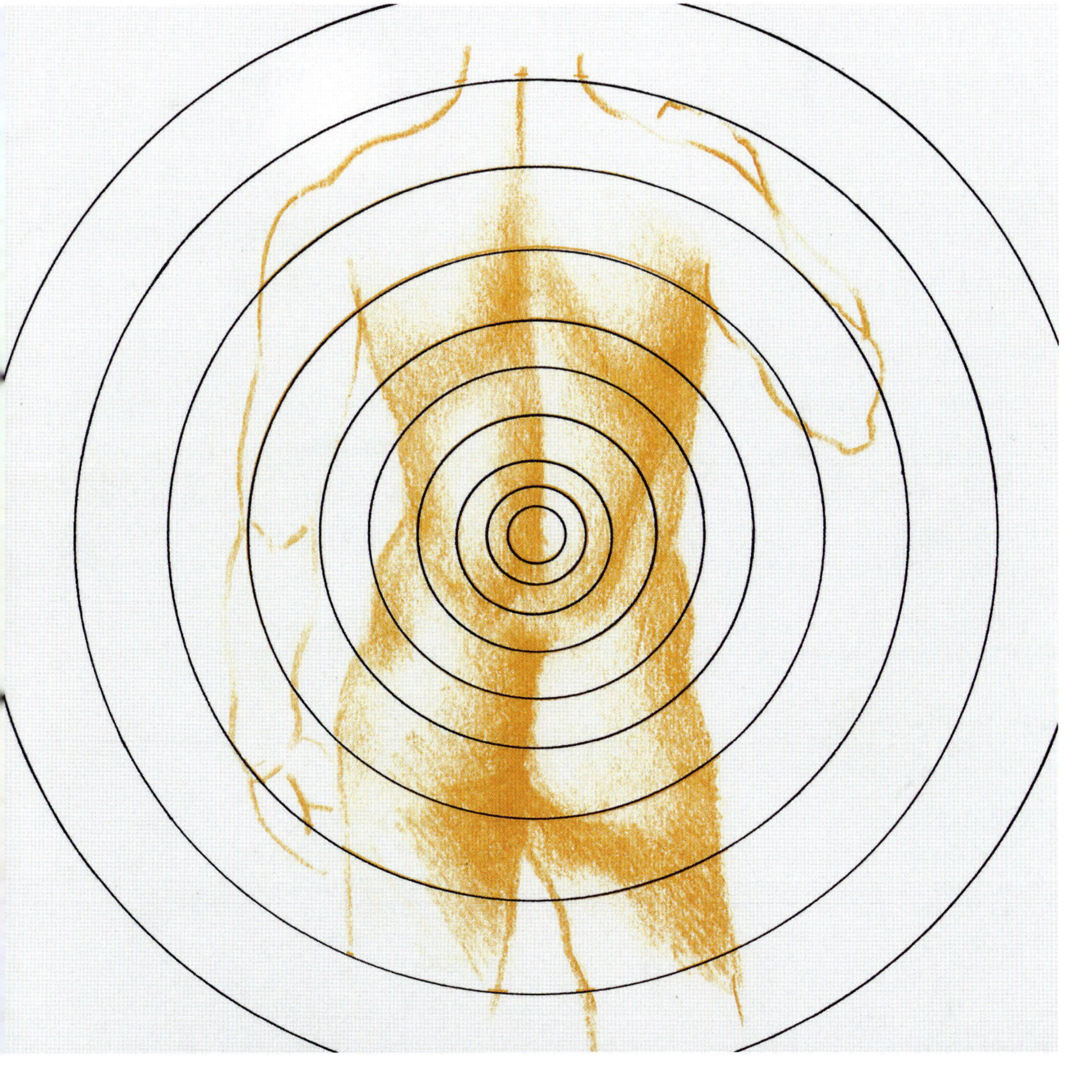

Inhalt

Seite

Impressum

Herausgeber:
Deutsche Arthrose-Hilfe e.V.
Postfach 11 05 51
60040 Frankfurt a. M.,
in Zusammenarbeit mit Ärzten und Wissenschaftlern des In- und Auslandes

Bezug:
Einzelheft € 4,–
Für Mitglieder und Förderer
im Beitrag enthalten

Chefredaktion:
Dr. med. Helmut Huberti

Grafik:
Tim Kamp, Margret Walter

Druck:
Ottweiler Druckerei und Verlag GmbH
Weißes Papier chlorfrei gebleicht

Service-Telefon:
Telefonische Anfragen an die
Deutsche Arthrose-Hilfe:
(0 68 31) 94 66 77
Montags bis freitags
8.00 – 12.00 und 12.30 – 16.00 Uhr

Vereinsanschrift:
Deutsche Arthrose-Hilfe e.V.
Postfach 11 05 51
60040 Frankfurt a. M.

Spendenkonten:
Postbank Frankfurt
IBAN: DE04 5001 0060 0101 1776 08
BIC: PBNKDEFF
Deutsche Bank Frankfurt
IBAN: DE22 5007 0010 0092 0587 00
BIC: DEUTDEFFXXX

Hinweis:
Die Beiträge im ARTHROSE-INFO
können und sollen die Behandlung
durch Ihren Arzt nicht ersetzen.
Je besser Sie informiert sind, umso
wirkungsvoller sind die ärztlichen
Maßnahmen.

ISSN-Nr.: 0937-9142

Editorial

Liebe Leserinnen, liebe Leser,
liebe Freunde der
Deutschen Arthrose-Hilfe!

Was unsere Wirbelsäule leistet, wird uns oft erst bewusst, wenn wir Beschwerden haben. Sie befähigt uns, große Lasten zu tragen, aber auch äußerst feingliedrige Bewegungen auszuführen, die unser alltägliches Leben erst ermöglichen.

Die Existenz der Bandscheiben ist allgemein gut bekannt. Kaum bekannt ist jedoch, aus wie vielen einzelnen Gelenken dieses große zentrale Bewegungsorgan besteht: Nicht weniger als 48 verschiedene Gelenke sind in der Wirbelsäule enthalten, die alle einzeln an Arthrose erkranken und dann zu unterschiedlichen Symptomen führen können.

Äußerlich ist die Arthrose der Wirbelsäule zunächst nicht leicht zu erkennen. Dafür liegen diese Gelenke zu tief versteckt. Entzündungszeichen wie Schwellung, Rötung oder Ergussbildung sind dem Auge hierbei nicht zugänglich.

Umso charakteristischer sind aber die Beschwerden, die davon ausgehen und die oft weit in Arme oder Beine ausstrahlen und dadurch nur allzu leicht mit Nerven- oder Bandscheibenschmerzen verwechselt werden können.

Für die Gesunderhaltung der Wirbelgelenke kommt dem eigenen Verhalten eine besonders große Bedeutung zu. Dies gilt sowohl für die Therapie als auch für die Vorbeugung. Nur bei Befolgung bestimmter Verhaltensweisen ist eine Beschwerdefreiheit oder wenigstens eine Besserung erreichbar. Die wichtigsten Regeln finden Sie auch diesmal in den „Praktischen Tipps" dargestellt.

Herzlichen Dank sagen wir für die besonders zahlreichen Spenden, die uns in der Vor- und Nachweihnachtszeit erreicht haben und die uns beim weiteren Aufbau der Forschungsaktivitäten wesentlich unterstützen!

„Jedem Anfang wohnt ein Zauber inne", sagt das Dichterwort. In diesem Sinne wünsche ich allen Lesern einen guten weiteren Jahresverlauf und viele nützliche und interessante Tipps in den ARTHROSE-INFOS dieses Jahres.

Herzlichst
Ihr

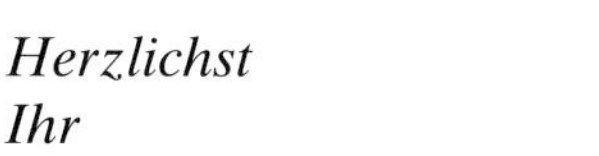

Dr. med. Helmut Huberti
Präsident der Deutschen Arthrose-Hilfe

Praktische Tipps bei Arthrose der Wirbelsäule (Teil I)

Die Arthrose der Wirbelsäule (auch „Spondyl-Arthrose“ genannt) kann 48 verschiedene Gelenke befallen und dementsprechend unterschiedliche Symptome hervorrufen, die dem Betroffenen oft nur zu gut bekannt sind. Die folgenden Tipps (Teil I) gelten zunächst vor allem für die *Lendenwirbelsäule.*

Auf spezielle Tipps für die Halswirbelsäule werden wir im nächsten ARTHROSE-INFO näher eingehen.

1. Vorsicht bei ausgestrecktem Arm

Alle Tätigkeiten, die mit dem ausgestreckten Arm durchgeführt werden, stellen eine hohe Belastung für die Wirbelsäule dar. Im Haushalt gilt dies zum Beispiel für das Aufwischen, das Fensterputzen und das Bettenmachen. Das Bettzeug sollte deshalb dünn und leicht sein. Stets sollten Sie sich beim Beziehen der Matratze mit einer Hand abstützen oder hinknien und versuchen, sich „rückengerecht" zu verhalten.

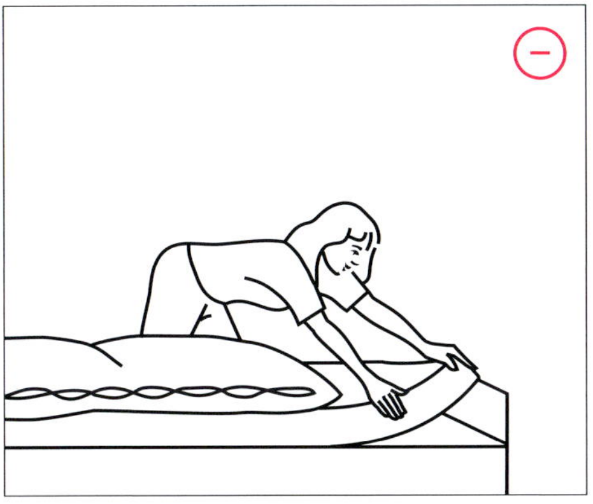

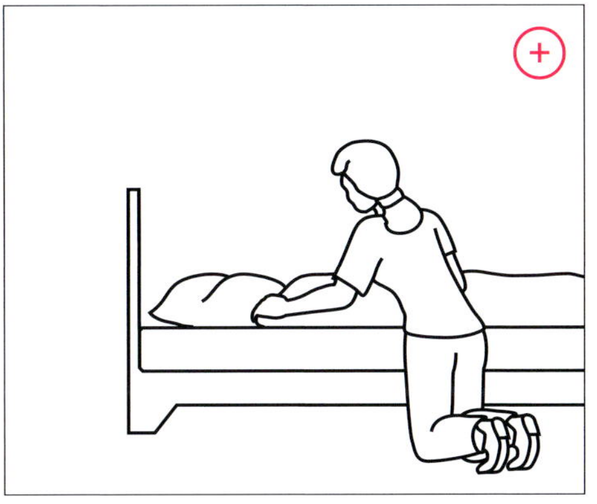

2. Niemals heben und gleichzeitig drehen

Bevor Sie etwas greifen oder heben, empfiehlt es sich, stets einen kleinen Augenblick innezuhalten, um die Rücken- und Bauchmuskeln anzuspannen und den Rumpf steif zu machen. Sobald Sie etwas in der Hand halten, dürfen Drehbewegungen nämlich nicht mehr im Rumpf erfolgen, sondern nur noch in den Armen und Füßen. Dieses absolute Drehverbot, immer dann, wenn Sie etwas in der Hand halten, ist eine der wichtigsten Voraussetzungen der Gesundung. (Stets gilt: „Bewegen ja – Heben mit Drehen nein.")

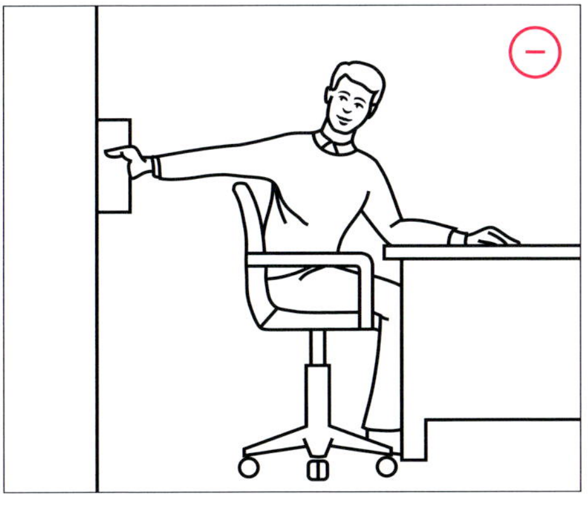

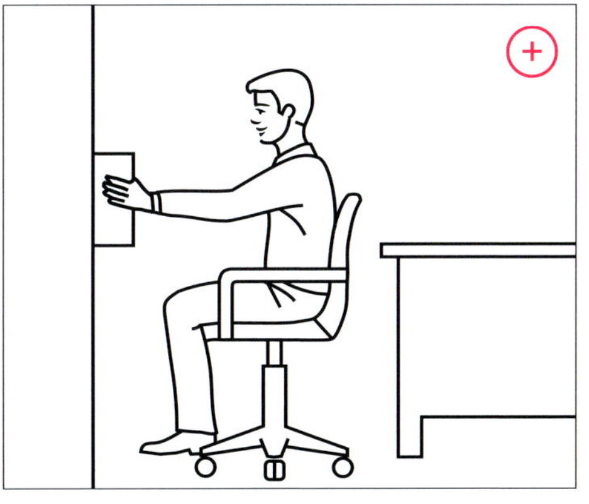

3. Matratzen – weich oder hart?

Ein verbreiteter Irrtum ist die Annahme, dass bei Bandscheiben- bzw. Arthrose-Beschwerden die Matratzen hart sein sollten. Leider können die Beschwerden durch zu harte Matratzen sogar verschlimmert werden. Wichtig ist, dass die Matratze nicht durchgelegen ist und nicht durchhängt. Dies wird erreicht durch ein straffes und festes Matratzenlager, z. B. in Form eines Lattenrostes, den man in jedem Kaufhaus erwerben kann. Die Matratze selbst sollte aber eher weich sein und sich den Konturen des Körpers gut anpassen können. Zu empfehlen ist also: „straffer Matratzenrost – weiche Matratze“.

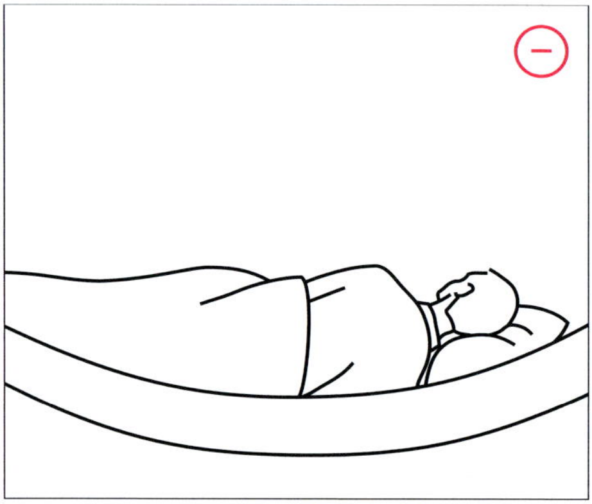

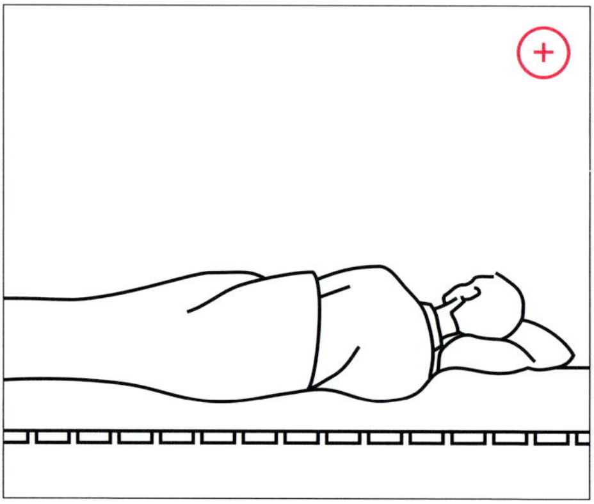

4. Stufenbett

Das sogenannte Stufenbett ist eigentlich keine Bettform, sondern eine bestimmte, besonders günstige Liegestellung, die immer dann zu empfehlen ist, *wenn akute Schmerzen bestehen.*

Auf einem stabilen Schaumstoffwürfel von etwa 40x40 cm Kantenlänge, wie er in Sanitätshäusern zu beziehen ist, können die Beine so gelagert werden, dass die Wirbelsäule entspannt wird. Das Liegen mit gestreckten Beinen und hohlem Kreuz sollte jedenfalls vermieden werden. Kissen oder Rollen dürfen deshalb im Liegen nie unter den Rücken gelegt werden, sondern nur unter Knie und Unterschenkel.

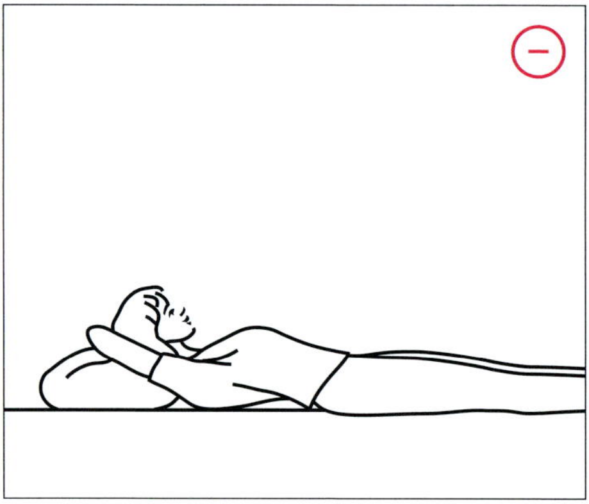

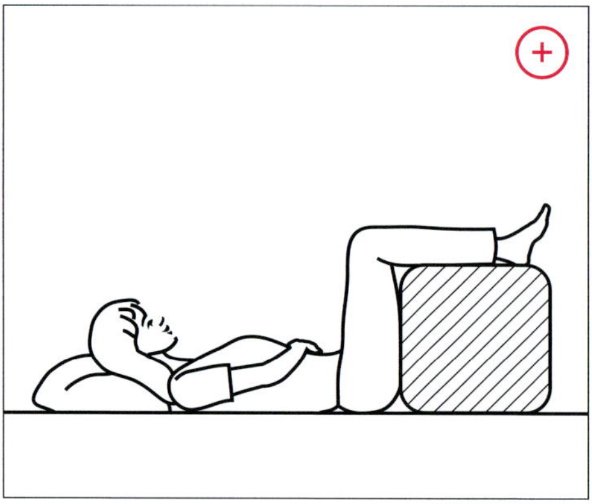

5. Autofahrer

Wer an Wirbelarthrose leidet, sollte bei längeren Fahrten regelmäßig kleine Pausen einlegen. Große Vorsicht ist beim Be- und Entladen des Kofferraumes angebracht. So ist beim Einkaufen zu empfehlen, stets kleine, handliche Packungen zu wählen, die bequem im Kofferraum und im Wageninneren verstaut und später wieder entladen werden können. An diese Regel sollten Sie auch denken, wenn Sie in Geschäften einkaufen, in denen manche Waren kasten- oder kartonweise angeboten werden. In diesem Falle sollte man Packungen in zwei oder drei kleinere Pakete aufteilen. Das gleiche Prinzip gilt beim Getränkeeinkauf.

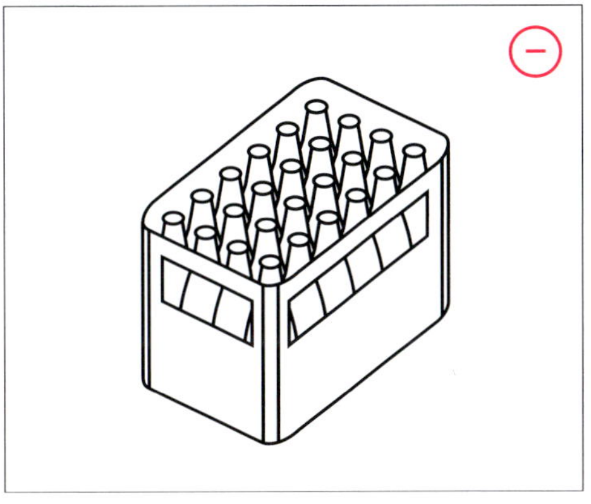

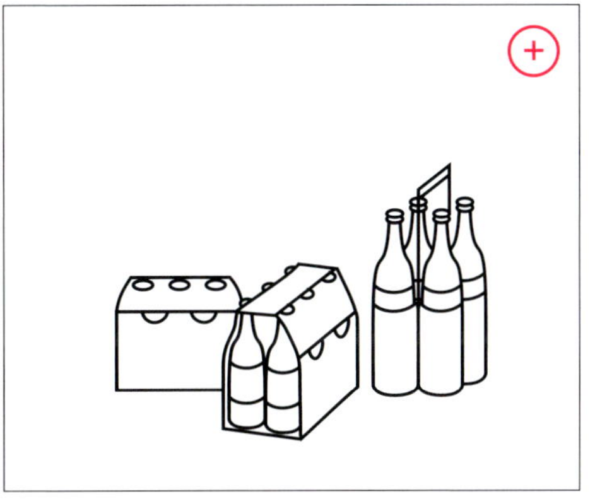

6. Vorsicht Koffer

Auch wenn Sie verreisen, ist es wichtig, die Vorbereitungen klug zu planen. Wählen Sie stets kleine und handliche Gepäckstücke, damit Sie Ihren Urlaub genießen können. Vermeiden Sie insbesondere gefährliche Situationen, wie sie mit großen Gepäckstücken in Zugabteilen oder Zugtüren auftreten können. Besser sind mehrere kleinere Gepäckstücke. Lassen Sie sich auch gern helfen. An vielen Bahnhöfen wird heute ein Gepäckservice angeboten. Auch der Haus-zu-Haus-Gepäckservice der Deutschen Bahn ist eine Beachtung wert.

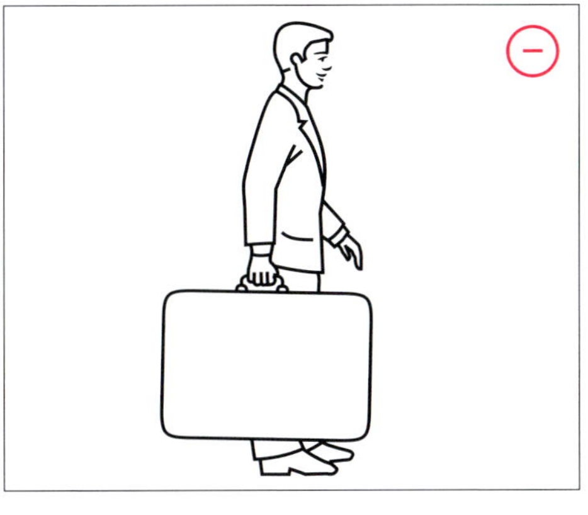

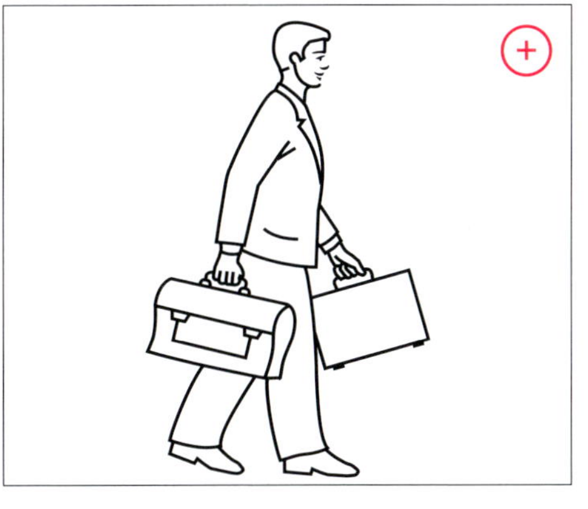

7. Ein Gurt für alle Fälle?

Bei der Arthrose der unteren Wirbelsäule sollten Sie *nicht ständig* ein Korsett oder Mieder tragen. Die Muskulatur würde hierdurch zu sehr geschont und auf Dauer sogar geschwächt werden. Eine Abstützung und ein leichter Schutz kann aber zu bestimmten Zeiten angenehm sein. Immer dann, wenn sich bestimmte, belastende Arbeiten beim besten Willen nicht vermeiden lassen, ist es hilfreich, den Lendenbereich kurzfristig zu schützen und zu gurten. Praktisch sind hierfür auch die sogenannten „Nierenschutz-Gurte“ der Motorradfahrer, die in jedem Sportgeschäft zu kaufen sind.

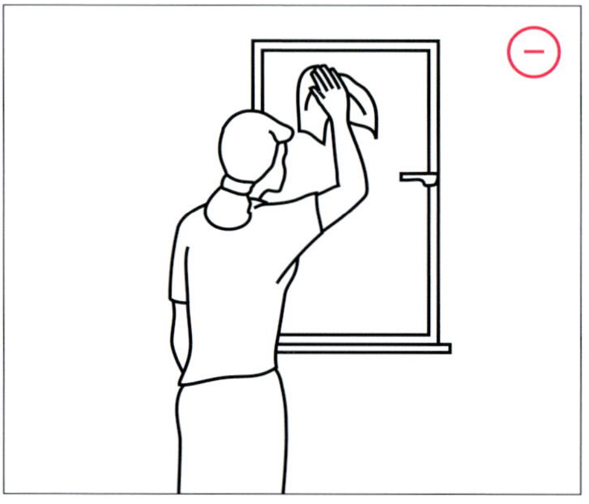

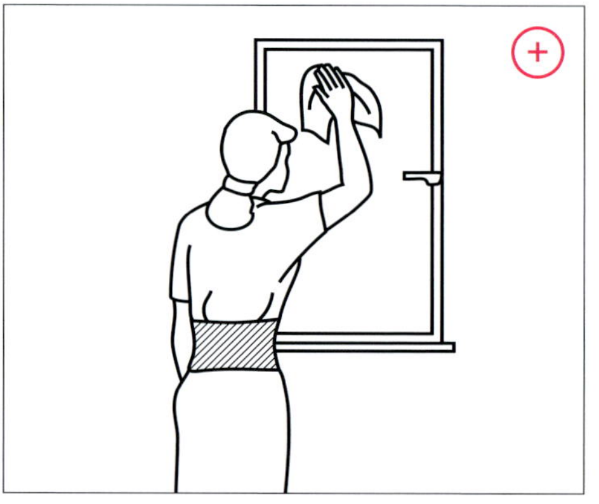

8. Schuhe

Bei allen Formen der Wirbelarthrose kommt der Wahl der richtigen Schuhe eine große Bedeutung zu:

- Verzichten Sie auf zu harte oder kantige Absätze.
- Damen sollten Schuhe mit zunehmend niedrigerem Absatz wählen.
- Viele Patienten bevorzugen auch Schnürschuhe und meiden Sandalen oder offene Schuhe. Sehr zu empfehlen sind sog. Trainings-Laufschuhe, die es von vielen bekannten Sportartikelherstellern gibt.

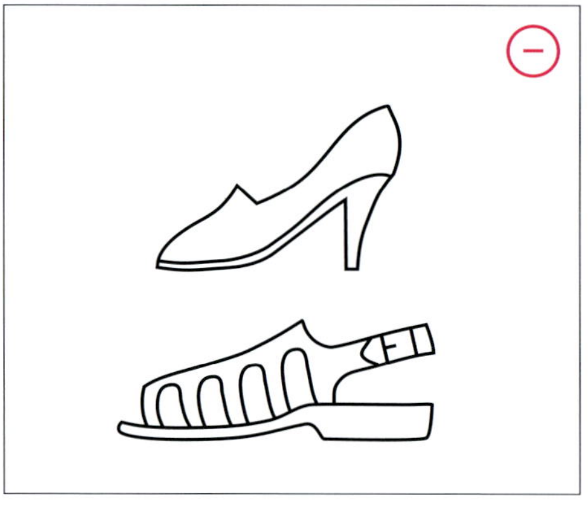

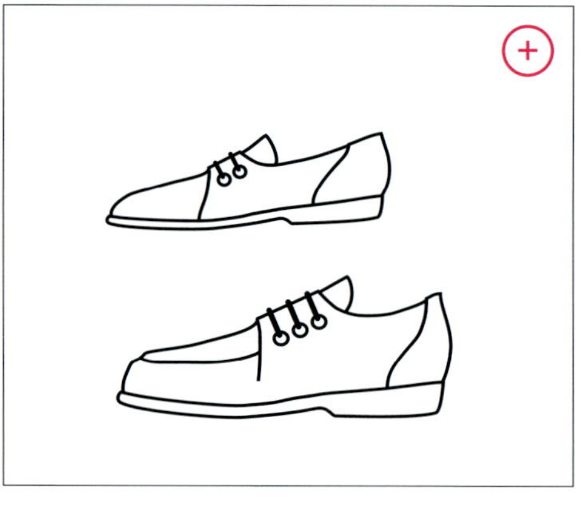

9. Gute Haltung und regelmäßiges Spazierengehen

Spätestens bei bereits festgestellter Arthrose der Wirbelsäule sollten Sie sich zu einer guten Haltung erziehen. Üben Sie deshalb eine aufrechte und freie Haltung, und lockern und entspannen Sie die Schultern. Machen Sie sich das tägliche Spazierengehen – am besten abends – zur Gewohnheit. Der tägliche Fußweg von halbstündiger Dauer hat schon manche chronischen Schmerzen „wegspaziert“. Meiden Sie außerdem niedrige Tische und wählen Sie Ihre Stuhlhöhe stets so, dass Sie aufrecht am Tisch sitzen können. Auch die Kücheneinrichtung sollte so angebracht sein, dass Sie aufrecht und bequem arbeiten können.

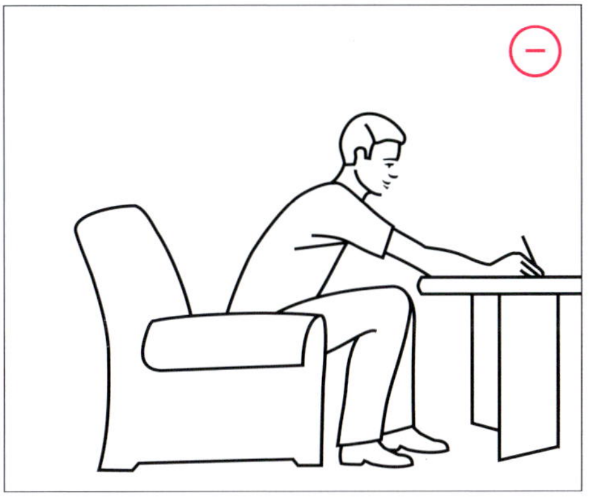

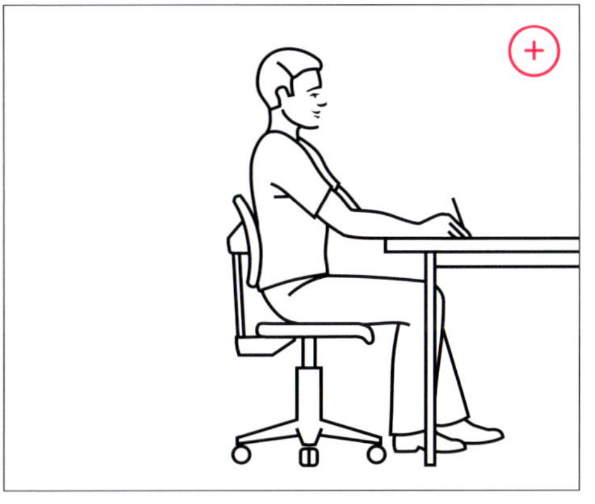

10. Geselligkeit

Weise und erfahrene Ärzte halten dies für den wichtigsten Rat bei der Wirbelarthrose. Fröhliche Geselligkeit entspannt die Rückenmuskulatur wirksamer und natürlicher als jedes Medikament. Suchen Sie deshalb regelmäßig die Gesellschaft froher und gut gelaunter Menschen. Gönnen Sie sich jeden Tag eine Zeit der Entspannung und Erbauung. Auch gegen ein Gläschen Bier oder Wein dürfte nichts einzuwenden sein. Ebenso kann die Teilnahme an Gesprächskreisen und Selbsthilfegruppen wertvolle Dienste leisten.

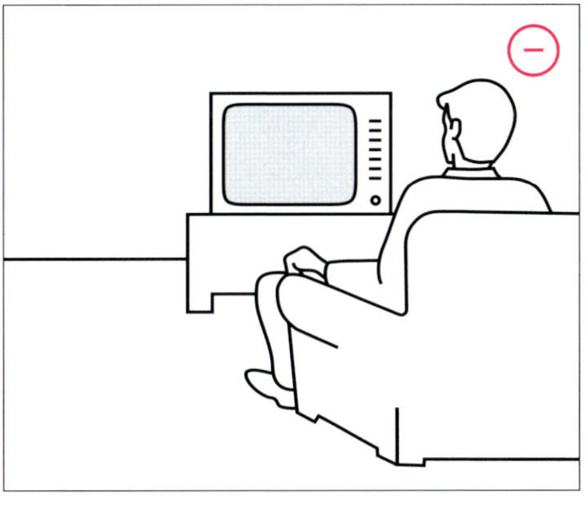

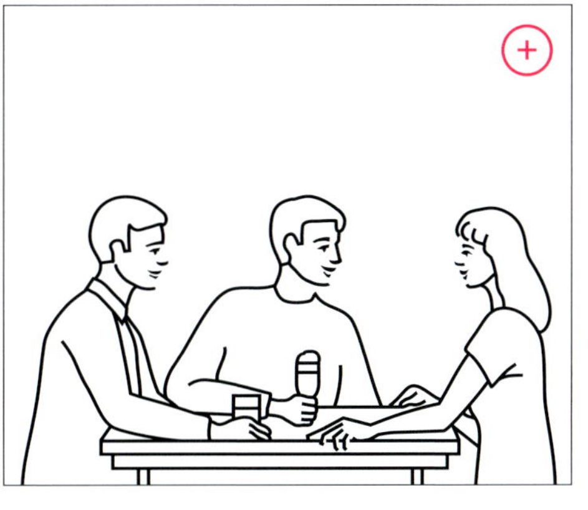

11. Einfaches Training für die Wirbelsäule: Übung 1

Sportarten wie Kegeln, Tennis oder Windsurfen sowie Hallensportarten auf harten, ungefederten Böden sollten möglichst vermieden werden. Empfehlenswert sind Radfahren, Rückenschwimmen sowie das tägliche Spazierengehen.
Als Grundtraining können außerdem die folgenden Übungen nützlich sein:
Übung 1: Einfache Liegestützen
Liegestützen (Auf- und Absenken in den Armen) sind eine einfache Übung, wenn sie beispielsweise an der Bettkante ausgeführt werden: 7-mal langsam auf und ab „pumpen".

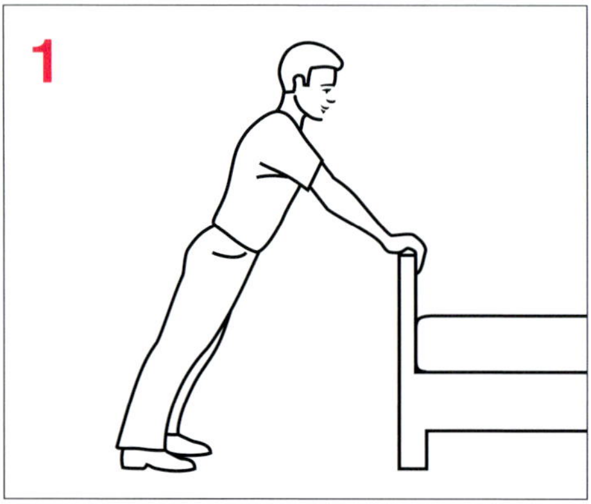

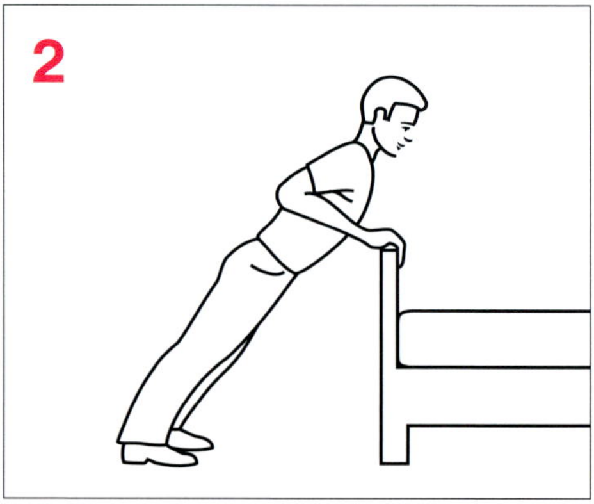

12. Einfaches Training: Übung 2

Für diese zweite Übung, die sich am besten gleich an die erste Übung anschließt, benötigen Sie zwei kleine Hanteln, wie sie in Sportgeschäften zu haben sind (Gewicht für Damen etwa 1-2 kg, für Herren ca. 2-3 kg). Mit diesen Gewichten pendeln Sie langsam und vorsichtig auf und ab, wobei die beiden Arme eine gegenläufige Bewegung ausführen. **Hinweis:** Übung 1 sollte 7-mal, Übung 2 10-mal durchgeführt werden. Beide Übungen benötigen zusammen nur 2 Minuten. Am wirksamsten sind sie morgens vor oder nach dem Ankleiden. Dann geben sie Ihnen frischen Schwung für den ganzen Tag.

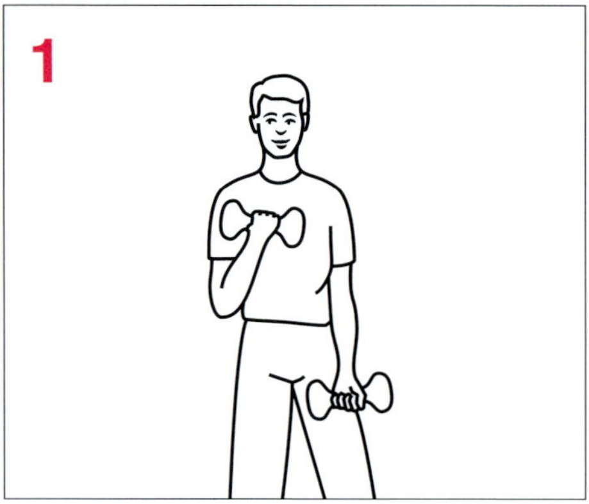

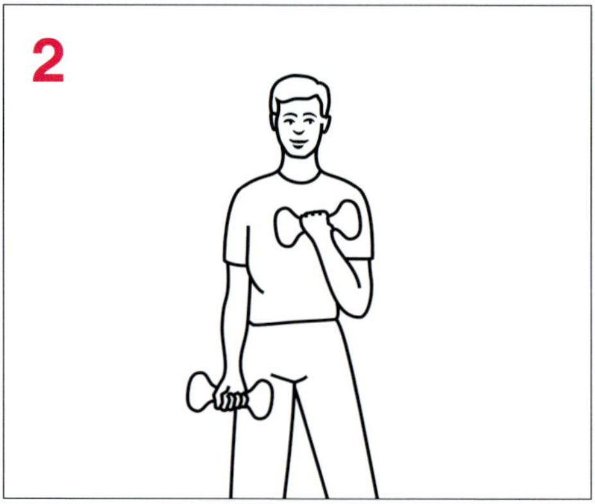

Leserbriefe

Gesprächspartner gesucht

Aschaffenburg: *Suche Erfahrungsaustausch mit Damen und Herren, die ebenso wie ich unter Femoro-Patellar-Arthrose bzw. Kniegelenkarthrose leiden.*

Herr Edmund L., Mainaschaff

Berlin: *Ich wäre an der Gründung einer Arthrose-Hilfe-Gruppe sehr interessiert. Bin selbst durch Arthrose in den Knien, Hüften, Daumenwurzel und Fuß belastet.*

Herr Günter H., Berlin

Hannover: *Ich bitte höflichst um Kontaktadressen im Raum Hannover.*

Frau Rosemarie F., Hannover

Köln/Bonn: *Können Sie mir Gesprächsgruppen in Bonn oder Köln nennen?*

Frau Brigitte St., St. Augustin

Leverkusen: *Gibt es eine Gesprächs-Gruppe in Leverkusen oder Umgebung?*

Frau Monika R., Leverkusen

Marburg/Siegen: *Kann ich eine Arthrose-Hilfe-Gruppe in einer mir näheren Stadt erreichen?*

Frau Herta P., Bad Laasphe

München: *Gibt es schon eine Gruppe der Deutschen Arthrose-Hilfe in München?*

Frau Rita N., München

Hinweis: Die oben genannten Adressen können telefonisch unter Tel. 0 68 31 – 94 66 77 erfragt werden.

Bin sehr glücklich

Ich bin sehr glücklich über die ARTHROSE-INFOS und danke Ihnen für Ihre Tipps, die ich gerne befolge. Sie geben mir Mut.

Frau Therese A., Frenkendorf/Schweiz

Herzlichen Dank für das aktuelle Informationsheft. Für mich war sehr viel Neues darin. Danke. Es ist fast wie ein Weihnachtsgeschenk für mich. Ein erfolgreiches Jahr wünscht Ihnen Ihre

Frau Hildegard W., Duisburg

Mit großem Interesse studiere ich das 4. Heft Ihrer ARTHROSE-INFOS und danke Ihnen herzlich. Die bisherigen Hefte fand ich sehr aufschlussreich, und die praktischen Tipps haben mir schon manchen Hinweis gegeben. Für Ihre Arbeit wünsche ich Ihnen viel Erfolg und erwarte mit größtem Interesse Ihre weiteren Informationen.

Frau Martha B., Augsburg

Ich hoffe und wünsche für die Arthrose-Hilfe e.V. viel Erfolg und eine weite Verbreitung, damit Ihre Arbeit vielen Betroffenen zugute kommt. In diesem Sinne verbleibe ich mit herzlichem Dank

Frau Lydia T., Buchhol

Herzlichen Dank für Ihre ARTHROSE-INFOS, die von mir immer sehnsüchtig erwartet werden.

Frau Bärbel M., Lich

Wenn man sich mit anderen Betroffenen austauschen kann, fühlt man sich nicht so allein gelassen. Danke für Ihre großartige Arbeit!

Frau Erna H., München

Lexikon

„D/E“

Medizinische Begriffe aus der Sprechstunde, die jeden interessieren

D-VITAMIN

Vitamin D ist für die Aufnahme von Calcium aus unserer Nahrung verantwortlich und gibt damit den Knochen ihre Festigkeit. Das Erstaunliche: Dieses Vitamin wird in der Haut gebildet, und zwar unter Einwirkung von Sonne und Licht. Vitamin D ist somit ein „Licht- oder Sonnen-Vitamin“ und belegt, weshalb die frische Luft für unsere Gesundheit so wichtig ist. Während der Schwangerschaft besteht ein erhöhter Bedarf an Vitamin D, der unter ärztlicher Anleitung durch zusätzliche Einnahme gedeckt werden muss.

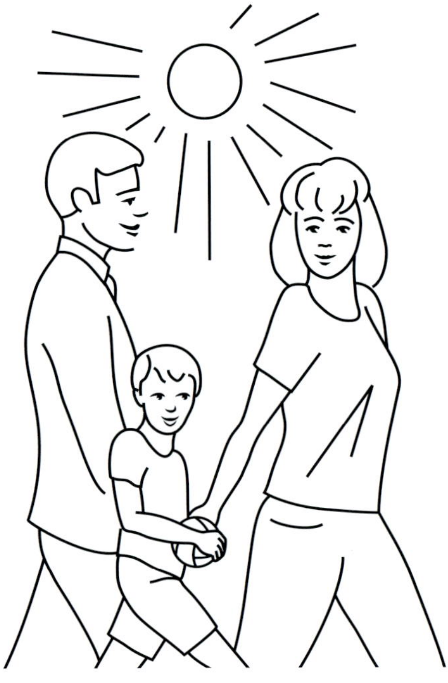

ERGUSS

Der Gelenkerguss ist ein Zuviel an Gelenkschmiere. Arthrosegelenke haben nie zu wenig, oft aber zu viel Gelenkflüssigkeit. Wenn die Flüssigkeitsmenge einen bestimmten Wert überschreitet, wird sie als „Wasser im Gelenk“ sichtbar. Dies

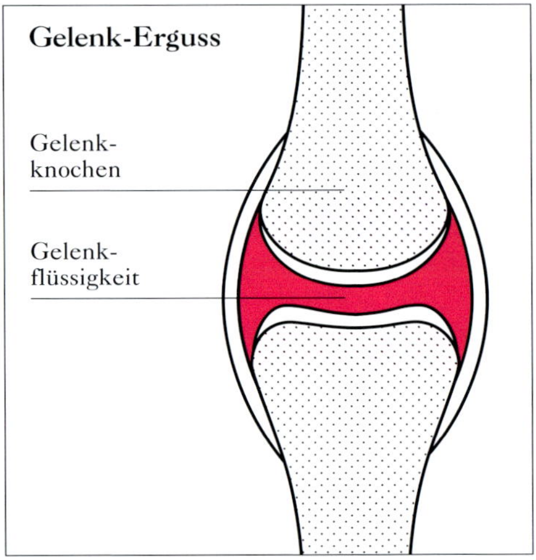

belastet die Bänder und Sehnen und sollte stets ärztlich behandelt werden. Bandagieren, Hochlagern und Entlasten beseitigen den Erguss. Auch kräftige Salbenverbände unterstützen die Rückbildung. In besonderen Fällen ist manchmal auch ein Entfernen der Flüssigkeit mit einer Spritze erforderlich. Dadurch wird das Gelenk rasch vom schädlichen Druck im Inneren befreit.

Vorschau

Im nächsten Heft lesen Sie ...

- Tipps bei Arthrose der Wirbelsäule (Teil II, Halswirbelsäule)
- Natürliche Salben
- und anderes mehr ...

Heft 6

ARTHROSE Info

Offizielles Organ der Deutschen Arthrose-Hilfe e.V.
Erscheint vierteljährlich
Nr. 6 Sonderausgabe

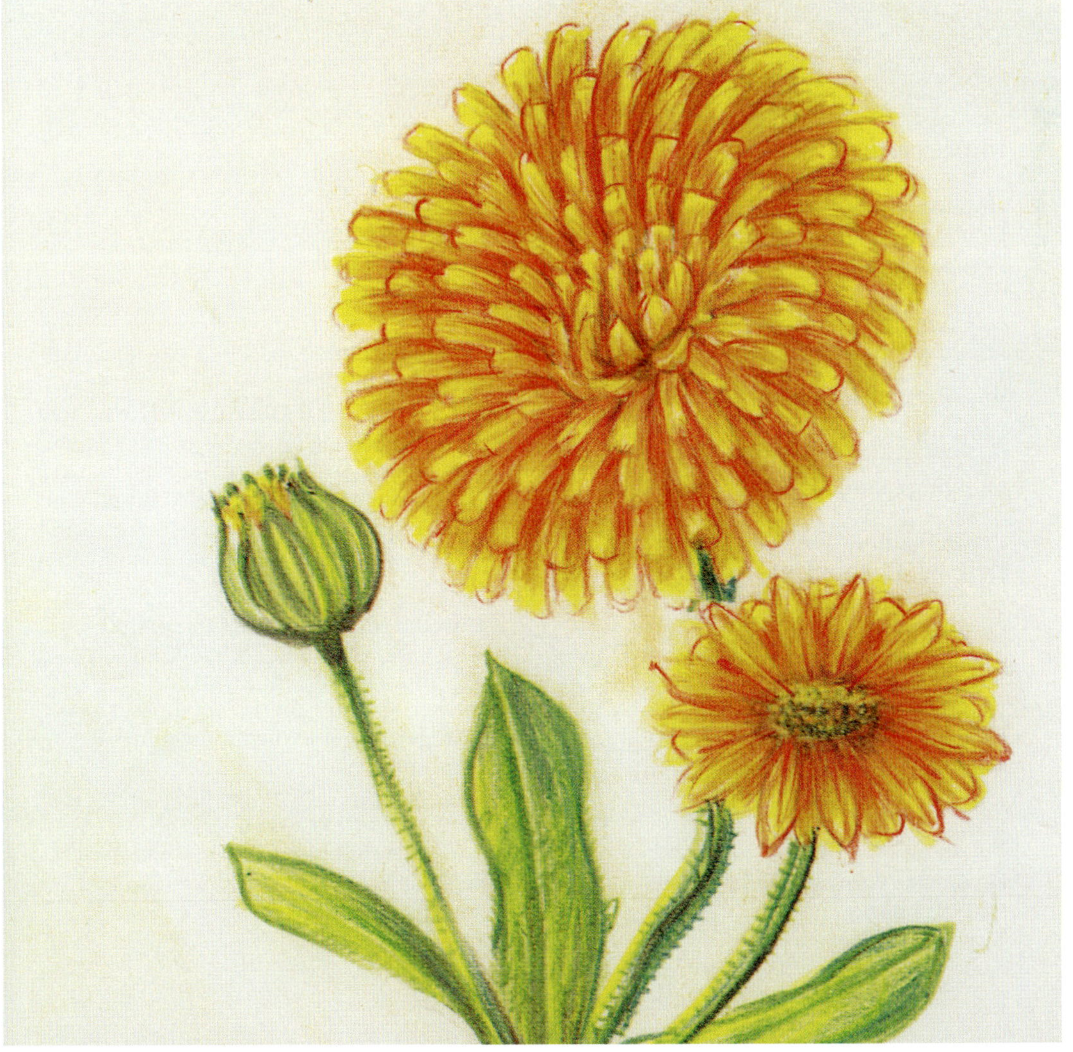

Inhalt

Seite

Impressum

Herausgeber:
Deutsche Arthrose-Hilfe e.V.
Postfach 11 05 51
60040 Frankfurt a. M.,
in Zusammenarbeit mit Ärzten und Wissenschaftlern des In- und Auslandes

Bezug:
Einzelheft € 4,–
Für Mitglieder und Förderer
im Beitrag enthalten

Chefredaktion:
Dr. med. Helmut Huberti

Grafik:
Tim Kamp, Margret Walter

Druck:
Ottweiler Druckerei und Verlag GmbH
Weißes Papier chlorfrei gebleicht

Service-Telefon:
Telefonische Anfragen an die
Deutsche Arthrose-Hilfe:
(0 68 31) 94 66 77
Montags bis freitags
8.00 – 12.00 und 12.30 – 16.00 Uhr

Vereinsanschrift:
Deutsche Arthrose-Hilfe e.V.
Postfach 11 05 51
60040 Frankfurt a. M.

Spendenkonten:
Postbank Frankfurt
IBAN: DE04 5001 0060 0101 1776 08
BIC: PBNKDEFF
Deutsche Bank Frankfurt
IBAN: DE22 5007 0010 0092 0587 00
BIC: DEUTDEFFXXX

Hinweis:
Die Beiträge im ARTHROSE-INFO
können und sollen die Behandlung
durch Ihren Arzt nicht ersetzen.
Je besser Sie informiert sind, umso
wirkungsvoller sind die ärztlichen
Maßnahmen.

ISSN-Nr.: 0937-9142

Editorial

*Liebe Leserinnen, liebe Leser,
liebe Freunde der
Deutschen Arthrose-Hilfe!*

In leuchtendem Gelb blüht in diesen Sommermonaten in vielen Gärten eine hoch gewachsene, wohlduftende Blume, die sonnige und windgeschützte Plätze liebt und deren Heilwirkung manchem Vorbeigehenden kaum bewusst ist: die Ringelblume oder auch Goldblume genannt.

Vermutlich aus Ägypten stammend, diente die Ringelblume über viele Jahrhunderte zur Herstellung einer Salbe, die damals in jedem Haushalt zu finden war und besonders bei offenen Wunden, Entzündungen und Schwellungen angewendet wurde.

Heute erfreut sich die Ringelblumensalbe einer beachtlichen neuen Beliebtheit. Durch das wachsende Interesse an den natürlichen Heilweisen wurde auch die Ringelblume neu entdeckt. Die inzwischen erfolgte Analyse und Untersuchung ihrer Wirkstoffe bestätigt zudem eine ausgewogene Mischung verschiedener, sehr wirksamer Substanzen, die gerade auch bei der Arthrose wertvoll sind. In unserer heutigen Ausgabe möchten wir Ihnen deshalb die Wirkungsweise dieser Salbe vorstellen und einige Hinweise zu ihrer Anwendung sowie auch zur eigenen Herstellung geben.

Unsere „Praktischen Tipps" beziehen sich diesmal auf die Arthrose der Halswirbelsäule, deren Gelenke zu den kleinsten des Körpers gehören und die deshalb eines besonderen Schutzes bedürfen. Wie immer sind die Tipps auch diesmal so gewählt, dass sie gleichzeitig der wirksamen Vorbeugung dienen können.

Gern möchte ich heute auch alle Leser ermutigen, uns über positive Erfahrungen zur ihrer Arthrosebehandlung zu schreiben. Hat Ihnen eine bestimmte Behandlung besonders gut geholfen? Was erfreut Sie an Ihrem neuen Hüft- oder Kniegelenk? Oder kennen Sie ein gutes Hilfsmittel, das Ihnen im Alltag oft nützlich ist? Wir freuen uns schon sehr auf Ihre Zuschriften.

Einen besonders herzlichen Dank auch an die vielen Leser, die uns mit ihrem freiwilligen Beitrag zur Deckung der Druck- und Versandkosten freundlichst unterstützt haben.

*Mit herzlichen Grüßen
Ihr*

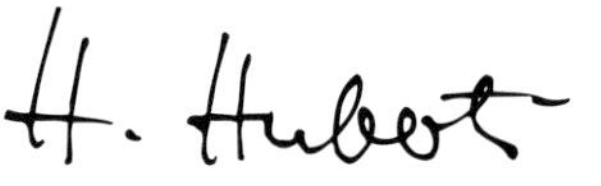

*Dr. med. Helmut Huberti
Präsident der
Deutschen Arthrose-Hilfe*

Die Ringelblumensalbe

Die Ringelblumensalbe ist eine milde, mittelstarke Salbe, die bei mittleren Beschwerden und leichten Schwellungszuständen der Arthrose eingesetzt werden kann und die manchen chemischen Salben gleichwertig ist. Auch kann sie einfach und preisgünstig selbst hergestellt werden.

Die Wirkungen der Ringelblumensalbe bei Arthrose

- **Sie lindert Schmerzen**
  Durch die große Zahl verschiedener natürlicher Inhaltsstoffe, die inzwischen bekannt sind, hat die Ringelblumensalbe in vielen Fällen eine rasch eintretende, schmerzlindernde Wirkung.

- **Sie beseitigt Schwellungen**
  Mehrere Substanzen der Ringelblume haben eine ausgesprochen entzündungshemmende und abschwellende Wirkung. Durch diese das Gewebe entlastende Wirkung werden gleichzeitig auch die Schmerzen weiter vermindert.

- **Sie fördert die Durchblutung**
  Die Ringelblumensalbe fördert die Durchblutung und hat eine krampflösende Wirkung. Die verspannte Muskulatur des Arthrose-Gelenks lockert sich und wird entspannt. Auch hat dies eine sanfte und milde Wärmeentwicklung zur Folge. Aus diesem Grunde sollte die Ringelblumensalbe eher bei chronischen Schmerzen, aber weniger bei akuten Entzündungen angewandt werden.

Die Ringelblumenblüten, am besten morgens gepflückt, klein geschnitten und gerieben, enthalten die notwendigen Wirkstoffe für eine altbekannte, natürliche Heilsalbe.

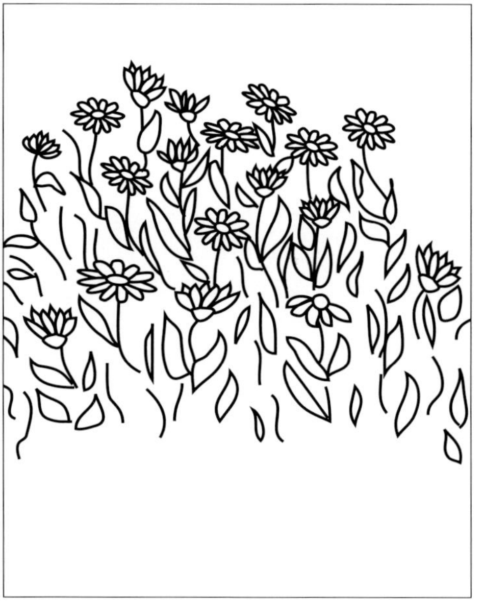

Anwendungen

Wie jede Behandlungsmaßnahme sollte auch die Anwendung einer Salbe stets mit Ihrem Arzt abgestimmt werden. Oft entfaltet sie ihre beste Wirkung erst im Zusammenspiel mit weiteren Maßnahmen. Hier einige Tipps:

- **Bei leichten und mittleren Schwellungs- und Schmerzzuständen** ist die Ringelblumensalbe am wirksamsten. Nicht angewandt werden sollte sie jedoch auf hochakut entzündeten und überwärmten Gelenken.

- Ein **dickes Auftragen** der Salbe **abends** vor dem Schlafengehen, das Abdecken mit Haushaltsfolie und leichtes Bandagieren mit einer elastischen Binde ist beim Knie- und Sprunggelenk zu empfehlen.

- Die betroffenen Gelenke müssen mindestens für die Dauer der Salbenanwendung auch tagsüber gut **geschont** werden. Nur so kann die Salbe ihre volle Wirksamkeit entfalten.

Tipps zum Selbermachen

Die Ringelblumensalbe wurde von alters her als echtes Hausmittel selbst hergestellt. Hier die einfachste Rezeptur für die Herstellung im Schnellverfahren (1 Stunde):

- 250 g Schweineschmalz (Adeps suillus) in ein feuerfestes leeres Imker-Honigglas einfüllen und im Wasserbad erhitzen, bis es geschmolzen ist. (Statt Schweineschmalz kann auch Ziegenbutter verwandt werden, statt im Honigglas kann die Erhitzung auch im Topf erfolgen.) –

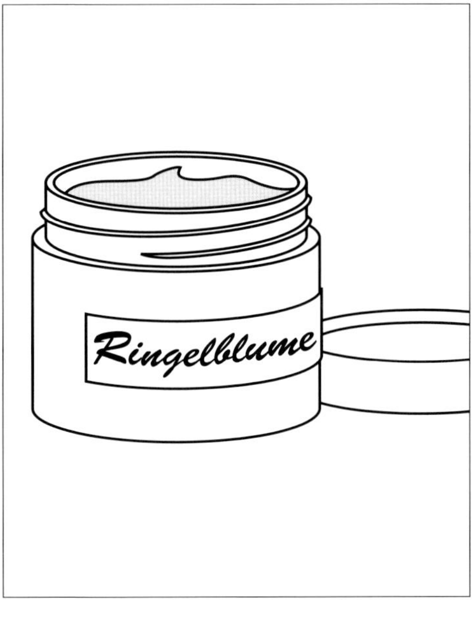

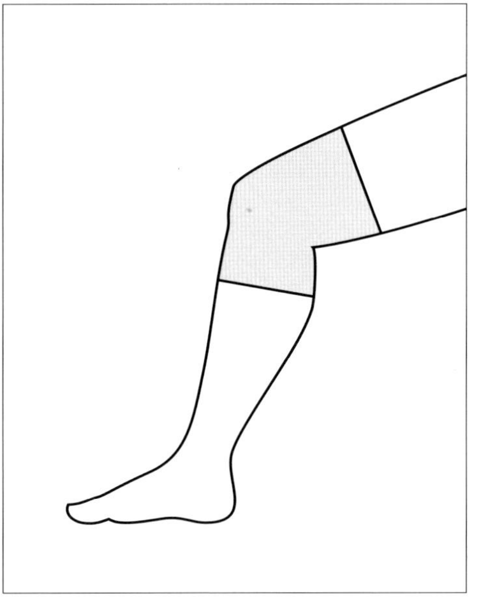

- 25 g (1 gehäufte Doppelhand) klein geschnittene Ringelblumenblüten zugeben –
- 1 Stunde ziehen lassen –
- Blütenreste mit einem Tuch abseihen –
- abkühlen lassen und zugeschraubt im Kühlschrank (z. B. Butterfach) aufbewahren.

Die so hergestellte Salbe sollte innerhalb einer Woche aufgebraucht werden.

Hinweis:

Wer die Ringelblumensalbe aus der Apotheke beziehen möchte, kann aus einer großen Anzahl von Angeboten wählen. Ihr Arzt oder Apotheker wird Sie sicherlich gern dazu beraten.

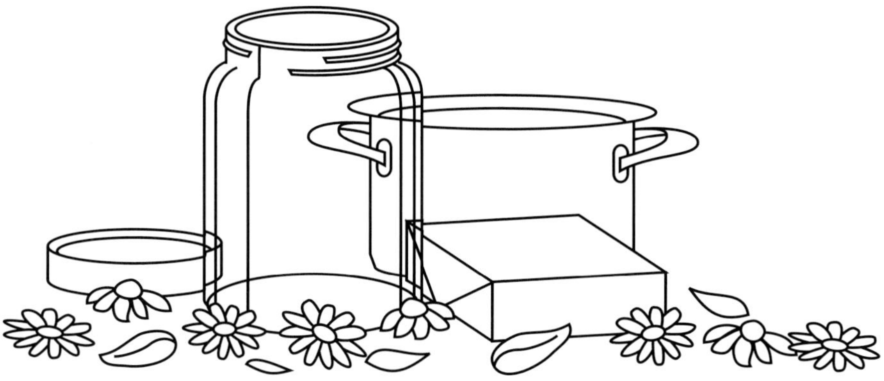

Praktische Tipps bei Arthrose der Halswirbelsäule

Arthrose der Halswirbelgelenke (der Arzt spricht von „Zervikal-Arthrose“ oder „Spondylarthrose der HWS“) bedeutet eine erhebliche Behinderung. Schwere Schmerzattacken und zunehmende Einschränkungen der Beweglichkeit sind oft die Folge. Die folgenden Tipps sind wieder als Kurzinformation zu verstehen und sollen Ihnen einige wichtige Empfehlungen geben. In ARTHROSE-INFO Nr. **16** werden wir nochmals ausführlich darüber berichten.

1. Früh zum Arzt gehen

Wer an Halswirbelarthrose leidet, muss schnell und konsequent handeln. Bereits bei den ersten Anzeichen eines beginnenden Schmerzschubes sollte man sich umgehend in ärztliche Behandlung begeben. Viele ärztliche Maßnahmen wirken rascher und intensiver, wenn sie früh eingesetzt werden.

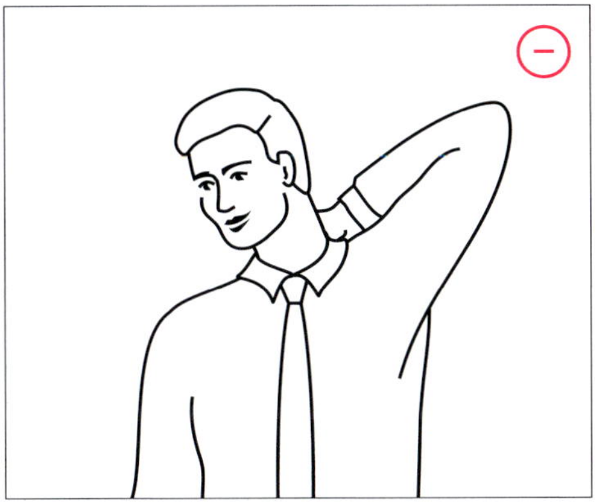

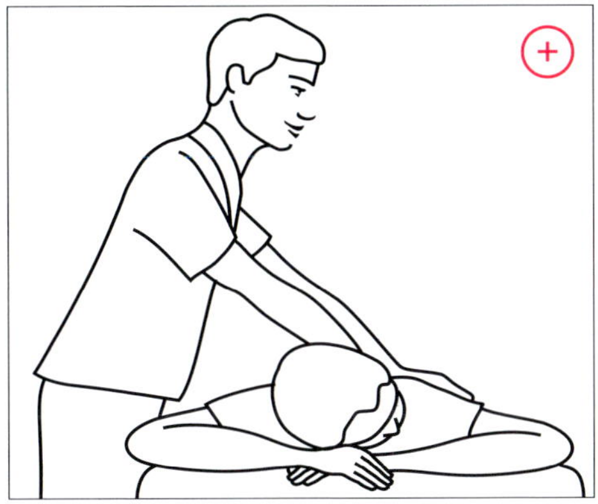

2. Wärme

Unterkühlung, Schwitzen oder Zugluft müssen bei einer Arthrose der Halswirbelsäule unbedingt vermieden werden. Sie erhöhen die Spannung der Muskulatur und sind in vielen Fällen Auslöser akuter Beschwerden. Schützen Sie den Nackenbereich. Tragen Sie Hemden oder Blusen stets mit Kragen. Auch ein leichtes Halstuch ist sehr zu empfehlen.

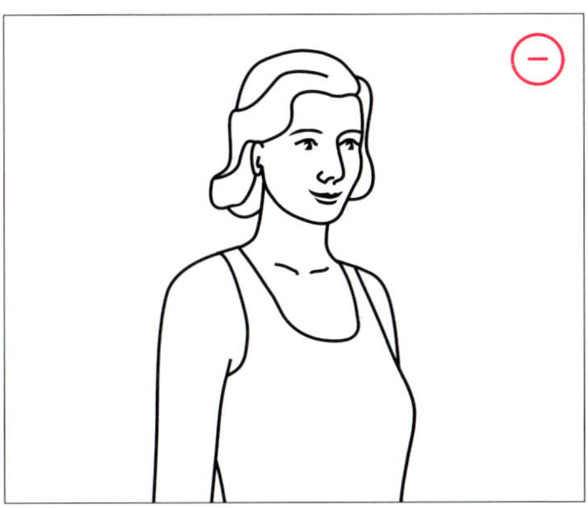

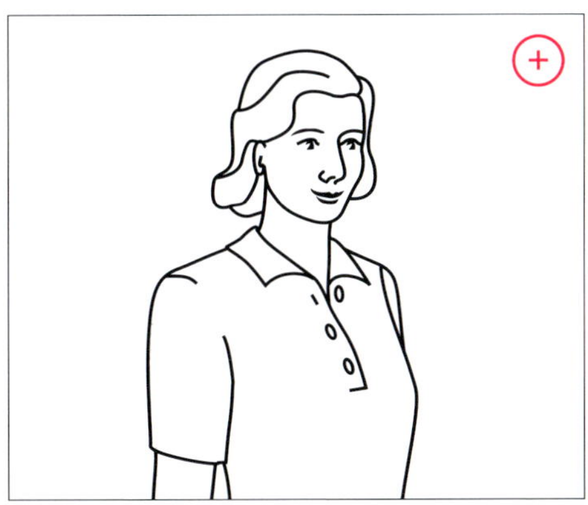

3. Tägliche Ruhepause

„Jeden Tag eine Ruhepause von 1 Stunde" ist eine einfache, aber sehr wirksame Regel. Durch das Ausruhen werden die Gelenke entlastet. Planen Sie diese Pause bereits am Tag zuvor ein. Wichtig ist, dass Sie in dieser Zeit vollkommen zur Ruhe kommen können und dabei der Kopf entspannt abgelegt wird. Man sollte dabei weder fernsehen noch Zeitung lesen.

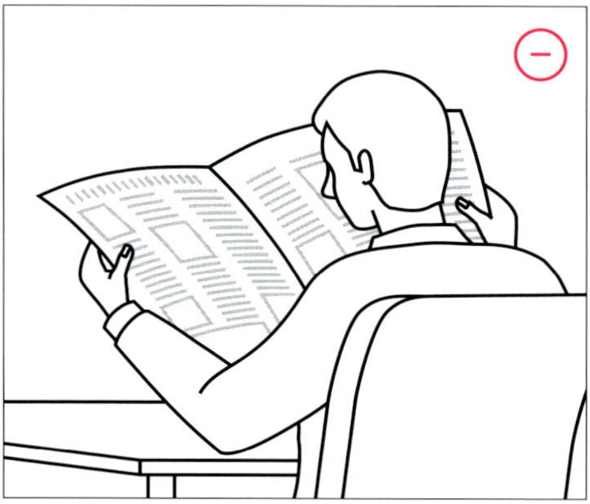

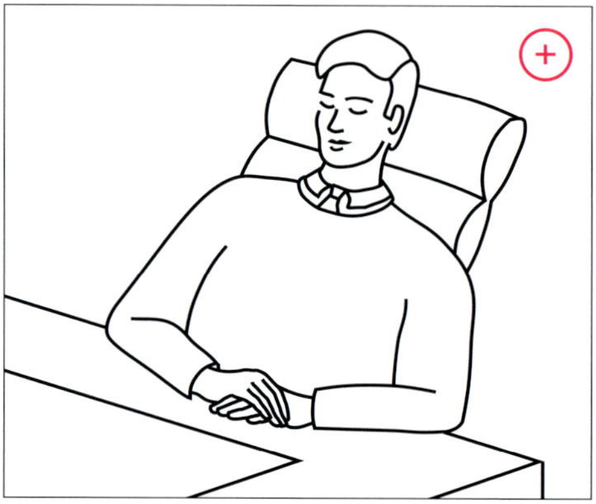

4. Entspannte Haltung

Wann immer möglich sollten Sie auf eine aufrechte und entspannte, ja anmutige Haltung achten. Dies erhöht das Wohlbefinden und entlastet die Sehnenansätze und die Wirbelgelenke.

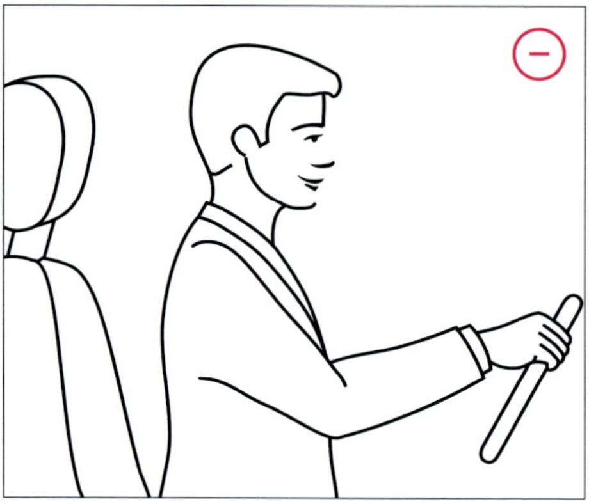

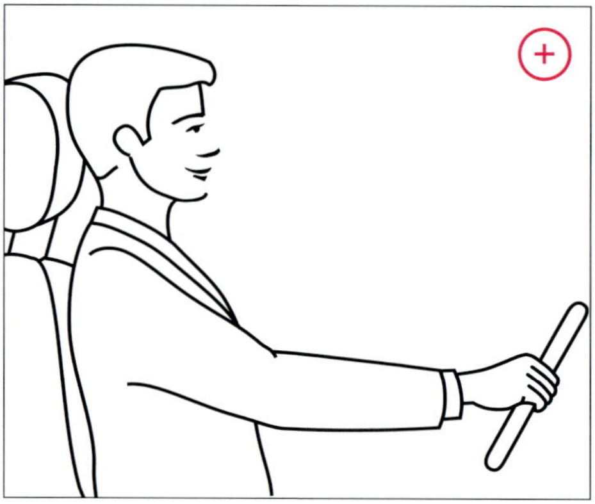

5. Vorsicht Handtasche

Handtaschen sind oft viel zu groß und viel zu schwer. Bei Arthrose der Halswirbelsäule ist es sehr zu empfehlen, den Inhalt einmal streng zu überprüfen und alles Überflüssige zu entfernen. Am besten sollten Sie nur eine ganz kleine Handtasche tragen und auch die Hand nicht abstützen. Das gleiche gilt für den Fotoapparat oder die Einkaufstasche. Auch empfiehlt es sich, die „Trageseite" häufig zu wechseln.

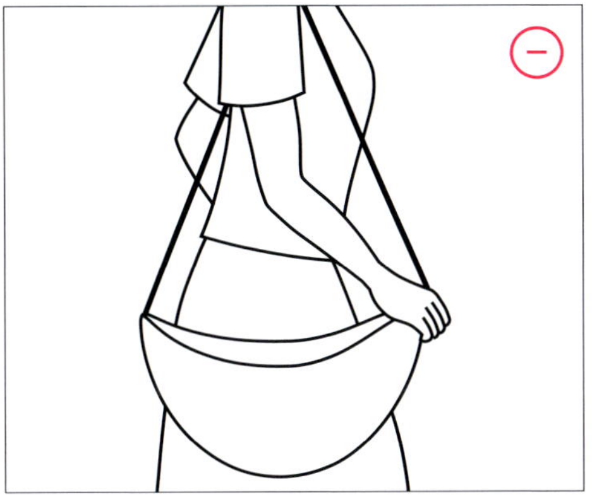

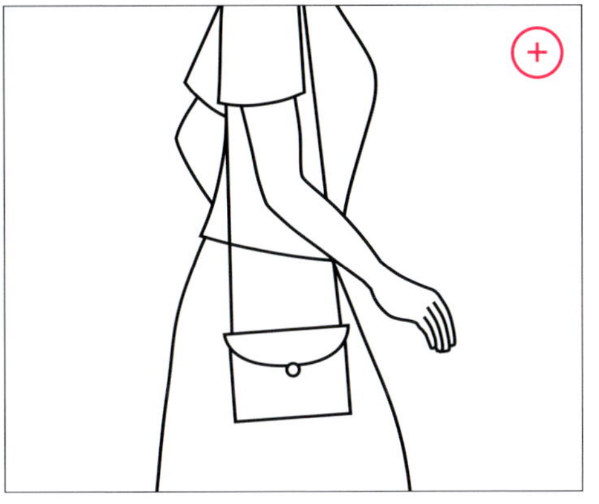

6. Vorsicht beim Rückwärtsdrehen

Alle Drehbewegungen des Kopfes müssen vorsichtig ausgeführt werden. Dies gilt besonders auch für Autofahrer beim Rückwärtsfahren, das ein Drehen des Oberkörpers um 180 Grad erfordert. Nehmen Sie sich deshalb Zeit für diesen Vorgang und bereiten Sie sich durch ein Verrutschen auf dem Sitz und ein bewusstes Mitdrehen des Oberkörpers darauf vor. Sehr sinnvoll kann auch die konsequente Benutzung der Rückspiegel sein, ähnlich wie Lastwagenfahrer es tun. Ein Zusatzspiegel innen erweitert den Blickwinkel nach hinten.

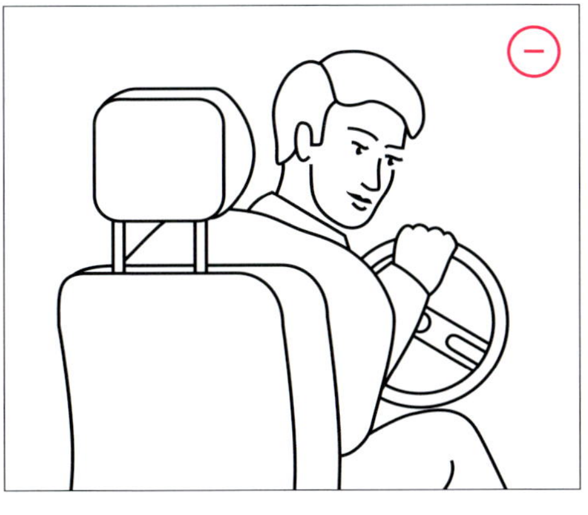

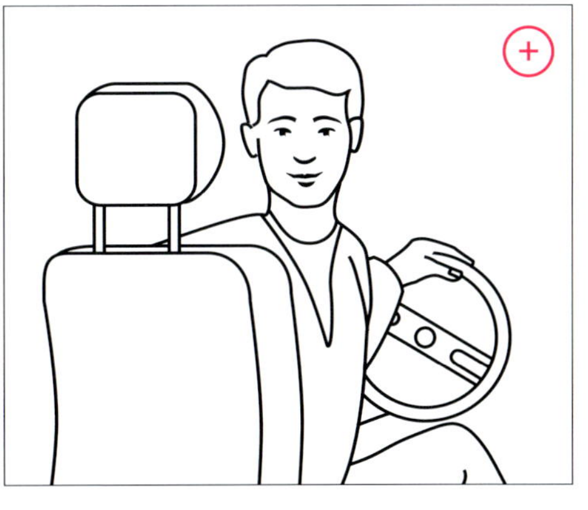

7. Die Halskrause

Die elastische Halskrause ist ein wichtiges Hilfsmittel, das bei akuten Schmerzen eingesetzt werden kann und oft vom Arzt verordnet wird. Sie entlastet die Halswirbelsäule, erinnert, dass wenig bewegt werden soll, und fördert ein rasches Abklingen der Beschwerden. Trotzdem sollte sie so kurzfristig wie möglich getragen werden. Wenn die Schmerzen abgeklungen sind, empfiehlt es sich, die Halskrause noch einige Tage nur noch nachts weiter anzulegen, um ein unbeabsichtigtes nächtliches Verdrehen zu vermeiden.

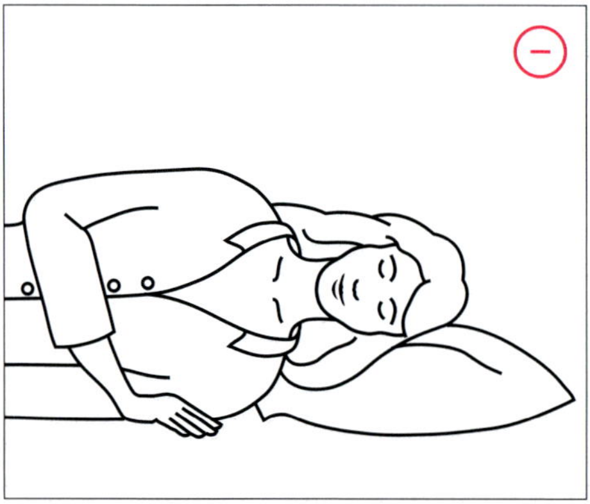

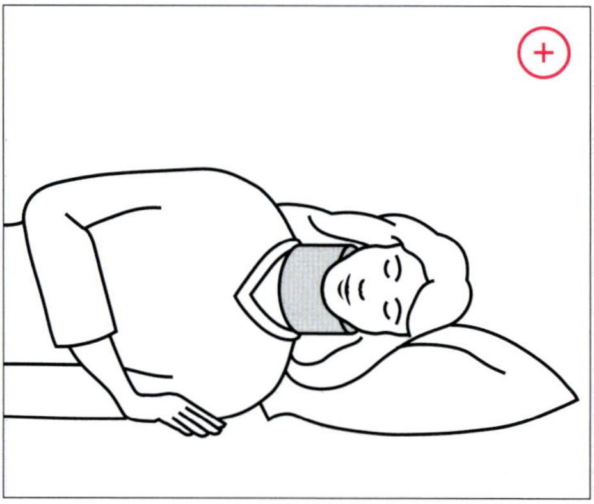

8. Regelmäßig Kraft tanken

Innere Anspannung und Stress wirken sich besonders auf die Muskeln und Gelenke der Halswirbelsäule aus. In Zeiten hoher persönlicher, beruflicher oder familiärer Belastung ist ein regelmäßiges Kraftschöpfen unverzichtbar. Spaziergänge, Gespräche mit Freunden usw. sind keine Zeitverschwendung, sondern unabdingbar notwendig, auch um die Gelenke zu entlasten. Das Gleiche gilt für freie Wochenend- und Urlaubstage, die genauso wie die normale Arbeitszeit gut geplant werden sollten.

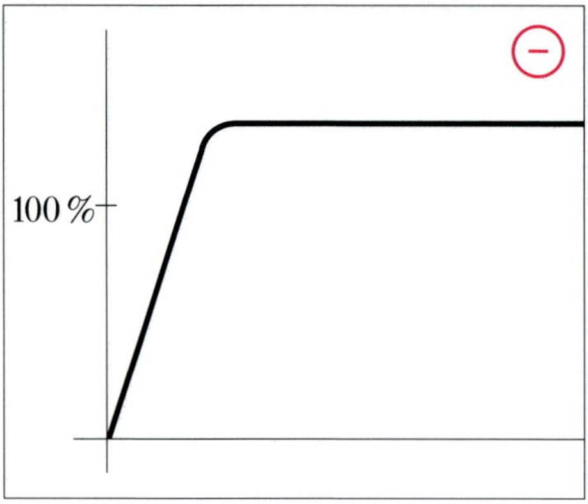

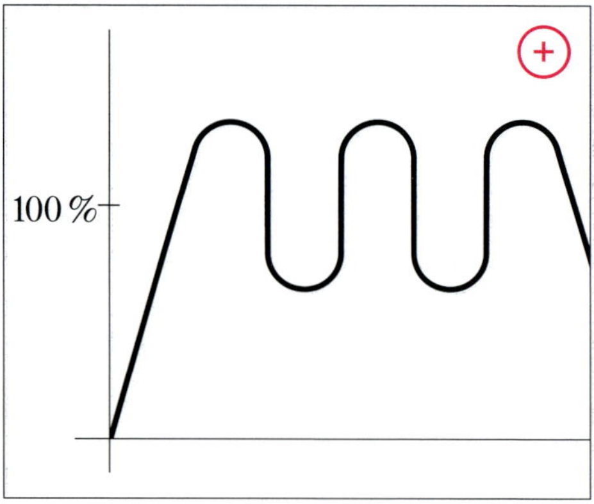

9. Empfehlenswerte Sportarten

Bei Bodybuilding, Brustschwimmen und auch beim Fahrradfahren ist Vorsicht geboten. Beim Radfahren sollte man den Sattel tief einstellen und einen Lenker mit mehreren höheren Griffvarianten wählen. Empfehlenswert sind auch: Rückenschwimmen, Spazierengehen und Wandern ohne oder mit leichtem Rucksack. Wenn man dabei die Arme weit nach vorn und hinten ausgreifen lässt („forcierter Armeinsatz"), senkt dies den Spannungszustand der Nackenmuskeln.

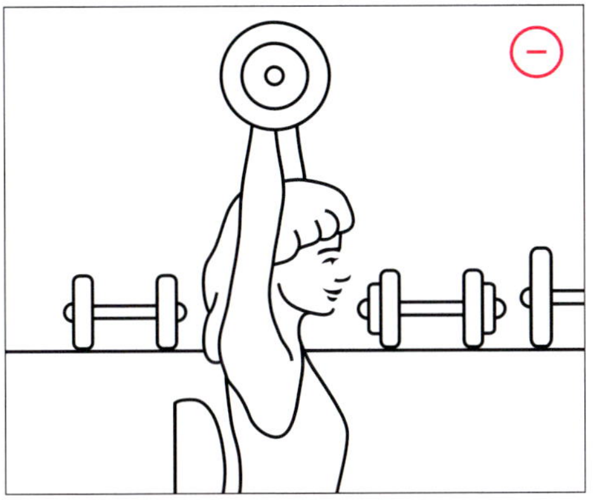

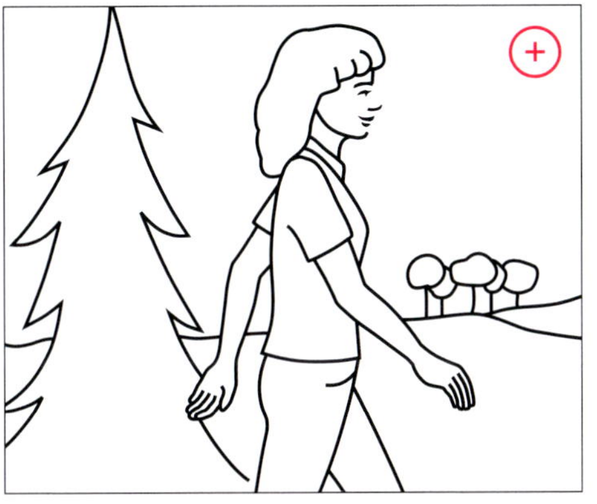

10. Links-Rechts-Atmen: Ein Geheimtipp

Diese einfache Übung steht Ihnen stets zur Verfügung und hat eine verblüffende Wirkung. Sie sollte täglich durchgeführt werden:

1. Schließen Sie durch sanften Druck mit dem Zeigefinger die rechte Nasenöffnung. Atmen Sie durch die linke Nasenöffnung ein.
2. Schließen Sie jetzt die linke Nasenöffnung und atmen Sie rechts aus.
3. Atmen Sie jetzt wieder rechts ein und links aus usw.
   „Pendeln" Sie somit von links nach rechts und von rechts nach links. Insgesamt 10-mal.

Also: Links: EIN
Rechts: AUS
Rechts: EIN
Links: AUS

1

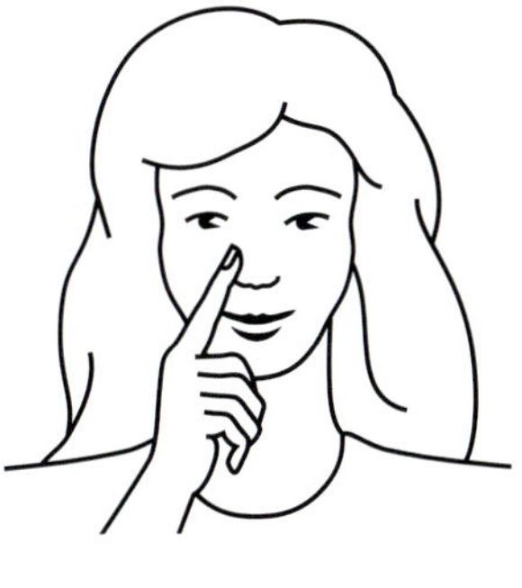

2

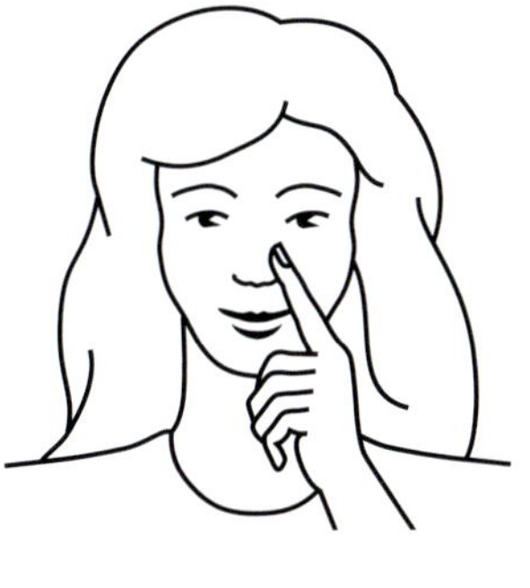

11. Dehnübungen

Die folgenden Übungen müssen sehr vorsichtig ausgeführt werden und sind nur in schmerzfreiem Zustand erlaubt. Neigen Sie den Kopf behutsam zur Seite und ziehen Sie dann mit der Hand ganz behutsam nach. Halten Sie den Kopf für etwa 10 Sekunden in dieser Position. Dehnen Sie so abwechselnd die linke und rechte Halsmuskelseite. Wiederholen Sie die Übung 5-mal. Die Wirkung verstärkt sich noch, wenn der hängende Arm jeweils noch zusätzlich nach unten gestreckt wird.

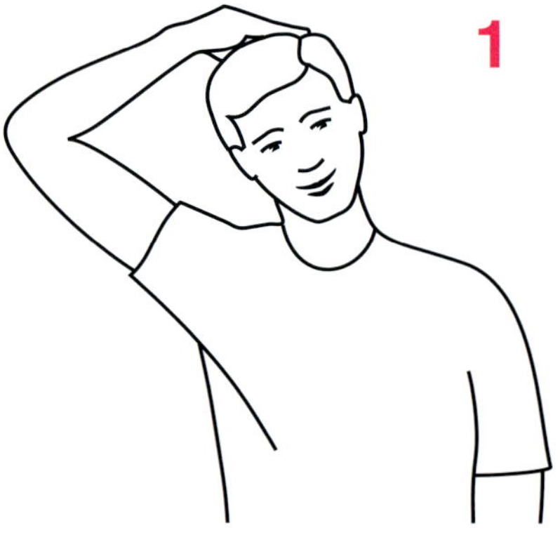

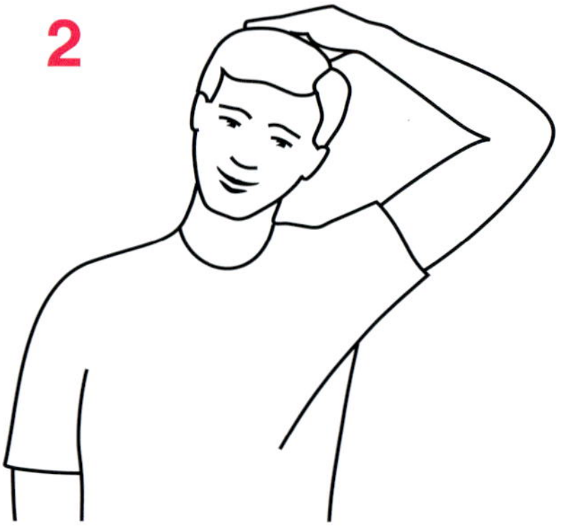

12. Kreisel-Übungen

Die Halswirbelgelenke werden auch durch eine Dehnung der Schultermuskeln sowie der Brustwirbelsäule entlastet. Die folgenden einfachen Übungen sind am besten morgens gleich nach dem Aufstehen durchzuführen. Sie dauern nur 2 Minuten. Sie dienen aber nur der Vorbeugung und dürfen nicht durchgeführt werden, wenn akute Schmerzen bestehen.

1. Schulterkreiseln
2. Kreiseln der Arme
3. Drehbewegungen der Brustwirbelsäule mit ausgestreckten Armen

jeweils 5-mal vor und zurück bzw. nach links und nach rechts.

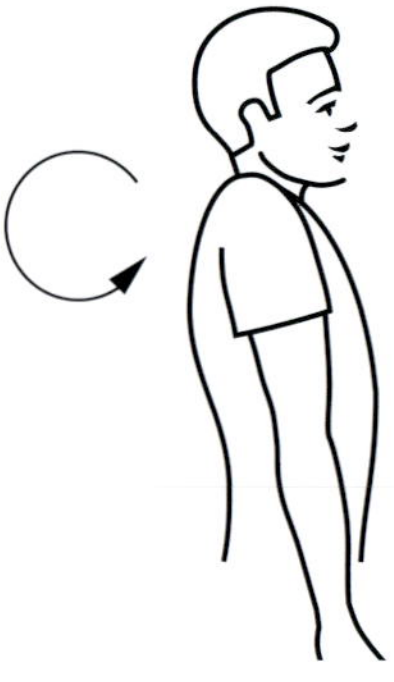

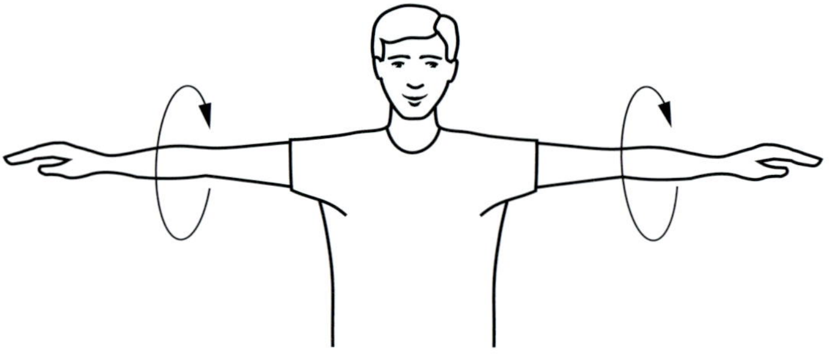

Leserbriefe

Für die große Zahl von Kontaktwünschen, wertvollen Hinweisen, Tipps und Anregungen, die uns viele Leser gesandt haben, danken wir sehr herzlich. Hier wiederum eine Auswahl:

Gesprächspartner gesucht

Dortmund: *Ich bin 53 Jahre alt und leide an einer Rhiz-Arthrose in beiden Daumen-Sattelgelenken. Wer wurde bereits an diesen Gelenken mit Erfolg operiert?*

Frau Ingeborg S., Soest

Düsseldorf: *Suche Kontakt zu Personen, mit denen ich Erfahrungen austauschen könnte.*

Frau Ursula F., Erkrath

Frankfurt: *Ich wäre sehr dankbar, wenn ich in Frankfurt an einer Interessengruppe zwecks Austausch von Informationen teilnehmen könnte.*

Frau Edith A., Frankfurt

Hannover: *Ich bin 33 Jahre und leide seit der 2. Schwangerschaft an Spondylarthrose. Suche Kontakt zu Frauen mit ähnlichen Problemen.*

Frau Ute O., Peine

Köln: *Suche Kontakt zu Personen in Köln.*

Frau Ursula B., Köln

Mainz: *Ich wäre an der Gründung einer Arthrosegruppe in Mainz interessiert. Wer meldet sich? Bin 52 Jahre und leide schon seit einigen Jahren an einer Hüftarthrose.*

Frau A. H., Mainz

Nürnberg: *Suche Kontakt zu jungen Leuten, die eine Operation wegen fehlenden Kreuzbandes erfolgreich hinter sich haben.*

Frau Erika N., Nürnberg

Stuttgart: *Suche Kontakt zwecks Selbsthilfegruppe im Großraum Stuttgart bzw. in Ludwigsburg, Wildbad, Bad Liebenzell, Tübingen, Esslingen oder Heidelberg.*

Frau Sigrid K., Ditzingen

Tuttlingen: *Suche Kontakt zwecks Selbsthilfegruppe in der näheren Umgebung.*

Frau Annerose R., Kolbingen

Hinweis: Die oben genannten Adressen können telefonisch unter Tel. 0 68 31 – 94 66 77 erfragt werden. Wenn Sie Kontakte auch in anderen Städten und Orten suchen, schreiben Sie uns. Wir veröffentlichen Ihren Wunsch im jeweils nächsten ARTHROSE-INFO.

Meine Tipps für die Kniegelenke

Ich habe seit zwei Jahren eine Knieprothese, nachdem ich schon seit 10 Jahren eine Hüftprothese habe. Beide Operationen sind hervorragend gelungen.

Nach meiner Knieoperation war meine große Sorge: Ich habe einen Garten und liebe ihn und auch das Arbeiten darin. Nun kann ich im Stehen nicht viel machen. Meine besorgte Frage an meinen Arzt war: Darf ich mit dieser Prothese knien? ... Die für mich erlösende Ant-

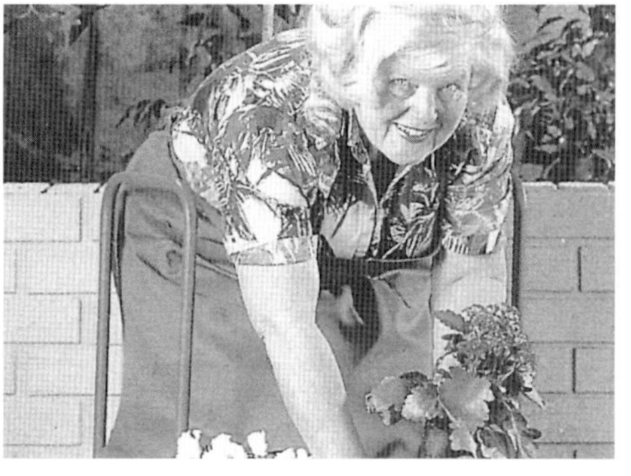

wort war: Ja – aber mit einer ausreichend weichen Unterlage. Ich besorgte mir 5 cm dicken Schaumstoff und umnähte ihn mit Wachstuch, sodass ich auch vor Nässe geschützt bin. Damit geht es wirklich gut.

Aber nun kommt noch ein Problem: wie aufstehen? „Wir“ haben meistens nicht die Kraft, aus dem Knien aufzustehen,

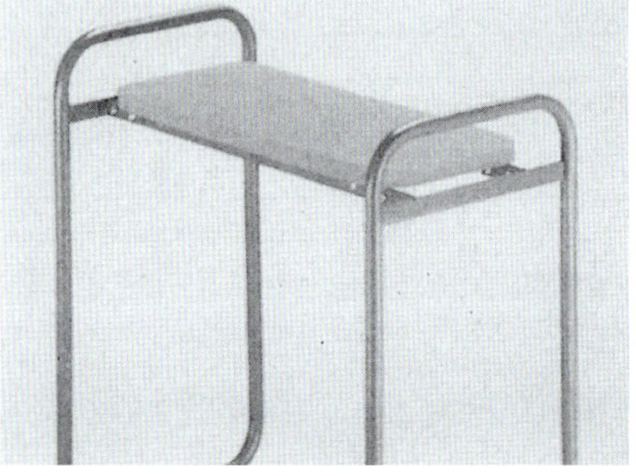

auch schon vor der Operation. Wenn ich im Haushalt etwas auf den Knien machen musste, räumte ich mir Stühle bereit, um mich daran aufzurichten. Bis ich einen sogenannten „Kniestuhl“ (oder „Kniehilfe“) angezeigt fand (Bezugsquelle: im Internet z. B. über www.amazon.de). Ich benutze ihn als „Kniestuhl“, aber er steht immer in der Nähe, wenn ich irgendwie auf den Knien etwas machen muss.

Ich fand jetzt irgendwo eine Abbildung eines ähnlichen Gestells. Aber soweit ich das beurteilen kann, ist es aus Plastik und da hätte ich Sorge, dass es bricht. Denn man stützt sich schon mit einer ziemlichen Kraft darauf. Mit freundlichem Gruß! Ihre Carola S., Starnberg

Eine ähnliche Empfehlung erhielten wir von Herrn Alexius S. aus Eltville am Rhein. Für alle Zuschriften danken wir ganz herzlich.

Leserumfrage

Verpackungen – Wie kann man die Fingergelenke schützen?

Jeden Tag haben wir es mit einer Vielzahl von Verpackungen zu tun. Wir öffnen z. B. Milchkartons, vakuumverpackten Käse, Konservendosen und Pillenfläschchen. Hinzu kommen noch die aus hartem Kunststoff bestehenden diebstahlsicheren Verpackungen von Elektro- und Computer-Kleinteilen sowie Waren, die als Päckchen oder Pakete bei uns ankommen. Selbst mit starken und gesunden Händen sind manche dieser Verpackungen kaum zu öffnen, aber mit Arthrose in den Finger- oder Handgelenken können sie schier unüberwindlich sein.

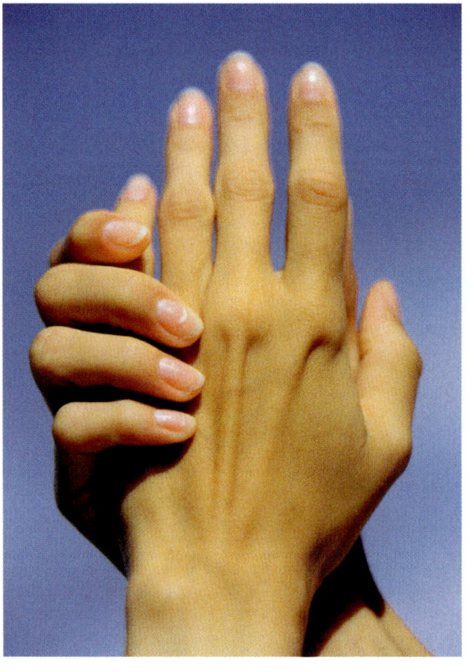

Gerade unsere Fingergelenke sind besonders klein und empfindlich. Oft merken wir gar nicht, welche Dienste sie uns tagtäglich leisten. Deshalb ist es umso wichtiger, sie vorsichtig und fürsorglich zu behandeln.

Aus diesem Grund möchten wir uns mit dieser kleinen Umfrage an unsere Leser wenden:

Welche Verpackungen finden Sie besonders schwer zu öffnen? Welche Alternativen haben Sie dazu gefunden? Und welche Verpackungen sind aus Ihrer Sicht besonders leicht zu öffnen und damit benutzerfreundlich und empfehlenswert?

Bitte schreiben Sie uns gern Ihre Erfahrungen zu diesem Thema an: Deutsche Arthrose-Hilfe e. V., Postfach 11 05 51, 60040 Frankfurt/M., E-Mail: service@arthrose.de.

Ihre Hinweise werden wir nach Möglichkeit in einem späteren ARTHROSE-INFO veröffentlichen. Vielen Dank.

Wichtige Hinweise

Arthrose-Info für einen Freund

Mehrere Millionen Menschen weltweit haben die Gelenkkrankheit Arthrose. Vielleicht kennen auch Sie Personen in Ihrer Umgebung, die gern mehr über ihre Gelenke wissen und sie besser schützen möchten und die daran interessiert sind, wertvolle Hinweise von den weltweit führenden Arthrose-Spezialisten zu erhalten. Bitte senden Sie uns gern die Adressen von Familienangehörigen, Freunden, Kollegen und Nachbarn zu. Wir übersenden ihnen dann umgehend ein kostenloses Exemplar des ARTHROSE-INFO. Vielen Dank.

Persönliche Briefe

Wir freuen uns sehr über die vielen Briefe, die uns täglich erreichen und bedanken uns sehr herzlich dafür. Jeder Brief ist uns wichtig und willkommen. Vielen Dank für die Zeit, die Sie sich nehmen, um uns zu schreiben.

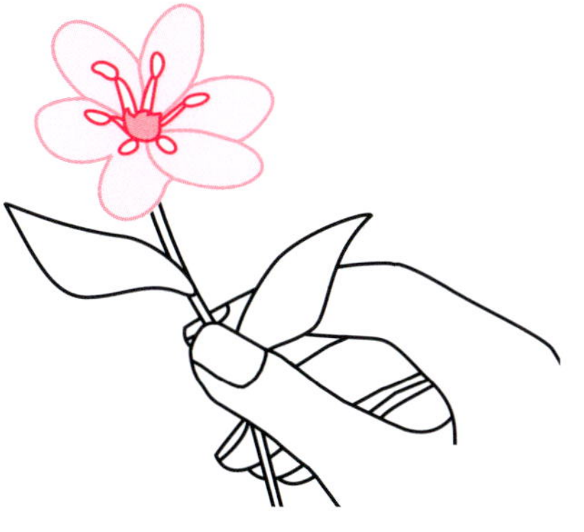

Dank für Ihre Unterstützung

Allen Lesern, die uns in den vergangenen Wochen mit ihrem freiwilligen Beitrag zur Deckung der Druck- und Versandkosten des ARTHROSE-INFO so großzügig unterstützt haben, möchten wir an dieser Stelle noch einmal ganz herzlich danken. Damit ermöglichen Sie uns unsere gemeinsame Anstrengung zur Überwindung der Arthrosekrankheit.

Lexikon

„E"

Medizinische Begriffe aus der Sprechstunde, die jeden interessieren

ENTZÜNDUNG

Entzündung hat etwas mit „anzünden" zu tun: Rötung, Hitze und brennende Schmerzen sind die auffallendsten Zeichen eines Zustandes, der viele Gewebe unseres Körpers befallen kann, so z. B. die Haut, die Nerven oder unsere Gelenke. Bei der Arthrose werden Entzündungen meist durch unbemerkte Überlastungen hervorgerufen. Der Arzt spricht von einer „aktivierten Arthrose". Die Behandlungsfundamente sind von alters her:
1. Ruhe
2. Hochlagern
3. vorsichtige Kühlung
Unterstützt werden können diese Maßnahmen oft durch Bandagieren, Salbenverbände und auch Tabletteneinnahme für einige Tage. Entscheidend für den Heilerfolg ist immer die gleichzeitige konsequente Schonung des entzündeten Gewebes.

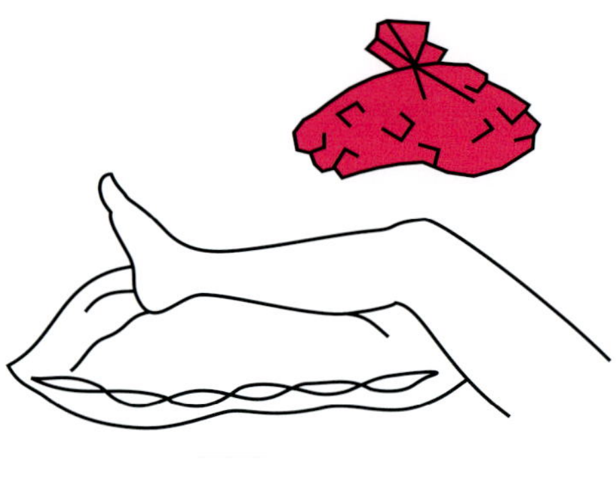

E-VITAMIN

Vitamin E stabilisiert die Membranen der Zellen und dient damit den gesunden Stoffwechselvorgängen. In letzter Zeit häufen sich Zeitungsberichte über eine Einnahme bei den Entzündungen des Arthrose-Gelenks. Eine ausreichende wissenschaftliche Überprüfung liegt aber noch nicht vor. Zum jetzigen Zeitpunkt muss deshalb vor den möglichen Gefahren einer zu hohen Dosierung aus-

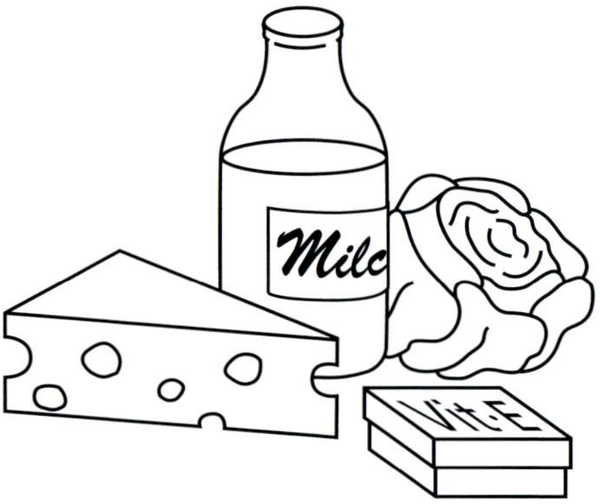

drücklich gewarnt werden. Die Einnahme in Tablettenform sollte nur bei ärztlicher Verordnung erfolgen. Als fettlösliches Vitamin ist Vitamin E aber auch enthalten in Milchprodukten, Nüssen, Ölen und Blattgemüsen und kann in dieser natürlichen Form gefahrlos eingenommen werden.

Vorschau

Im nächsten Heft lesen Sie ...

- Tipps zu künstlichen Gelenken
- Leserbriefe
- und anderes mehr ...

Heft 7

ARTHROSE Info

Offizielles Organ der Deutschen Arthrose-Hilfe e.V.
Erscheint vierteljährlich
Nr. 7 Sonderausgabe

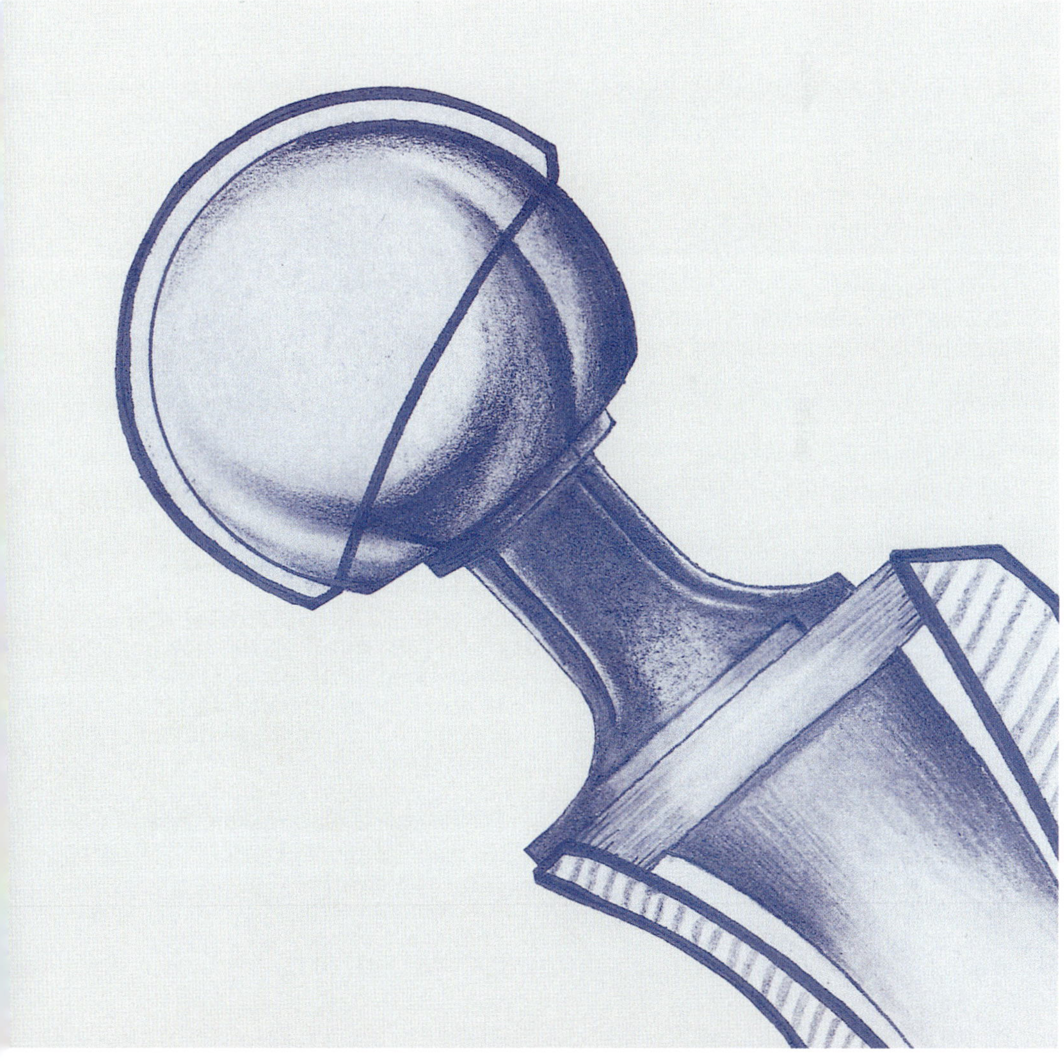

Inhalt

Seite

Impressum

Herausgeber:
Deutsche Arthrose-Hilfe e.V.
Postfach 11 05 51
60040 Frankfurt a. M.,
in Zusammenarbeit mit Ärzten und Wissenschaftlern des In- und Auslandes

Bezug:
Einzelheft € 4,–
Für Mitglieder und Förderer
im Beitrag enthalten

Chefredaktion:
Dr. med. Helmut Huberti

Grafik:
Tim Kamp, Margret Walter

Druck:
Ottweiler Druckerei und Verlag GmbH
Weißes Papier chlorfrei gebleicht

Service-Telefon:
Telefonische Anfragen an die
Deutsche Arthrose-Hilfe:
(0 68 31) 94 66 77
Montags bis freitags
8.00 – 12.00 und 12.30 – 16.00 Uhr

Vereinsanschrift:
Deutsche Arthrose-Hilfe e.V.
Postfach 11 05 51
60040 Frankfurt a. M.

Spendenkonten:
Postbank Frankfurt
IBAN: DE04 5001 0060 0101 1776 08
BIC: PBNKDEFF
Deutsche Bank Frankfurt
IBAN: DE22 5007 0010 0092 0587 00
BIC: DEUTDEFFXXX

Hinweis:
Die Beiträge im ARTHROSE-INFO
können und sollen die Behandlung
durch Ihren Arzt nicht ersetzen.
Je besser Sie informiert sind, umso
wirkungsvoller sind die ärztlichen
Maßnahmen.

ISSN-Nr.: 0937-9142

Editorial

*Liebe Leserinnen, liebe Leser,
liebe Freunde der
Deutschen Arthrose-Hilfe!*

Wer viele Jahre seines Lebens bei jedem Schritt Schmerzen hatte, für den gibt es kein größeres Glück, als von einem Tag auf den anderen beschwerdefrei zu sein. Für jeden Betroffenen – und für seinen Arzt – ist der Tag nach der Einpflanzung eines künstlichen Gelenks oft ein wunderbares Erlebnis.

Weltweit haben in den letzten Jahren mehrere Millionen Menschen ein künstliches Gelenk erhalten. Täglich werden über 1.000 Arthrose-Betroffene auf diese Weise behandelt. Kein anderes Operationsverfahren wird heute in so großer Zahl und mit so großem Erfolg durchgeführt.

Hohe technische Entwicklung und Ausreifung der künstlichen Gelenke zusammen mit einer zunehmenden Verfeinerung und Verbesserung des Operationsverfahrens haben erreicht, dass diese Eingriffe mit erstaunlicher Präzision, Schnelligkeit und langjähriger Haltbarkeit durchgeführt werden.

Der Erfolg und der günstige Verlauf dieser Operation sind aber von vielen Bedingungen abhängig. Eine gute Vorbereitung sowie auch das richtige Verhalten danach sind für das gute Ergebnis und die Haltbarkeit von großer Wichtigkeit. In dieser Ausgabe des ARTHROSE-INFOS nennen wir deshalb eine Auswahl der wichtigsten Regeln und Empfehlungen, die für alle Formen des künstlichen Gelenks gelten und die jeder kennen sollte. Weitere spezielle Tipps für Hüfte und Knie werden wir in den nächsten Ausgaben nennen.

Auf eine technische Hilfe ganz anderer Art, die von der Deutschen Bahn zur Verfügung gestellt wird, möchten wir in dieser Ausgabe ebenfalls hinweisen. Scheinbar unbedeutende alltägliche Situationen, wie sie bei der Handhabung des Reisegepäcks auftreten, können entscheidende Auslöser für das Ausbrechen oder die Verschlimmerung der Arthrose in bestimmten Gelenken sein. Der „Haus-zu-Haus-Gepäckservice“ der Deutschen Bahn, zu dem wir zahlreiche praktische Tipps geben, kann deshalb für die Vorbeugung außerordentlich wichtig sein und es Ihnen ermöglichen, auch größere Reisen ohne Risiko zu wagen.

Mit Dank möchten wir schließlich auch die zahlreichen neuen Mitglieder und Leser begrüßen. Uns allen wünsche ich viele weitere, sehr nützliche und praktische ARTHROSE-INFOS!

*Mit herzlichen Grüßen
Ihr*

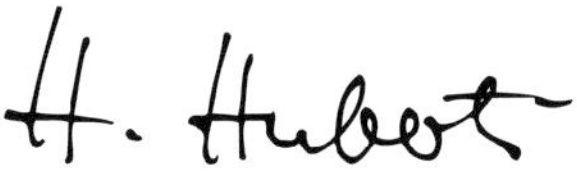

*Dr. med. Helmut Huberti
Präsident der Deutschen Arthrose-Hilfe*

Reisen ohne Gepäck

Der Haus-zu-Haus-Gepäckservice der Deutschen Bahn

Frei und ohne Gepäck zu reisen ist für viele Menschen mit Arthrose ein großer Traum. Ja, wenn das Gepäck nicht wäre, um wie viel eher würde man dann gerne einmal für ein paar Tage in Urlaub fahren, auch einmal in Kur gehen oder einfach Freunde und Bekannte besuchen. Wohin aber mit dem Gepäck? Der Haus-zu-Haus-Gepäckservice der Deutschen Bahn kann eine große praktische Hilfe für alle Arthrose-Betroffenen sein. Was sollte man über diesen Service wissen, und was ist dabei zu beachten?

I. Die Vorteile

- **Ihr Gepäck reist schon vor Ihnen**
  Der „Haus-zu-Haus-Gepäckservice" der Deutschen Bahn ermöglicht es Ihnen, Ihr Gepäck bereits vor Antritt Ihrer Reise zu Hause abholen zu lassen. Es wird hierbei direkt an Ihren Zielort (z. B. Hotel, Kurklinik oder Privatadresse) geliefert. Wenn Sie dann selbst Ihre Fahrt antreten, ist Ihr Gepäck meist schon angekommen. Sie selbst können Ihre Fahrt frei und unbeschwert genießen.

- **Die Gelenke werden geschont**
  Dieser Service nimmt eine große Belastung von den Gelenken. Die Beanspruchung durch Tragen und Heben der Koffer entfällt. Knie-, Hüft- und Fußgelenke sowie auch die hoch empfindlichen Gelenke der Hände und Wirbelsäule werden hierdurch entlastet und geschont.

- **Die kritischen Stellen sind entschärft**
  „Reisen ohne Gepäck" vermeidet auch die besonders kritischen und gefährlichen Situationen, die leicht zu akuten Schäden führen können. Das Besteigen der Bahnsteigtreppen, das Einsteigen in den Zug, das Betreten des Abteils, alle diese besonders schwierigen Situationen sind ohne Gepäck viel einfacher zu meistern.

Ohne Gepäck zu reisen kann gerade bei Arthrose eine große Erleichterung der Gelenke bedeuten.

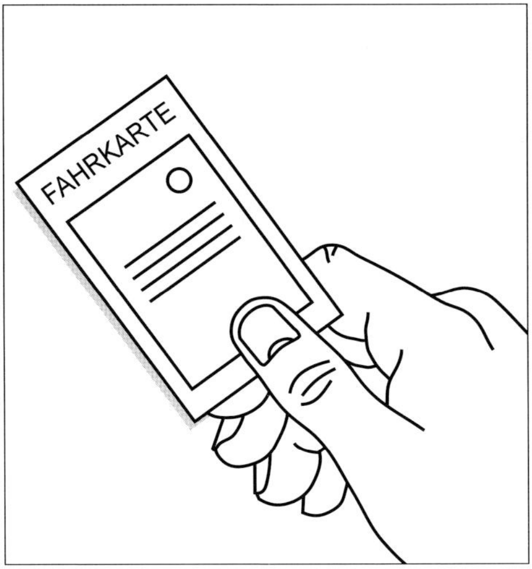

II. Wie es funktioniert

- **Anruf genügt**

Ein Anruf bei der Service-Nummer der Bahn: 01 80/6 99 66 33 (20 Cent/Min.) genügt. Mit dem Stichwort „Zugreise: Planungs- und Buchungswünsche – Reiseservice" haben Sie bereits die zuständige Stelle direkt am Apparat. Hier können Sie weitere Auskünfte einholen oder auch gleich Ihren Auftrag telefonisch durchgeben. Nennen Sie hierbei die folgenden Einzelheiten:

a) die Zahl der Koffer, die Sie senden möchten –
b) den Zielort (z. B.: Wildbad/Schwarzwald) –
c) den Tag, an dem Ihre Koffer eintreffen sollen –
d) sowie die folgenden Adressen:
   - Ihre eigene Adresse mit Telefonnummer,
   - die Zieladresse, an die die Koffer geliefert werden sollen.

Auch Ihre Fahrkarte können Sie gleich telefonisch buchen. Sie erhalten dann alle erforderlichen Unterlagen (Fahrkarten und den Gepäckschein mit Ihrer Auftragsnummer für den Gepäckservice) zugesandt. Im Internet unter www.bahn.de können Sie direkt online buchen oder in „DB-Reisezentren", das sind bahneigene Reisebüros, sowie in „DB-Agenturen", das sind Reisebüros, die Fahrkarten der Bahn verkaufen.

- **Die Koffer werden von Haustür zu Haustür gebracht**

Sobald Sie Ihre Bestellung telefonisch aufgegeben haben, wird die Bahn alles Weitere selbst organisieren und den Kuriergepäckservice von Hermes beauftragen, die Koffer bei Ihnen zu Hause abzuholen und an Ihr Reiseziel zu liefern. So können Sie sich gleich darauf einstellen, wer an Ihrer Haustür klingelt.
Bei der Abholung des Gepäcks ist zu beachten, dass Sie Ihre eigene Fahrkarte schon besitzen und vorzeigen müssen, wenn Ihre Koffer bei Ihnen zu Hause abgeholt werden.

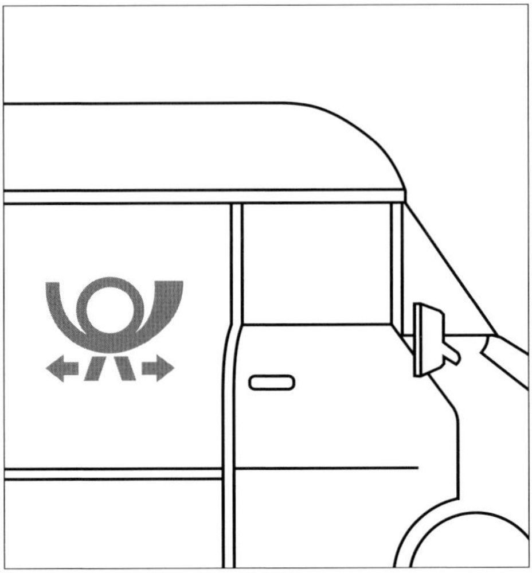

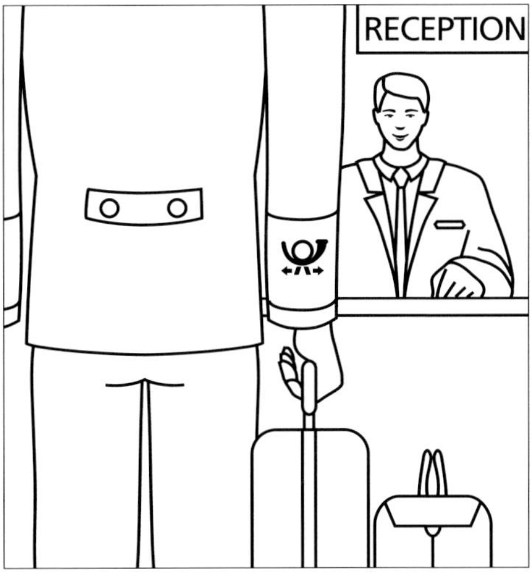

- **Die Kosten**

  Die Preise gelten für Deutschland (Festland). Für eine Fahrt kostet ein Koffer 17,50 EUR. Als praktische Faustregel kann man sich aber merken:

  2 Koffer hin und zurück
  kosten zusammen EUR 70,–

Für die Hinfahrt kosten zwei Koffer somit zusammen EUR 35,–. Das Gleiche gilt für die Rückfahrt, die getrennt bestellt werden muss.

Sollen die Koffer auf eine deutsche Insel oder an einen Flughafen gebracht werden, erhöht sich der Preis pro Koffer um EUR 8,–.

Wer nicht mit der Bahn verreist und seine Koffer transportieren lassen möchte, kann den Gepäckdienst von Hermes zum vergleichbaren Preis direkt in Anspruch nehmen. Gebucht werden kann über die Rufnummer 0 18 06/ 31 12 11 (20 Cent/Min.) oder im Internet über www.myhermes.de.

III. Weitere wichtige Tipps

Der „Haus-zu-Haus-Gepäckservice" hat große Vorteile. Hier noch einige weitere Tipps:

(1) **Der Transport dauert etwa 1 Woche**

Planen Sie deshalb großzügig:

- von der Bestellung bis zur Abholung: 2 Tage
- von der Abholung bis zur Zustellung: 5 –7 Tage

(2) **Einfache und robuste Koffer verwenden**

Wie bei Flugreisen ist es zu empfehlen, für den „Haus-zu-Haus-Gepäckservice" eher einfache und robuste Koffer zu verwenden. Kostbare und wertvolle Koffer sollte man vielleicht nicht aufgeben.

(3) **Medikamente im Handgepäck**

Medikamente, die Sie für Ihre Reise benötigen, sollten Sie in Ihrem Handgepäck mit sich tragen und eher nicht versenden. Das Gleiche gilt selbstverständlich für Bargeld und Wertsachen.

Bei Beachtung dieser Tipps können Sie mit diesem Service wesentlich unbeschwerter und viel gesünder reisen. Weitere Fragen zum Gepäckservice werden unter der Service-Nummer der Bahn: 01 80/6 99 66 33 (20 Cent/Min.) beantwortet.

Praktische Tipps für die künstlichen Gelenke

Künstliche Gelenke, auch „Endo-Prothesen" oder einfach „Knie-, Hüft- oder Schulterprothesen" genannt, sind eine große „Erfolgs-Story" der Arthrosebehandlung. Die allermeisten der damit Behandelten sind für viele Jahre schmerzfrei und können sich wieder viel freier und ohne Beschwerden bewegen. Wenn also trotz bestem therapeutischen Bemühen eine Operation unausweichlich geworden ist, sollte man mutig nach vorne schauen. Im Folgenden nennen wir die wichtigsten Regeln, die man zum Thema „Künstliche Gelenke" kennen sollte. Sie beschreiben den aktuellen Wissensstand und geben einfache Hinweise für eine gute Vorbereitung sowie auch für das richtige Verhalten nach der Operation.

Voraussetzung Nr. 1: Alter über 60 – noch gültig?

Die Qualität der künstlichen Gelenke ist in den letzten Jahren erheblich verbessert worden. Die durchschnittliche Haltbarkeit beträgt heute nach 10 Jahren 90–95 Prozent. Die frühere strenge Regel „Nur bei Alter über 60“ gilt deshalb nicht mehr. Auch viele jüngere Arthrose-Betroffene können heute ein künstliches Gelenk erhalten. Als ungefähre Orientierung ist die alte Regel dennoch weiterhin nützlich. Bei jüngeren Patienten sollte ein Einsetzen jedenfalls nur dann erfolgen, wenn alle anderen Möglichkeiten ausgeschöpft sind.

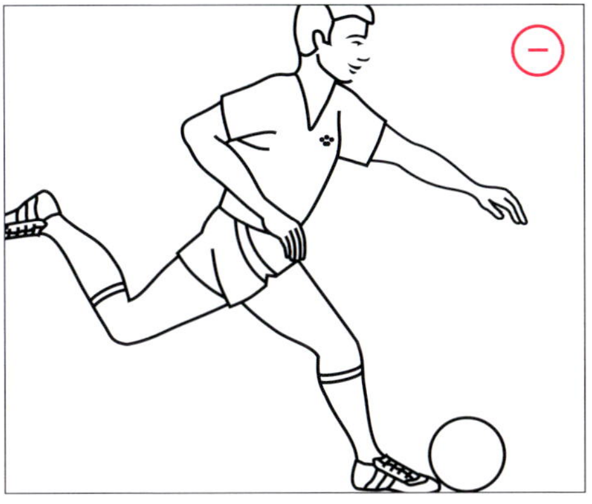

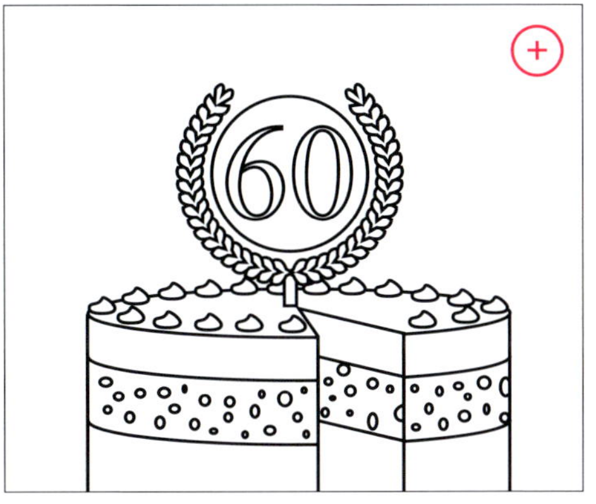

Voraussetzung Nr. 2: Arthrose weit fortgeschritten

Das Einsetzen eines künstlichen Gelenks ist der letzte Schritt in der Behandlung der Arthrose. Eine wichtige Voraussetzung ist, dass die Arthrose weit fortgeschritten sein muss, keine anderen Therapien wirksam sind und der Gelenkknorpel in einem großen Bereich des Gelenks ganz abgerieben ist. Wenn der Knochen direkt gegen Knochen reibt und im Röntgenbild ein sogenannter „Knochen-Knochen-Kontakt“ zu sehen ist, ist dieses Stadium erreicht.

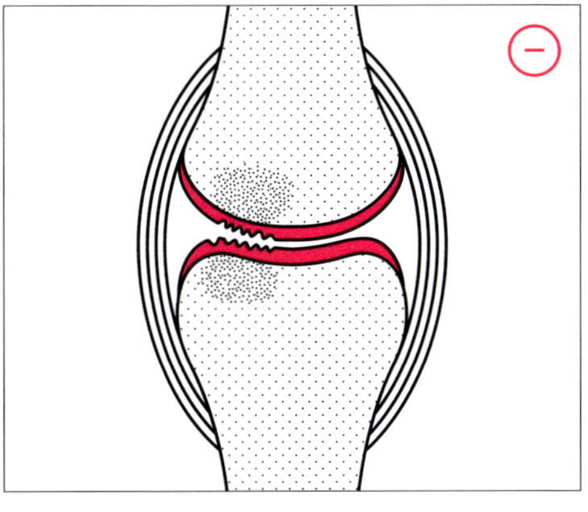

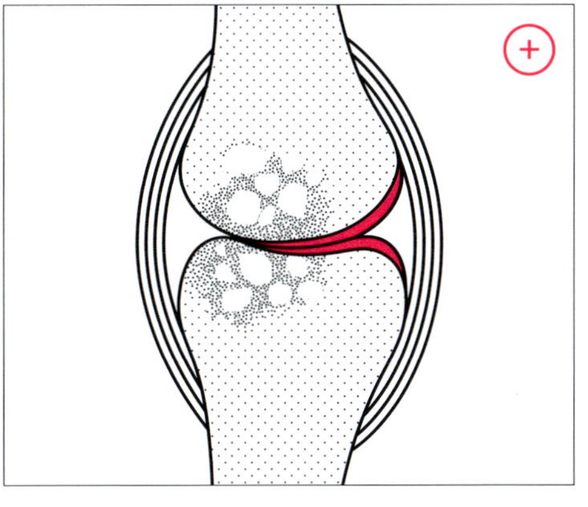

Voraussetzung Nr. 3: Knie- oder Hüftgelenk

Auch die Gelenke im Hand- und Fußbereich können heute künstlich ersetzt werden. Dies sind jedoch Eingriffe, die zwar immer häufiger, aber weiterhin nur in bestimmten Spezialkliniken durchgeführt werden und noch nicht immer auch langjährige Erfolgsaussichten haben. Der routinemäßige Ersatz eines Gelenks ist heute im Wesentlichen auf das Hüft-, Knie- und Schultergelenk beschränkt. (Weitere spezielle Tipps hierzu geben wir in den kommenden ARTHROSE-INFOS.)

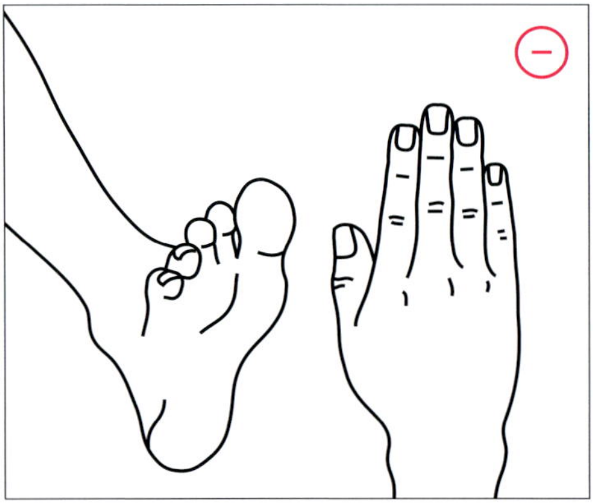

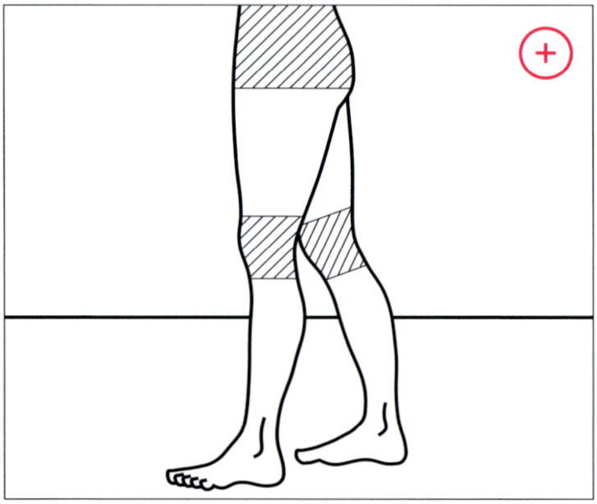

4. Welche Klinik ist die beste?

Die größte oder die nächste Klinik muss nicht unbedingt die Beste sein. Eine gute Empfehlung ist, sowohl die eigenen Freunde und Bekannten als auch den behandelnden Arzt nach persönlichen Erfahrungen zu fragen. Gute Operationsergebnisse sprechen sich rasch herum, und diese persönlichen Empfehlungen geben Ihnen oft eine sehr verlässliche Orientierung. Erkundigen Sie sich hierbei auch nach der Qualität der Nachbehandlung, die nach dem eigentlichen Eingriff durchgeführt wird.

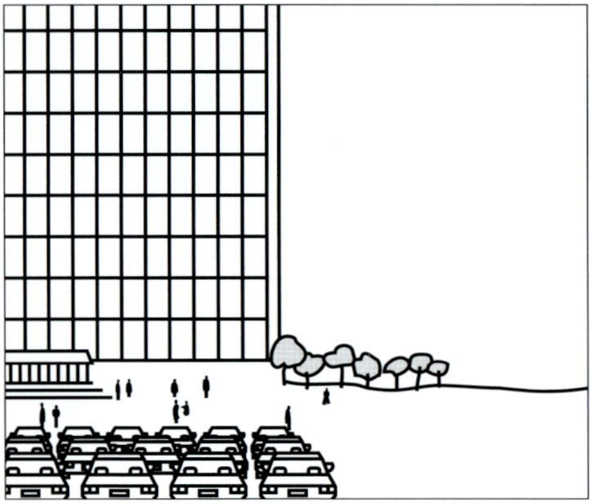

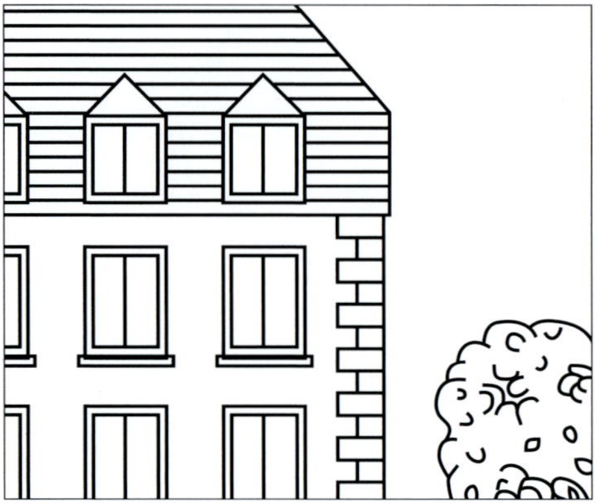

5. Ist Ihr Fall besonders schwierig?

„Routine gibt Sicherheit." Dies ist die immer wieder bestätigte Erfahrung guter Operateure. Sollte Ihr Krankheitsbild einmal eine besonders komplizierte Behandlung erfordern, müssen Sie keineswegs auf eine Operation verzichten. Vielmehr empfiehlt es sich, diesen Eingriff durch einen besonders erfahrenen Spezialisten vornehmen zu lassen, für den auch ungewöhnliche Fälle tägliche Routine sind. In diesem Fall sollten Sie auch eine größere Entfernung gern in Kauf nehmen. In der Regel kann Ihnen Ihr Arzt diesen Spezialisten benennen.

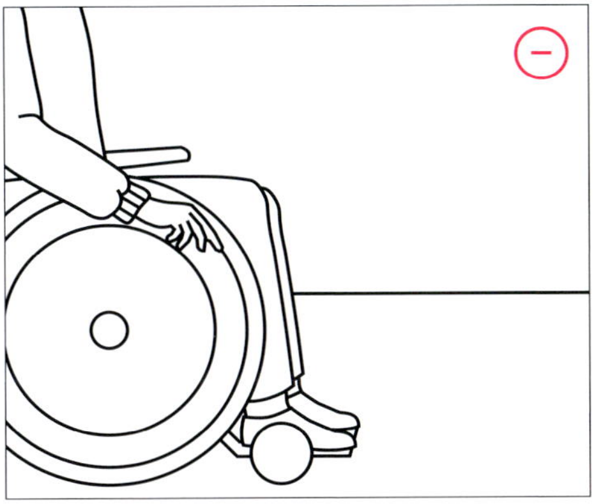

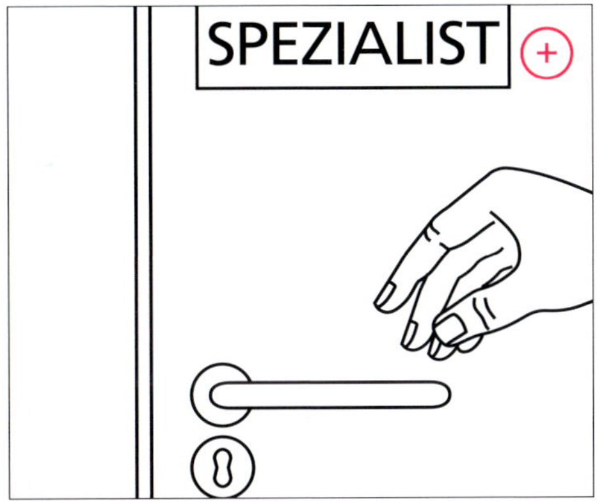

6. Welches Modell ist das richtige?

Allein für das künstliche Hüftgelenk gibt es inzwischen weltweit über 1.000 verschiedene Modelle und Typen. Einige bestehen aus Keramik und Kunststoff, andere aus Metall und Kunststoff. Täglich werden weitere neu entwickelt. Ist es daher sinnvoll, stets das jeweils neueste Gelenkmodell zu erhalten? Nein. Die Überprüfung der Qualität neuer Modelle benötigt etwa 10 Jahre. So lange sollte ein neues Modell also mindestens im Gebrauch sein. Wichtiger als der neueste Gelenktyp oder das neueste Operationsverfahren ist die Erfahrung Ihrer Operateure. Das Gelenk, mit dem die Ärzte, zu denen Sie Vertrauen haben, über die größte Erfahrung und Routine verfügen, ist das beste!

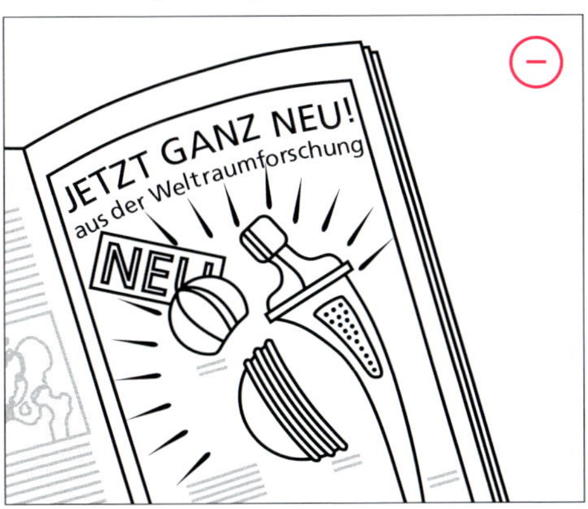

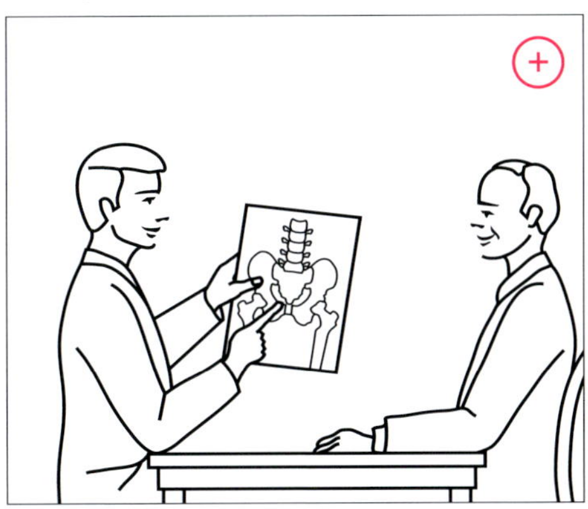

7. Welche Jahreszeit?

Die Wahl der richtigen Jahreszeit kann Ihnen die Operation erheblich erleichtern. Meist kann der Eingriff ja lange im Voraus geplant werden. Wenn die Operation in den kühleren Monaten (z. B. von September bis März) durchgeführt wird, können Sie die Belastungen durch große Hitze vermeiden. Ebenso kann es auch sinnvoll sein, typische Ferienzeiten wie Weihnachten, Ostern und Pfingsten gern zu meiden, da viele Kliniken und Rehabilitationseinrichtungen in diesen Zeiten nicht ihre volle Personalbesetzung zurVerfügung haben.

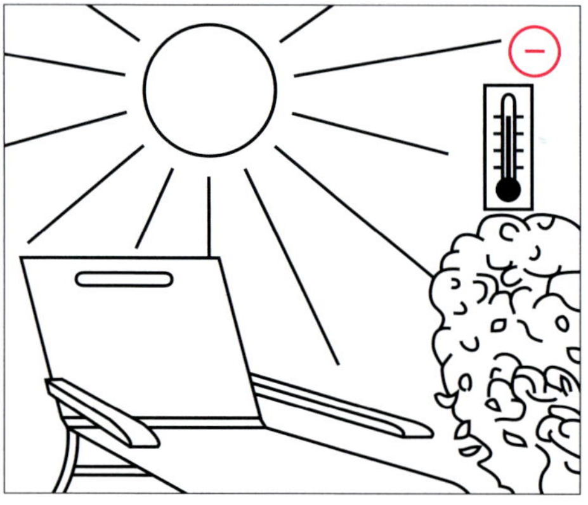

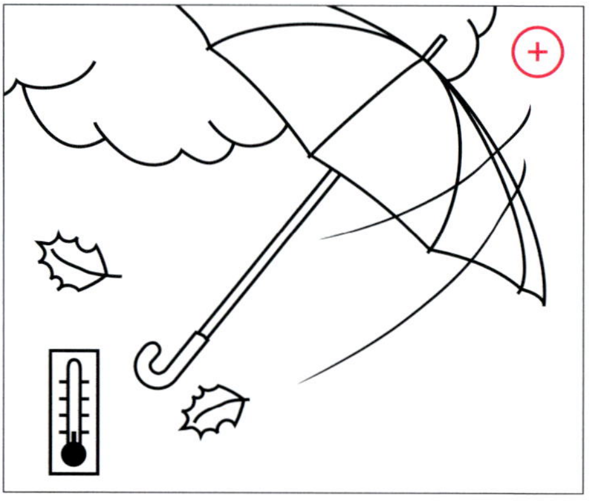

8. Die Dauer des Aufenthaltes

Möglichst schnell wieder zu Hause zu sein, muss nicht unbedingt erstrebenswert sein. Vielmehr sollten meist die folgenden durchschnittlichen Aufenthaltszeiten erwartet werden: ca. 1–2 Wochen Aufenthalt in der „Operationsklinik" und bei Bedarf weitere 3–4 Wochen in einer „Nachbehandlungsklinik". Planen Sie deshalb sicherheitshalber insgesamt 6 bis 7 Wochen ein, für die Sie zu Hause alles im Voraus regeln und vorbereiten müssen. Die Nachbehandlung kann heute oft aber auch ambulant erfolgen.

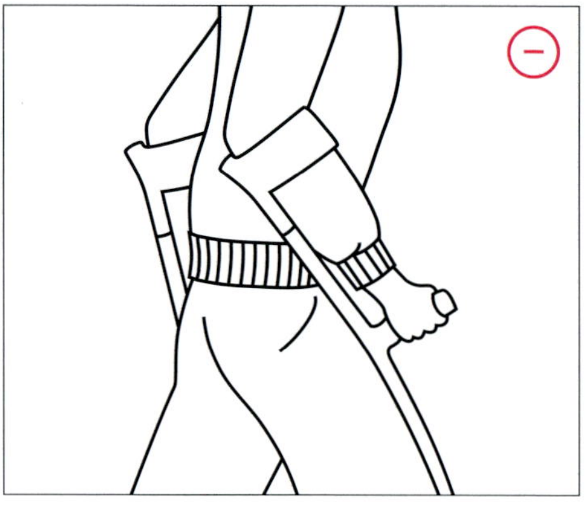

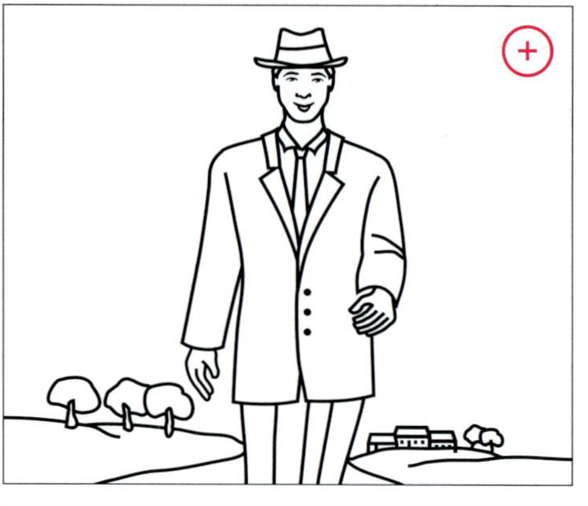

9. Gute Vorbereitung 1: Untersuchungen

Gleich wenn Sie sich endgültig für die Durchführung einer Operation entschieden haben, sollten Sie auch mit den Vorbereitungen beginnen. Wichtig ist zunächst die Untersuchung von Herz, Kreislauf und Stoffwechsel. Sind Sie operationsfähig? Oder muss eine Vorbehandlung erfolgen? Diese Fragen wird Ihr behandelnder Arzt selbst klären oder die Untersuchung durch einen Spezialisten wie z. B. einen Arzt für Innere Medizin oder einen Arzt für Anästhesie veranlassen. Dieses Vorgehen gibt Ihnen zusätzliche Sicherheit.

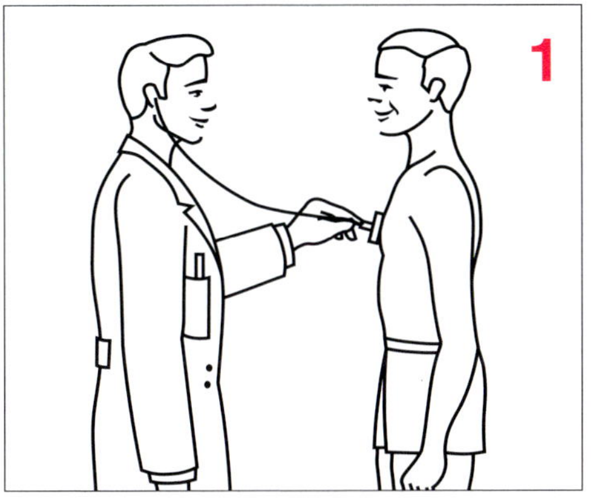

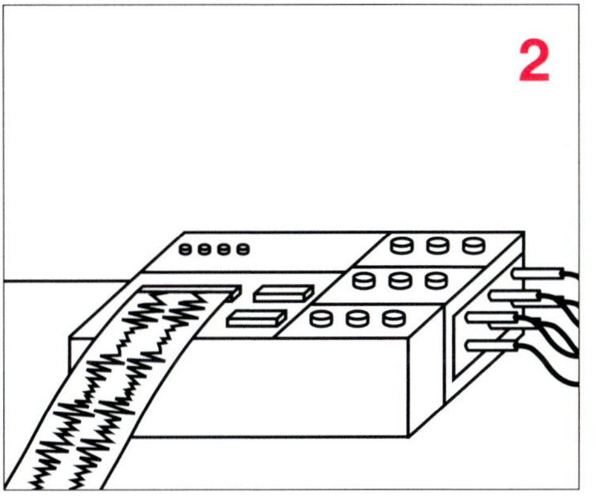

10. Vorbereitung 2: Gesundheit verbessern

Die Vorbereitungszeit sollten Sie auch dazu nutzen, alles zu tun, um Ihren Gesundheitszustand allgemein zu verbessern. Je gesünder Sie sind, umso rascher werden die Heilungsprozesse ablaufen. Sind z. B. Ihre Zähne gesund? Sind die Zehennägel in Ordnung? Leiden Sie an Krampfadern? Könnten Sie Übergewicht abbauen? Ein konsequentes Vorgehen in diesen Punkten beschleunigt den Heilungsverlauf und erhöht damit den Erfolg Ihrer Operation. Dies gilt auch für eine ausgewogene und vitaminreiche Ernährung. Ebenso ist viel Schlaf und genügend Bewegung und Verzicht auf Rauchen zu empfehlen.

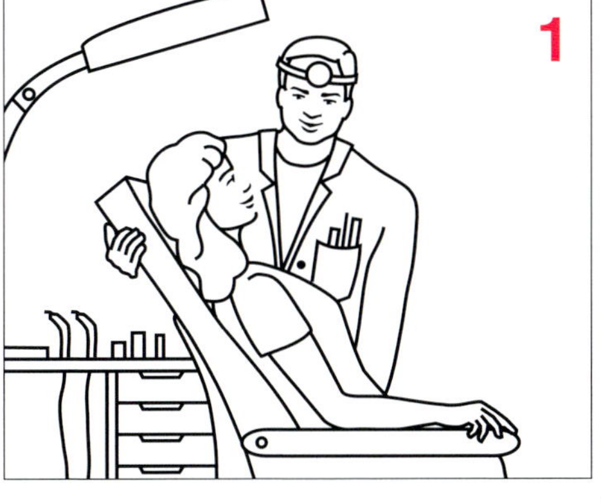

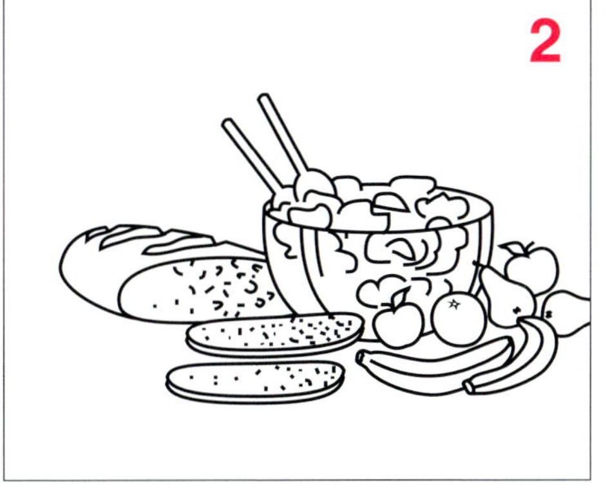

11. Vorbereitung 3: Nützliche Übungen

Zu einer guten Vorbereitung gehört heute in der Regel auch eine krankengymnastische Übungsbehandlung. Auf Verordnung und Kontrolle Ihres Arztes können bestimmte Dehnungs- und Kräftigungsübungen und auch das Gehen mit Unterarmgehstützen im Voraus gelernt werden. Diese Übungen erleichtern Ihnen die Zeit nach der Operation und geben Ihnen einen wichtigen Übungsvorsprung. Je besser Ihre Muskulatur trainiert ist, umso rascher sind Sie nach der Operation wieder auf den Beinen und können sich sicher bewegen.

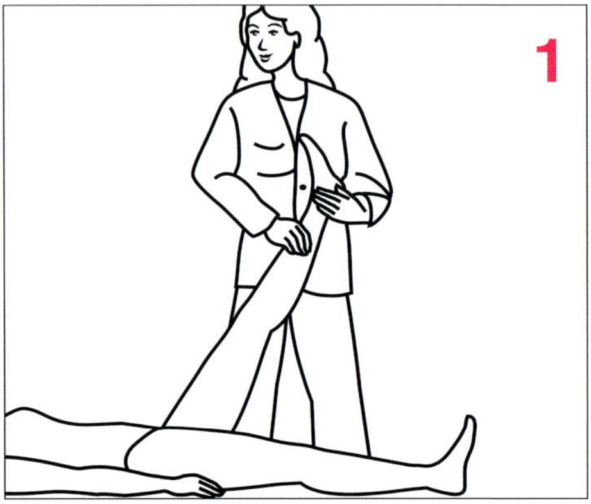

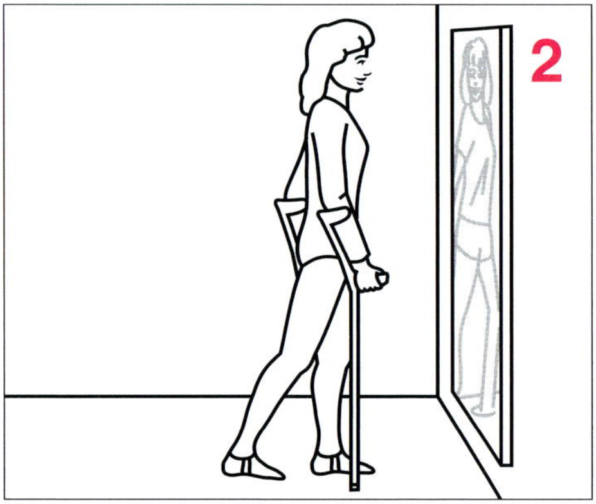

12. Empfehlenswerte Sportarten

Mit dem künstlichen Gelenk können Sie auch Sport treiben. Weise Beschränkung ist aber sehr zu empfehlen. Sportarten, bei denen hohe Beschleunigungen, Stoßbelastungen und extreme Bewegungen auftreten (Laufen, Fußball, Tennis), sollten Sie meiden. Zu empfehlen sind Sportarten mit ruhigen und kontrollierten Bewegungen wie Schwimmen, Spazierengehen, Nordic Walking, Radfahren (ohne hohen Tretwiderstand) sowie bei Geübten äußerst vorsichtiges Ski-Langlaufen oder Abfahrtslauf. Eine wichtige **Regel** ist, dass die Belastung insgesamt nicht wesentlich höher sein sollte als vor der Operation – dafür aber schmerzfrei.

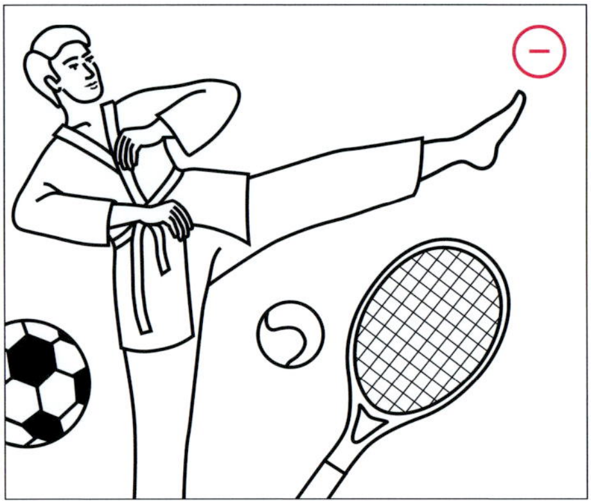

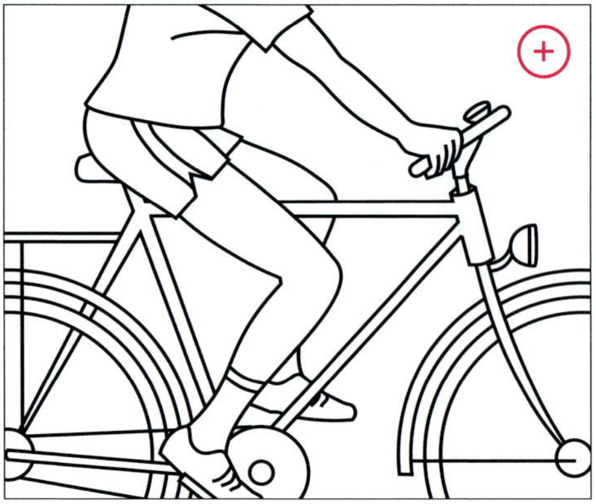

Leserbriefe

Gesprächspartner gesucht

Berlin: *Gibt es in Berlin schon eine Arthrose-Gruppe?*
Frau Dr. Esther R., Berlin

Bremen: *Suche Kontakt zu Lesern des Arthrose-Infos für nette Gesprächsgruppe.*
Frau Hella K., Bremen

Düsseldorf: *Wer hat Arthrose an*

Hüfte:	Herr Manfred K., D.
Knie:	Herr Günter J., D.
Schulter, WS:	Herr Jakob B., D.
Fingergelenke:	Frau Lintrud S., Kaarst

Frankfurt/M.: *Gibt es schon eine Arthrose-Hilfe-Gruppe im Raum Frankfurt?*
– Frau Ingeborg R., Frankfurt
– Frau Gabriele B., Hanau

Gräfenroda: *Suche Kontakt in Hessen oder Bayern zu einer Selbsthilfegruppe oder Betroffenen. Gräfenroda liegt in Thüringen und wäre nicht weit.*
Frau Ute R., Gräfenroda/Thüringen

Hamburg: *Ich möchte Briefkontakt aufnehmen zu Arthrose-Betroffenen, die eine Hüftfehlstellung haben und die ebenfalls vor der Entscheidung stehen „Endoprothese jetzt oder später". Ich bin 36 Jahre alt.*
Frau Angelika B., Hamburg

Hannover: *Suche Kontakt zu anderen jungen Frauen, die eine Arthrose des Kniegelenkes bzw. der Kniescheibe haben. Ich bin 27 Jahre alt.*
Frau Susanne T., Langenhagen

Kassel: *Ich bin 35 Jahre alt und habe eine beginnende Coxarthrose bei Hüftdysplasie. Für Erfahrungsberichte über durchgeführte Umstellungsoperationen und Tipps bezüglich möglicher Alternativen wäre ich sehr dankbar.*
Frau Viola R., Kassel

Neumünster/Kiel: *Gibt es in Norddeutschland, Raum Schleswig-Holstein, eine Arthrose-Gruppe?*
Frau Gertraude G., Aukrug-Homfeld

Rottweil: *Gibt es schon eine Gesprächsgruppe im Kreis Rottweil-Schramberg oder Waldshut - St. Blasien?*
Herr Albert B., Höchenschwand

Hinweis: Die oben genannten Adressen können telefonisch unter Tel. 0 68 31 – 94 66 77 erfragt werden.

Akupunktur bei Arthrose?

Vor 6 Jahren ist bei mir eine Hüftarthrose festgestellt worden. Trotz bester ärztlicher Behandlung und zahlreicher Spritzen und trotz regelmäßigen Trainings wie Schwimmen und Radfahren war ich fast nie schmerzfrei – bis ich voriges Jahr eine Akupunktur-Behandlung erhielt. Seitdem bin ich fast stets ohne Schmerzen.
Frau Roselond A., Schönau-Aitern

Akupunktur kann in manchen Fällen Schmerzmittel oder auch Spritzen gleichwertig ersetzen. Besonders wirksam ist dieses Verfahren, wenn Sie gleichzeitig die Regeln anwenden und genauestens befolgen, die wir in den „Praktischen Tipps" genannt haben.

Hilfe bei Knieschmerzen

Ich mache mir Wickel aus Brot und Weinessig. Der Essig sollte leicht erwärmt werden, bis er lauwarm ist. Dann wird er mit Brot gemischt, bis man eine Art Paste bekommt. Diese soll ungefähr zwei Zentimeter dick auf das Knie aufgetragen werden. Das Ganze wird mit einem Verband befestigt. Dann sollte man sitzen oder liegen und Geduld haben, da man sich ungefähr zwei Stunden nicht bewegen soll. Wenn man das Gefühl hat, es wird unangenehm, sollte man es entfernen. Dieses Verfahren am besten an 2 – 3 Tagen jeweils für 2 Stunden wiederholen. Die Knieschmerzen verschwinden dann auf wunderbare Weise.

Herr Jean-Louis M., Viriville/Jura, Frankreich

Ich freue mich …

Ich freue mich auf die ARTHROSE-INFOS. Frau Dr. Eike R., Schortens

Mit Ihren umfassenden Informationen haben Sie mir mehr Klarheit verschafft.

Frau Friedhilde O., München

Gerne werde ich Mitglied der Deutschen Arthrose-Hilfe.

Herr Georg G., Hamburg

Für Ihre wertvolle Hilfe möchte ich Ihnen herzlich danken.

Frau Prof. Anne R., Köln

Meine Hochachtung für diese Arbeit, die ein Segen für die Menschheit ist.

Frau Sieglinde B., Wegeleben

Ich möchte mich herzlich bedanken und sende eine Spende von 50,– Euro.

Frau Heide S., Meersburg

Für die vielen freundlichen Zuschriften und großherzigen Spenden, die uns regelmäßig erreichen, danken wir sehr herzlich.

Webseite der Welt-Arthrose-Organisation

Unser aktueller Tipp

Neue internationale Webseite

Immer mehr Mitglieder und Förderer haben auch Freunde und Bekannte im Ausland. Wer in Frankreich, Spanien oder in den USA an Arthrose erkrankt ist, der hat die gleichen Anliegen und Sorgen, wie jeder Arthrosebetroffene bei uns auch. Da uns immer wieder Anfragen aus diesen Ländern erreichen, dürfen wir gern darüber informieren, dass die Welt-Arthrose-Organisation (World Arthrosis Organization) jetzt eine eigene Webseite hat, die viele nützliche Hinweise und Kontaktmöglichkeiten in deutscher, englischer, französischer und spanischer Sprache anbietet.

Sie ist *viersprachig* und erreichbar unter:

www.weltarthrose.de (deutsch)

www.arthrosis.org (engl., USA)

www.francearthrose.org (französisch)

www.artrosis.org (spanisch)

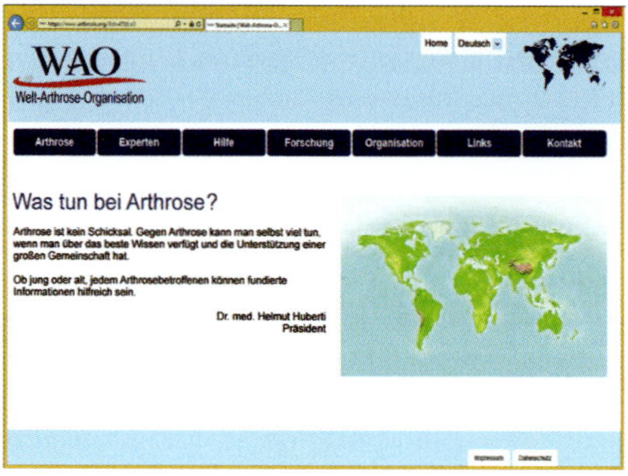
Home
Deutsch
WAO
Welt-Arthrose-Organisation
Arthrose
Experten
Hilfe
Forschung
Organisation
Links
Kontakt
Was tun bei Arthrose?
Arthrose ist kein Schicksal. Gegen Arthrose kann man selbst viel tun, wenn man über das beste Wissen verfügt und die Unterstützung einer großen Gemeinschaft hat.
Ob jung oder alt, jedem Arthrosebetroffenen können fundierte Informationen hilfreich sein.
Dr. med. Helmut Huberti
Präsident

Wir danken auch allen Lesern aus diesen Ländern für so manchen persönlichen Erfahrungstipp, den sie bisher schon an uns weitergeleitet haben. Die Deutsche Arthrose-Hilfe unterstützt diesen internationalen Austausch seit langem. Dafür danken wir allen unseren Mitgliedern und Förderern sehr herzlich.

Wichtige Hinweise

Gemeinschaft

Viele Arthrose-Betroffene können aus Erfahrungsberichten und Gesprächen großen Nutzen ziehen. So schreibt Frau Doris S. aus Weimar: „Auf meine Anfrage zu Operationen bei Rhiz-Arthrose des Daumens erhielt ich zahlreiche Anrufe. Diese Gespräche waren für mich sehr hilfreich und machten mir Mut. Ich danke allen für diese freundlichen und aufgeschlossenen Gespräche!"

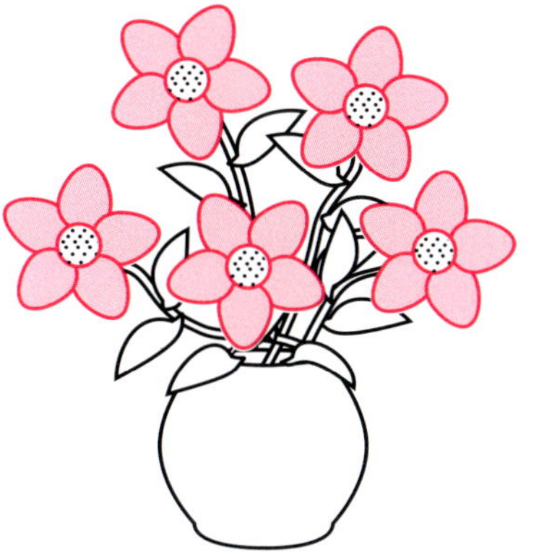

Hilfreiche Schreibweisen

So manche ärztliche Diagnosen sind recht kompliziert auszusprechen und gehen auf die lateinische oder griechische Sprache zurück. Wo immer die Aussprache für unsere Mitglieder einfach zu schwierig erscheint, verwenden wir oft z. B. Bindestriche, so dass man die Wörter leichter lesen kann. Dies hilft auch im Gespräch mit dem eigenen Arzt. So schreiben wir z. B. „Sesamo-Iditis" anstelle von „Sesamoiditis". Beides ist noch schwer genug auszusprechen und zu merken.

Förderung der Forschung

Die Förderung von Aufklärung und Forschung ist uns ein großes Anliegen. Erstmals in diesem Jahr möchten wir in der Vorweihnachtszeit besondere Spendenaktionen zugunsten dieser wichtigen Aufgaben durchführen. So werden wir auch zusammen mit dem kommenden ARTHROSE-INFO entsprechende Informationen und Formulare übersenden. Für ihre wohlwollende und großherzige Unterstützung sagen wir allen Lesern, Freunden und Förderern im Voraus unseren besonderen Dank!

Lexikon

„F“

Medizinische Begriffe aus der Sprechstunde, die jeden interessieren

FANGO

Dieser Begriff wird Ihnen im Therapieplan Ihres Arztes vermutlich sehr oft begegnen. Wörtlich übersetzt bedeutet dies „Schmutz“ oder „Schlamm“. Gemeint ist heute damit eine besondere Art des Heilschlamms. Gewonnen wird dieser Heil-Fango aus den Tiefen von Thermalquellen oder aus verwittertem Vulkangestein. Er enthält wertvolle Mineralien und Schwefel-Anteile. Fango dient der wohl dosierten

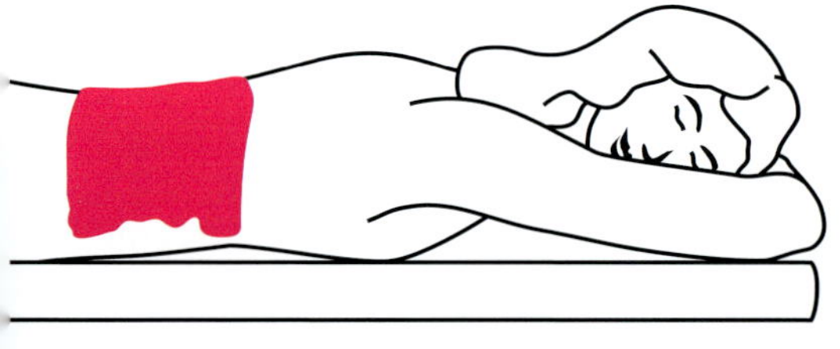

Wärmeanwendung und ist ein vorzügliches Mittel, um verhärtete und verspannte Muskulatur zu lockern und damit die Gelenke zu entlasten. Breite ärztliche Anwendung findet die Fango-Behandlung besonders bei Beschwerden im Rücken- und Nackenbereich.

FETTSÄUREN

Fettsäuren sind wichtige Bestandteile unserer Nahrung. Sie bestimmen den Nutzen, aber auch die möglichen Gefahren bestimmter Fettarten. Von vielen Exper-

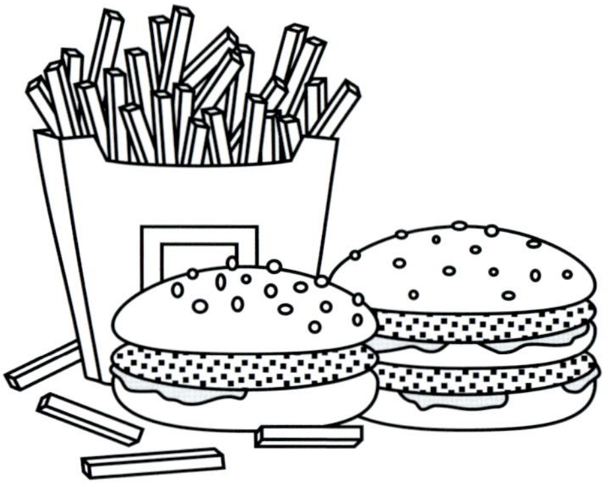

ten werden sie heute auch für die Entzündungsvorgänge an den Gelenken verantwortlich gemacht. Die sogenannten „gesättigten“ Fettsäuren, wie sie in Fleisch, Wurst oder Kokosfett enthalten sind, können die Gelenke möglicherweise belasten. Viel gesünder sind nach den vorliegenden Erkenntnissen die sogenannten „ungesättigten“ Fettsäuren, wie sie in pflanzlichen Ölen, Fisch und Nüssen enthalten sind.

Vorschau

Im nächsten Heft lesen Sie . . .

- Tipps zum künstlichen Hüftgelenk (II)
- Aktuelle Forschung, die Sie interessiert
- Was ist Gicht?
- Die „Gelenktoilette“
- Wichtige Leserbriefe
- Aktuelle Hinweise
- und anderes mehr …

Heft 8

ARTHROSE Info

Offizielles Organ der Deutschen Arthrose-Hilfe e.V.
Erscheint vierteljährlich
Nr. 8 Sonderausgabe

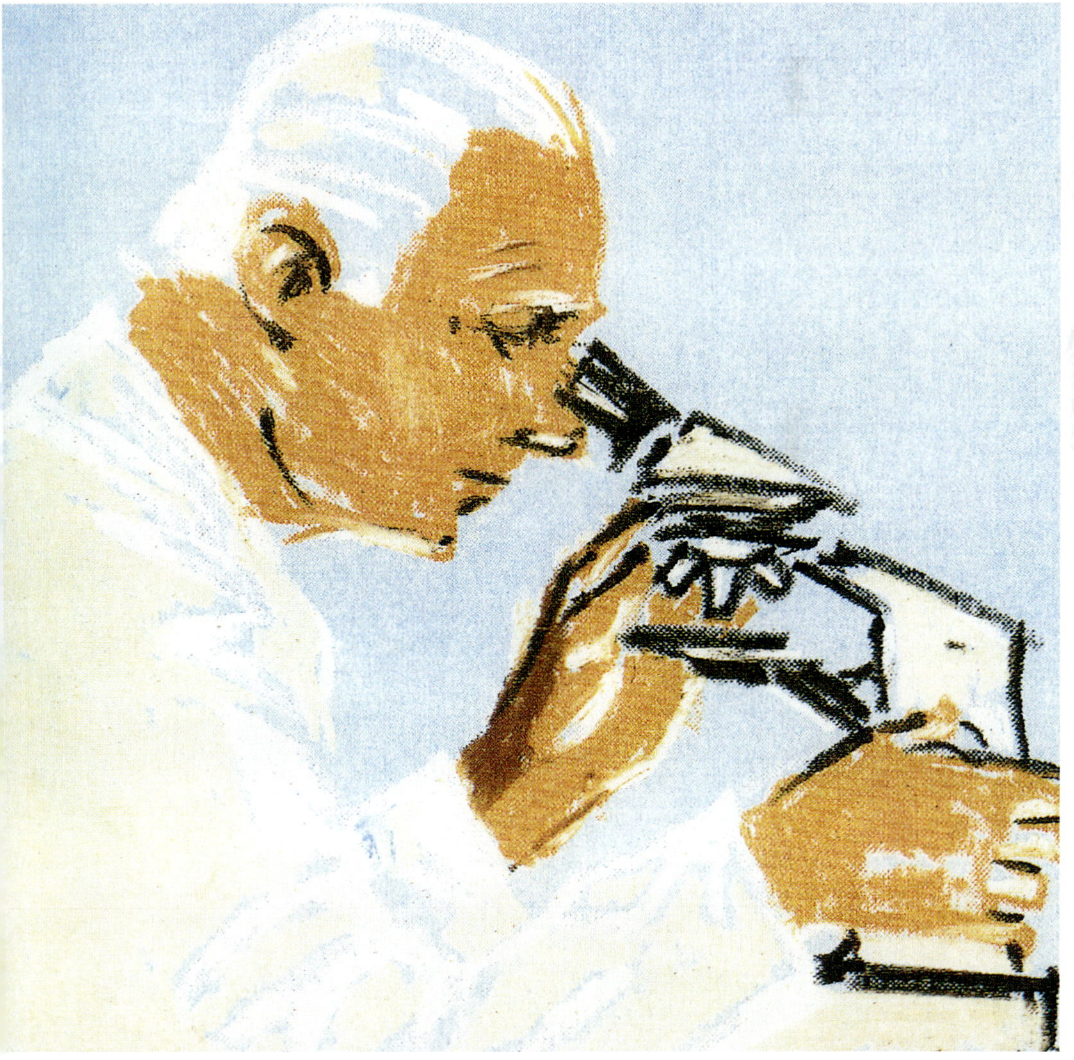

Inhalt

Seite

Impressum

Herausgeber:
Deutsche Arthrose-Hilfe e.V.
Postfach 11 05 51
60040 Frankfurt a. M.,
in Zusammenarbeit mit Ärzten und Wissenschaftlern des In- und Auslandes

Bezug:
Einzelheft € 4,–
Für Mitglieder und Förderer
im Beitrag enthalten

Chefredaktion:
Dr. med. Helmut Huberti

Grafik:
Siegfried Bischof, Margret Walter

Druck:
Ottweiler Druckerei und Verlag GmbH
Weißes Papier chlorfrei gebleicht

Service-Telefon:
Telefonische Anfragen an die
Deutsche Arthrose-Hilfe:
(0 68 31) 94 66 77
Montags bis freitags
8.00 – 12.00 und 12.30 – 16.00 Uhr

Vereinsanschrift:
Deutsche Arthrose-Hilfe e.V.
Postfach 11 05 51
60040 Frankfurt a. M.

Spendenkonten:
Postbank Frankfurt
IBAN: DE04 5001 0060 0101 1776 08
BIC: PBNKDEFF
Deutsche Bank Frankfurt
IBAN: DE22 5007 0010 0092 0587 00
BIC: DEUTDEFFXXX

Hinweis:
Die Beiträge im ARTHROSE-INFO können und sollen die Behandlung durch Ihren Arzt nicht ersetzen. Je besser Sie informiert sind, umso wirkungsvoller sind die ärztlichen Maßnahmen.

Printed in Germany
ISSN-Nr.: 0937-9142

Editorial

Liebe Leserinnen, liebe Leser,
liebe Freunde der
Deutschen Arthrose-Hilfe!

Knorpelschäden und Arthrose der Gelenke können viele Ursachen haben. Bei dem einen steht die Sportverletzung am Anfang, beim Nächsten die langjährige Überlastung in Beruf oder Haushalt und beim Dritten vielleicht eine schwächere Gelenkanlage, die schon seit Geburt besteht und die sich nach Jahren vollends auszuwirken beginnt. Schließlich können auch Ernährungsfaktoren eine bedeutsame Ursache sein.

Was immer im Einzelfall die Vorschädigung verursachen mag, für die Entwicklung der Arthrose und ihr Fortschreiten sowie auch ihre weitere Ausbreitung kommt der Belastung und Überbeanspruchung des geschädigten Gelenks eine große Bedeutung zu. Ganz eindeutig ist heute bekannt, dass im vorgeschädigten Gelenk auch der übrige, noch gesunde Knorpel in hohem Maße gefährdet ist.

Die Notwendigkeit der Schonung des knorpelverletzten Gelenks steht deshalb außer Zweifel und ist ein wichtiges Therapieprinzip. Aber – wie viel Schonung ist richtig? Könnte umgekehrt eine bestimmte Art der Bewegung nicht nur unschädlich, sondern sogar nützlich sein?

Was viele erfahrene Ärzte – und Betroffene – schon lange vermutet haben, wurde durch Untersuchungen kanadischer Forscher bestätigt. In ihren systematischen Untersuchungen zeigten sie, dass knorpelgeschädigte Gelenke geschont werden müssen, dass aber gleichzeitig auch eine „Bewegung ohne Belastung" von Vorteil ist.

Ihre Ergebnisse, die wir in der heutigen Ausgabe vorstellen, bedeuten einen großen Fortschritt für die Arthroseforschung. Sie sind außerdem sehr anschaulich und leicht verständlich. Gleichzeitig zeigen sie aber auch, wie viele Fragen zurzeit noch offen sind und wie dringend und sinnvoll die weitere Forschung auf diesem Gebiet ist.

Das Gleiche zeigen auch die hervorragenden Ergebnisse, die heute mit den künstlichen Gelenken erzielt werden können. Unsere praktischen Tipps nennen Ihnen diesmal viele weitere spezielle Hinweise für das künstliche Hüftgelenk. Auch sie zeigen „Forschung ist sinnvoll, Forschung tut Not".

Für die zahlreichen Spenden und Beiträge, die uns in diesem Jahr erreicht haben, möchte ich allen Mitgliedern und Lesern herzlich danken. Ihnen allen wünsche ich frohe und gesegnete Weihnachtstage und ein glückliches neues Jahr.

Herzlichst Ihr

H. Huberti

Dr. med. Helmut Huberti
Präsident der Deutschen Arthrose-Hilfe

Kann Knorpel heilen?

Aktuelle Forschungsergebnisse

Nur wenn der Knorpel gesund ist, können die Gelenke ihre volle Funktion erfüllen. Die Behandlung der Arthrose hat deshalb immer auch die Heilung des Knorpels zum Ziel. Ist aber eine Knorpelheilung überhaupt erreichbar? Lange Jahre gab es nur vereinzelte Hinweise, die auf diese Möglichkeit hinwiesen. Eine große Studie aus Kanada, die unter strengen wissenschaftlichen Bedingungen durchgeführt wurde, erbrachte erstmals systematische Ergebnisse. Im Folgenden beschreiben wir die wichtigsten Grundzüge dieser Studie.

Der Knorpelschaden – eine Verletzung im Inneren der Gelenke

- **Wenn Knorpel verletzt ist,** kann dies viele unterschiedliche Ursachen haben. Unfälle, langjährige Überlastungen und vermutlich auch Stoffwechselveränderungen können allesamt Schäden der Knorpelschicht auslösen. Oft reichen die Knorpelwunden sogar bis in die Schichten des Gelenkknochens hinein. Nur solche Knorpelverletzungen wurden in dieser Studie untersucht (Durchmesser 1 Millimeter).
- **Für die Behandlung kann** die Entlastung des Gelenks von zentraler Bedeutung sein. Untersucht wurde jetzt der Einfluss der Ruhigstellung (Gips), der freien Vollbelastung sowie der Wirkung der „Bewegung ohne Belastung“. Mit einem neuen technischen Verfahren sind die betroffenen Gelenke hierbei langsam und kontinuierlich ohne Kraftanwendung über lange Zeit durchbewegt worden. Eine Belastung wurde dabei vollständig ausgeschlossen.
- **Ob hierbei eine Heilung der Knorpelwunde tatsächlich** erreicht werden konnte, wurde unter anderem auch durch direkte Betrachtung der Gelenkoberfläche überprüft („War die Knorpelverletzung vollständig verschwunden?“). Darüber hinaus wurden aber auch zahlreiche mikroskopische und biochemische Unter-

Wenn man Knorpelwunden heilen könnte, könnte dies eines Tages für die Behandlung der Arthrose eine große Bedeutung haben.

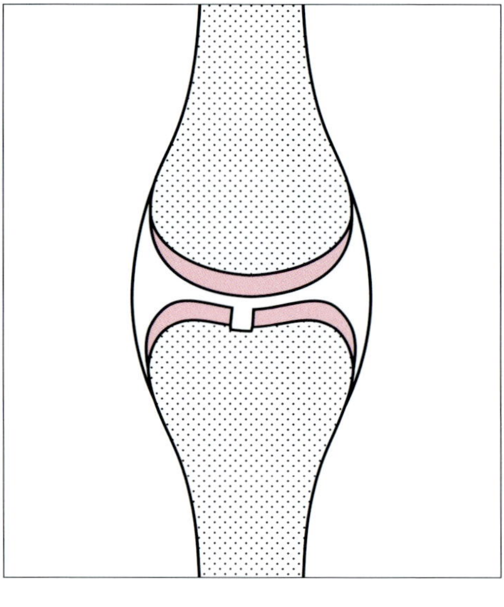

suchungen durchgeführt. Welche Heilungsprozesse die Forscher beobachten konnten, beschreiben wir im Folgenden.

In welchen Abschnitten entwickelt sich die Heilung und welche Prozesse laufen dabei ab?

- **Frühphase**
  Bei den tief reichenden Knorpelverletzungen (Durchmesser 1 Millimeter), die in dieser Studie untersucht wurden, bildete sich schon bald ein erstes Reparaturgewebe. Wie von anderen Wunden des Körpers bekannt, füllte dieses neue, junge Gewebe bald den Boden der Verletzung aus. Diese frühe Phase zeigt das Bemühen der Natur, Wunden wieder zu heilen und zu schließen. Diese erste Phase dauerte etwa 2 Wochen. Das junge Gewebe, das sich in dieser Zeit bildete, war aber noch sehr empfindlich und verletzlich und hatte noch nicht die Eigenschaften des gesunden und belastbaren Knorpels.

- **Heilungsphase**
  Nach einigen weiteren Wochen stellten die Forscher aber Erstaunliches fest: „Knorpel kann vollständig heilen!“ In zahlreichen Verletzungsstellen entwickelte sich das Gewebe kontinuierlich weiter. Allmählich füllten sich die Defekte vollständig, die Oberfläche war bald wieder völlig geschlossen, und bei Betrachtung waren die Schäden mit bloßem Auge bald nicht mehr zu erkennen. Auch mikroskopische und biochemische Untersuchungen zeigten die zunehmende Angleichung an das normale und gesunde Knorpelgewebe. Der frühere Verletzungsbereich war nach einigen Wochen als solcher nicht mehr zu erkennen und vollständig geheilt.
  Zur großen Überraschung der Forscher fanden sie vollständige Heilungen aber fast nur bei einer bestimmten Behandlungsform: nämlich der „Bewegung ohne Belastung“. Bei allen anderen Behandlungsmethoden, wie zum Beispiel auch der freien Belastung nach dem Gefühl, wurden wesentlich weniger Heilungen erzielt.

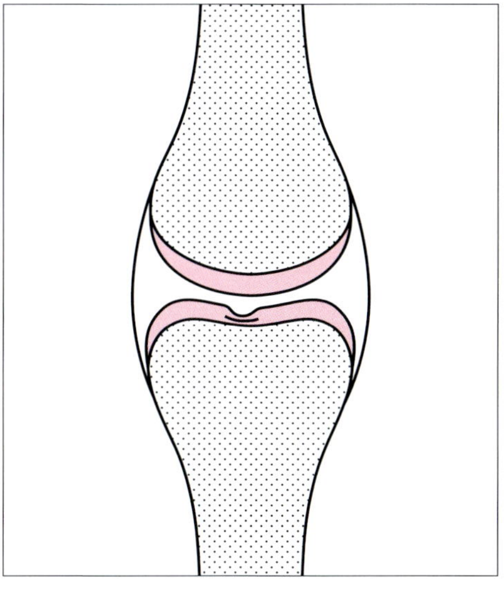

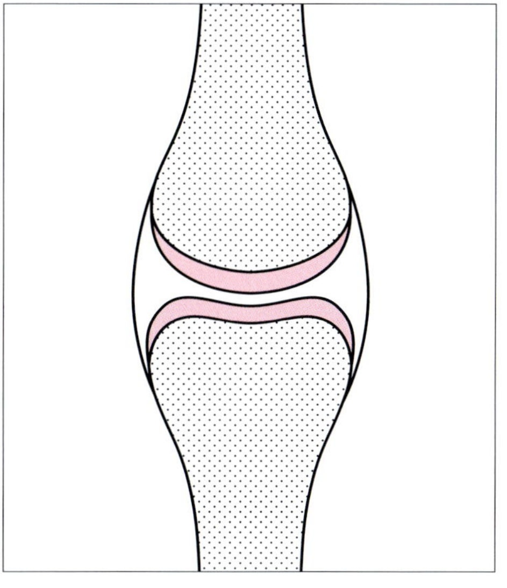

Die Ergebnisse lauteten:
- 52% Heilung bei Bewegung ohne Belastung;
- 4% Heilung bei freier, voller Belastung nach Gefühl oder bei Ruhigstellung im Gips.

„Bewegung ohne Belastung“ war damit für die Heilung der hier untersuchten speziellen Knorpelverletzungen von außerordentlichem Vorteil gewesen. Fehlte sie, konnte eine Heilung nur selten registriert werden.

Eine wichtige Regel

Die jetzigen Erkenntnisse zeigen, wie berechtigt die Hoffnungen auf Erfolge der Knorpelforschung sind. Dennoch muss auch auf die Einschränkungen der bisherigen Ergebnisse hingewiesen werden. Bis jetzt konnte nur eine ganz bestimmte Art von sehr kleinen Knorpelverletzungen untersucht werden (Durchmesser 1 mm, Standardtiefe 4 mm), wobei der umgebende Knorpel vollkommen gesund war. Auch die angewandten Behandlungsmethoden sind in dieser Form bisher noch nicht in der routinemäßigen Behandlung einsetzbar. Dennoch ergeben sich schon jetzt einige praktische Anwendungen:

(1) Bewegung ohne Belastung fördert die Knorpelheilung.

(2) Freie Voll-Belastung „nach dem Gefühl“ führt oft zu weiteren Schädigungen der verletzten Knorpelschicht. Die Belastung muss deshalb wenigstens um ein Drittel vermindert werden.

(3) Heilung des Knorpels braucht Zeit. Die bisherigen Untersuchungen zeigen, dass die Heilung der Knorpelschäden mehrere Wochen benötigt. Meist gilt: Frühestens nach 12 Wochen kann die Belastung wieder langsam erhöht werden.

Die goldene Arthrose-Regel Nr. 4 lautet:

1. **Knorpelschäden können heilen.**
2. **„Bewegung ohne Belastung“ fördert die Heilung am besten.**

Praktische Tipps für die künstlichen Hüftgelenke

Künstliche Hüftgelenke werden seit vielen Jahren mit guten Langzeitergebnissen eingesetzt. Was kann man selbst für eine lange Haltbarkeit tun? Wie kann man sich auf die Operation vorbereiten, und wie kann man das neue Gelenk schützen und es für viele Jahre erhalten? Die Beachtung der bereits im letzten ARTHROSE-INFO gegebenen Tipps ist auch für das Hüftgelenk sehr nützlich. Im Folgenden geben wir noch einige weitere Empfehlungen. Hinweis: Im nächsten ARTHROSE-INFO nennen wir auch zahlreiche Tipps für künstliche Kniegelenke.

1. Mit oder ohne Zement?

Der Entwicklung einer hervorragenden Fixiermasse war es zu verdanken, dass die künstlichen Hüftgelenke rasch zu einem Erfolg wurden. Dieser „Knochenzement“ ermöglichte es, die Prothesen so einzusetzen, dass sie viele Jahre fest verankert bleiben. Heute ist bei bestimmten Prothesen allerdings auch ein teilweiser oder vollständiger Verzicht auf Knochenzement möglich. In Deutschland werden etwa 60% zementfrei eingesetzt.

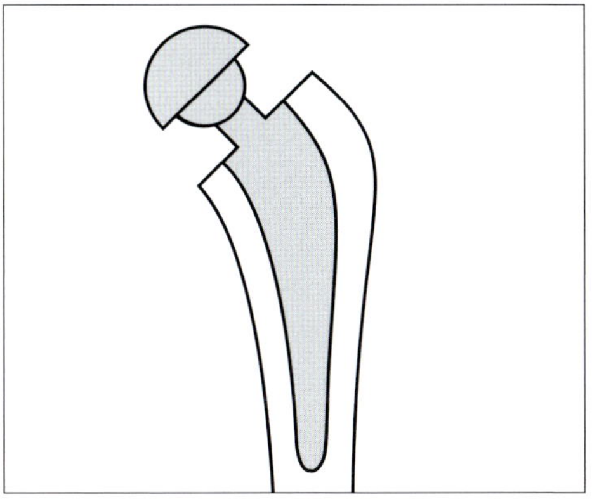

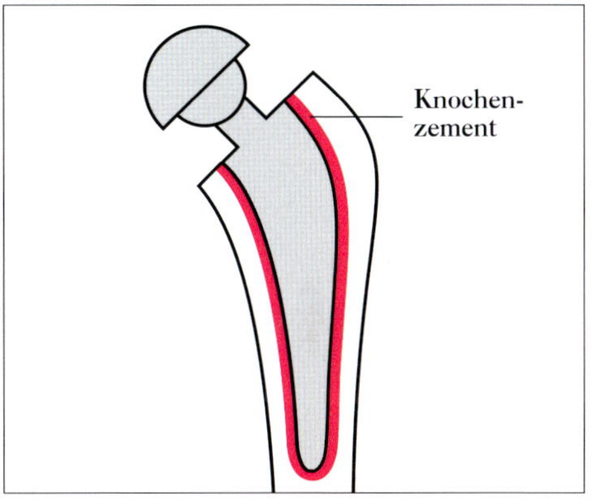

2. Modelle I: Gelenkkopf aus Keramik

Über 1.000 verschiedene Hüftgelenkmodelle stehen weltweit zur Verfügung. Viele der heute eingesetzten Gelenke haben einen Gelenkkopf aus Keramik. Die Gelenkpfanne besteht entweder ganz aus Kunststoff oder aus Metall mit einer Innenschicht („Inlay“) aus Kunststoff oder Keramik, mit der der Keramikkopf Kontakt hat. Der Vorteil des Keramik-Kunststoff-Kontakts wird im geringen Abrieb gesehen. Prothesen, bei denen auch die Innenschicht der Pfanne, das Inlay, aus Keramik besteht (Keramik-Keramik-Kontakt), zeigen einen noch geringeren Verschleiß, können aber in seltenen Fällen brechen.

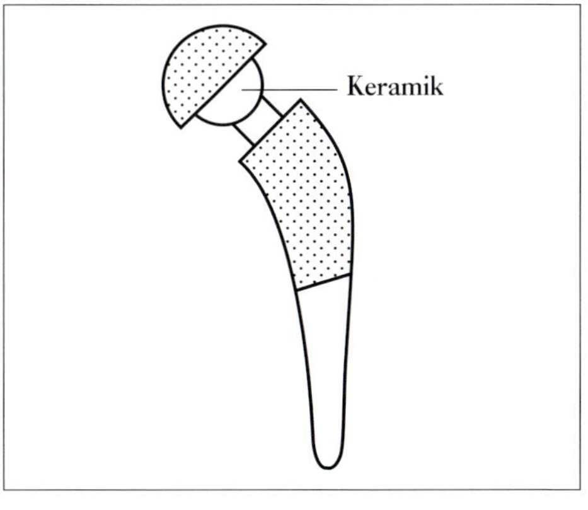

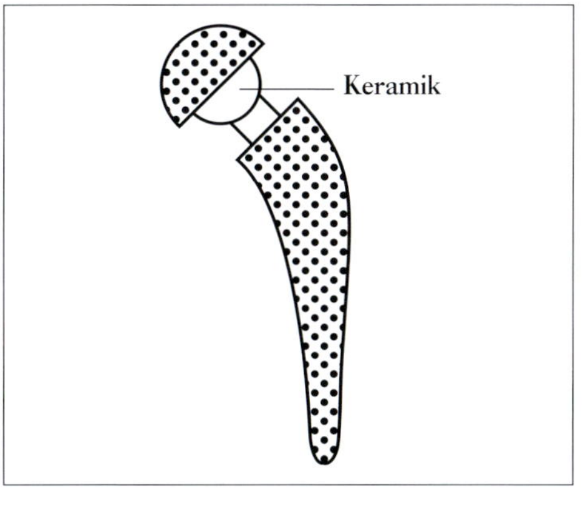

3. Modelle II: Gelenkkopf aus Metall

Zum Teil werden Prothesen eingesetzt, deren Gelenkkopf nicht aus Keramik, sondern aus Metall besteht. Die Gelenkpfanne ist hierbei, wie bei den Modellen I, entweder ganz aus Kunststoff oder enthält eine Innenschicht („Inlay") aus Kunststoff. Die „harte" Paarung (Metallkopf mit Metall-Inlay) wurde versucht. Hierbei kann es aber zu erheblichem Metall-Abrieb kommen, der für den ganzen Körper gefährlich sein kann.

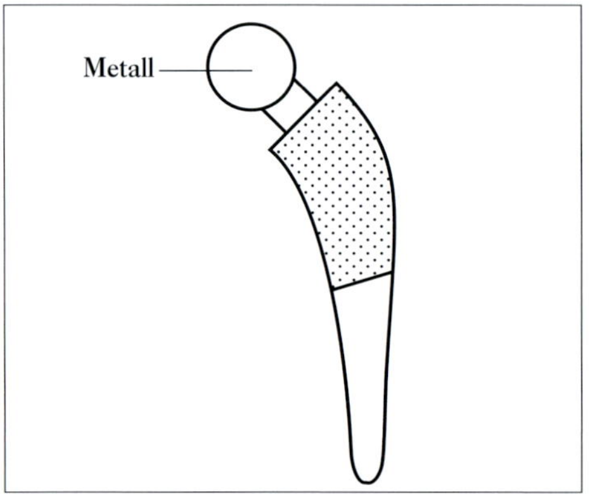

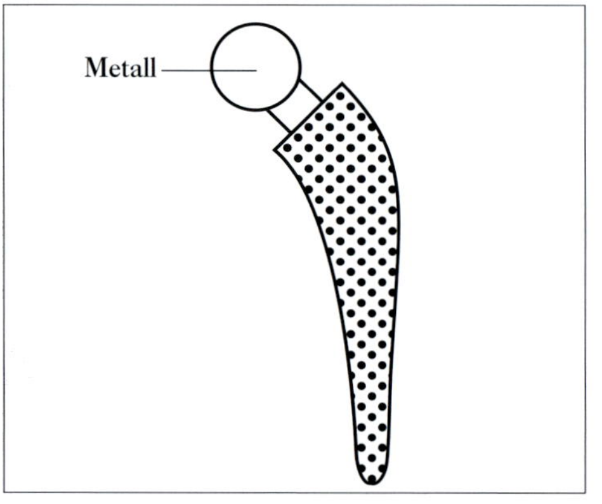

4. Minimal-Invasive Chirurgie

Minimal-Invasives operatives Vorgehen in der Hüftendoprothetik bedeutet nicht automatisch einen kurzen Hautschnitt, sondern die vollständige Schonung der hüftgelenkumgebenden Muskulatur, da diese für die Funktion extrem wichtig ist. Minimal-Invasive Chirurgie ist daher bei fast allen Patienten möglich, geht jedoch bei übergewichtigen und sehr muskelkräftigen Patienten mit einem Hautschnitt einher, der der üblichen Operationsweise entspricht.

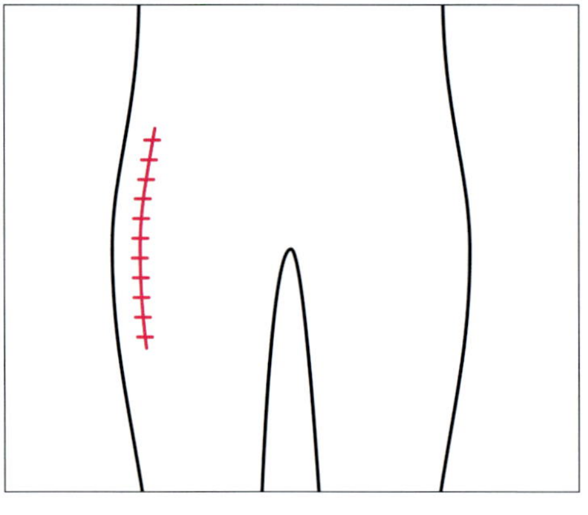

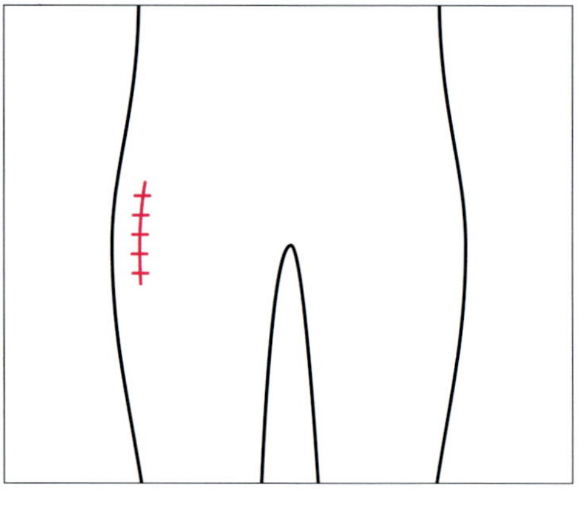

5. Wie lange halten künstliche Hüftgelenke heute?

Über 95% aller künstlichen Hüftgelenke bleiben heute 10 Jahre und mehr funktionsfähig. Viele davon halten sogar 15 Jahre und länger. Dies ist ein großer Erfolg. Manche Studien zeigen heute sogar noch längere Haltbarkeiten. Die Lebensdauer der Gelenke kann durch vorsichtige und kluge Beanspruchung wesentlich verlängert werden.

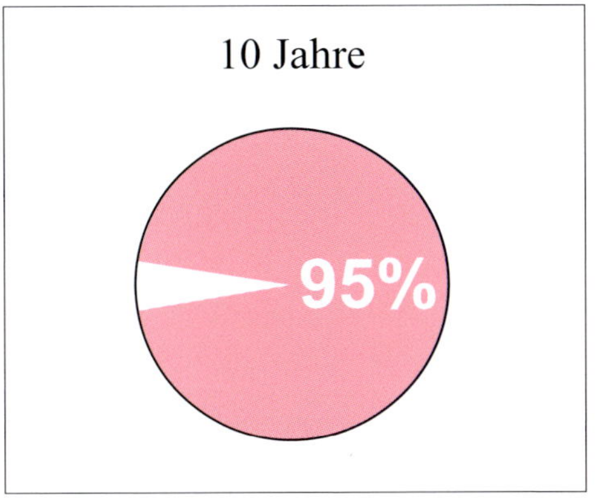

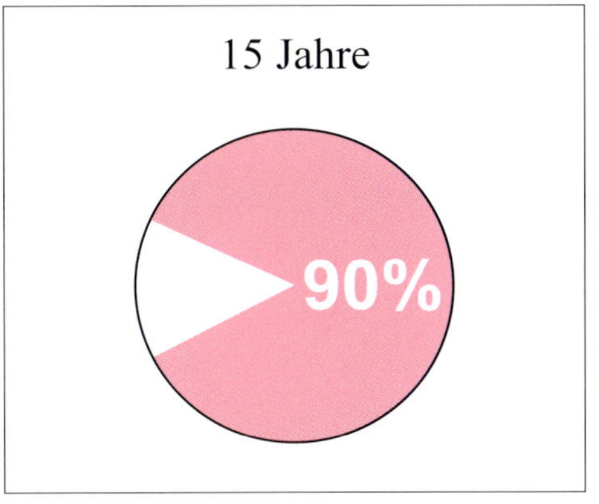

6. Künstliches Hüftgelenk schon mit 30?

Auch bei Patienten im Alter von 30 Jahren oder jünger werden heute künstliche Hüftgelenke eingesetzt, wenn sie schon in sehr jungen Jahren an einer schweren Arthrose leiden (Unfall-Arthrose, Geburtsfehler-Arthrose). Sie können damit über Jahrzehnte ihres Lebens wieder ein „normales“ Leben führen. Allerdings müssen sie dabei besondere Vorsichtsmaßnahmen beachten und Zurückhaltung in Beruf und Freizeit üben und z. B. auf Ballsportarten verzichten.

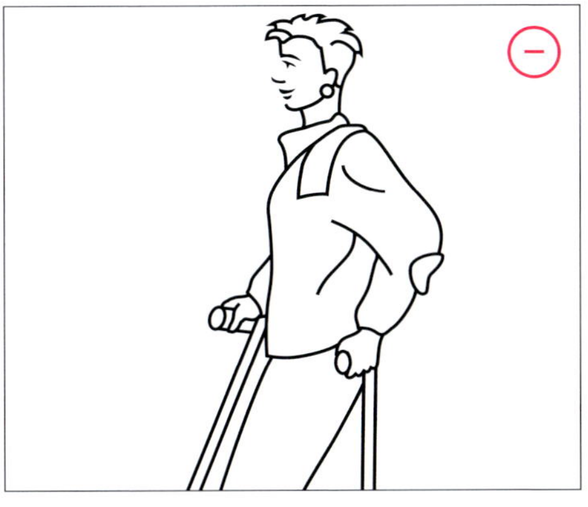

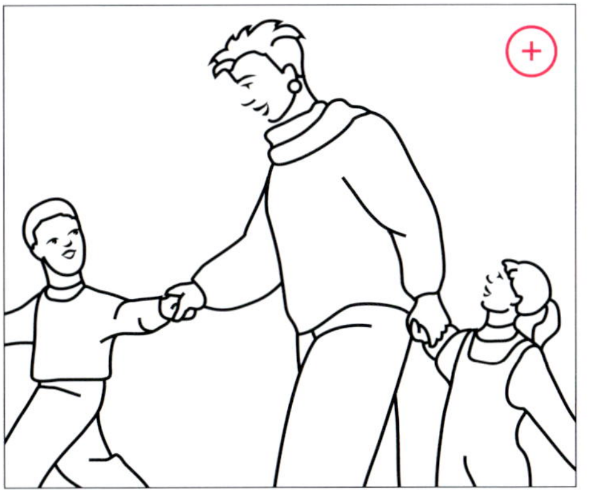

7. Können beide Hüften gleichzeitig operiert werden?

Viele Arthrose-Betroffene leiden beidseitig an einer schweren Hüftarthrose. Beide Hüften könnten heute zwar gleichzeitig operiert werden. In den meisten Fällen wird aber zuerst die besonders schmerzende Seite ersetzt. Oft führt bereits die erste Operation zu einer deutlichen Besserung auch auf der Gegenseite, sodass dann für längere Zeit auf eine weitere Operation verzichtet werden kann. Bei starken Schmerzen und einer im Röntgenbild erkennbaren schweren Arthrose sollte und braucht man aber mit der zweiten OP nicht zu lange warten.

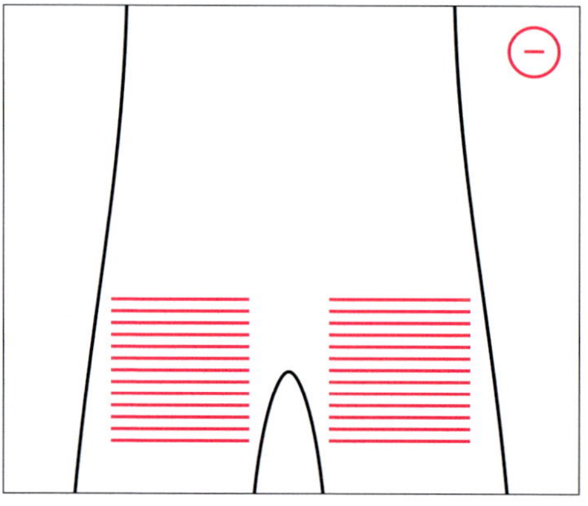

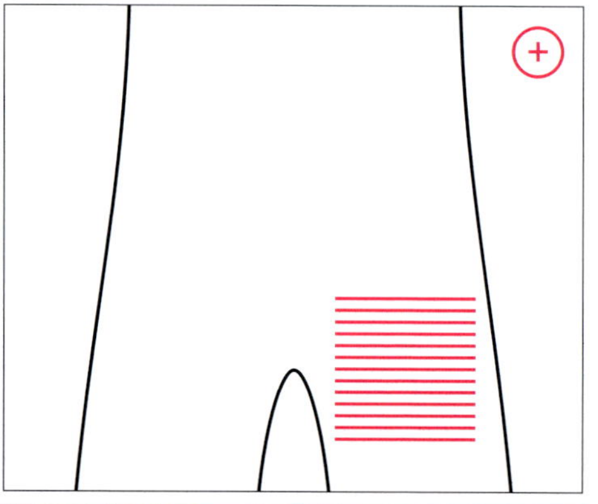

8. Kann die Operation beliebig oft wiederholt werden?

Als Faustregel gilt: „Diese Hüftoperation kann nur wenige Male wiederholt werden.“ Bei jedem Eingriff wird der Knochenmantel, in dem die Prothese verankert wird, nämlich schmäler und schwächer. Nach zwei Operationen ist die tragfähige Schicht bei etlichen Patienten oft schon aufgebraucht. Deshalb ist bereits nach der ersten Austauschoperation erhöhte Vorsicht angezeigt. Es sollte dann auf die Ausübung bestimmter Sportarten ganz verzichtet werden. Man sollte sein künstliches Gelenk zudem alle 1–2 Jahre untersuchen lassen, um eine Lockerung frühzeitig zu erkennen.

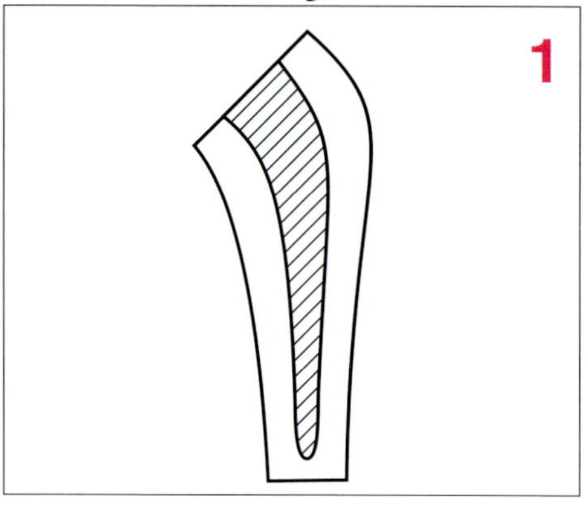

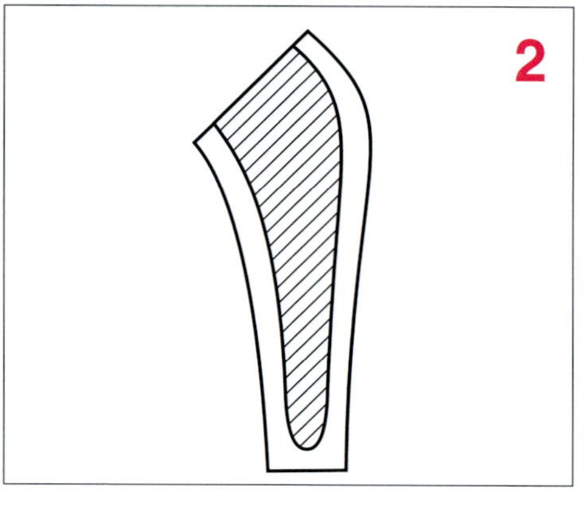

9. Welche Möbel sollten Sie meiden?

Beim Hinsetzen und Hinlegen sollte man in den ersten Monaten nach der Operation einige Regeln beachten:

(1) Meiden Sie tiefe und weiche Sessel und Couchen.

(2) Meiden Sie tiefe und weiche Betten.

(3) Meiden Sie tiefe Toilettensitze. (Im eigenen Bad lässt sich leicht eine Sitzerhöhung anbringen, die man über das Sanitätshaus beziehen kann. Auch das Anbringen eines Haltegriffes zum Abstützen ist durchaus empfehlenswert.)

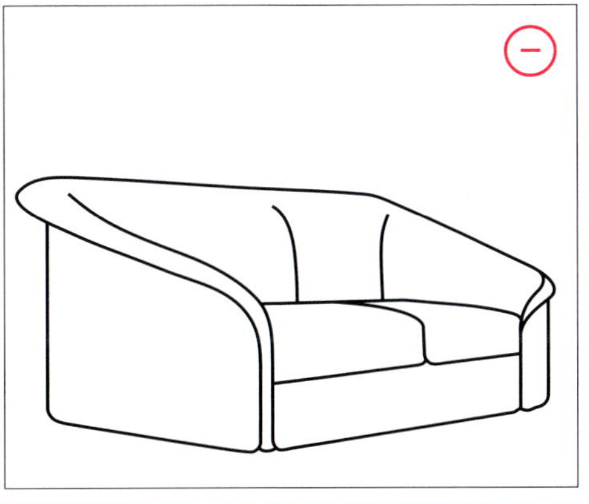

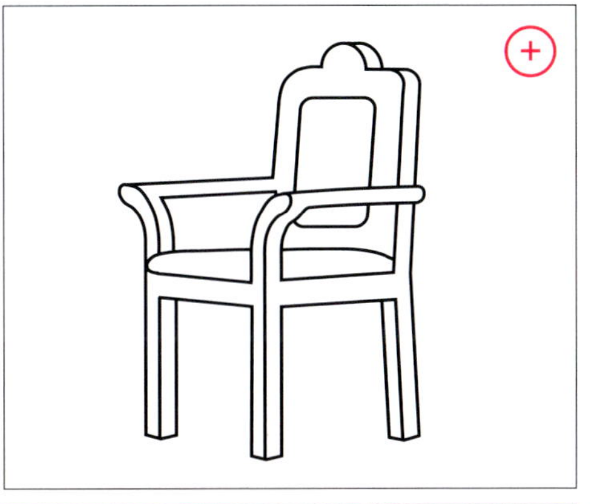

10. Autofahrer

Autofahrer sollten beachten, dass beim Ein- und Aussteigen bestimmte Drehbewegungen auftreten, die das künstliche Gelenk ausrenken können. Es gilt deshalb:

(1) „Stets beide Beine nebeneinander setzen, kräftig mit den Armen abstützen und erst dann ein- bzw. aussteigen."

(2) In zweitürigen Autos sollten Sie stets auf den vorderen Sitzen Platz nehmen, nicht jedoch auf dem Rücksitz.

So können Sie bestimmte Drehbewegungen sicher vermeiden. Dies gilt zumindest für die ersten Monate.

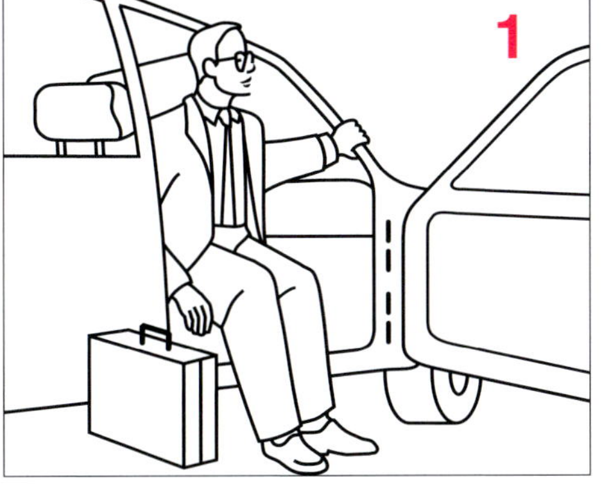

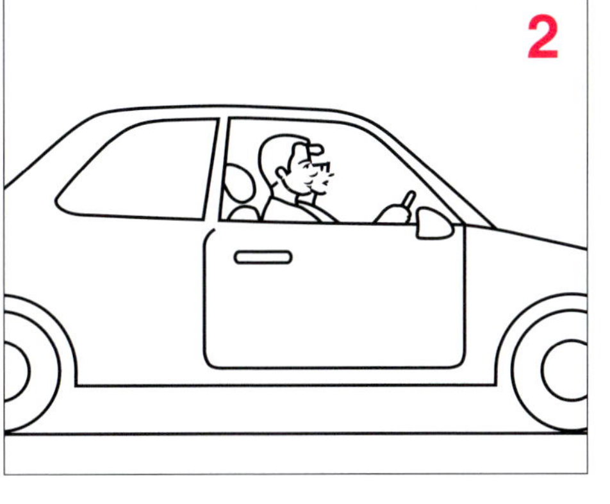

11. Achtung Metall

Die meisten künstlichen Hüftgelenke enthalten einen Anteil aus Metall. Deshalb sollten Sie in den folgenden Situationen auf Ihre Prothese hinweisen:

1. Bei vorgesehener MRT-Magnetfelduntersuchung (weil die Prothese magnetisch sein könnte).
2. Bei elektronischen Kontrollen auf Flughäfen (weil Fehlalarm ausgelöst werden könnte).

Das Gleiche gilt bei Verordnung von bestimmten Formen der sogenannten Elektrotherapie (weil Erhitzung des Metalls auftreten könnte). Die meisten Kliniken stellen heute **„Endoprothesen-Ausweise“** aus, in denen der Prothesen-Typ genau bezeichnet ist, und den man mit sich führen sollte.

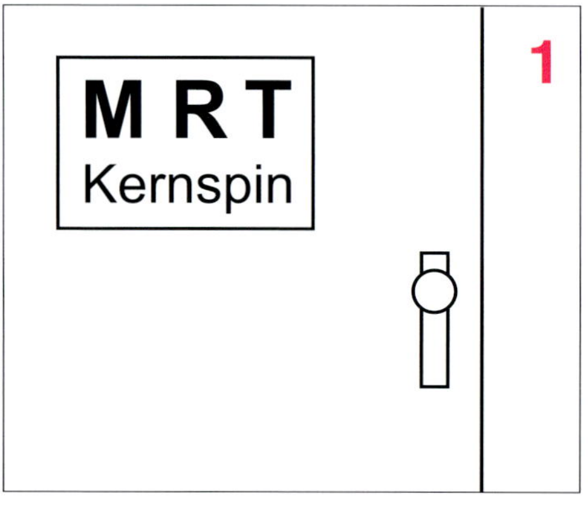

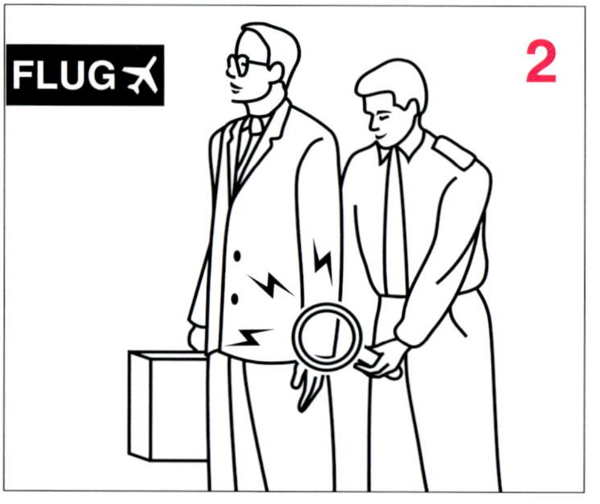

12. Empfehlenswerte Sportarten

Auch mit dem künstlichen Gelenk können Sie Sport treiben. Einige Regeln haben wir bereits im letzten ARTHROSE-INFO genannt. Für das Hüftgelenk gilt darüber hinaus: „Meiden Sie besonders heftige Drehbewegungen und Impuls-Belastungen.“ Auch das manchmal empfohlene Golfspielen ist aus unserer Sicht nicht ideal. Empfehlenswert sind andererseits: Radfahren, Wandern und Schwimmen. Beim Radfahren und Wandern sollte man alles tun, um Stürze zu vermeiden.

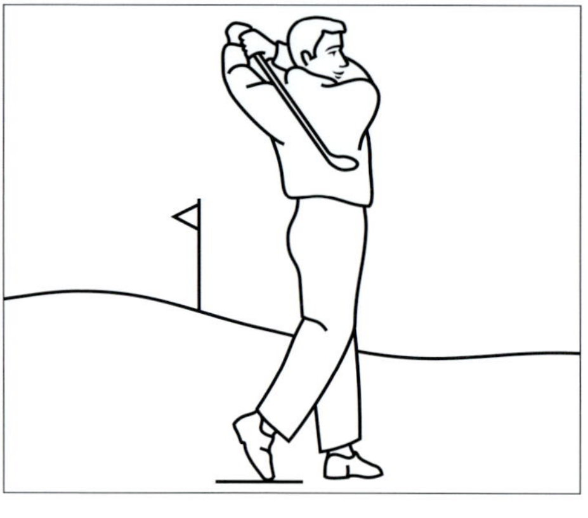

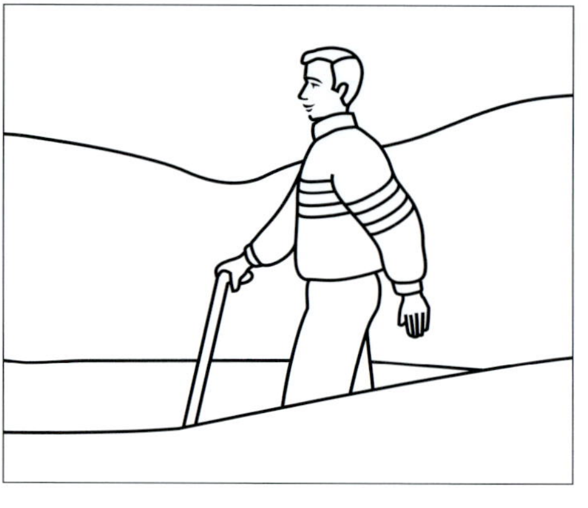

Leserbriefe

Wir freuen uns über die vielen Briefe mit überaus hilfreichen persönlichen Erfahrungen, die uns täglich erreichen. Hier wieder eine kleine Auswahl:

Gesprächspartner gesucht

Düsseldorf: *Gibt es im Raum Düsseldorf/Neuss bereits einen Gesprächskreis?*
Frau Gisela R., Neuss

Erfurt: *Suche Kontakt zu Personen, die ebenfalls eine Knie- bzw. Schulterarthrose haben.*
Frau Renate R., Erfurt

Hagen: *Ich bin 68 Jahre alt und habe seit einigen Jahren eine Arthrose in beiden großen Zehen. Wer könnte mir persönliche Tipps geben?*
Herr Heinz K., Hagen

Hamburg: *Ich würde gern im Hamburger Raum eine Selbsthilfegruppe gründen, an der auch junge Leute teilnehmen möchten. Ich selbst bin 35 Jahre alt.*
Frau Gitta H., Hamburg

Konstanz: *Wer könnte mir über eine gelungene Knieoperation bei Arthrose berichten?*
Frau Irmgard D., Konstanz

Lüdenscheid/Paderborn: *Suche Kontakte zu Personen, mit denen ich Erfahrungen über Knieprobleme (auch Operationen) austauschen kann.*
Frau Gertrud S., Brilon-Madfeld

Magdeburg/Braunschweig: *Habe Arthrose an beiden Kniegelenken und suche Kontakt zu anderen Betroffenen.*
Frau Monika S., Kroppenstedt

Nürnberg/Ingolstadt: *Suche Briefpartner/in. Ich wäre froh, wenn mir jemand gute Ratschläge geben könnte zur Arthrose im Kniegelenk und in den Fingern. Eine Operation ist wegen meines hohen Alters (79 Jahre) nicht mehr möglich.*
Frau Greta K., Mkt-Berolsheim

Hinweis: Die oben genannten Adressen können telefonisch unter Tel. 0 68 31 – 94 66 77 erfragt werden.

Daumenstützen helfen mir

Von meinem Arzt für Orthopädie habe ich Daumenstützen erhalten, die einen praktischen Klettverschluss haben. Ich lege sie über Nacht an. Sie stellen dann das Gelenk ruhig und helfen mir gut.
Herr Kurt V., Uffing

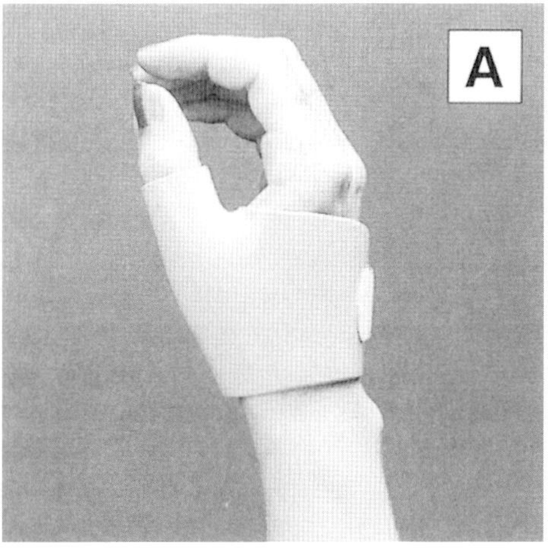

Hinweis: In vielen Fällen können Daumenstützen (A) bzw. sogenannte Daumen-Handgelenkschienen sehr wertvoll sein. Wann sie eingesetzt werden können, sollte vom behandelnden Arzt entschieden

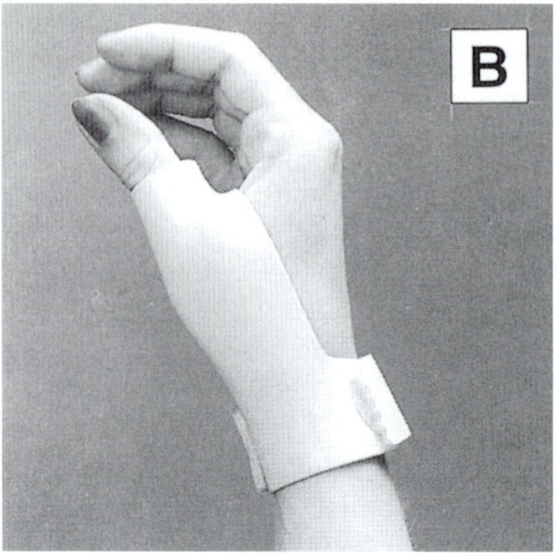

werden. Einige Modelle (B) verfügen über ein breiteres Handgelenkteil, wodurch auch das Handgelenk zusätzlich geschützt werden kann. Es empfiehlt sich, diese Stützen nur stundenweise zu tragen.

Ich möchte Ihnen sagen . . .

Ich möchte Ihnen sagen, dass ich Ihre Mitteilungen sehr nützlich finde, und dass sie mir bei meiner Hüftarthrose schon sehr geholfen haben. Mit freundlichem Gruß
Herr Herbert H., Krefeld

Ich habe viel Freude an Ihrem „INFO-Heft" und wünsche weiter viel Erfolg. Mit Dank und herzlichen Grüßen
Frau Brigitte K., Hamburg

Ich finde es gut, dass es die Deutsche Arthrose-Hilfe gibt. In den ARTHROSE-INFOS findet man sehr wichtige Informationen. Mit freundlichen Grüßen
Frau Ursula T., Borken

Ich bin gelernte Schauspielerin und immer noch „kämpferisch" eingestellt. Forschung erscheint mir sehr, sehr notwendig und die Ergebnisse interessieren mich sehr! Für Ihre hilfreiche Tätigkeit wünsche ich von Herzen Gutes und Erfolg. Ihre Frau Marlene L., München

Vorbeugung im Kindesalter

Gelenkschutz ist auch schon für Kinder wichtig

Unsere Gelenke tragen uns ein Leben lang. Deshalb ist es wichtig, schon in jungen Jahren an die Gesundheit der Knochen und Gelenke zu denken. Durch frühe Vorsorge kann eine spätere Arthrose vielleicht sogar ganz vermieden werden!

In den ersten drei Lebensjahrzehnten baut sich die Knochenmasse oder „Knochenbank" in unserem Körper auf. Danach wird keine wesentliche Knochensubstanz mehr ergänzt. Besonders im höheren Alter kann es aber zu einem starken Knochenverlust kommen. Deshalb ist es gerade in jungen Jahren entscheidend, auf eine gesunde Ernährung zu achten und

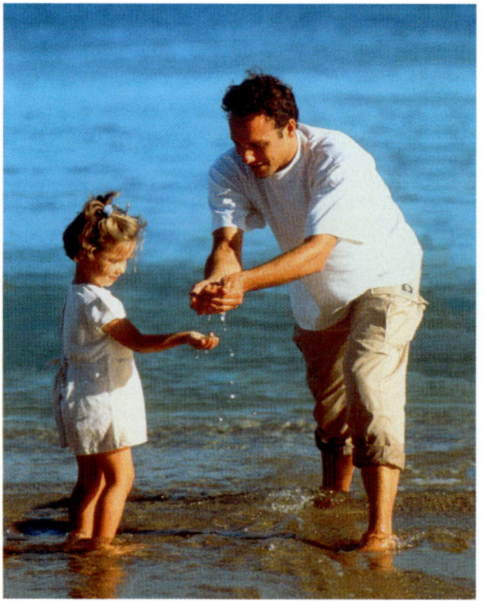

sich viel zu bewegen. Kinder brauchen Obst, Gemüse und Milchprodukte auf dem täglichen Speisezettel. Übergewicht sollte rechtzeitig vermieden werden, denn es ist schädlich für die Gelenke. Besonders die Kniegelenke werden dadurch hoch belastet.

Ein weiterer wichtiger Faktor für den Aufbau der „Knochenbank" ist die tägliche Bewegung bei Sport und Spiel. Der Aufbau der Knochenmasse steht in engem Zusammenhang mit dem Aufbau der Muskulatur. Körperliche Aktivitäten dürfen die Kinder aber auch nicht überfordern. Schließlich ist das kindliche Skelett noch am wachsen, so dass zu intensives Training leicht zu Schäden und Verletzungen führen kann. Sollte es trotz aller Vorsicht zu einer Verletzung kommen, ist es ratsam, gleich einen erfahrenen Facharzt aufzusuchen, um Folgeschäden sicher zu vermeiden.

Bei allen aufgezählten Punkten ist es natürlich auch wichtig, dass die Erwachsenen mit gutem Beispiel vorangehen. Damit helfen wir unseren Kindern und auch uns selbst – und gemeinsame Vorsorge macht auch viel mehr Spaß!

Wichtige Hinweise

Besonderer Dank

Frau **Veronika G. aus Rostock** berichtete zu ihrer sehr hohen Spende: „Meine Beschwerden an Hüfte und Lendenwirbelsäule werden immer schlimmer, und eine OP kommt für mich aufgrund meines Alters und anderer Beschwerden nicht mehr infrage. Ich wollte Ihnen diesen Betrag noch überweisen und etwas Gutes tun, bevor ich ins Seniorenheim umziehe." Wir danken ihr für alles, was sie bisher für uns getan hat. Ihre Großzügigkeit bewegt uns zutiefst.
Zum 70. Geburtstag gratulieren wir sehr herzlich Herrn **Walter E. aus Friesenheim** und Frau **Renate P. aus Bindlach**, deren Gäste uns bedeutende Spenden überwiesen haben. Unseren Dank senden wir auch all jenen, die in Tagen der Trauer ihre lieben Verstorbenen mit einem Spendenaufruf zugunsten unserer Arbeit ehren. Auch danken wir allen, die die Deutsche Arthrose-Hilfe in ihrem **Nachlass** bedenken. Entsprechende Unterlagen senden wir gerne zu. Herzlichen Dank.

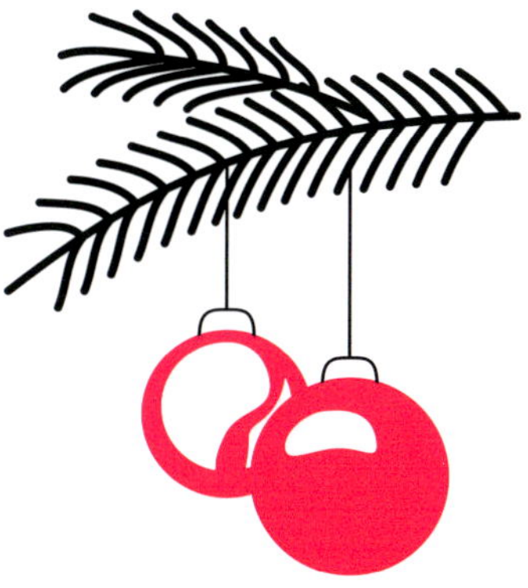

Adressänderung?

Wenn sich Ihre Adresse geändert hat oder uns ein kleiner Schreibfehler bei Ihrer Anschrift unterlaufen sein sollte, wären wir für eine kurze Nachricht sehr dankbar. Am sichersten können wir die Änderung vornehmen, wenn Sie uns die neue Anschrift zusammen mit der alten übersenden. Vielen Dank.

Lexikon

„G"

Medizinische Begriffe aus der Sprechstunde, die jeden interessieren

GELENKTOILETTE

Dieser auf den ersten Blick ungewöhnliche Ausdruck hat sich mittlerweile in der medizinischen Umgangssprache eingebürgert und ist Ihnen vielleicht schon einmal begegnet. Gemeint ist damit eine innere Reinigung des Arthrose-Gelenks von freien Knorpelresten sowie eine Glättung und Abtragung von Knochenausziehungen. Diese Behandlung wird häufig während der Gelenkspiegelung (Arthroskopie) durchgeführt und bringt in vielen Fällen eine deutliche Besserung der Beschwerden. In einem der kommenden ARTHROSE-INFOS werden wir noch genauer über diese Behandlung berichten.

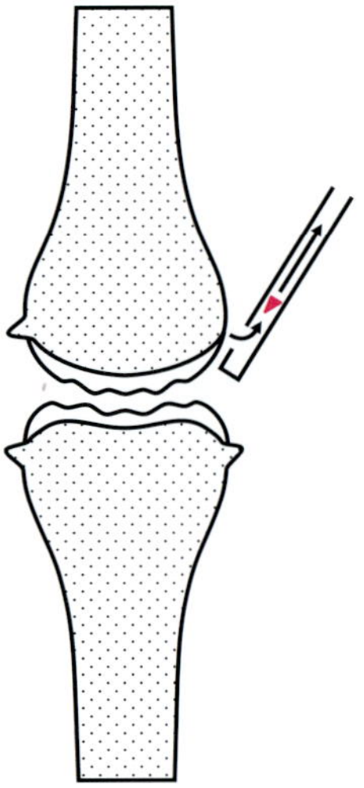

GICHT

Wenn zu viel Harnsäure im Körper gebildet wird, kann die Niere diese nicht rasch genug ausscheiden. Die Säure lagert sich dann in vielen wichtigen Organen ab, beispielsweise in Niere, Herz, Gehirn, aber auch in den Gelenken. Diese Säureablagerungen führen stets zu gefährlichen Schäden. Besonders häufig treten die damit verbundenen akuten Schmerzen im Grundgelenk der Großzehe oder im Kniegelenk auf. Auch viele andere Gelenke können betroffen sein. Alkoholverzicht, Diät und Medikamente sind die wichtigsten Bestandteile der Behandlung, die meist erfolgreich ist. Gichtgelenke dürfen nicht zu großer Kälte ausgesetzt werden, da dies die Ablagerung der Harnsäurekristalle begünstigen kann.

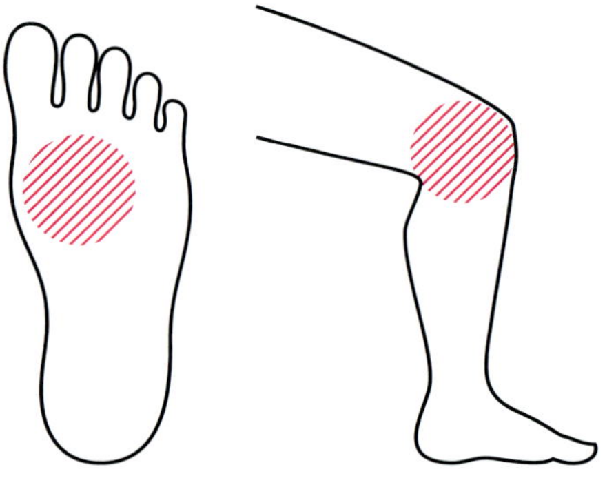

Vorschau

Im nächsten Heft lesen Sie ...

- Arthrose persönlich erlebt
- Tipps zum künstlichen Kniegelenk
- Wichtige Leserbriefe
- und anderes mehr ...

Heft 9

ARTHROSE Info

Offizielles Organ der Deutschen Arthrose-Hilfe e.V.
Erscheint vierteljährlich
Nr. 9 Sonderausgabe

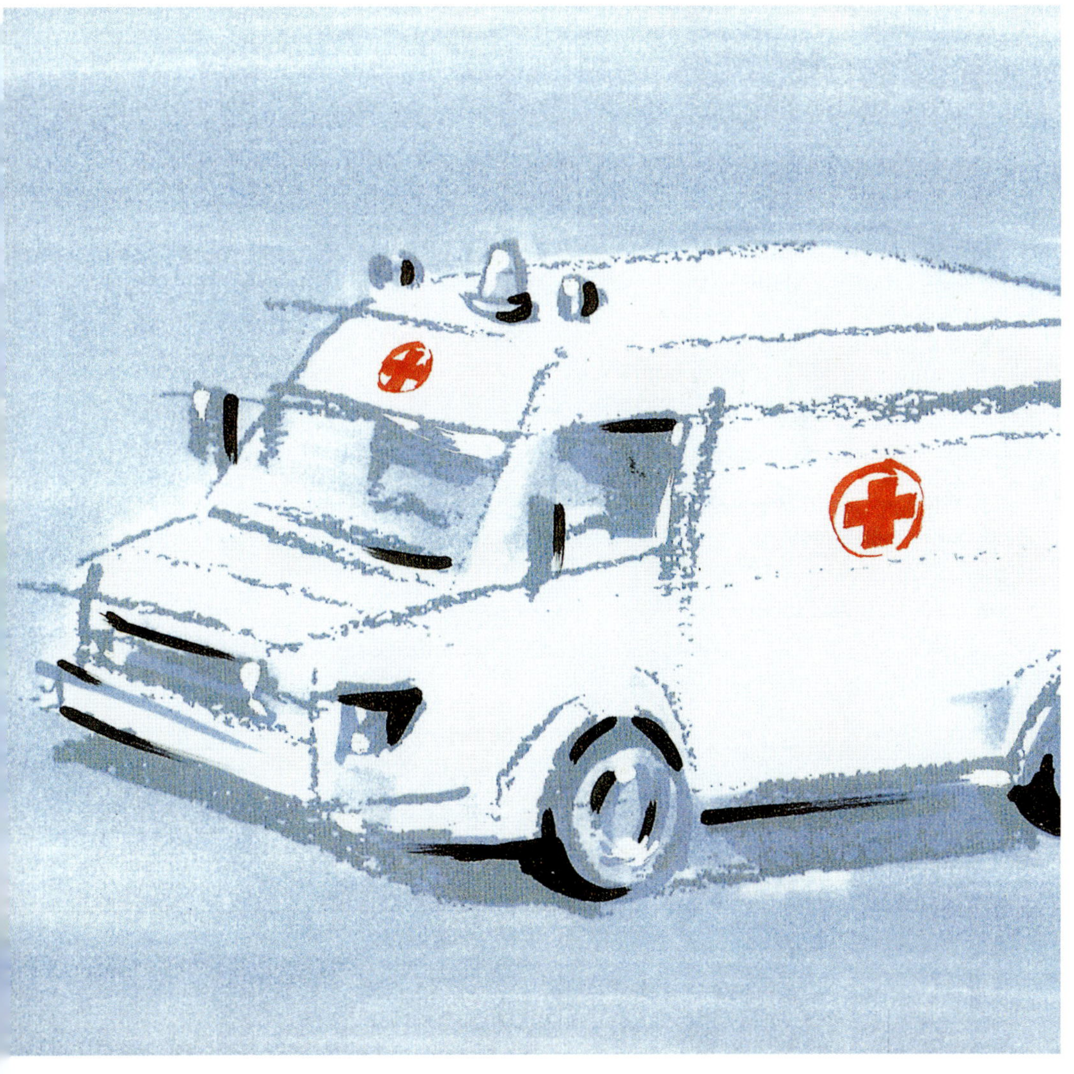

Inhalt

Seite

Impressum

Herausgeber:
Deutsche Arthrose-Hilfe e.V.
Postfach 11 05 51
60040 Frankfurt a. M.,
in Zusammenarbeit mit Ärzten und Wissenschaftlern des In- und Auslandes

Bezug:
Einzelheft € 4,–
Für Mitglieder und Förderer
im Beitrag enthalten

Chefredaktion:
Dr. med. Helmut Huberti

Grafik:
Siegfried Bischof, Margret Walter

Druck:
Ottweiler Druckerei und Verlag GmbH
Weißes Papier chlorfrei gebleicht

Service-Telefon:
Telefonische Anfragen an die
Deutsche Arthrose-Hilfe:
(0 68 31) 94 66 77
Montags bis freitags
8.00 – 12.00 und 12.30 – 16.00 Uhr

Vereinsanschrift:
Deutsche Arthrose-Hilfe e.V.
Postfach 11 05 51
60040 Frankfurt a. M.

Spendenkonten:
Postbank Frankfurt
IBAN: DE04 5001 0060 0101 1776 08
BIC: PBNKDEFF
Deutsche Bank Frankfurt
IBAN: DE22 5007 0010 0092 0587 00
BIC: DEUTDEFFXXX

Hinweis:
Die Beiträge im ARTHROSE-INFO können und sollen die Behandlung durch Ihren Arzt nicht ersetzen.
Je besser Sie informiert sind, umso wirkungsvoller sind die ärztlichen Maßnahmen.

ISSN-Nr.: 0937-9142

Editorial

Liebe Leserinnen, liebe Leser,
liebe Freunde der
Deutschen Arthrose-Hilfe!

Arthrose, die durch Unfall verursacht wurde, ist ein Thema, das nicht nur viele Jüngere berührt. Etwa ein Drittel aller Arthrose-Fälle sind Spätfolgen eines Unfalls, bei dem es zu einer direkten oder indirekten Verletzung des Gelenks gekommen ist und der oftmals hätte vermieden werden können.

Ob in Beruf, Haushalt, Sport oder Verkehr, stets sind bei Unfällen die Gelenke besonders oft betroffen, so vor allem die empfindlichen Gelenke der Hände, Knie und Schultern.

Viele Verletzungen heilen wieder aus. Andere heilen aber nur scheinbar aus, werden unterschätzt und führen dann nach Jahren zu einer Arthrose.

So galt die Meniskusverletzung des Kniegelenks, die besonders häufig bei vielen Sportarten vorkommt, lange Zeit als Bagatelle, die nicht sonderlich ernst genommen wurde. Die Betroffenen konnten ja bereits nach wenigen Wochen wieder gehen, laufen oder sogar Fußball spielen. Heute weiß man, dass sich in 80% (!) der Fälle, in denen der Meniskus entfernt wurde, bereits nach 5 Jahren eine Arthrose entwickelt, die den weiteren Lebensweg beeinflussen wird und oft genug auch einen materiellen Nachteil bedingt.

In unserer heutigen Ausgabe möchten wir auf drei Formen von Unfallverletzungen hinweisen, die besonders häufig zu einer späteren Arthrose führen können, auch wenn sie scheinbar gut verheilt und auskuriert sind.

In den „Praktischen Tipps“ nennen wir diesmal wichtige Hinweise zu den künstlichen Kniegelenken, die heute eine ebenso große Bedeutung haben wie die erfolgreichen künstlichen Gelenke der Hüfte. Unsere Tipps sollen wiederum einige grundsätzliche Informationen geben und sowohl der Vorbereitung als auch dem richtigen Verhalten danach dienen.

Ganz besonders danken möchten wir für die große Zahl der Spenden, die uns im Rahmen der Weihnachtsaktion erreicht haben und die uns eine unschätzbare Unterstützung der Forschung ermöglichen. Für jeden großen und kleinen Beitrag möchten wir allen herzlich danken. Uns allen wünsche ich auch in diesem Jahr viel Glück und gutes Gelingen beim weiteren Aufbau der Deutschen Arthrose-Hilfe.

Herzlichst
Ihr

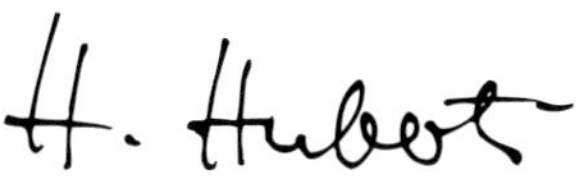

Dr. med. Helmut Huberti
Präsident der Deutschen Arthrose-Hilfe

Interview mit prominenten Persönlichkeiten

Arthrose kann jeden treffen. Unter den Millionen Arthrose-Betroffenen weltweit befinden sich auch viele international bekannte Persönlichkeiten, die ihre eigenen Erfahrungen und Empfehlungen gerne weitergeben. Diesmal sprachen wir mit:

Herrn Jack Nicklaus,

dem weltbekannten Profi-Golfspieler.

Diagnose: **Hüftarthrose**

Therapie: **Künstliches Hüftgelenk, Januar 1999**

Herzlich und engagiert berichtete er uns über seine langjährigen Beschwerden und wie er sie schließlich überwandt.

Geboren am 21. Januar 1940 in Columbus, Ohio (USA), erkrankte Herr Nicklaus als Kind zunächst an einer Kinderlähmung (Polio). Als es ihm wieder besser ging, ermutigte ihn sein Vater, mit dem Golfspielen zu beginnen. Obwohl weltweit Millionen von Menschen Herrn Nicklaus als großen Golf-Weltmeister kennen, wissen nur die wenigsten, dass er die meiste Zeit seiner Karriere mit einem schmerzenden Hüftgelenk spielen musste.

„Ich war es leid, nur auf einem Bein zu spielen“

Bereits mit 23 Jahren traten Schmerzen an der linken Hüfte auf. „Damals“, so erinnert er sich, „behandelten die Ärzte diese Beschwerden mit zahlreichen Cortison-Spritzen. Man kann es nicht beweisen, aber ich glaube, dass dadurch möglicherweise der Gelenkknorpel zerstört wurde.“

Die Injektionen halfen ihm, sich auf sein Spiel zu konzentrieren, das sich immer weiter verbesserte. Innerhalb kurzer Zeit wurde er zu einem der herausragendsten Profi-Golfspieler der Welt. Die Beschwerden verschwanden aber nie mehr ganz. Vielmehr entwickelte sich langsam eine Hüft-Arthrose. In den folgenden Jahren konnte er die Schmerzen nur noch mit einem speziell für ihn entwickelten Übungsprogramm in den Griff bekommen. Diese Übungen führte er täglich gewissenhaft durch. Nur so konnte er seine Profi-Karriere fortsetzen, ab dem 50. Lebensjahr sogar in der Seniorenklasse. Dann aber wurden die Be-

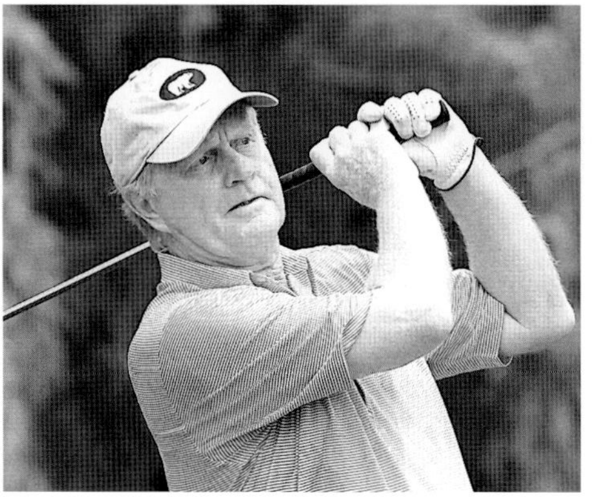

Herr Jack Nicklaus, weltberühmter Golf-Champion, beschreibt seine persönliche Erfahrung mit Hüftarthrose (ganz rechts mit dem ehemaligen Weltmeister Herrn Tiger Woods)

schwerden übermächtig. „Ich erinnere mich noch, wie sich bei der PGA-Meisterschaft 1993 der Zustand meiner Hüfte so verschlimmerte, dass ich zu meiner Frau sagte: ›Ich bin es leid, nur auf einem Bein zu spielen!‹ Ich fühlte eine ständige Taubheit und zunehmende Kraftlosigkeit im Bein." Noch immer aber hoffte er, eine Operation vermeiden zu können.

„Erschöpft vor Schmerzen"

Im Jahre 1998, also mit 58 Jahren, war er weltberühmt und von jedem wichtigen Golfmagazin zum Spieler des Jahrhunderts, ja sogar des Jahrtausends, ernannt worden und hatte zahllose Titel, Ehrungen und Trophäen angesammelt. Als der größte Star unter den großen Spielern seiner Generation war Herr Nicklaus nach eigener Einschätzung aber auch derjenige mit den größten körperlichen Problemen. Die Schmerzen zwangen ihn zum Rückzug aus der englischen Meisterschaft (British Open) und am Ende des Jahres war er völlig erschöpft:

„Selbst das morgendliche Aufstehen, Duschen und Rasieren oder nur mein Gesicht zu waschen und zu frühstücken brachte mich an den Rand der Erschöpfung", erinnert er sich. „So etwas war mir noch nie passiert. Ich war ein Typ mit sehr viel Energie, aber davon war damals nicht mehr viel übrig." Er nahm sich eine Auszeit von ein paar Wochen, um seine alte Kraft zurückzugewinnen. In der Überzeugung, er würde wieder zu seiner Top-Form zurückfinden, meldete er sich bereits im nächsten Jahr zu zwei Turnieren auf Hawaii an. Doch bevor es soweit war, wurde ihm unumstößlich bewusst, dass das Unvermeidliche bevorstand: „Ich ging auf den Platz und begann Bälle zu schlagen. Ich dachte, jetzt hast du lange genug pausiert, jetzt geht's wieder los mit dem Golfspielen."

„Ich wollte einfach nur wieder gehen können …"

„Am ersten Tag schlug ich dreißig Bälle, am zweiten fünfzig und am dritten siebzig – ich versuchte, wieder ins Spiel zurückzufinden. Am fünften Tag versuchte ich eine Runde mit neun Löchern zu spielen, aber es war eine einzige Katastrophe. Das war der Punkt, an dem ich mir eingestand: ›Ich muss jetzt einen Anruf machen‹." Nachdem er eingesehen hatte, dass sein Training das Arthroseproblem nicht aus der Welt schaffen und er

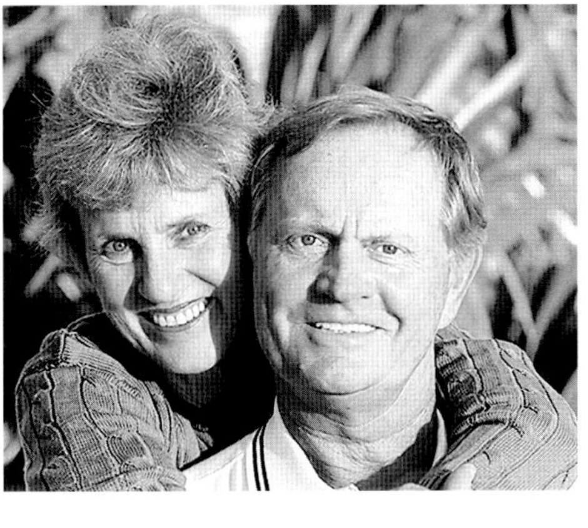

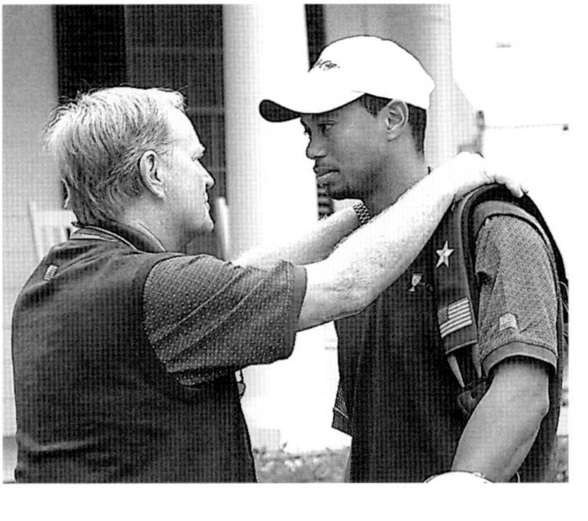

nicht auf Hawaii spielen konnte, traf er die Entscheidung, sich operieren zu lassen. „Das war einfach etwas, das ich tun musste."

„Ich ließ mich im Januar 1999 operieren, nicht nur wegen des Golf-Spielens, sondern auch für meine Familie. Ich bin immer sehr aktiv gewesen, und bei fünf Kindern und dem zwanzigsten Enkelkind unterwegs wollte ich viel mit ihnen unternehmen. Ich wollte wieder mit meiner Frau Barbara durchs Einkaufszentrum laufen, mit meinem Sohn einen Forellenbach entlanggehen und mit meinen Enkelkindern im Garten Fangen spielen können. Golf zu spielen, das war ein zusätzlicher Bonus, aber die Verbesserung der Lebensqualität, wie sie dann auch tatsächlich eintrat, war der treibende Faktor bei meiner Entscheidung." Herr Nicklaus hatte Vertrauen zu seinem Arzt. Nachdem dieser ihm das künstliche Hüftgelenk eingesetzt hatte, war das Ergebnis einfach „phantastisch".

„Wenn eine Operation unumgänglich ist, dann lässt man sie eben machen"

Mit einem intensiven Reha-Programm fand Herr Nicklaus innerhalb von drei Monaten den Weg zurück aufs Grün. „Ich war wieder aktiv", erzählt er. „Ich lief wieder über den Golfplatz und fing an einzulochen, abzuschlagen und aus dem Sandbunker zu schlagen. Dann begann ich wieder, richtig Golf zu spielen." Er war nun schmerzfrei. Seither hat er nie aufgehört, sich fit zu halten. Seine tägliche Routine mit Krafttraining und Dehnübungen beschäftigt ihn anderthalb Stunden am Tag. Er hält die tägliche Bewegung für eine Grundvoraussetzung zu einem aktiven, erfüllten Leben und rät jedem, dem eine Hüftoperation bevorsteht: „Halte dich so fit wie möglich, damit du so kräftig wie möglich bist, egal was du tust. Ich denke, das ist einfach gesunder Menschenverstand. Wenn eine Operation unumgänglich ist, dann lässt man sie eben machen! □

Wir danken Herrn Nicklaus für diesen offenen und bewegenden Bericht, der vielen Mitgliedern Mut machen wird.

Praktische Tipps zum künstlichen Kniegelenk

Künstliche Kniegelenke werden heute in manchen Kliniken bereits ebenso häufig eingesetzt wie künstliche Hüftgelenke. Während viele Operateure noch zu einer gewissen Zurückhaltung raten, sind andere Experten überzeugt, dass die Erfolge am Kniegelenk heute bereits genauso gut oder vielleicht sogar schon besser sind als an der Hüfte. Die folgenden Tipps sollen einige wichtige Hinweise geben. Gern möchten wir hierzu auch auf die Tipps im letzten und vorletzten ARTHROSE-INFO hinweisen.

1. Künstliche Kniegelenke erst mit 60?

Künstliche Kniegelenke werden in manchen Kliniken erst ab dem sechzigsten Lebensjahr eingesetzt. Es gibt aber eine rasch wachsende Zahl erfahrener Operateure, die ein wesentlich früheres Operationsalter befürworten. Insgesamt gilt die Regel, dass alle anderen Möglichkeiten zuerst ausgeschöpft werden sollten, zu denen selten einmal auch eine Gelenkspiegelung (Arthroskopie) zählen kann. Wenn dies der Fall ist, kann heute aber auch ein wesentlich früheres Operationsalter akzeptiert werden, so auch schon bei Berufstätigen.

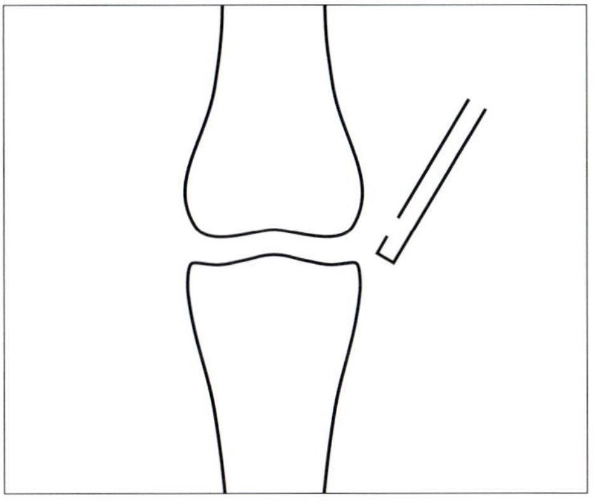

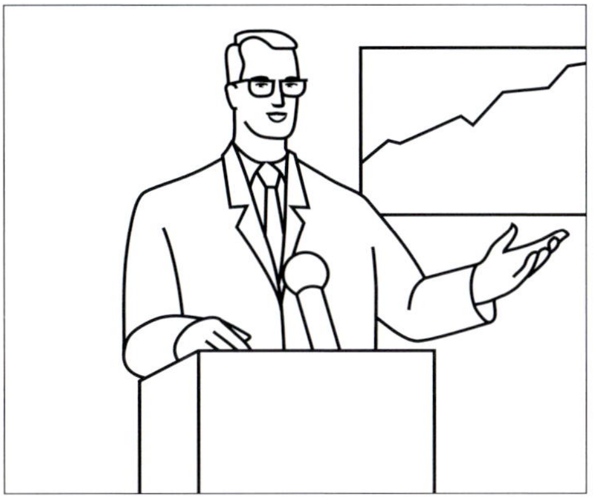

2. Modelle I: „Schlittenprothesen"

Oft betrifft die Arthrose nicht das gesamte Gelenk, sondern nur einen Teil. In diesen Fällen können Prothesenmodelle verwendet werden, die nur die betroffenen Teile des Gelenks künstlich ersetzen. Diese Halbprothesen werden in der ärztlichen Umgangssprache meist als unikondyläre oder „Schlittenprothesen" bezeichnet. Das Einsetzen einer Schlittenprothese kann auch zu einer gewissen Aufrichtung des Gelenks führen, dessen Stellung sich durch die Arthrose verändert hatte.

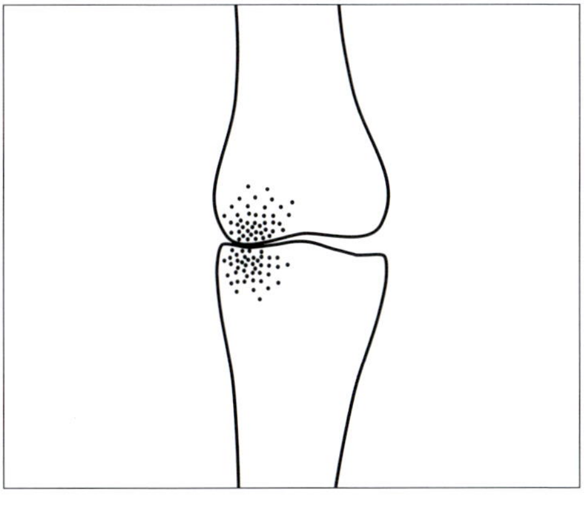

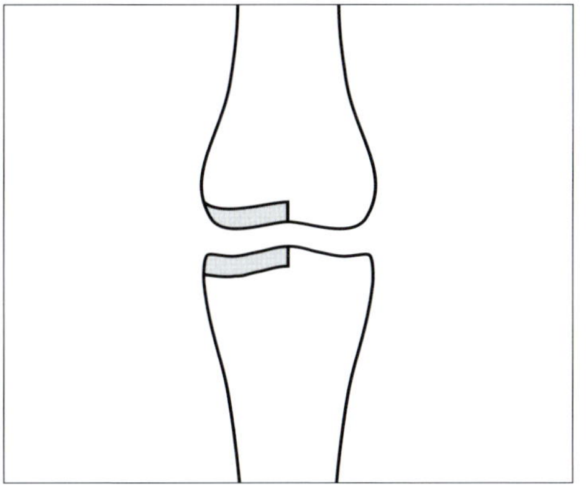

3. Modelle II: Vollprothesen

Wenn die Arthrose das gesamte Kniegelenk betrifft, werden Modelle eingesetzt, die man als „Vollprothesen" bezeichnet. Dem Arzt steht heute eine große Zahl verschiedener Typen dieser Vollprothesen zur Verfügung, die er abhängig vom speziellen Untersuchungsbefund auswählt. Die Kniescheibenrückfläche wird in den europäischen Ländern nur manchmal künstlich ersetzt.

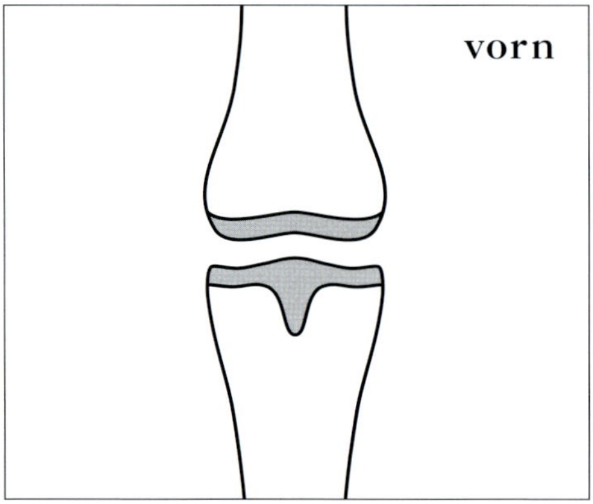

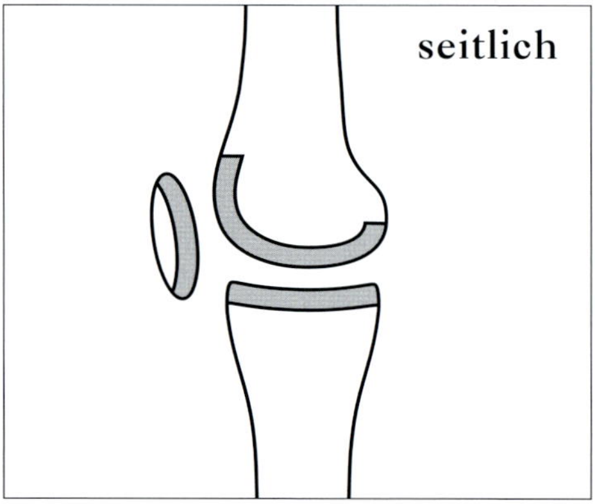

4. Mit oder ohne Zement?

Auch am Knie hat die Existenz einer technisch hoch entwickelten Fixiermasse das Einsetzen der künstlichen Gelenke erheblich erleichtert. In einigen Fällen ist die Verwendung dieses „Zements" aber nicht unbedingt erforderlich. Zementfreie Knie-Prothesen werden vor allem bei jüngeren Patienten eingesetzt, aber insgesamt nur selten. Anders als an der Hüfte werden etwa 90% der künstlichen Knie zementiert eingesetzt. Bei starken Rauchern ist die zementfreie Prothese nicht zu empfehlen, da durch Nikotin das Einwachsen des Knochens gehemmt wird.

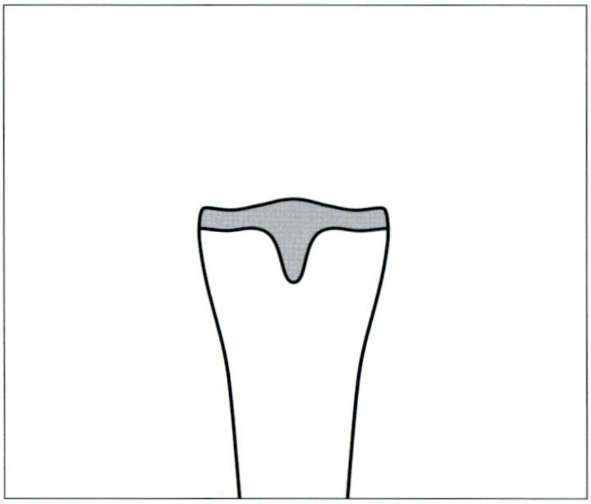

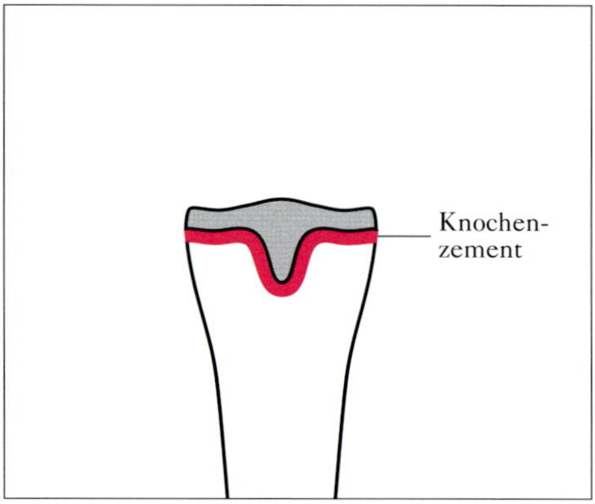

5. Wie lange halten Knieprothesen heute?

Zahlreiche neue Untersuchungen in großen Kliniken bestätigen, dass die modernen künstlichen Kniegelenke in vielen Fällen beinahe so erfolgreich sind wie die besten künstlichen Hüftgelenke. Diesen Studien zufolge sind **nach 10 Jahren** die Schlittenprothesen noch zu 85% und die Vollprothesen noch zu über 90% funktionsfähig. Allerdings zeigen die Ergebnisse noch beträchtliche Schwankungen. Die Erfahrung des Operateurs ist von großer Bedeutung.

Schlittenprothesen

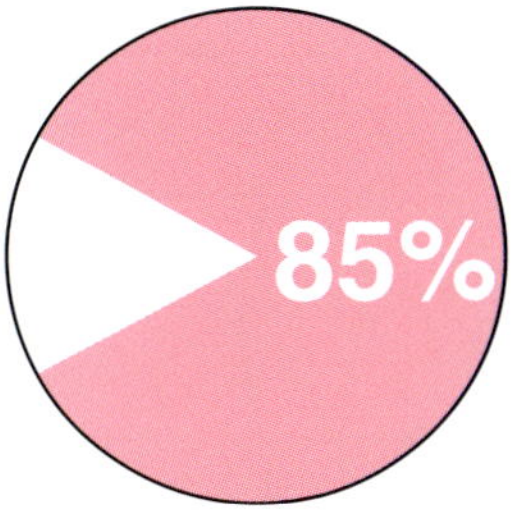

Vollprothesen

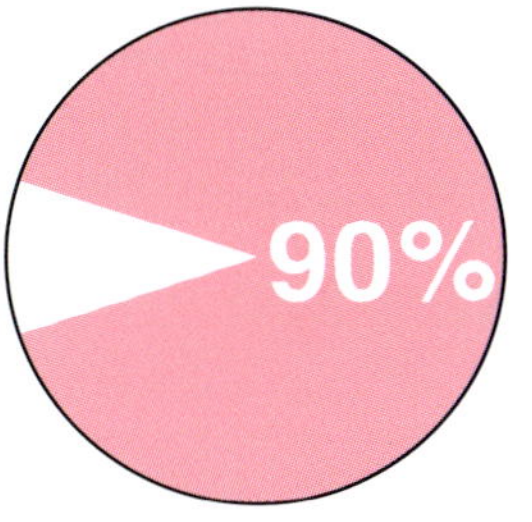

6. Zufrieden mit dem künstlichen Gelenk?

Der Entschluss zur Einpflanzung eines künstlichen Kniegelenks wird meist nicht bereut. Etwa 80% aller Patienten sind mit dem Ergebnis „zufrieden“ oder sogar „sehr zufrieden“. Die meisten Aktivitäten des täglichen Lebens können mit dem künstlichen Gelenk wieder aufgenommen werden. Allerdings ist die Zufriedenheit mit Knie-Vollprothesen längst nicht so hoch wie beim künstlichen Hüftgelenk, und es sind besondere Vorsichtsmaßnahmen zu beachten, die wir im Folgenden beschreiben.

„zufrieden“

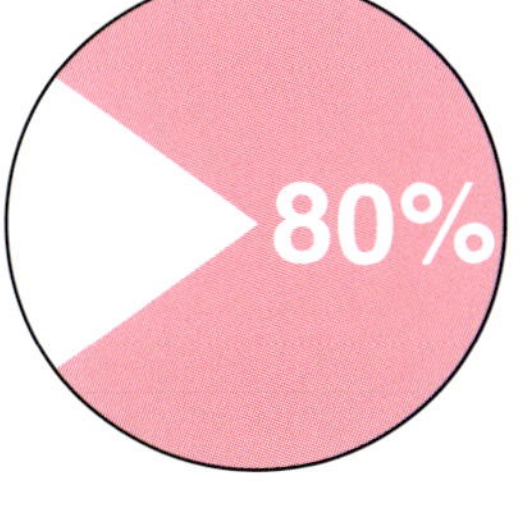

„nicht zufrieden“

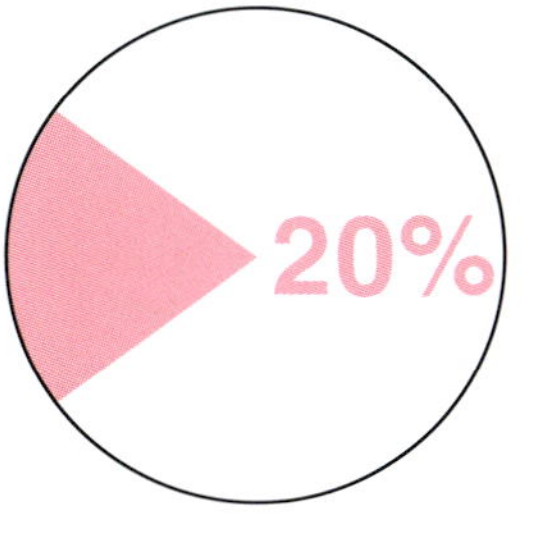

7. Wichtige Übungen

Das künstliche Kniegelenk bedarf einer guten Pflege. Dazu gehören auch regelmäßige Übungen zum Erhalt der vollen Beweglichkeit. Im Sitzen wird hierbei das Knie abwechselnd gestreckt (1) und gebeugt (2). Die Streckung sollte bis zur Geraden, die Beugung bis 90 oder sogar 120-130 Grad reichen. Diese Übungen sind am besten morgens, mittags und abends jeweils 10-mal durchzuführen. Sie benötigen nur etwa 2 Minuten. Das Erreichen der vollen Streckung ist besonders wichtig.

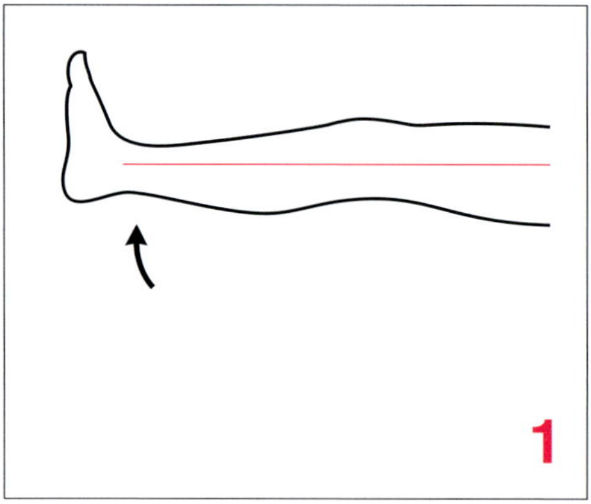

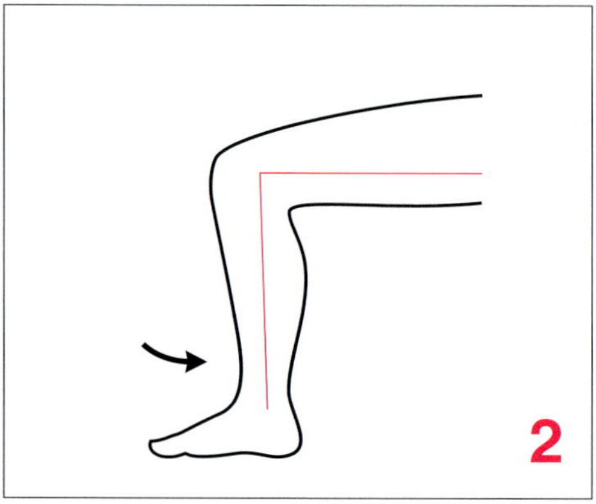

8. Vorsicht beim Treppabgehen

Mit dem künstlichen Kniegelenk kann man auch wieder Treppen steigen, die zuvor vielleicht Mühe bereitet haben. Besondere Vorsicht empfiehlt sich aber beim Treppabgehen. Die Muskeln des operierten Beines müssen sich nämlich erst noch über einige Wochen an das neue Gelenk gewöhnen und besitzen noch nicht ihre volle Kraft. Man sollte sich deshalb insbesondere beim Treppabgehen sicher und kräftig am Geländer abstützen und betont sorgfältig und vorsichtig auftreten.

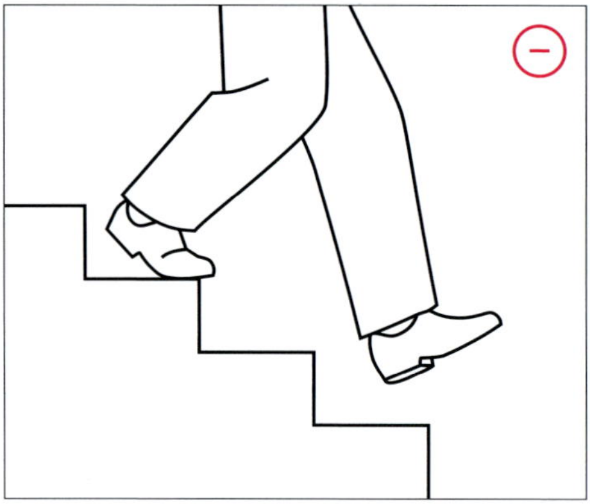

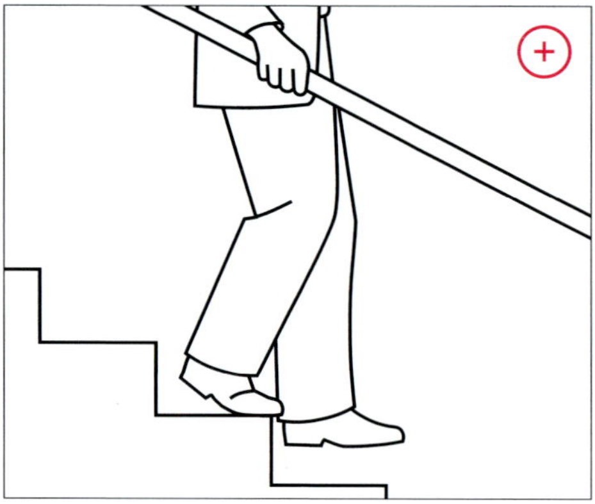

9. Knieschutz

Auf kniende Tätigkeiten sollte man mit einem künstlichen Gelenk am besten ganz verzichten. Wann immer das Hinknien aber nicht zu vermeiden ist, ist die Verwendung eines weichen Polsters sehr zu empfehlen. Hinweis: Nützliche Tipps zur Herstellung eines solchen Polsters finden Sie auch im ARTHROSE-INFO Nr. 6 in der Rubrik „Leserbriefe“.

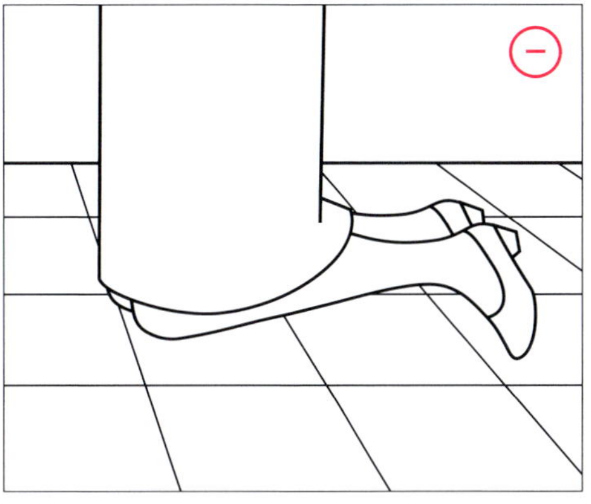

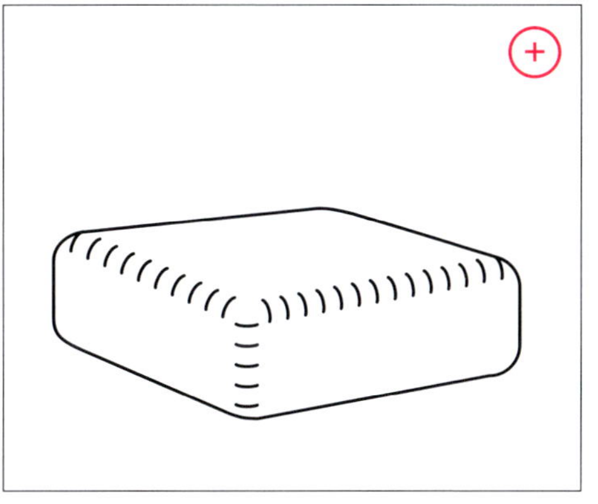

10. Wichtige Hilfsmittel

Mit Freude wird man nach der Operation auch wieder längere Einkäufe tätigen können. Ein einfaches Hilfsmittel, das sich zunehmender Beliebtheit erfreut, kann hierbei eine wertvolle Unterstützung geben. Moderne, leichte Einkaufswagen, die sich vor und nach dem Gebrauch einfach zusammenklappen lassen, erleichtern Ihnen das Tragen der Tüten und Taschen erheblich. Sie sind heute in vielen Kaufhäusern und Fachgeschäften zu erhalten und kosten nicht viel. In der Regel genügen die einfachsten Ausführungen vollauf.

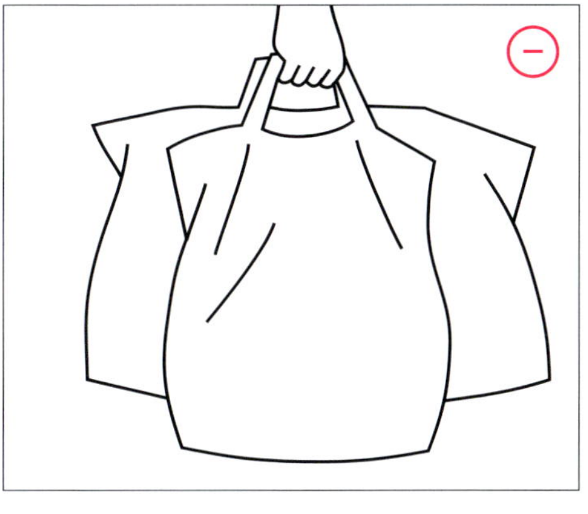

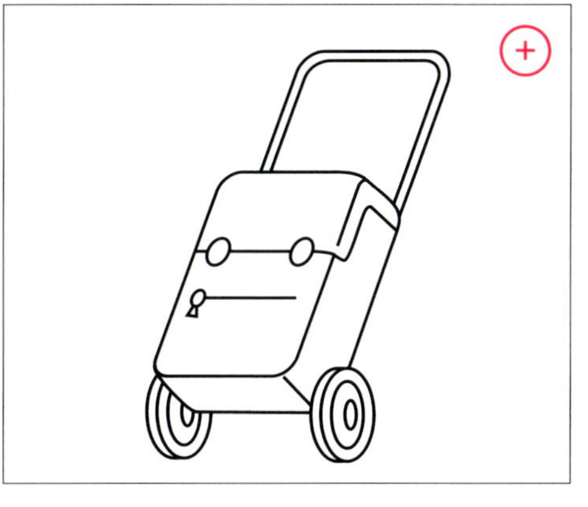

11. Sportarten, die man meiden sollte

Mit dem neuen Kniegelenk kann man viele Sportarten wieder aufnehmen. Es gibt aber wichtige Einschränkungen:

1. Ballsportarten: Alle Sportarten, die mit Stößen, Sprüngen, Gegner-Kontakt oder möglicherweise Stürzen verbunden sind, sind gefährlich. Hierzu gehören Fußball, Hallen-Tennis, Faustball und andere.
2. Ungünstige Kniebelastungen: Sportarten, bei denen das Knie im Inneren einseitig belastet oder verkantet wird, sollten besser vermieden werden. Querfeldeinwandern, Gehen in Hanglagen und bestimmte Yogaübungen sind deshalb zu meiden.

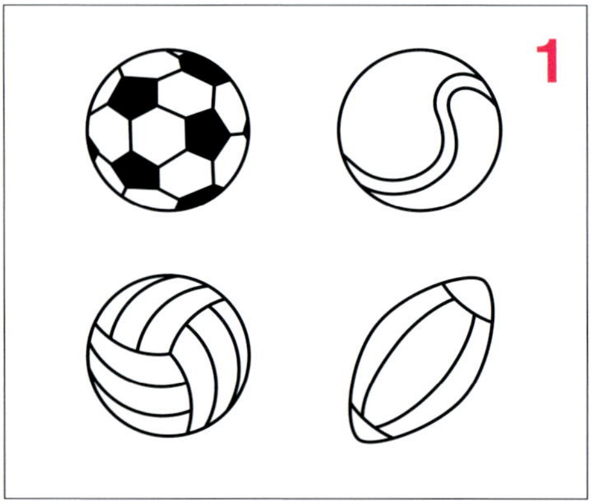

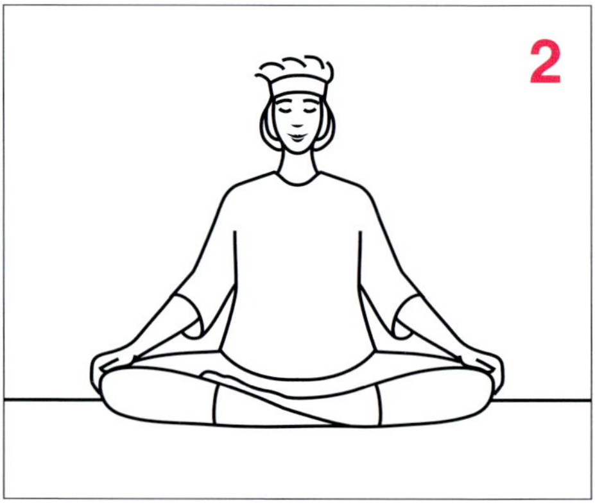

12. Empfehlenswerte Sportarten

Empfehlenswert sind unter anderem: Tanzen, Wandern, Spazierengehen, vorsichtig Skilanglauf. Gerade das ausgedehnte Spazierengehen bzw. Zufußgehen stellt ein einfaches und gesundes Training dar. In Japan wird dies in den Vorsorgeprogrammen der Regierung gefördert. Ebenso sind Schwimmen und Radfahren möglich. Beim Radfahren muss man insbesondere innerorts äußerst vorsichtig sein, um die Gefahr von Stürzen absolut sicher zu vermeiden. Auch sollte man den Sattel nicht zu tief einstellen. Golf ist ebenfalls meist möglich.

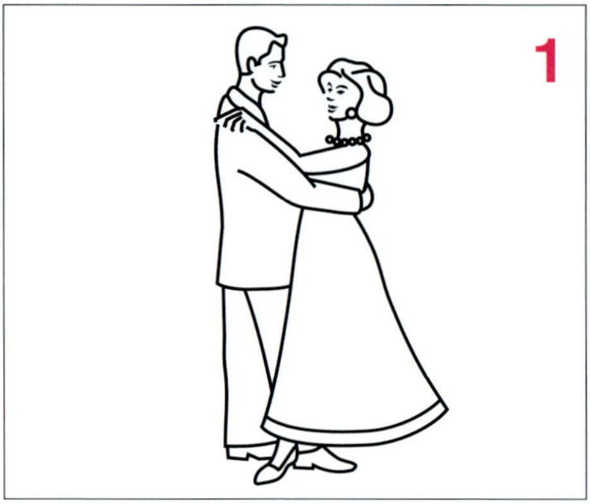

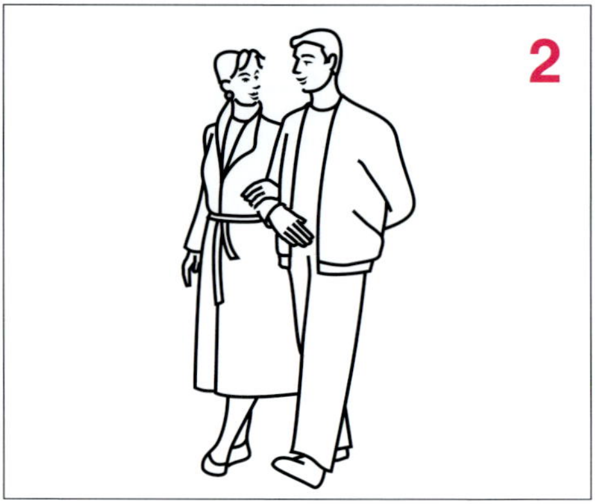

Leserbriefe

Gesprächspartner gesucht

Bad Wörishofen: *Bei mir ist es anlässlich einer Operation zu einer Verletzung des Beinnervs gekommen. Wem ist etwas Ähnliches passiert?*
Herr Karl-Heinz F., Bad Wörishofen

Kassel: *Suche Kontakt zu Personen, die auch an Kniearthrose leiden.*
Herr Günter R., Guxhagen bei Kassel

München: *Ich wäre dankbar für Informationen über eine Selbsthilfegruppe in München.* Frau Luzia F., München

Pforzheim: *Wer verfügt über Hinweise, ob in meiner Gegend (Raum Mühlacker – Pforzheim) eine Arthrose-Gruppe existiert, in der man Erfahrungen austauschen kann und gegebenenfalls gemeinsam Gymnastik macht?*
Frau Ruth B., Mühlacker

Rosenheim/Landshut: *Ich möchte Kontakt zu Leuten suchen, die eine Versteifungsoperation des Sprunggelenks erfolgreich hinter sich haben.*
Herr Hans M., Altötting

Ulm: *Ich wäre an einer Kontaktaufnahme im Raum Ulm, Augsburg, Stuttgart und München interessiert.*
Frau Heike S., Oellingen

Wiesbaden: *Suche Kontakt zu anderen Lesern im Raum Wiesbaden.*
Frau Gudrun E., Wiesbaden

Wuppertal: *Ich möchte Briefkontakt aufnehmen zu anderen Frauen, die eine Arthrose der Kniegelenke haben, eine Endoprothese haben oder bei denen diese Operation noch bevorsteht. Ich bin 56 Jahre alt.* Frau Helga B., Wuppertal

Hinweis: Die oben genannten Adressen können telefonisch unter Tel. 0 68 31 – 94 66 77 erfragt werden.

Den Stock links oder rechts tragen?

Vor 3 Jahren wurde bei mir eine Arthrose im linken Kniegelenk festgestellt. Seit einiger Zeit trage ich deshalb einen Stock, einerseits wegen der Verringerung der Schmerzen, andererseits zur Schonung des Knies. Ein Kollege sagte mir jetzt, ich müsse den Stock auf die rechte Seite nehmen, also entgegengesetzt vom betroffenen Gelenk. Bitte sagen Sie mir, ob dies stimmt.
Herr Egon M., Nendeln (Liechtenstein)

In der Tat empfehlen wir, den Stock auf der Gegenseite zu tragen. Wenn Sie dann den Stock und das betroffene Bein im gleichen Rhythmus bewegen, also jeweils gleichzeitig vorsetzen und auch gleichzeitig belasten, erzielen Sie in der Regel ein flüssiges Gangbild, bei dem die Wirbelsäule und die übrigen Gelenke gleichmäßig belastet werden. Nach einer kurzen Einübungszeit gelingt dies sehr leicht.

Verblüffende Wirkung

Im ARTHROSE-INFO Nr. 6 beschreiben Sie das Links-Rechts-Atmen als Geheimtipp bei der Arthrose der Halswirbelsäule. Meine Frage: Wie erklärt sich die verblüffende Wirkung? Ich habe zum Beispiel festgestellt, dass meine Ohrmuscheln nach der Übung kräftig durchblutet sind.
Frau Frieda F., Bad Westernkotten

Die Wirkung des Links-Rechts-Atmens beruht unter anderem auf einer besseren Sauerstoffaufnahme. Damit verbunden ist eine stärkere Durchblutung der Muskeln, die sich entspannen und die betroffenen Gelenke entlasten. Dies wirkt sich besonders positiv auf die Arthrose im Nacken- und Schulterbereich aus.

Erfolgreiche Handoperationen

Vor einem halben Jahr habe ich mich am Daumensattelgelenk operieren lassen. Die OP ist sehr gut verlaufen, und ich kann wieder in meinem Beruf als Lehrerin arbeiten.

Frau Sigrid S., Bückeburg

Vor acht Monaten wurde ich am linken Daumensattelgelenk operiert. Das arthroseerkrankte Gelenk wurde entfernt und durch ein künstliches Titangelenk ersetzt. Ich bin mit der Durchführung der Operation voll zufrieden und habe keine Schmerzen mehr. Auch meinen Garten kann ich wieder bearbeiten.

Frau Margarete S., Havixbeck

Hilfe durch Gesamtband

Ich möchte Ihnen Dankeschön sagen. Dieses Buch ist wunderbar.

Ihre Frau Inge N., Düsseldorf

Ihre Informationen sind so gefasst, dass man alles gut verstehen und nutzen kann. Frau Johanna H., Leipzig

Hören Sie niemals auf, solche nützlichen Artikel zu schreiben!

Herr Karl-Heinz B., Munster

Dies ist das beste und umfassendste Buch zur Arthrose, das mir bisher begegnet ist! Frau Rose W., Basel
Dozentin für Rhetorik

Sie geben mir Hoffnung ...

Ihre Informationen geben mir Hoffnung und Zuversicht!

Frau Silvia S., Schneeberg

Ich möchte Mitglied werden.

Herr Bernd W., Essen

Auch ich möchte gerne Mitglied werden! Frau Brigitte U., Karlsruhe

Vielen Dank für Ihren Bericht über die Forschungsarbeiten von Herrn Prof. Wirth. Frau Annelies W., Freital

Für die vielen freundlichen und ermutigenden Zuschriften, die uns ständig erreichen, danken wir sehr herzlich.

Unfälle mit einem hohen Arthrose-Risiko

Unfälle, die sich in Verkehr, Freizeit, Beruf und Haushalt ereignen, können ganz unterschiedliche Konsequenzen haben. Während einige folgenlos ausheilen, führen andere häufig zu einer späteren Arthrose. Das Arthrose-Risiko ist besonders groß, wenn sich die folgenden Verletzungen ereignet haben:

- **Bandverletzungen.** Die Bänder geben den Gelenken ihre Stabilität und sichere Führung. Werden sie verletzt, so heilen sie trotz Operation und bester Behandlung leider oft nicht perfekt. Dies führt oft zu späteren Schäden der Gelenke.

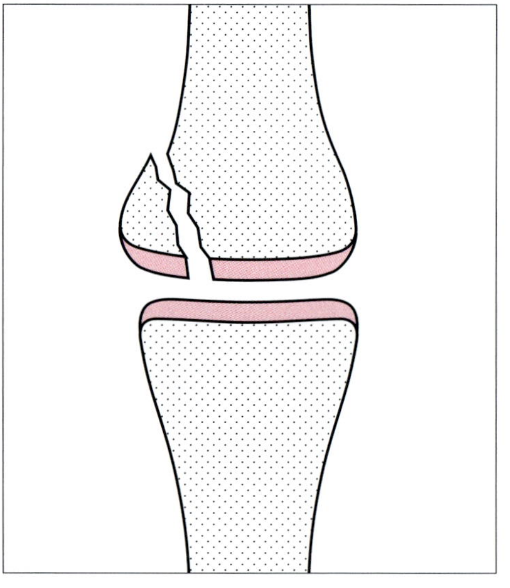

Unfälle werden in ihrer Bedeutung oft unterschätzt. Nicht selten können sie das verletzte Gelenk auch auf Dauer schädigen und eine Arthrose verursachen.

- **Meniskusverletzungen.** Meniskusverletzungen des Kniegelenks wurden lange Zeit fast als eine Art „Berufskrankheit“ der Fußballspieler angesehen. Auch nach bester ärztlicher Behandlung sind sie jedoch nie als Kleinigkeit zu betrachten. Wenn der Meniskus ganz entfernt wird, entwickelt sich in den meisten Fällen nach wenigen Jahren eine Arthrose in diesem Gelenk.
- **Knochenbrüche.** Auch Verletzungen des Knochens bedeuten ein Arthrose-Risiko. Dies gilt besonders, wenn möglicherweise Teile der Gelenkoberfläche zerstört wurden oder die Stellung der Gelenke verändert wurde.

Verletzungen der Gelenke – auch wenn sie scheinbar harmlos sind – sollte man niemals auf die leichte Schulter nehmen. Auch wenn sie zunächst rasch verheilen, können sie dennoch nach Jahren zu einer schweren Unfall-Arthrose führen. Sie bedürfen daher immer einer besonders sorgfältigen Behandlung.

Wichtige Hinweise

Wirkung des „Links-Rechts-Atmens“

Im ARTHROSE-INFO Nr. 6 haben wir in den Praktischen Tipps bei Arthrose der Halswirbelsäule das „Links-Rechts-Atmen“ als besondere Empfehlung genannt: Zunächst wird die rechte Nasenöffnung durch sanften Druck geschlossen und durch die linke Nasenöffnung eingeatmet. Nun schließt man die linke Nasenöffnung und atmet rechts aus. Jetzt atmet man rechts ein und links aus, usw. Auf diese Weise „pendelt“ man 10-mal von links nach rechts und von rechts nach links. Immer wieder haben uns Anfragen zur erstaunlichen Wirksamkeit dieses Tipps erreicht.

Die Wirkung des „Links-Rechts-Atmens“ beruht unter anderem auf einer verbesserten Sauerstoffaufnahme. Damit verbunden ist eine stärkere Durchblutung der Muskeln, die sich entspannen und die betroffenen Gelenke entlasten. Dies wirkt sich besonders positiv auf die Arthrose im Nacken- und Schulterbereich aus.

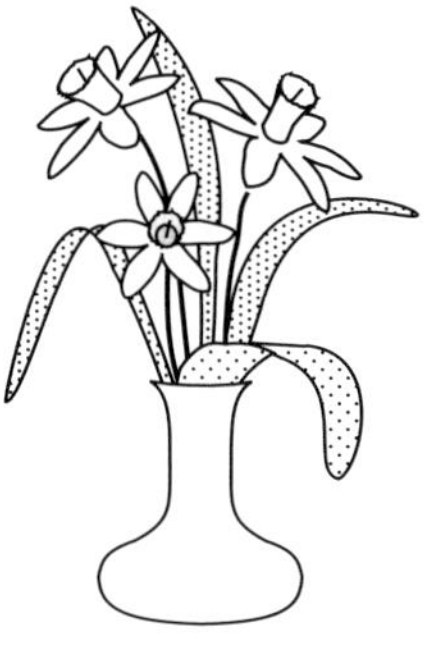

Persönliche Briefe

Wir freuen uns sehr über die vielen Briefe, die uns täglich erreichen und bedanken uns sehr herzlich dafür. Jeder Brief ist uns wichtig und willkommen. Jede einzelne Zuschrift wird aufmerksam gelesen, von unserer Redaktion ausgewertet und wenn möglich in gekürzter Form im ARTHROSE-INFO veröffentlicht. Vielen Dank für die Zeit, die Sie sich nehmen, um uns zu schreiben.

Lexikon

„I“

Medizinische Begriffe aus der Sprechstunde, die jeden interessieren

ISOMETRISCHES TRAINING

„Isometrisches Training“ ist eine besondere Form des Muskeltrainings. Die Muskulatur wird hierbei angespannt, ohne dass das Gelenk bewegt wird (*iso* bedeutet „gleich, unverändert“, *metrisch* bedeutet „Maß, Stellung“). In der Arthrosebehandlung hat dieses Training, das vom Arzt aus verordnet wird, besondere Bedeutung in der Frühphase nach einer längeren Entlastung. Gelenke, die wegen Schmerzen und Entzündungen längere Zeit geschont werden mussten, werden durch dieses Training behutsam gekräftigt und stabilisiert. Damit können sie sich an eine langsame Normalisierung der Belastung gewöhnen. Besonders häufig wird dieses Frühtraining am Kniegelenk eingesetzt.

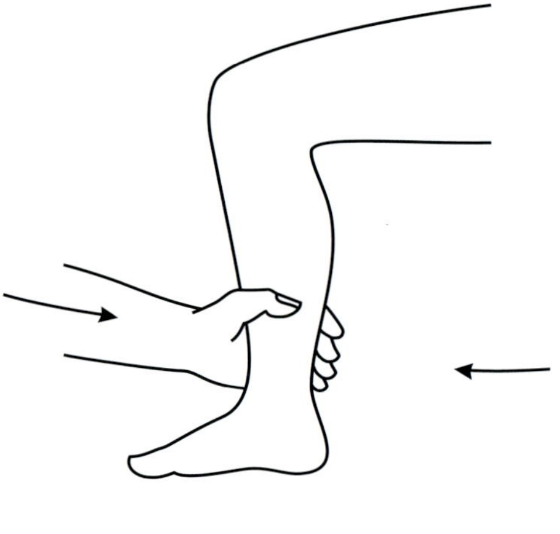

INFILTRATIONSTHERAPIE

Je präziser ein Medikament an ganz bestimmte Punkte eines Gelenks gebracht werden kann, umso weniger Substanz ist erforderlich. Bei der „Infiltration“ platziert der Arzt durch haarfeine Injektionen, die kaum wahrnehmbar sind, winzige Mengen der wirksamen Substanz an ausgewählte, strategische Punkte. Dies bewirkt nicht nur eine rasche Beseitigung der Beschwerden, sondern hat auch oft eine erstaunlich lange Wirkung. Das gilt besonders, wenn diese Behandlung mit äußeren Anwendungen kombiniert wird. Häufig eingesetzt wird diese Behandlung an Knie, Hüfte und Rücken, aber auch an vielen anderen Gelenken.

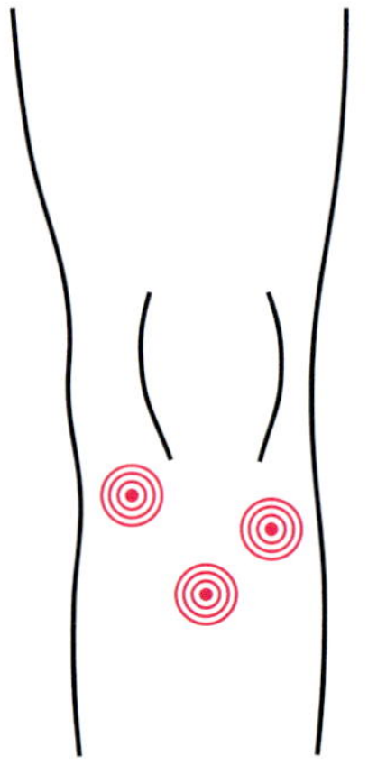

Vorschau

Im nächsten Heft lesen Sie …

- Arthrose persönlich erlebt
- Tipps zur Gelenkspiegelung
- Lexikon
- Wichtige Leserbriefe
- Aktuelle Hinweise
- und anderes mehr …

ARTHROSE Info

Offizielles Organ der Deutschen Arthrose-Hilfe e.V.
Erscheint vierteljährlich
Nr. 10 Sonderausgabe

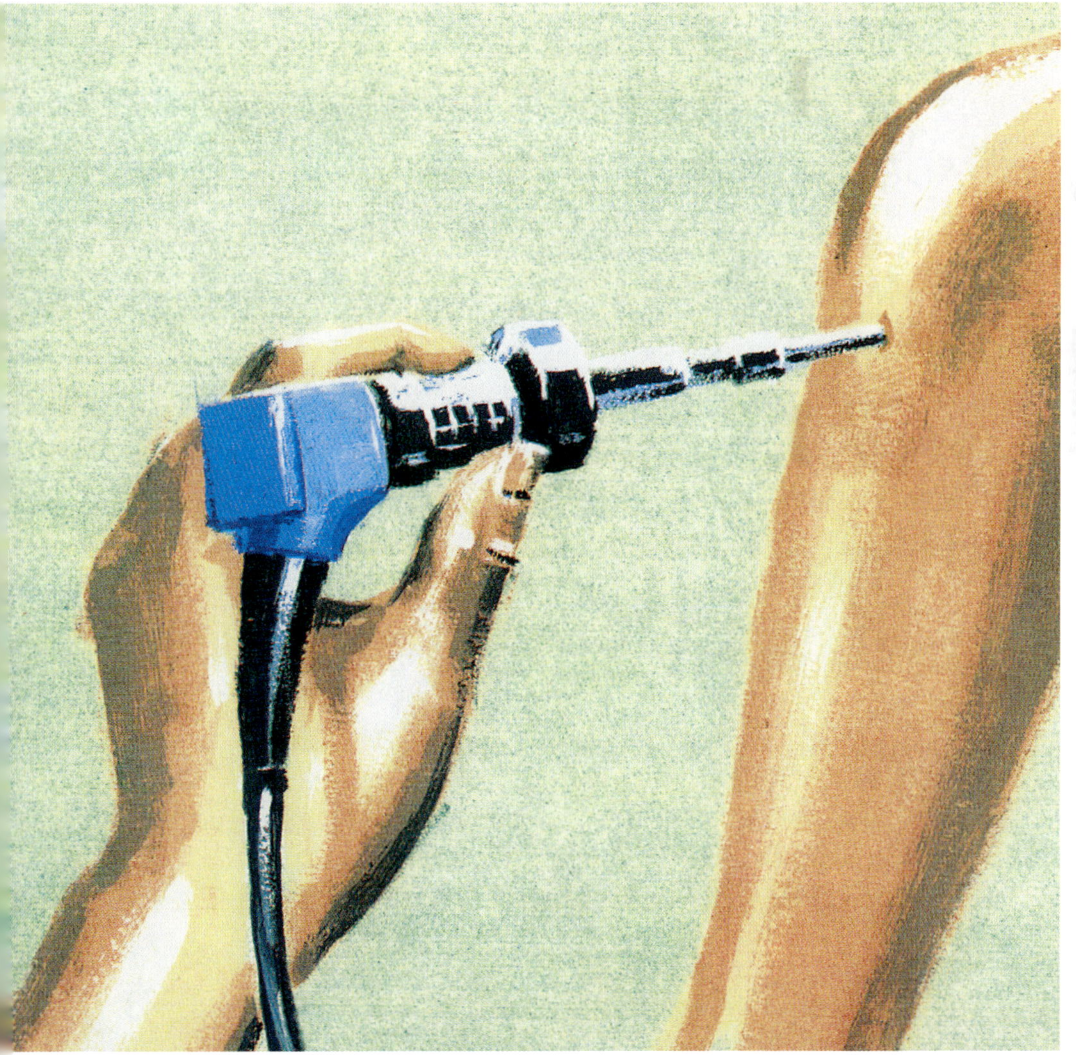

Inhalt

Seite

Impressum

Herausgeber:
Deutsche Arthrose-Hilfe e.V.
Postfach 11 05 51
60040 Frankfurt a. M.,
in Zusammenarbeit mit Ärzten und Wissenschaftlern des In- und Auslandes

Bezug:
Einzelheft € 4,–
Für Mitglieder und Förderer
im Beitrag enthalten

Chefredaktion:
Dr. med. Helmut Huberti

Grafik:
Siegfried Bischof, Margret Walter

Druck:
Ottweiler Druckerei und Verlag GmbH
Weißes Papier chlorfrei gebleicht

Service-Telefon:
Telefonische Anfragen an die
Deutsche Arthrose-Hilfe:
(0 68 31) 94 66 77
Montags bis freitags
8.00 – 12.00 und 12.30 – 16.00 Uhr

Vereinsanschrift:
Deutsche Arthrose-Hilfe e.V.
Postfach 11 05 51
60040 Frankfurt a. M.

Spendenkonten:
Postbank Frankfurt
IBAN: DE04 5001 0060 0101 1776 08
BIC: PBNKDEFF
Deutsche Bank Frankfurt
IBAN: DE22 5007 0010 0092 0587 00
BIC: DEUTDEFFXXX

Hinweis:
Die Beiträge im ARTHROSE-INFO
können und sollen die Behandlung
durch Ihren Arzt nicht ersetzen.
Je besser Sie informiert sind, umso
wirkungsvoller sind die ärztlichen
Maßnahmen.

ISSN-Nr.: 0937-9142

Editorial

Liebe Leserinnen, liebe Leser,
liebe Freunde der
Deutschen Arthrose-Hilfe!

Die Entwicklung der Gelenkspiegelung hat sich außerordentlich rasch vollzogen. Noch vor 15 Jahren war sie nur wenig bekannt. Heute ist sie in vielen Ländern die häufigste orthopädische Operation überhaupt und hat auch die Arthrosebehandlung in hohem Maße verändert.

Immer feinere Instrumente, exaktere Operationstechniken und systematischere Schulung der Ärzte ermöglichen heute eine frühe und verlässliche Untersuchung der Knorpelschicht, lange bevor Veränderungen im Röntgenbild sichtbar werden.

Gleichzeitig können durch die Gelenkspiegelung eine Vielzahl operativer Eingriffe schneller und besser durchgeführt werden als bei einer großen Öffnung des Gelenkes. Dies hat auch viele neue Erkenntnisse für die Therapie gebracht.

Erfahrene Experten berichten immer häufiger über erstaunliche Heilungen und Neubildungen des Knorpels, und zwar auch in solchen Fällen, in denen diese wichtige Schicht schon gänzlich abgerieben war und der Gelenkknochen freilag.

Wenn sich diese neuen Ergebnisse bestätigen sollten, könnte dies eine wesentliche Verbesserung bedeuten. Allerdings gibt es zum jetzigen Zeitpunkt auch noch Einschränkungen. So erfordert die Nachbehandlung oft große Opfer des Patienten – an Zeit, Disziplin und Kraft. Auch ist in manchen Fällen eine größere, offene Operation zusätzlich erforderlich. Schließlich kann heute noch nicht sicher vorausgesagt werden, in welchen Fällen eine Neubildung des Knorpels erfolgt und in welchen nicht.

Dennoch sind die bisherigen Erfahrungen mit der Gelenkspiegelung überaus positiv, und ihre Verbreitung nimmt ständig zu. Unsere „Praktischen Tipps“ sollen deshalb den heutigen Wissensstand beschreiben und Ihnen viele nützliche Hinweise geben.

Mit Dank möchten wir schließlich auch die zahlreichen neuen Mitglieder und Leser begrüßen. Uns allen wünsche ich viele weitere, sehr nützliche und praktische ARTHROSE-INFOS!

Mit herzlichen Grüßen
Ihr

Dr. med. Helmut Huberti
Präsident der Deutschen Arthrose-Hilfe

Interview mit prominenten Persönlichkeiten

Arthrose kann jeden treffen. Unter den vielen Arthrosebetroffenen auf der ganzen Welt befinden sich auch zahlreiche bekannte Persönlichkeiten, die ihre eigenen Erfahrungen und Empfehlungen gern weitergeben. So auch der international bekannte englische Schauspieler Herr

Dave Prowse

Diagnose: **Hüftarthrose**
Therapie: **Künstliche Hüftgelenke**

Überall auf der Welt kennt man ihn als Darsteller der geheimnisvollen Figur „Darth Vader" aus den „Star Wars"-Filmen. Aber der Schauspieler hat noch viele andere große Rollen verkörpert. So wirkte er beispielsweise in einer Reihe von James Bond-Filmen mit, und er trainierte seinen Schauspieler-Kollegen Christopher Reeve für die Rolle als „Superman".

Von seinem Wohnort London aus berichtete uns Herr Prowse vor einiger Zeit über seine Erfahrungen mit Arthrose:

Herr Prowse, Sie sind als Darsteller der Weltraum-Figur „Darth Vader" in den „Star Wars"-Filmen zur Film-Legende geworden...

Ja, über dreißig Jahre durfte ich „Darth Vader" in den Filmen verkörpern. Die Figur ist wirklich ein Weltstar. Mich, den Schauspieler dahinter, dürften wohl einige Menschen weniger kennen, obwohl ich ja auch viele große Filme gemacht habe, in denen ich ein „echter Mensch" mit meinem wirklichen Gesicht war (lacht)...

Wann traten bei Ihnen die ersten Beschwerden auf?

Ich hatte bis ich Mitte Fünfzig war, keinerlei Probleme an den Gelenken. Dann zog ich mir im Fitness-Studio in London eine Verletzung zu, als ich mit den Beinen an einem Übungsgerät Gewichte stemmte. Ich bekam dabei solche Schmerzen in der Hüfte, dass ich kaum noch auftreten konnte. Am nächsten Tag schon musste ich zu Filmterminen nach Amerika fliegen. Dort ging ich wegen der starken Schmerzen zum Arzt. Dieser untersuchte das Gelenk, zeigte mir die Röntgenaufnahme und sagte, dass ich Arthrose in der Hüfte habe und dass ich wohl bald ein neues Hüftgelenk brauchen würde.

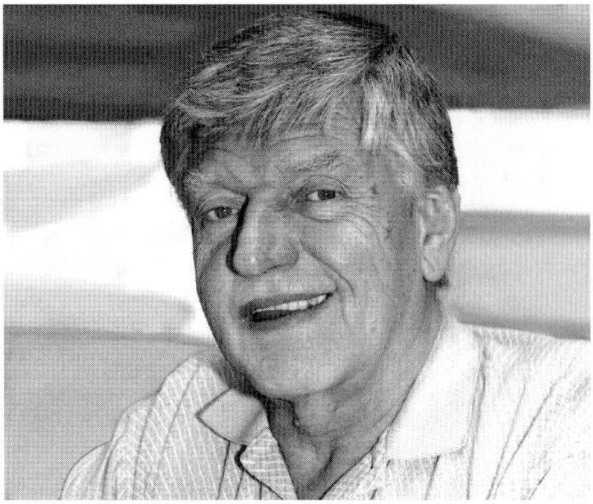

Herr Dave Prowse, weltberühmter Darsteller der Filmfigur „Darth Vader" in den „Star Wars"-Filmen, gibt Auskunft über seine Erfahrung mit Arthrose.

Fotos:
T. Skupin/Future Image,
Mr. Dave Prowse, Picture Alliance

Was geschah, als Sie wieder zuhause waren?

Die Schmerzen in der Hüfte gingen, auch als ich nach London zurückkam, nicht zurück. Ich konnte bald kaum mehr richtig gehen. Die Wegstrecken, die ich gehen konnte, wurden immer kürzer. Bald bekam ich, selbst wenn ich nur kurz aus dem Haus ging, um etwas zu besorgen, schon nach wenigen Metern große Schmerzen. Ich bin deshalb einige Wochen später wieder zum Arzt gegangen. Auch dieser sagte mir, dass mein Hüftgelenk so abgenutzt sei, dass ich mir am besten gleich ein künstliches Gelenk einsetzen lassen solle. Ein Jahr später ließ ich mich dann operieren.

Konnte Ihnen die Operation helfen?

Oh ja, es ging alles gut. Einige Jahre später ließ ich mir auch das andere Hüftgelenk ersetzen, weil auch dieses schwer von Arthrose betroffen war. Eines der künstlichen Hüftgelenke musste seitdem auch schon ersetzt werden, weil es sich gelockert hatte und ich musste auch schon einmal ins Krankenhaus, weil ein Gelenk herausgesprungen war. Ich muss da vielleicht grundsätzlich sagen, dass ich mich nie geschont habe und dass ich in dieser Beziehung oft sehr unvernünftig war und mir nicht die nötige Ruhe zur Erholung gegönnt habe. Bei meiner zweiten Hüft-Operation war es zum Beispiel so: Ich kam am Montag ins Krankenhaus, und hatte am Dienstag die Operation. Am Mittwoch saß ich noch auf der Bettkante, am Donnerstag ging ich schon mit Krücken und am Freitag verließ ich das Krankenhaus. Ich ging von dort sofort zur Arbeit, zu einer Signierstunde in einem Geschäft. Am Wochenende war ich dann zu einem Empfang eingeladen, wollte mich dort zum Essen hinsetzen, aber dann passierte es: Das Gelenk sprang heraus. Ich weiß selbst, dass das sehr dumm war, dass man es ganz anders machen muss. Aber so bin ich halt nun mal immer gewesen.

Und wie ging es dann weiter?

Nachdem das Gelenk wieder an seinem Platz war, war ich mit meinen beiden Hüftgelenken sehr zufrieden. Ich konnte später sogar wieder im Fitness-Studio trainieren. Bei einer Nachuntersuchung sagte mein Arzt: „Es ist großartig. Sie haben eine sehr gute Beweglichkeit und Stabilität in den Hüftgelenken, und die Muskeln Ihrer Beine sind sehr stark.“ Ich hatte keinerlei Schmerzen und fühlte mich nicht eingeschränkt.

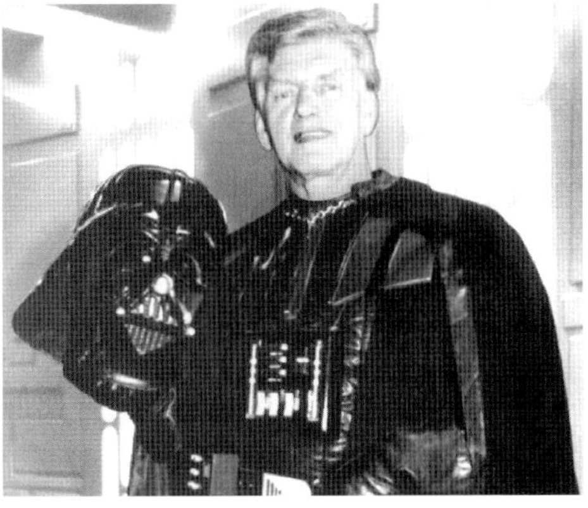

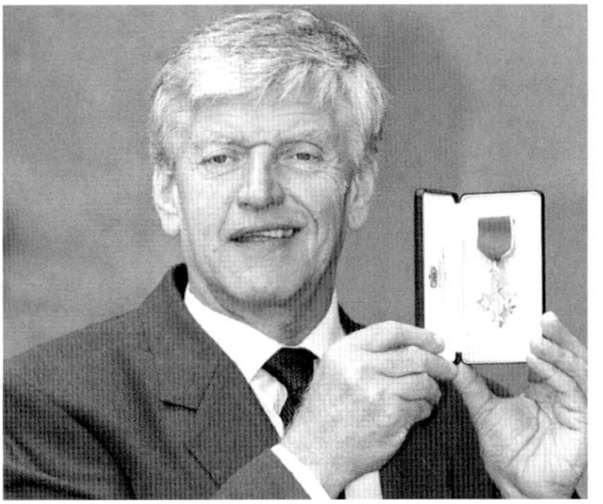

Haben Sie eine Erklärung, warum bei Ihnen gerade die Hüften von Arthrose betroffen waren?

Ich glaube, die Veranlagung zu dieser Krankeit liegt bei uns schon in der Familie. Meine Großmutter und meine Mutter hatten schon Arthrose. Es ist also teilweise wohl schon angeboren. Auch meine Tochter und sogar meine Enkeltochter haben übrigens schon Probleme mit ihren Gelenken gehabt. Und natürlich hängt es wohl auch mit meiner Arbeit zusammen. Ich habe meine Gelenke ja nie geschont, sie immer sehr belastet. Ich lebte ja in meinen Filmen lange davon, dass ich der kräftige, gut gebaute Held war. Dafür habe ich ja seit meinem fünfzehnten Lebensjahr trainiert und täglich schwere Gewichte gehoben und Bodybuilding betrieben. Das geht natürlich auch zu Lasten der Gelenke, denke ich mir.

Wie kamen Sie im Alltag mit Ihren künstlichen Gelenken zurecht?

Ich habe immer versucht, so unabhängig wie möglich zu sein. Ich bin viel gereist, habe soweit möglich mein Gepäck selbst getragen, aber man bekommt auch überall viel Hilfe, z. B. im Hotel usw. Aber alles, was möglich war, versuchte ich selbst zu machen. Mit einem Stock oder den Krücken war ich gut auf den Beinen, konnte trainieren gehen und alles machen, was man so tut. Ich fühlte mich durch meine künstlichen Gelenke überhaupt nicht eingeschränkt.

Falls jemand Sie um Rat fragen würde, was würden Sie empfehlen?

Ich würde nach meinen Erfahrungen jedem, der große Probleme mit den Gelenken hat, zur Operation raten. Die künstlichen Gelenke sind mittlerweile so gut entwickelt, dass man mit ihnen lange sehr gut leben kann. Seit ich weiß, dass ich Arthrose habe, informiere ich mich auch immer über alles, was mit der Erkrankung und ihrer Behandlung zusammenhängt. Da konnten ja in den letzten Jahren viele Fortschritte erzielt werden. Ich kann also wirklich jedem nur zur Operation raten. Man sollte natürlich auch viel vernünftiger mit seinen Gelenken umgehen, als ich es getan habe!

Wir danken Herrn Prowse für dieses wertvolle Gespräch und hoffen, dass es vielen Lesern Mut macht und ihnen bei ihren eigenen Entscheidungen helfen wird.

Praktische Tipps für die Gelenkspiegelung

Die Gelenkspiegelung, auch „Arthroskopie“ oder „arthroskopische Operation“ genannt, kann nicht nur Bewegungshindernisse beseitigen, sondern damit auch eine erstaunliche Besserung der Beschwerden bewirken. Für viele Betroffene ist sie deshalb eine sehr wirksame Form der Schmerzverminderung geworden. Wie lange diese Wirkung anhält, hängt aber auch vom eigenen Verhalten ab. Im Folgenden geben wir einen Überblick über den aktuellen Wissensstand und nennen einige wichtige Tipps für das eigene Verhalten.

1. Der entscheidende Vorteil

Das schmerzende Gelenk im Inneren genau betrachten und untersuchen zu können, war ein alter Traum der Ärzte. Seit dies durch meist zwei bis drei winzige Öffnungen von wenigen Millimetern möglich wurde, kann dies sogar schneller und präziser durchgeführt werden als bei einer normalen, großen Öffnung des Gelenks. Die winzigen erforderlichen Öffnungen sind der größte Vorteil dieses Verfahrens und bedingen eine rasche Heilung und nur minimale, kaum sichtbare Narben.

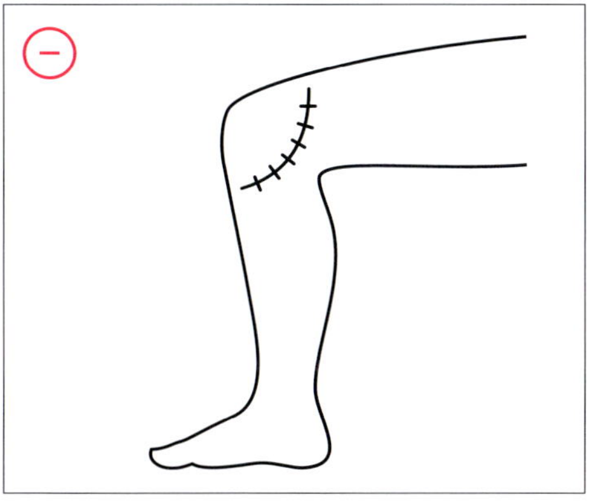

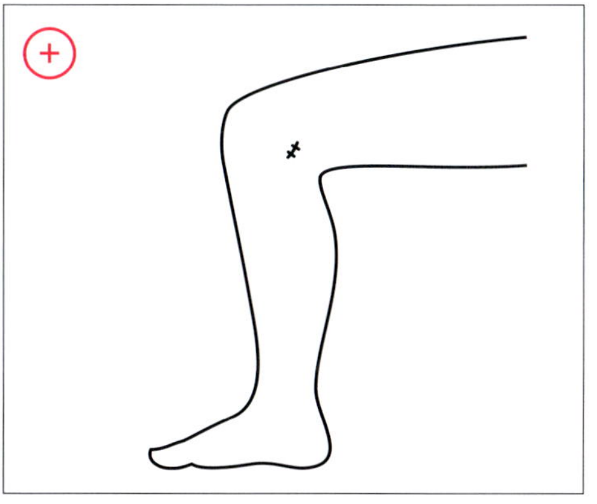

2. Bilder auf dem Fernsehschirm

In den wenigen Jahren ihrer Entwicklung wurde die Gelenkspiegelung ständig verfeinert und verbessert. Heute ist der Einsatz moderner Mikrokameras üblich. Über diese werden die Bilder aus dem Gelenk auf große Farbfernsehschirme übertragen. Dies erlaubt ein besonders übersichtliches Arbeiten und eine systematische Beurteilung aller Teile des Gelenks. Auch kann die Gelenkspiegelung wie ein Fernsehfilm zur Dokumentation aufgezeichnet werden. Einzelne Bilder können auch dem Patienten zur Verfügung gestellt und mitgegeben werden.

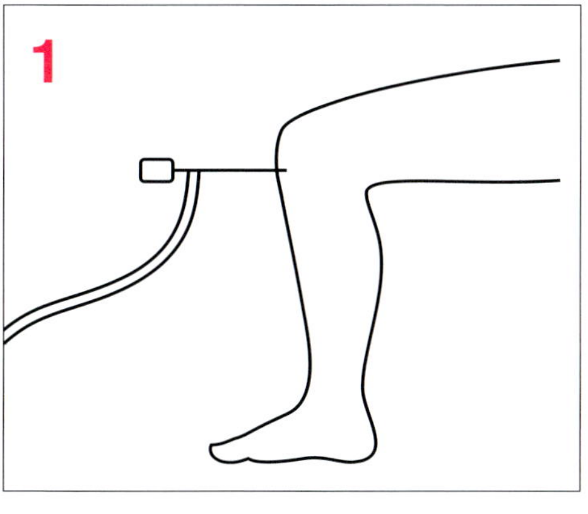

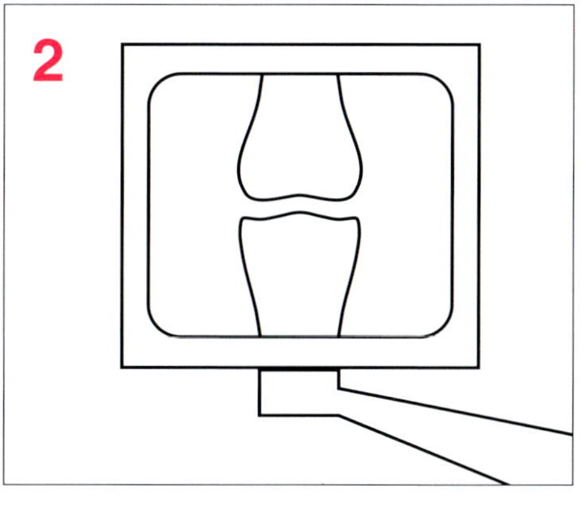

3. Danach gleich nach Hause?

Die Gelenkspiegelung wird heute oft ambulant durchgeführt, und man kann anschließend gleich wieder nach Hause gehen. Dies ist ein weiterer großer Vorteil der Gelenkspiegelung. Allerdings gibt es auch Kliniken, die die frühe Nachbehandlung bevorzugt stationär durchführen, wenn der Patient alleine in seiner Wohnung lebt und wenn Angehörige oder Freunde ihn nicht versorgen können. Eine stationäre Behandlung ist auch dann empfehlenswert, wenn gleichzeitig Operationen am Gelenkknorpel oder der Gelenkschleimhaut durchgeführt worden sind und eine längere vollständige Entlastung des Gelenks notwendig ist. In anderen Fällen ist es aber möglich, in Begleitung eines Angehörigen gleich nach dem Eingriff wieder nach Hause zu gehen.

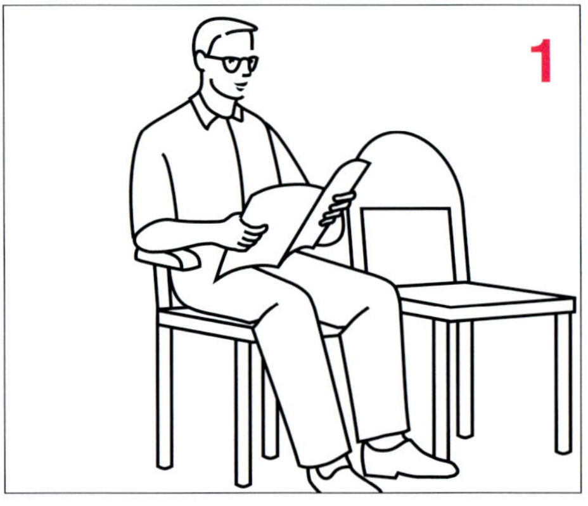

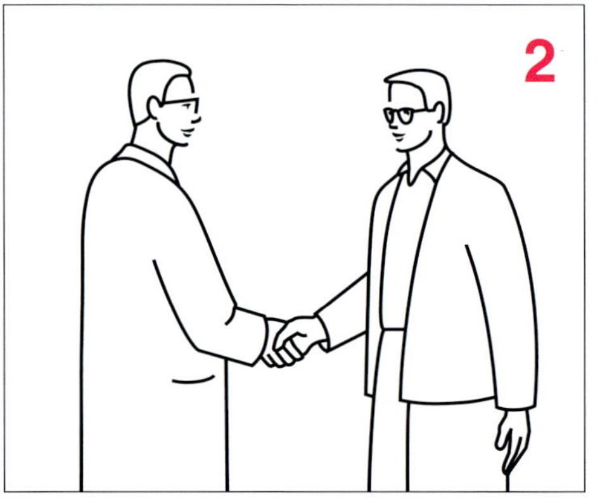

4. Welche Gelenke können gespiegelt werden?

In knapp 60% aller Fälle wird die Gelenkspiegelung am Kniegelenk durchgeführt. Die übrigen rund 40% verteilen sich auf die anderen großen Gelenke. Hierzu zählen das Schultergelenk, das Sprunggelenk, das Handgelenk und das Ellbogengelenk. An der Hüfte wird eine Gelenkspiegelung nur selten erforderlich. Mittlerweile können auch kleinere Gelenke an den Fingern und sogar Zehen gespiegelt werden.

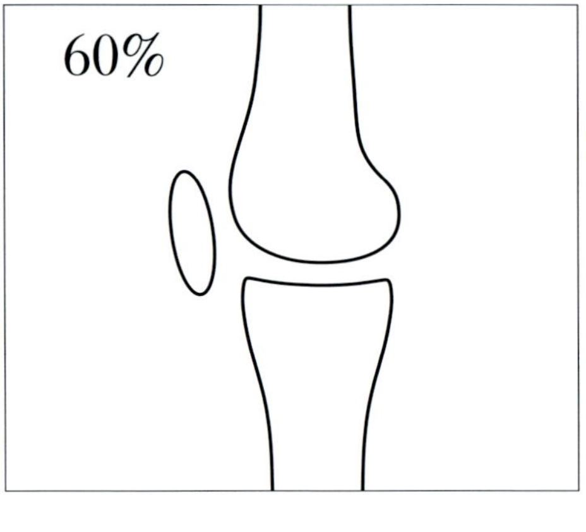

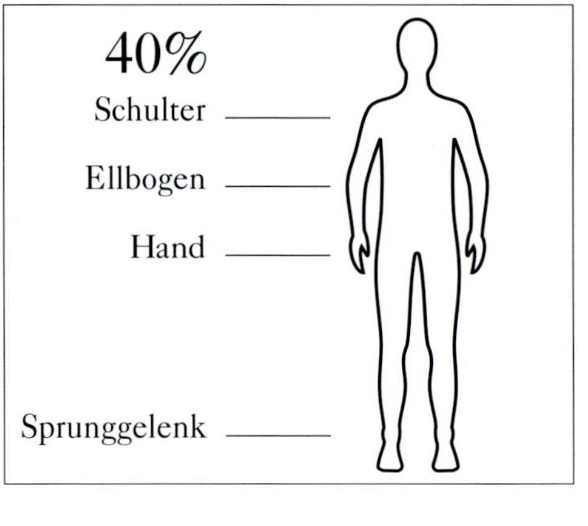

5. Ziel I: Frühe und genaue Diagnose

Seit ihren frühesten Anfängen dient die Gelenkspiegelung auch der Erstellung einer exakten Diagnose. So wird sie oft dann vorgenommen, wenn die ärztliche Untersuchung und das Röntgenbild sowie heute oft auch die Kernspin-Aufnahmen keine eindeutigen Erkenntnisse liefern. Dies ist oft der Fall im frühen und mittleren Stadium von Knorpelschäden (zum Beispiel an der Kniescheibe), die relativ lange im Röntgenbild „stumm" bleiben. Bei der Gelenkspiegelung sind sie aber leicht zu erkennen und in ihrer Ausdehnung exakt zu bestimmen. Heute überwiegt die Arthroskopie als Behandlungsmaßnahme. Die rein diagnostische Arthroskopie ist sehr selten geworden.

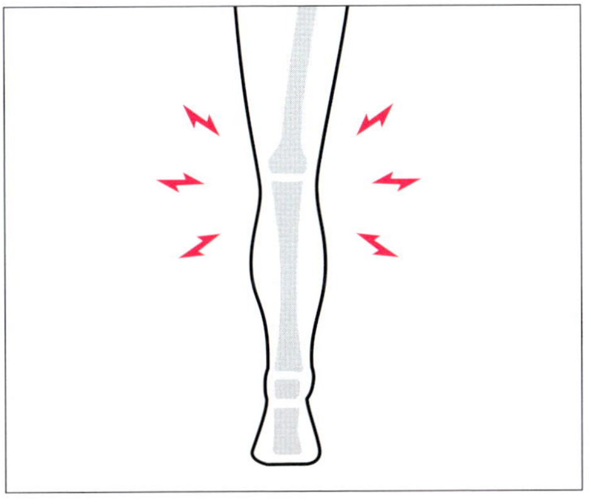

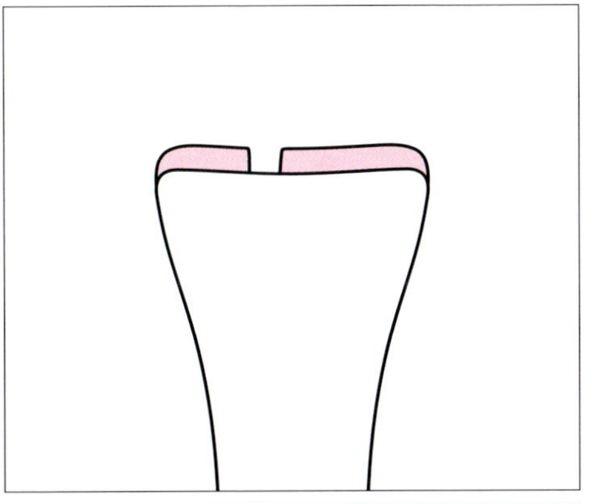

6. Ziel II: Beseitigung von Blockierungen

Die gründliche Ausspülung der Gelenkflüssigkeit und die Beseitigung von Bewegungshindernissen kann eine erstaunliche Besserung der Beschwerden bewirken. Dadurch werden zahlreiche kleinere und größere Knorpelteilchen, die sich abgelöst haben und sich in der Gelenkflüssigkeit befinden, entfernt. Hierdurch wird eine wichtige Ursache der Gelenkentzündungen und Gelenkblockierung beseitigt. Die damit erzielte Besserung hält oft mehrere Monate bis Jahre an.

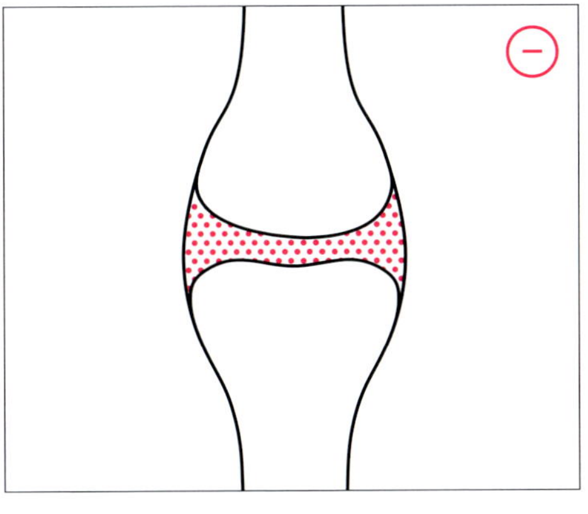

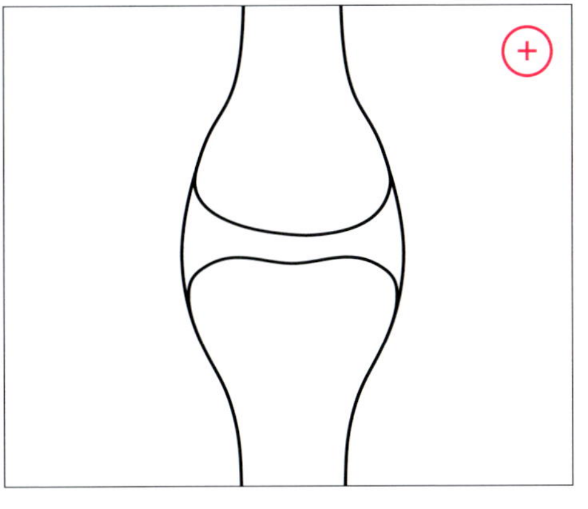

7. Knorpelglättung – nur ganz sparsam

Während Knorpelglättungen in den Anfangsjahren der Gelenkspiegelung relativ großzügig durchgeführt worden sind, ist man heute bestrebt, den Knorpel so weit wie möglich zu erhalten. Entfernt werden heute vor allem solche Teile, die sich bereits abgelöst haben oder deren Loslösung nur noch eine Frage der Zeit ist. Durch diese Entfernung wird ein Fortschreiten des Knorpelschadens oft verhindert oder zumindest verlangsamt.

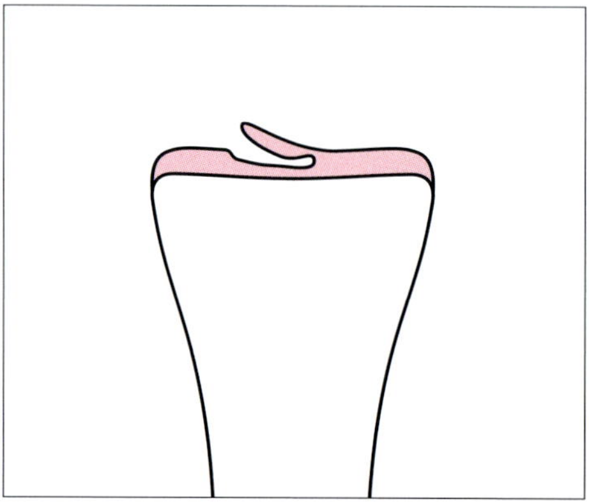

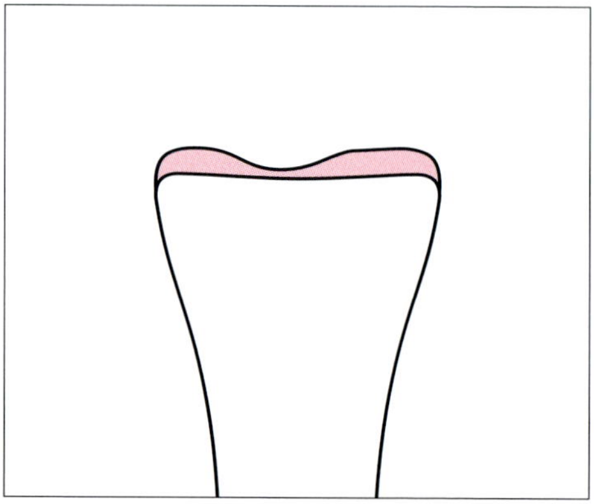

8. Die sogenannte „Abrasio“ von Dr. Johnson

Den Arbeiten des amerikanischen Arztes Dr. Lanny Johnson war eine weitere Methode der Arthrosebehandlung zu verdanken. In Fällen, in denen der Gelenkknorpel bereits ganz verloren und abgerieben war, fand er, dass ein Nachwachsen eines Ersatzknorpels möglich sei. Durch ein sehr sparsames Abtragen einer feinen, oberflächlichen Schicht des Knochens werden kleine Gefäßkanäle in diesem Knochen geöffnet, aus denen der Ersatzknorpel nachzuwachsen schien. In der Wachstumszeit des neuen Knorpels durfte das Gelenk 2 Monate überhaupt nicht belastet werden. Wegen zu geringer Erfolgsaussichten wird dieses Verfahren heute aber von den meisten Spezialisten nicht mehr empfohlen.

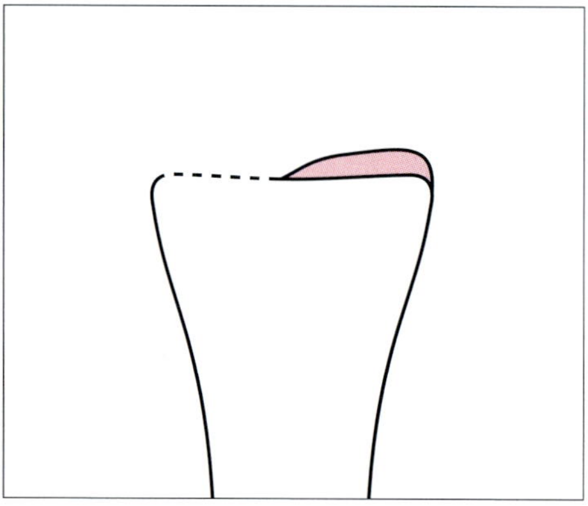

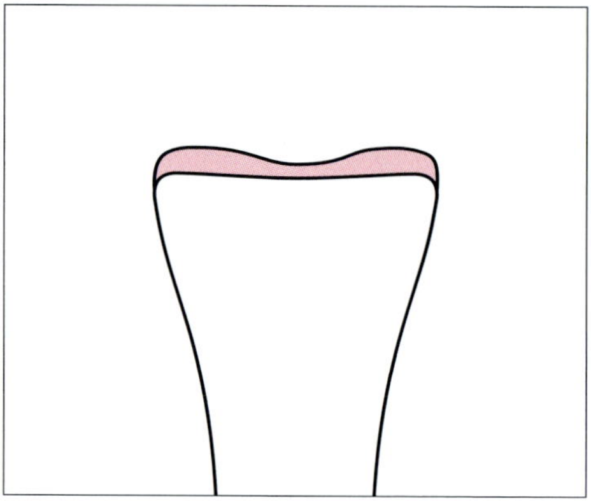

9. Wichtig zu wissen: keine Bagatelle

Erfahrung gibt Sicherheit. Trotz der Vorteile und der großen Fortschritte ist die Gelenkspiegelung keine Bagatelle und nur scheinbar eine einfache Methode. Sie ist technisch anspruchsvoll und kompliziert und sollte nur von erfahrenen Experten vorgenommen werden, die eine ständige Übung in der Durchführung haben. In der Hand des Erfahrenen sind wesentliche Komplikationen relativ selten und treten nur in unter 1 Prozent der Fälle auf.

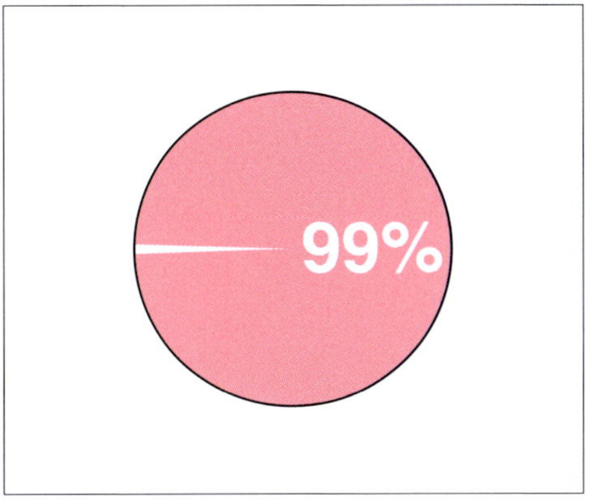

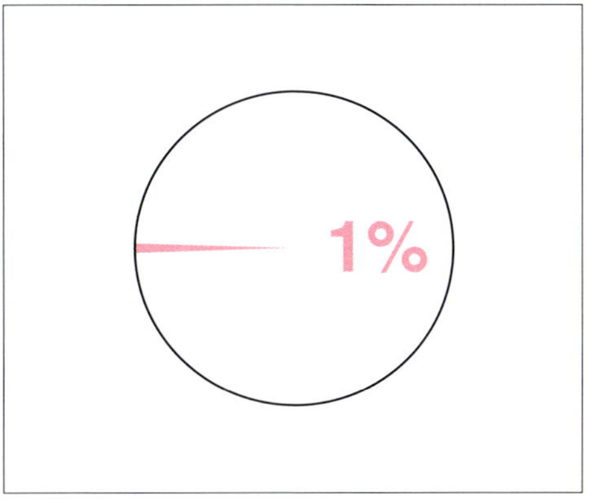

10. Nur ein Gelenk auf einmal

Aus Gründen der Vorsicht aber – und auch um eine gute Nachbehandlung zu ermöglichen – gilt für viele Experten die wichtige Regel: „Nie zwei Gelenke gleichzeitig spiegeln – stets nur ein Gelenk auf einmal.“ Diese Regel dient zumindest als Orientierung. Ausnahmen sind jedoch möglich, wenn eine gute Nachsorge gesichert ist.

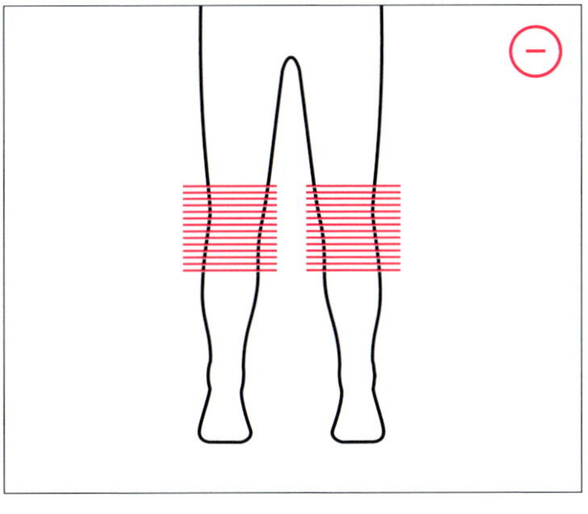

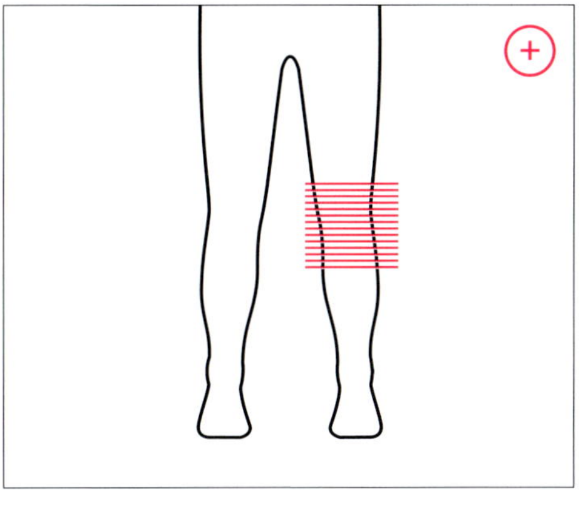

11. Die gute Nachbehandlung

Der Erfolg der Gelenkspiegelung hängt in hohem Maße auch von der Nachbehandlung ab. Hierzu gibt es einige Grundsätze:

1. Häufiges Durchbewegen des Gelenks ohne Kraftanwendung fördert die Regeneration des Knorpels. Dies sollte mehrfach am Tag systematisch durchgeführt werden. Manche Zentren verordnen hierzu in seltenen Fällen Bewegungsgeräte (1).
2. Nach manchen Eingriffen kann eine länger dauernde Entlastung erforderlich sein. Hieran schließt sich dann meist eine Phase der langsam ansteigenden Teilbelastung an.
3. Vorsichtiges Muskelaufbauprogramm durch professionelle Krankengymnastik (2).

Alle diese Maßnahmen sollten stets nur entsprechend der Anordnung des Operateurs durchgeführt und bereits vor dem Eingriff mit dem Patienten besprochen und eingeübt werden. Auch müssen Schmerzen beim Üben absolut vermieden werden.

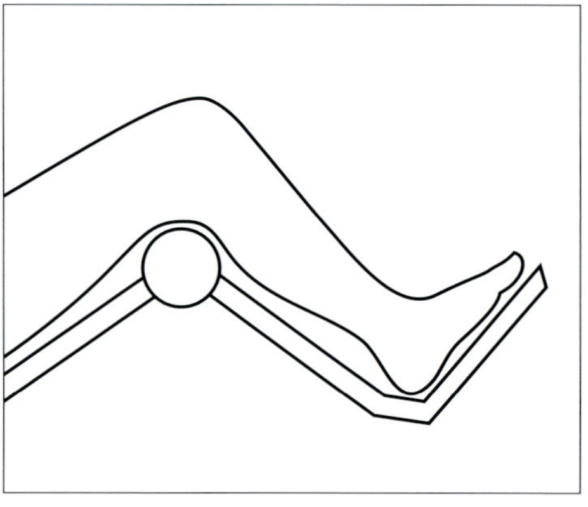

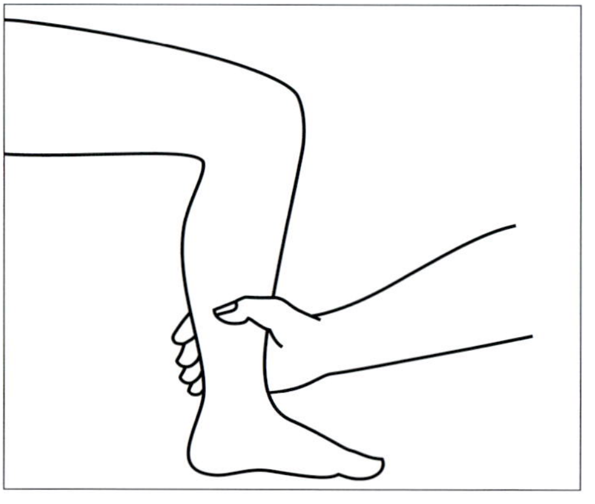

12. Sport als Therapie

In vielen Fällen ist Sport in bestimmter Form nicht nur erlaubt, sondern sogar eine wichtige Therapie. Meist gilt als Orientierung die Regel: „Fahrrad oder Heimtrainer sowie Schwimmen ja – Laufen und Joggen nein.“ Dies entspricht der Grundregel „Bewegen ja – Belasten nein.“

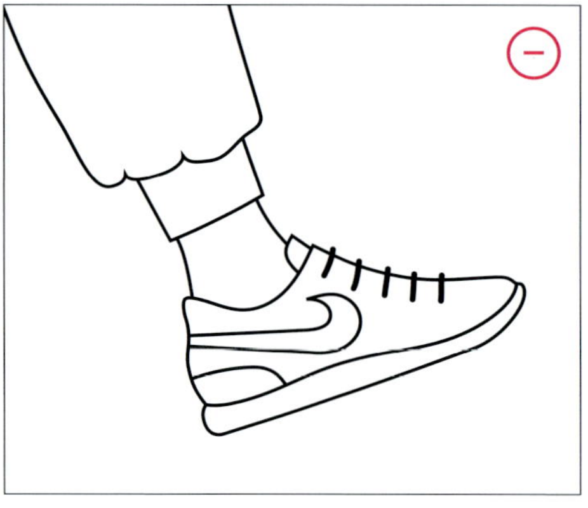

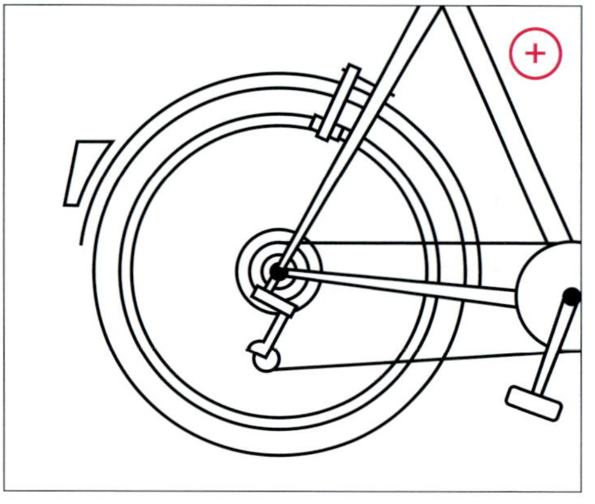

Leserbriefe

Gesprächspartner gesucht

Berlin: *Ich suche Kontakt zu Personen, die bereits eine Schlittenprothese des Kniegelenks haben.*
Frau Hildegard K., Berlin

Bremen: *Suche Anschluss an eine Arthrosehilfegruppe in Bremen.*
Frau Sibylle S., Lilienthal

Chemnitz: *Ich möchte Briefkontakt aufnehmen zu Frauen, die eine Endoprothese des Kniegelenks haben oder bei denen diese Operation noch bevorsteht. Ich bin 70 Jahre alt.* Frau Erna L., Chemnitz

Düsseldorf: *Ich suche Kontakt zu Senioren im Raum Düsseldorf, die ebenfalls eine Kniearthrose haben.*
Frau Karin K., Düsseldorf

Hamburg: *Suche Kontakt zu anderen Betroffenen und zu Selbsthilfegruppen im Raum Hamburg.*
Frau Ruth G., Hamburg

Hamm/Lippstadt: *Ich habe schon das 3. künstliche Kniegelenk. Ich wäre sehr dankbar, wenn ich Kontakt zu einer Selbsthilfegruppe aufnehmen könnte.*
Frau Erika M., Effeln

Memmingen: *Bitte, wer hat Erfahrung mit Daumengelenkarthrose? Bitte Telefonnummer mit angeben. Ich rufe zurück.*
Herr Hans G., Memmingen

München: *Ich möchte Briefkontakt aufnehmen zu anderen Personen, die eine Versteifungsoperation des sogenannten unteren Sprunggelenks hinter sich haben (Behinderung der seitlichen Bewegung des Fußes nach innen und außen).*
Herr Alfred S., Eichenau b. Mü.

Pfungstadt: *Suche Kontakt zu anderen Betroffenen oder eventuell zu Arthrose-Gruppen.* Frau Sonja S., Pfungstadt

Hinweis: Die links genannten Adressen können telefonisch unter 0 68 31 – 94 66 77 erfragt werden.

Radfahren?

Vor dem Radfahren möchte ich warnen. Ich bin im Frühjahr vom Rad gefallen – in der Ebene –, weil mein Knie plötzlich wegsackte, wie aus Gummi, und nicht mehr gehorchte. Mein Arzt sagte mir danach, dass ich eine Arthrose der Kniescheibe habe. Ein solcher Sturz muss ja nicht immer nur mit Blutergüssen abgehen, man kann dabei auch mit dem Kopf vor ein Auto fallen.
Frau Gertrud V., Fulda

Wir danken Ihnen für diesen wichtigen Hinweis. Radfahren ist eine wertvolle sportliche Betätigung, kann aber auch gefährlich sein. Wer Schmerzen in den Gelenken hat, sollte für diese Zeit am besten ganz darauf verzichten. Auch ist es ratsam, immer einen Helm zu tragen.

Beachtliche Linderung

Infolge einer Arthrose im linken Knie und rechten Fußgelenk hatte ich dauernd mehr oder weniger geschwollene Unterschenkel (Wasser). Eines Tages habe ich die Matratze meines Bettes fußseitig um 10 cm erhöht, und schon nach wenigen Nächten waren die Schwellungen abgeklungen und auch die Gelenkschmerzen nahmen ab. Die Linderung meiner Beschwerden ist seitdem beachtlich.
Herr Paul G., Bonn

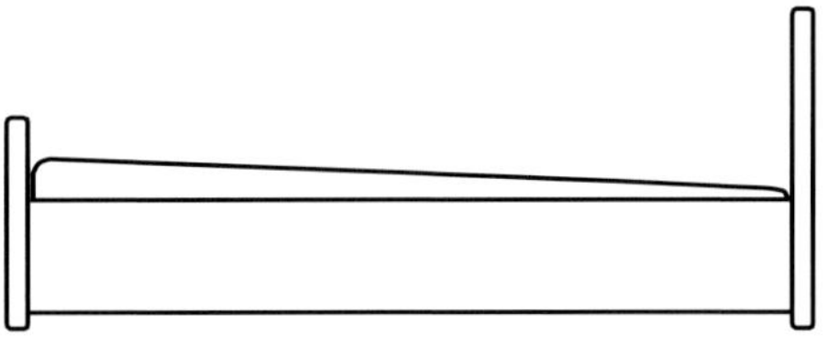

Sprunggelenk-Versteifung

Anbei sende ich Ihnen den Abschlussbericht des Krankenhauses zu meiner Sprunggelenk-Versteifung! Jetzt, zehn Tage nach der Entfernung des Gipses und der operativen Entfernung der Klammern, konnte ich bei voller Belastung und ohne Schmerzen das Krankenhaus verlassen. Eineinhalb Jahre habe ich mich zuvor mit Spritzen, Tabletten und physikalischer Behandlung geplagt. Erst durch den Eintritt in die Deutsche Arthrose-Hilfe und Ihren Gesamtband habe ich erfahren, dass in meinem Fall nur eine Versteifung eine Lösung verspricht. Ein ganz herzliches Dankeschön verbunden mit einer Spende! Ihre Frau Ursula W., Berlin

Ausgezeichnet

Seit vielen Jahren arbeite ich als Gymnastiklehrerin mit Arthrosepatienten. Ich finde Ihr ARTHROSE-INFO ganz ausgezeichnet und denke, dass Sie vielen Menschen damit Hilfe geben.

Frau Ina A., Hamburg

Mit Interesse habe ich das ARTHROSE-INFO gelesen. Es ist eine gute Einrichtung. Ich werde meine Patienten auf die Existenz der Deutschen Arthrose-Hilfe hinweisen.

Herr Prof. Dr. med. F. L., Essen

Zu Ihren sinnvollen Informationen möchte ich Sie beglückwünschen.

Herr Dr. med. P. S., Karlsruhe

Es drängt mich, Ihnen meinen Dank auszusprechen für das Inslebenrufen der Deutschen Arthrose-Hilfe. Ihre ARTHROSE-INFOS sind eine große Hilfe.

Frau Elisabeth L., Lindau

Für alle wertvollen und ermutigenden Zuschriften danken wir allen sehr herzlich.

Nützliche Informationen

Unser aktueller Buchtipp

„Rechte behinderter Menschen“

Dieses Buch, das in Zusammenarbeit mit der Verwaltung der IG Metall, Frankfurt, bearbeitet wurde, erfreut sich traditionell einer großen Nachfrage und erscheint bereits in dritter Auflage. Auf 379 Seiten ist es von der ersten bis zur letzten Seite eine interessante Lektüre.

Es enthält für jeden, der bereits einen Behindertenausweis besitzt oder einen solchen beantragen möchte, eine Fülle wichtiger Informationen. So werden die vielen Vergünstigungen, die heute auch Arthrose-Behinderten zur Verfügung stehen, ausführlich dargestellt. Viele praktische Themen wie „Einkommens- und Lohnsteuer“, „Rund ums Auto“, „Rund ums Haus“, „Personenverkehr“, „Rundfunk und Telefon“, „Eintrittsermäßigung“, „Stadt- und Ferienführer“ und viele andere mehr sind anschaulich und präzise beschrieben.

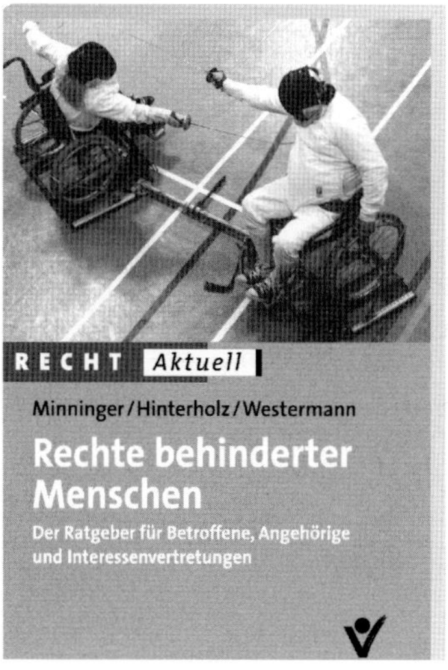

Wie in kaum einem anderen für den Betroffenen geschriebenen Buch finden sich hier auch die „Anhaltspunkte für die ärztliche Gutachtertätigkeit“. In mehrseitigen Tabellen sind die Prozentsätze der einzelnen Behinderungsarten aufgelistet, die für das Versorgungsamt als Orientierung für die Festsetzung des Behinderungsgrades dienen.

Dieses Buch stellt eine gute Ergänzung zu den Merkblättern und Broschüren dar, die man beim eigenen Versorgungsamt beziehen kann und die auch die örtlichen Besonderheiten beschreiben. Es kann all jenen Lesern empfohlen werden, die eine systematische und ausführliche Information zu diesem wichtigen Thema wünschen.

Preis: ca. EUR 29,90

Bestellangaben: „Rechte behinderter Menschen“ von Herrn Norbert Minninger, Herrn Werner Hinterholz und Herrn Bernd Westermann, Bund-Verlag, Frankfurt am Main, Internationale Standard-Buch-Nummer (ISBN): 978-3-7663-6163-9.

Wichtige Hinweise

Warnung vor chinesischen Wunderkuren

Heilung auf natürlicher Basis versprechen zahlreiche Medikamente aus Fernost, die häufig in ausländischen Anzeigen auftauchen oder durch private Mund-zu-Mund-Propaganda weiterempfohlen werden. Nach Informationen des Deutschen Arznei-Prüfungsinstitutes (DAPI) in München handelt es sich hierbei leider oft um Mittel mit gefährlichen Nebenwirkungen.

So enthalten die sogenannten „Schwarzen chinesischen Pillen“ zwar auch 22 Kräuterextrakte, darüber hinaus sind ihnen aber oft extrem hohe Dosen von Schmerzmitteln oder Cortison beigemischt. Diese nicht erwähnten Zusätze können durch ihre hohe Dosierung schwere Nebenwirkungen auslösen. Vor der Einnahme von unbekannten fernöstlichen Medikamenten möchten wir deshalb ausdrücklich warnen.

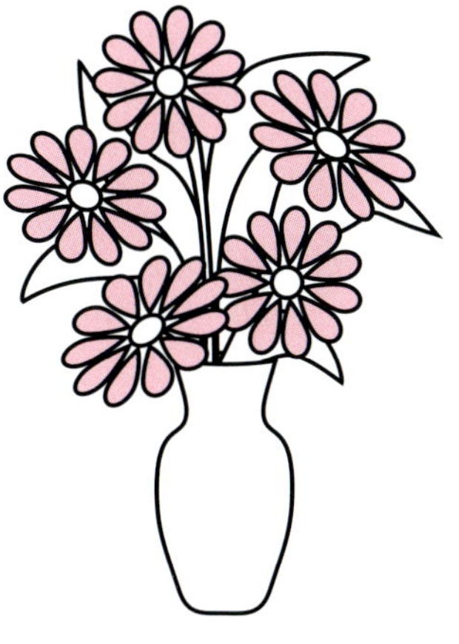

Adressänderung?

Wenn sich Ihre Adresse geändert hat oder uns ein kleiner Schreibfehler bei Ihrer Anschrift unterlaufen sein sollte, wären wir für eine kurze Nachricht sehr dankbar. Am sichersten können wir die Änderung vornehmen, wenn Sie uns die neue Anschrift zusammen mit der alten übersenden. Vielen Dank.

Lexikon

„I/K“

Medizinische Begriffe aus der Sprechstunde, die jeden interessieren

ISCHIAS

„Ischias“ ist eigentlich der Name des größten und längsten Nervs unseres Körpers. Nach seinem Ursprung in der unteren Wirbelsäule verläuft er als fingerdicker, hoch empfindlicher Strang über eine Strecke von etwa einem Meter (!) in den rückseitigen Partien des Beines bis hinab in den Fuß.
Wenn der Ischiasnerv eingeklemmt wird – zum Beispiel durch einen Bandscheibenvorfall –, löst er starke, charakteristische Schmerzen aus, die in die gesamte Länge des Beines ausstrahlen. Dies kann gefährlich sein, weil oftmals gleichzeitig Lähmungen im Bein auftreten oder die Kontrolle über Blase und Darm verloren geht. Aus diesem Grunde sollten Ischiasbeschwerden ohne Ausnahme stets ärztlich behandelt werden.

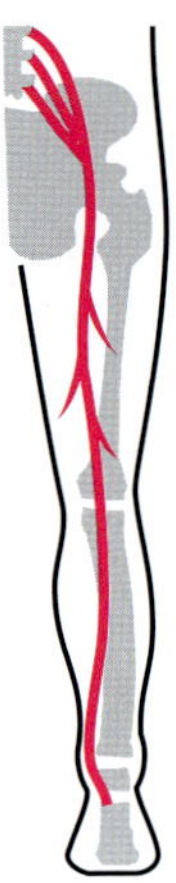

KNEIPP-KUREN

Einer der einfachsten und alltäglichsten Stoffe unserer Erde, das Wasser, besitzt auch große Kräfte für die Linderung von Krankheiten. Seine entzündungshemmende und heilende Wirkung ist von alters her bekannt. Den systematischen Untersuchungen von Sebastian Kneipp (1821 – 1897) in Bad Wörishofen und seiner vielen Nachfolger sind heute über 100 verschiedene Anwendungsformen zu verdanken. Diese kneippschen Kuren sind eine wertvolle natürliche Heilmethode, die auch bei der Arthrose-Behandlung sinnvoll sein kann. Sie sollte aber nur in anerkannten Kneippkurorten durchgeführt werden. Auch ist die vorherige Rücksprache mit dem Hausarzt erforderlich, um Überforderungen durch diese Behandlung zu vermeiden.

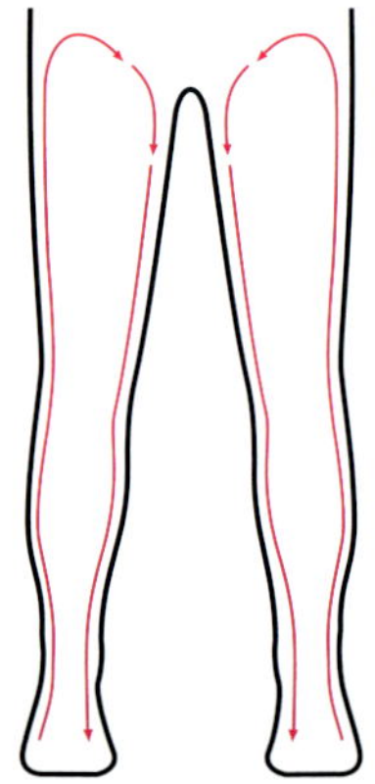

Vorschau

Im nächsten Heft lesen Sie . . .

- Arthrose persönlich erlebt
- Tipps zur Arthrose des Kniegelenks (Teil II)
- Wichtige Leserbriefe
- Aktuelle Hinweise
- und anderes mehr . . .

Heft 11

ARTHROSE Info

Offizielles Organ der Deutschen Arthrose-Hilfe e.V.
Erscheint vierteljährlich
Nr. 11 Sonderausgabe

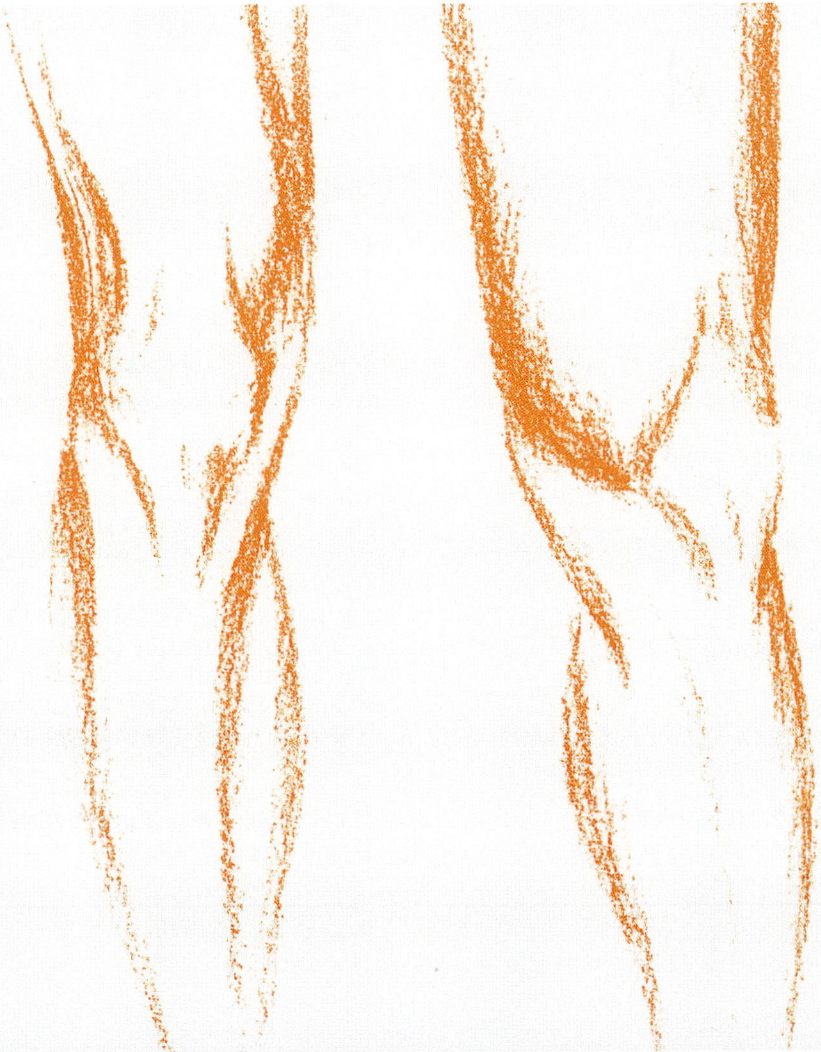

Inhalt

Seite

Impressum

Herausgeber:
Deutsche Arthrose-Hilfe e.V.
Postfach 11 05 51
60040 Frankfurt a. M.,
in Zusammenarbeit mit Ärzten und Wissenschaftlern des In- und Auslandes

Bezug:
Einzelheft € 4,–
Für Mitglieder und Förderer
im Beitrag enthalten

Chefredaktion:
Dr. med. Helmut Huberti

Grafik:
Margret Walter

Druck:
Ottweiler Druckerei und Verlag GmbH
Weißes Papier chlorfrei gebleicht

Service-Telefon:
Telefonische Anfragen an die
Deutsche Arthrose-Hilfe:
(0 68 31) 94 66 77
Montags bis freitags
8.00 – 12.00 und 12.30 – 16.00 Uhr

Vereinsanschrift:
Deutsche Arthrose-Hilfe e.V.
Postfach 11 05 51
60040 Frankfurt a. M.

Spendenkonten:
Postbank Frankfurt
IBAN: DE04 5001 0060 0101 1776 08
BIC: PBNKDEFF
Deutsche Bank Frankfurt
IBAN: DE22 5007 0010 0092 0587 00
BIC: DEUTDEFFXXX

Hinweis:
Die Beiträge im ARTHROSE-INFO
können und sollen die Behandlung
durch Ihren Arzt nicht ersetzen.
Je besser Sie informiert sind, umso
wirkungsvoller sind die ärztlichen
Maßnahmen.

ISSN-Nr.: 0937-9142

Editorial

*Liebe Leserinnen, liebe Leser,
liebe Freunde der
Deutschen Arthrose-Hilfe!*

Die Arthrose des Kniegelenks betrifft Menschen aller Altersstufen. Wie vielleicht bei keiner anderen Arthroseform sind hierbei besonders auch viele Jugendliche und junge Erwachsene betroffen.

Ihre Ursachen sind vielfältig. Die große Zahl der Unfälle, die sich jährlich in Verkehr, Beruf oder Sport ereignen, führen oft auch zu Verletzungen des Kniegelenks. Angeborene Schwächen der Gelenkanlage wirken sich am Knie frühzeitig aus. Aber auch ein arbeitsreiches Leben und eine langjährige hohe Belastung in Beruf und Familie können das Knie allmählich überfordern und zu einer langsam fortschreitenden Arthrose führen.

Zu den heute sehr wirksamen Behandlungsmethoden zählen die modernen künstlichen Kniegelenke und die Verfahren der Gelenkspiegelung, die wir bereits in den vorangegangenen ARTHROSE-INFOS beschrieben haben. Auch große Eingriffe, wie beispielsweise die sogenannte Umstellungs-Operation, zählen zu diesen Möglichkeiten.

In vielen Fällen ist eine Operation aber noch lange nicht erforderlich oder kann vielleicht aus bestimmten Gründen nicht durchgeführt werden. Viele Menschen empfinden auch eine große Furcht und Scheu vor einem Eingriff am Kniegelenk. Durch kluges Handeln und einige nützliche Hilfen können jedoch die Beschwerden oft vermindert und das Fortschreiten der Arthrose verlangsamt werden.

Es sind besonders mehrere einfache Maßnahmen, die ihre Wirkung durch ihr Zusammenspiel entfalten und die durch ihre regelmäßige Beachtung Erleichterung bringen. So kann auch eine richtige Krankengymnastik sehr wertvoll sein. Zusammen mit den Hinweisen, die wir im ARTHROSE-INFO Nr. 1 genannt haben, möchten wir deshalb die heutigen „Praktischen Tipps“ bestens empfehlen.

Herzlichen Dank möchten wir wiederum für die vielen Spenden sagen, die uns erreicht haben und die oft auch im Gedenken an liebe Angehörige gegeben werden. Allen Spendern möchten wir danken und ebenso auch allen Mitgliedern und Lesern für ihre ermutigenden Zuschriften und ihre Unterstützung unserer gemeinsamen Arbeit.

*Mit herzlichen Grüßen
Ihr*

*Dr. med. Helmut Huberti
Präsident der Deutschen Arthrose-Hilfe*

Die Geschichte einer jungen Frau

Arthrose kann viele Ursachen haben, wie jeder von uns weiß. Sie kann sich z. B. langsam nach langjähriger Belastung entwickeln, sie kann aber auch die jähe Folge eines tragischen Unfalls sein. So auch bei:

Frau Julia D.

Diagnose: **Unfallarthrose**

Therapie: **Viele Operationen**

Es waren nur noch wenige Monate, bis Julia ihre Grundausbildung an der Polizeischule abschließen würde. Sie war eine der Besten ihres Jahrgangs, liebte ihren Beruf über alles und gehörte zu den wenigen, die für den späteren Einsatz bei einer Spezialeinheit vorgesehen waren.

Nach einem langen Arbeitstag verbrachte sie mit einer Freundin einen entspannten Abend. Sie fuhren in die Nachbarstadt ins Kino und hielten auf dem Heimweg noch an einem Café, um etwas Warmes zu trinken. Das ist die letzte Erinnerung, die Julia an diesen Tag hat.

Schon als Kind wollte Julia Polizistin werden. Kurz vor Abschluss der Polizeischule erlitt sie einen schweren Unfall.

Fotos: World Arthrosis Organization

Ein Unfall, der alles verändert

Sie weiß nicht mehr, wie auf der Rückfahrt ein entgegenkommendes Fahrzeug plötzlich ausscherte und über die Mittellinie frontal in ihr Auto hineinraste. Sie bemerkte nichts von dem jungen Fahrer, der aus diesem Auto ausstieg und auf die Straße taumelte. Auch an die Polizeiautos und die Feuerwehr, die mit Blaulicht und Sirene an die Unfallstelle kamen, fehlt ihr jede Erinnerung.

Die Männer des Rettungsteams erkannten sofort, dass Julias Zustand äußerst kritisch war. Sie war bewusstlos. Der Motorblock hatte sich durch den Aufprall in die Fahrerkabine gedrückt und ihre Beine schwer verletzt. Sie arbeiteten fieberhaft, um Julia aus dem Autowrack zu befreien. Ihre Freundin erlitt nur leichtere Verletzungen und wurde ebenfalls ins Krankenhaus gebracht.

Schwerste Verletzungen

Julia hatte Verletzungen am ganzen Körper: Gesicht, Arme und besonders ihre Beine waren betroffen. Hinzu kam, dass sie auch schwerste innere Verletzungen hatte, die zuerst versorgt

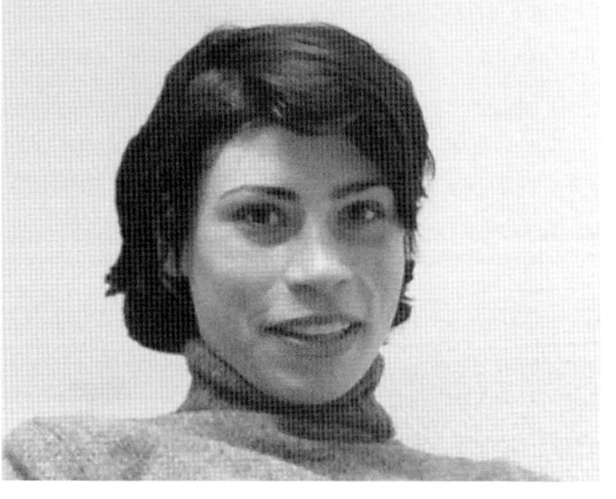

werden mussten. Nach der Notoperation wurde sie in ein künstliches Koma versetzt, um ihrem Körper absolute Ruhe und Erholung zu geben. Die Behandlung der Beine musste warten, bis sich ihr Allgemeinzustand stabilisiert haben würde. Ihre Eltern und ihr Bruder waren bei ihr, als sie aus dem künstlichen Koma erwachte, und begleiteten sie auf dem langen Weg der Erholung.

Erst eine Woche nach dem Unfall konnten die Ärzte mit der Behandlung von Julias Beinen beginnen. Ihr rechtes Bein war über die gesamte Länge 26-mal gebrochen, das linke Schienbein war 8-mal gebrochen. In beiden Knien waren die Bänder beschädigt und gerissen, der Gelenkknorpel war an vielen Stellen abgeschürft. Die Behandlung musste auf mehrere Etappen verteilt werden. Zunächst wurden Julias Beine mit Schienen und Bandagen versorgt. Dann folgte Operation auf Operation, um einen Knochenbruch nach dem anderen zu behandeln. Die Knochen wurden mit speziellen Platten, Nägeln und Schrauben fixiert. Ihre verletzten Knie würden erst in einigen Monaten operiert werden. Zuerst mussten die Knochenbrüche verheilen und dann das Metall aus den Beinen wieder entfernt werden.

Woche um Woche verbrachte Julia bewegungsunfähig im Krankenbett. Die Zeit schien stillzustehen. Oft musste sie ihre gesamte Kraft und Geduld aufwenden. Aber sie vertraute den Ärzten, und es half ihr sehr, dass ihre Familie, ihre Freunde und Kollegen oft an ihrer Seite waren. Auch andere Patienten kamen, um ihr Mut zu machen.

Bald wieder richtig gehen?

Nach einem Vierteljahr wurde Julia in eine Rehaklinik verlegt. Am Anfang war sie zu schwach, um ihre Beine selbst zu bewegen. Sie mussten von der Physiotherapeutin angehoben und gebeugt werden. Nach einigen Tagen schaffte sie es mit größter Anstrengung, ihre Knie aus eigener Kraft leicht anzuheben. Tag für Tag gewann sie nun etwas von ihrer alten Stärke zurück. Endlich, eines Morgens, konnte sie die ersten kleinen Schritte wagen. Mit stiller innerer Freude feierte sie diesen Triumph – bald würde sie wieder richtig gehen können!

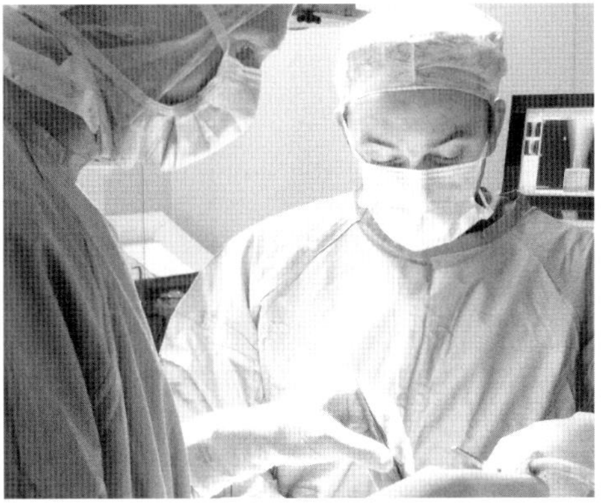

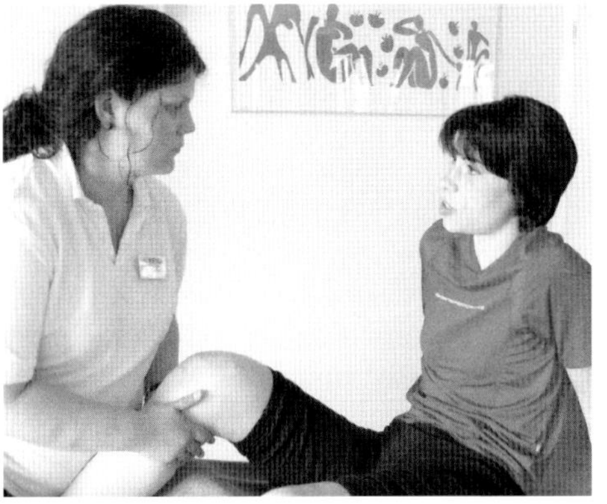

Julia wünschte sich nichts sehnlicher, als so schnell wie möglich zu ihrer Arbeit zurückzukehren, und investierte noch mehr Zeit in die täglichen Übungen. Ein halbes Jahr nach dem Unfall konnte sie die Reha-Klinik verlassen. Bald darauf hatte sie ein ernstes Gespräch mit ihrem Vater. Sie unterhielten sich über ihre Zukunft und ohne Umschweife sagte er: „Julia, es ist vorbei. Du kannst nicht zur Polizeischule zurück. Du musst etwas anderes mit Deinem Leben anfangen!“ Im ersten Moment war Julia wütend, aufgelöst und zutiefst enttäuscht, aber sie wusste, dass er recht hatte. Tief im Innern hatte sie es selbst schon geahnt. Sie hatte es in den Augen ihrer Kollegen gesehen, wenn sie von ihrer Rückkehr zur Polizeischule sprach: Ihre Beine würden nie mehr stark genug für die Polizeiarbeit sein.

Vorbereitung auf ein neues Leben

Ihre Familie und ihre Freunde halfen ihr, nicht den Mut zu verlieren. Sie musste sich weiter voll und ganz auf die Behandlung ihrer Knie konzentrieren. Die Ärzte hatten den Behandlungsplan mit ihr besprochen: Zuerst würden die Platten und Schrauben aus ihren Beinen entfernt werden. Dann würden in weiteren Operationen die Sehnen und Bänder im Knie befestigt werden. Dies war sehr wichtig, um ihre Knie zu stabilisieren und um das Fortschreiten der Arthrose zu verhindern, die sich durch den Unfall entwickelt hatte. Julia bereitete sich sorgfältig vor. Sie ging morgens zum Schwimmen und nachmittags zur Physiotherapie. Dies gab ihr neue Kraft. Ihre Zuversicht wuchs jetzt von Tag zu Tag, und sie begann bereits, neue Berufspläne zu schmieden. Vielleicht sogar im medizinischen Bereich?

Und was hat sich für Julia nach all diesen schmerzvollen und anstrengenden Monaten noch verändert? „Ich bin sehr ruhig geworden“, sagt sie, „früher habe ich mich über jede Kleinigkeit aufgeregt. Jetzt nehme ich mir mehr Zeit, um alles um mich herum bewusster wahrzunehmen. Es war mir vorher nie so recht klar, wie schön das Leben doch ist.“

Für Ihre Unterstützung der Arthroseforschung auch bei Unfallfolgen danken wir allen Mitgliedern und Förderern sehr herzlich.

Praktische Tipps bei Knie-Arthrose

Diese Hinweise sind als Ergänzungen zu unseren Tipps im ARTHROSE-INFO Nr. 1 gedacht, die wichtige Grundprinzipien enthalten und die wir bestens empfehlen möchten.

Heute beschreiben wir die Grundtypen der Knie-Arthrose, nennen mehrere ärztliche Verordnungen und beschreiben auch eigene Verhaltensregeln.

1. Typ 1: die innenseitige Knie-Arthrose

Die Knie-Arthrose befällt im Frühstadium meist nur einen Teil dieses großen Gelenks. Am häufigsten ist sie an der Innenseite zu finden. Diese innenseitige Arthrose wird vom Arzt auch als „mediale Gonarthrose“ bezeichnet. Durch das Dünnerwerden des geschädigten Knorpels kommt es außerdem zu einer allmählichen Veränderung der Beinachse, wodurch zunehmend ein sogenanntes O-Bein entsteht. Beim aufrechten Stehen berühren sich dann die Knie nicht mehr, auch wenn die Füße fest zusammenstehen.

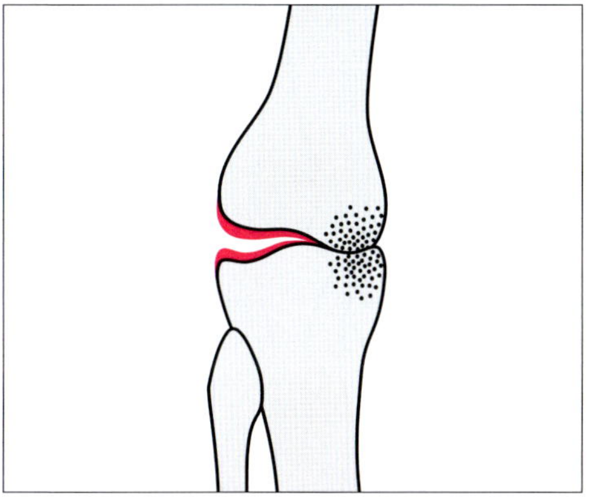

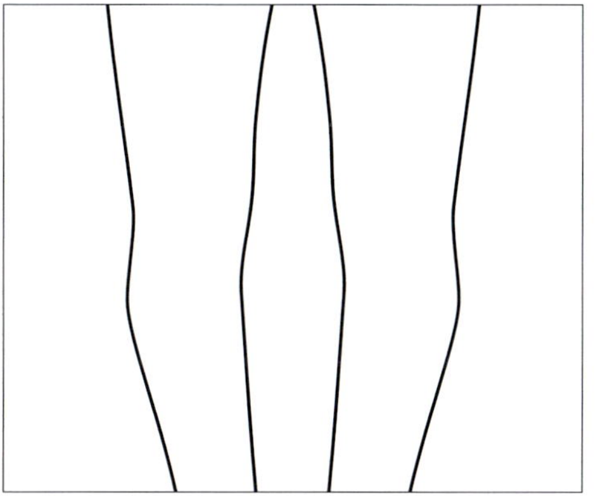

2. Typ 2: die außenseitige Knie-Arthrose

In selteneren Fällen tritt die Arthrose nicht an der Innen-, sondern nur an der Außenseite des Kniegelenks auf. Auch bei diesem Arthrosetyp kann sich die Achse des Beines allmählich verändern. Da es hier die äußeren Knorpelschichten sind, die allmählich dünner werden und schließlich ganz fehlen, kommt es zu einer langsam fortschreitenden Kippung des Beines in eine Form, die als X-Bein bezeichnet wird. Die Knie berühren sich hierbei im Stehen bereits, wenn die Füße noch nicht in Kontakt sind. Dieser Arthrosetyp kommt häufiger bei Frauen als bei Männern vor.

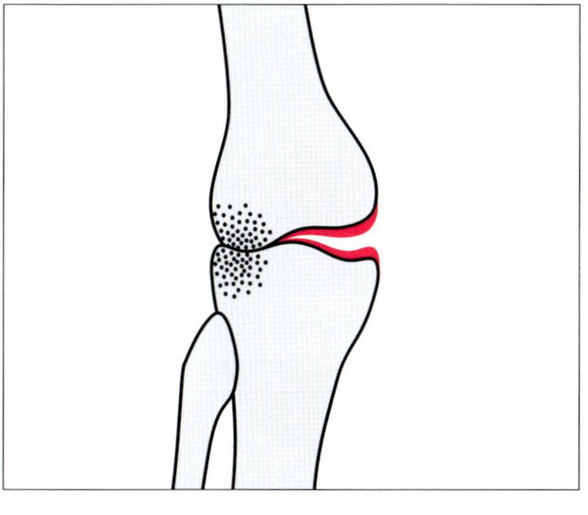

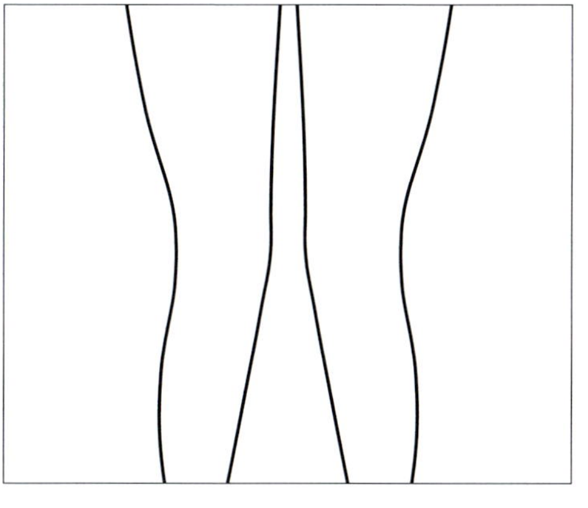

3. Typ 3: die Arthrose der Kniescheibe

In etwa einem Fünftel der Fälle betrifft die Arthrose nicht das Hauptgelenk, sondern nur die Kniescheibe. Besonders bei dieser Kniescheibenarthrose fällt der hohe Anteil von Jugendlichen und jungen Erwachsenen auf. Oft verursacht sie Schwierigkeiten beim Aufstehen, Hinknien, Treppengehen und Bergabgehen. Es ist wichtig, dies auch bei der Berufswahl zu beachten. Auch bei Sportarten, die mit Springen und Drehen verbunden sind, muss hohe Zurückhaltung geübt werden. Grundsätzlich ist diese Arthroseform schwierig zu behandeln.

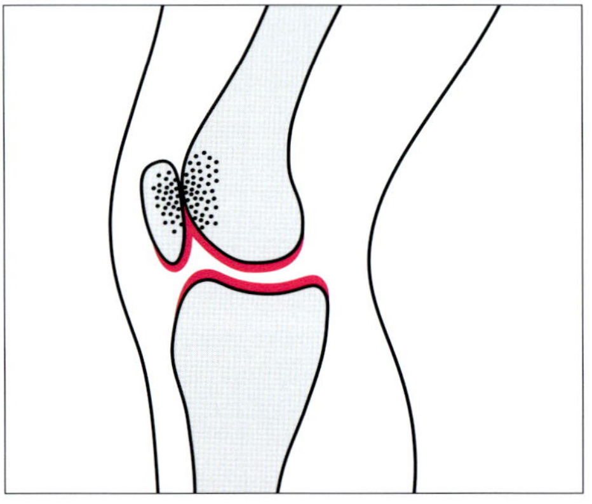

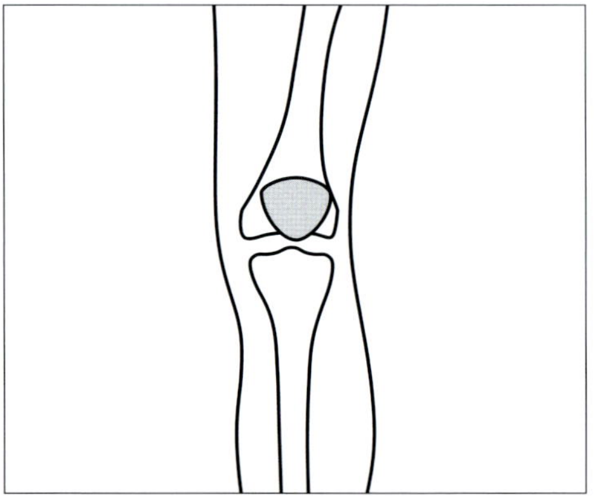

4. Schuhsohlenänderung

Bei einer innenseitigen Kniearthrose kann es eine spürbare Entlastung bedeuten, wenn die Schuhsohle vom Orthopädie-Schuhmacher in ihrer gesamten Länge am Außenrand geringfügig erhöht wird. Viele Patienten berichten über wesentliche Verbesserungen durch diese Verordnung. Wichtig für den Erfolg ist, dass Absatz und Vordersohle auch nach der Veränderung in einer Ebene liegen. Auch ein Versuch mit einer außenrand-erhöhten Einlage ist möglich. Bei außenseitiger Kniearthrose erfolgt die Erhöhung am Schuhinnenrand.

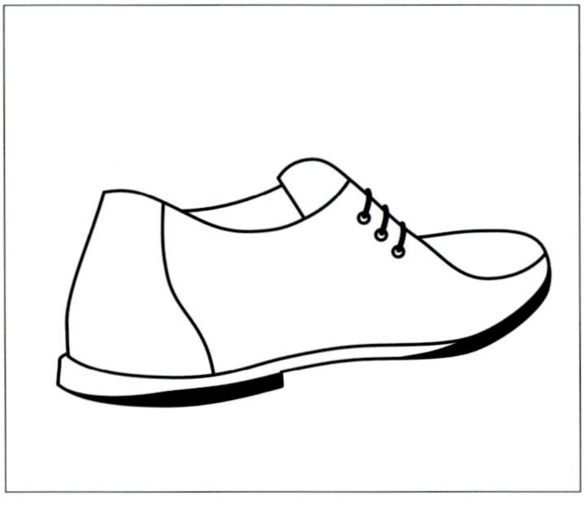

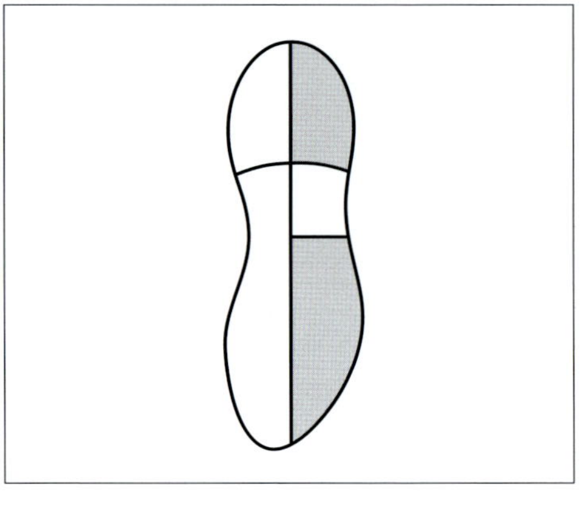

5. Negativ-Absatz

Bei allen Formen der Kniearthrose ist die Verminderung der Absatzhöhe hilfreich, weil hierdurch das Knie entlastet wird. Es empfiehlt sich deshalb, langsam auf niedrigere Schuhe zu wechseln.
Auch bei Turn- und Wanderschuhen sind Modelle zu bevorzugen, die eine besonders flache Absatzführung haben. In bestimmten Fällen von Arthrose der Kniescheibe (Typ 3) kann auch eine ärztlich verordnete Absatzverminderung (sogenannter „Negativ-Absatz“) versucht werden. Hierbei wird der bisherige Absatz um mehrere Millimeter verringert.

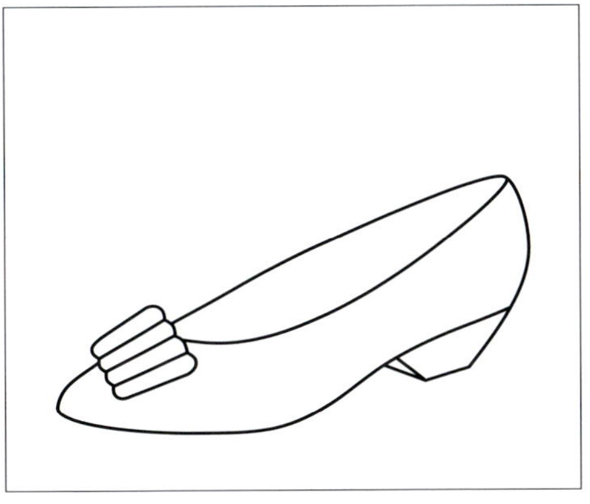

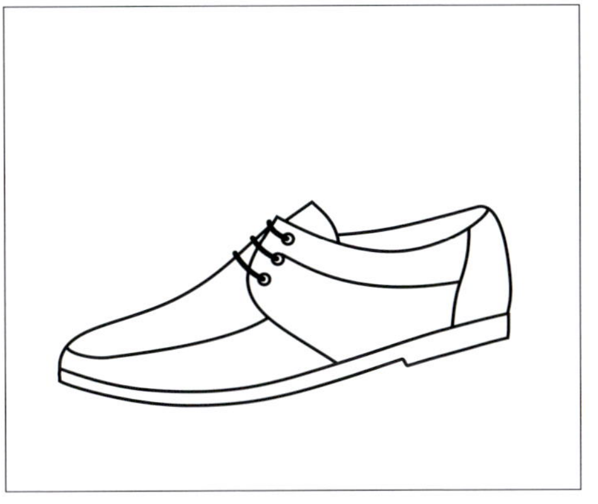

6. Bandagen

Wertvolle Linderung bei Kniearthrose kann eine einfache Bandage bringen, die „Kniekappe“, die bequem zu tragen ist. Seit der Gesundheitsreform kann sie allerdings nicht mehr auf Rezept verordnet werden. In der strafferen Form mit Ring-Pelotte ist eine Verordnung nach wie vor möglich. Beide Bandagetypen genügen in den meisten Fällen. Nur selten werden Spezialbandagen mit seitlichen Gelenken und Stäben benötigt. Bei Verwendung einer Bandage ist außerdem zu beachten, dass sie nur stundenweise und nur beim Gehen getragen werden sollte und nicht zu eng sitzt.

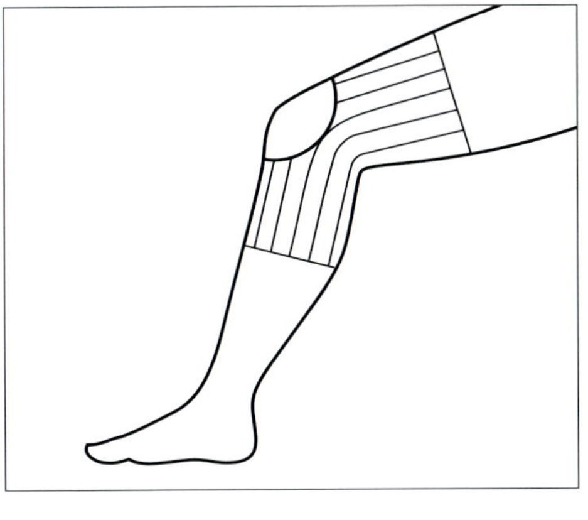

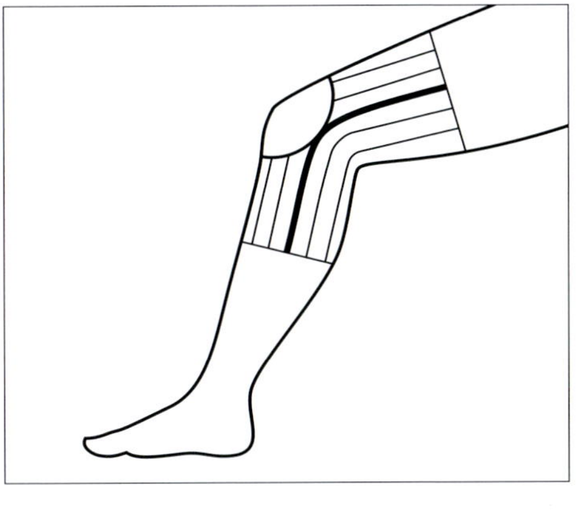

7. Abstützen

Das Abstützen während des Gehens kann das erkrankte Gelenk um über 30% entlasten. Beliebt sind Wanderstöcke, die bei Bedarf wie ein Teleskop zusammengeschoben werden und nur wenig Platz benötigen. Sie sind in vielen Sportgeschäften erhältlich. Nützlich sind auch Stockschirme, auf die man sich kräftig abstützen kann. Einfachere Ausführungen, wie z. B. der „Fritzstock" oder die Unterarmgehstütze, erfüllen diesen Zweck ebenso. Sie können außerdem auf Rezept verordnet werden. Jede Stütze sollte immer auf der „gesunden" Seite getragen und im Gleichschritt mit der kranken Seite aufgesetzt werden.

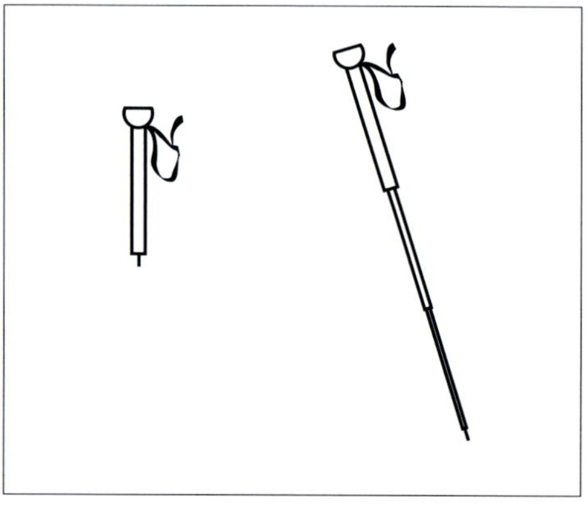

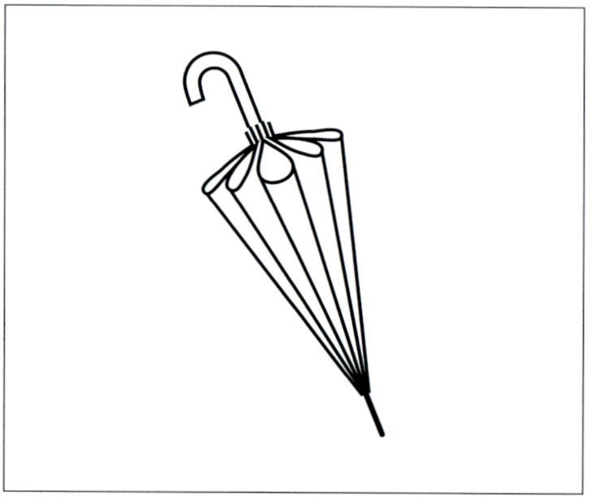

8. Krankengymnastische Übungen

Krankengymnastische Übungen, die vom Arzt verordnet werden, können die Kniearthrose außerordentlich günstig beeinflussen. Sie haben meist zwei Ziele: Kräftigung der Muskulatur und Dehnung von Kapsel und Muskulatur. Beide Übungsarten führen zu einer Entlastung der erkrankten Gelenkteile. Alle Übungen erfolgen am besten in kleinen Etappen. Die gewonnene Muskelkraft soll aber nur dem Schutz des Gelenks dienen, nicht der höheren Belastung. Wichtig: Die erlernten Übungen müssen zu Hause täglich weitergeführt werden.

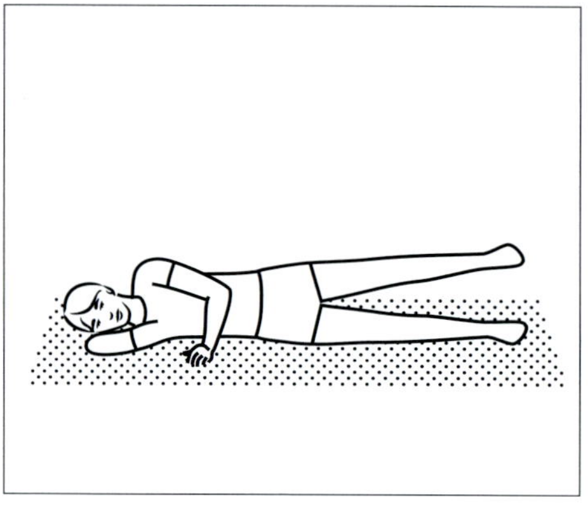

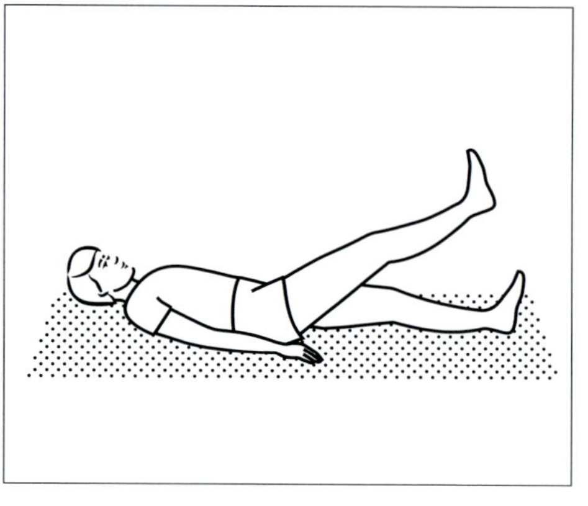

9. Bewegen ohne Belastung

(1) Das regelmäßige Durchbewegen des Gelenks ist für den Erhalt der normalen Beweglichkeit und die Ernährung des Knorpels wichtig. Es kann z. B. im Sitzen erfolgen, wobei man mit beiden Händen den Oberschenkel festhält und das Gelenk behutsam beugt und streckt. (2) Auch bei leichter Arthrose sollte man das Laufen auf die persönlich verträgliche Gehstrecke begrenzen. Moderne Schrittzähler, wie sie in Sportgeschäften erhältlich sind, können die Kontrolle erleichtern.

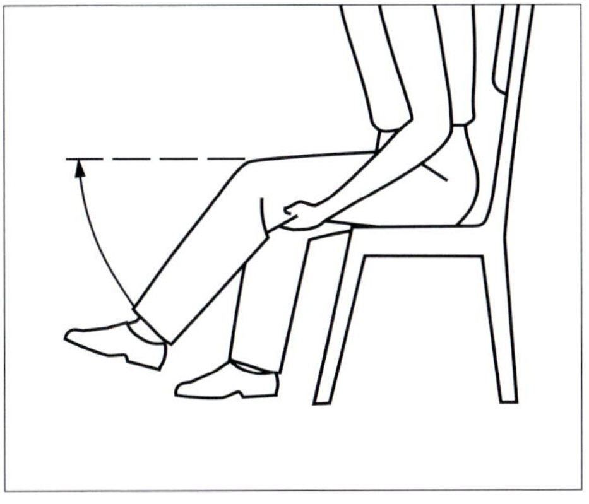

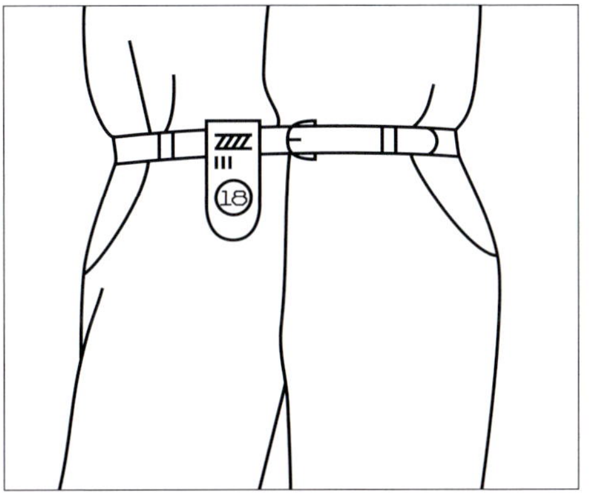

10. Aufstehen bei Arthrose der Kniescheibe

Besonders bei der Arthrose der Kniescheibe sollte man auf eine bestimmte Art des Aufstehens achten.

(a) Die Füße dürfen beim Aufstehen nicht nach außen zeigen, sondern sollten gerade nach vorne stehen.

(b) Das Abstützen mit den Händen darf nicht auf den Oberschenkeln oder den Knien erfolgen. Stets sollte man sich an Armlehnen, am Stuhlrand oder am Tischrand abstützen.

Diese Hinweise gelten sinngemäß für alle Formen des Aufstehens, auch beim Aufstehen vom Autositz.

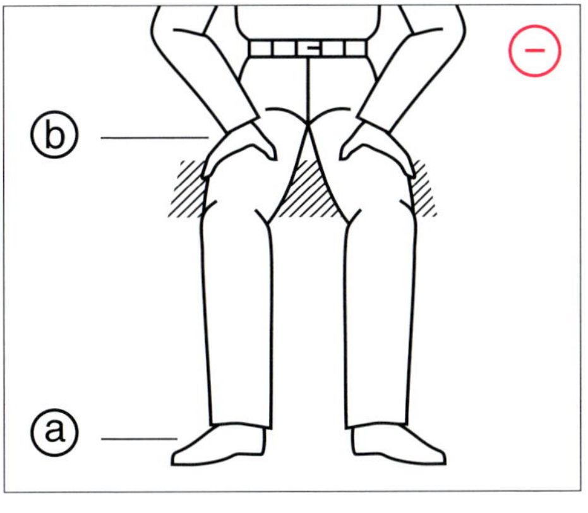

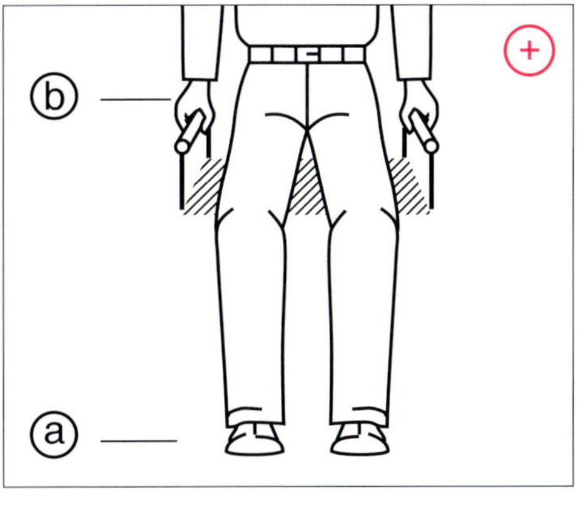

11. Wenn das Knie entzündet ist . . .

Entzündungen bei Arthrose sind oft Folge einer unbemerkten Überlastung. Immer sollten dann mit ärztlicher Absprache die folgenden Maßnahmen durchgeführt werden:

1. hochlegen,
2. kühlen,
3. elastisch verbinden (nicht zu fest),
4. entlasten.

Oft wird der Arzt zusätzlich Medikamente und Salben verordnen. Bewährt haben sich auch Natursalben oder kalte Quarkumschläge. Je früher und konsequenter die Behandlung beginnt, desto rascher klingen die Beschwerden ab.

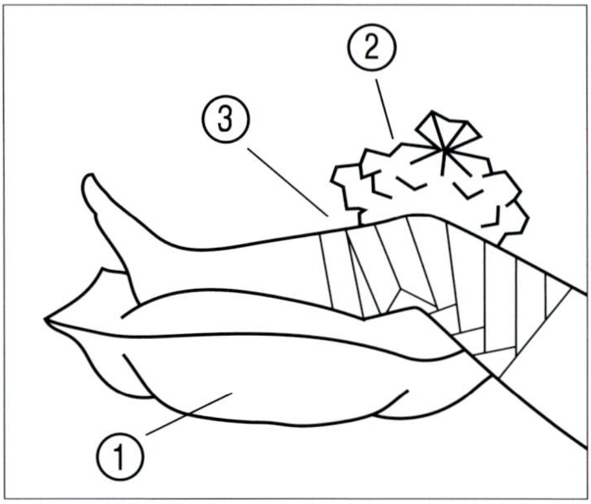

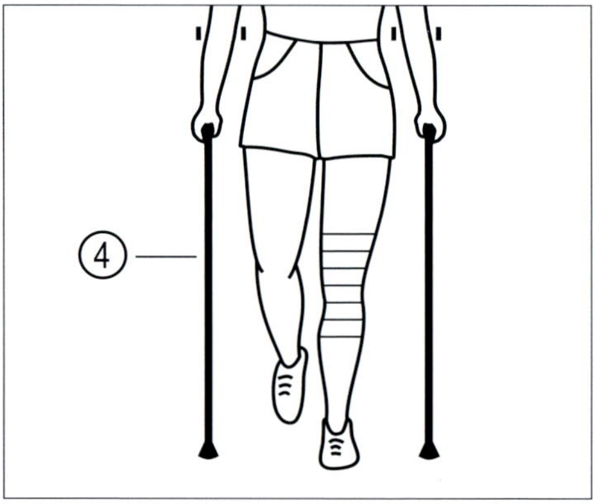

12. Sport

Sportarten mit gleichmäßiger Belastung sind zu bevorzugen. Empfehlenswert sind deshalb Spazierengehen, Radfahren, Skilanglauf und auch die Benutzung des Heimtrainers mit geringem Widerstand sowie schließlich auch moderne zusammenklappbare Roller, die für kurze Wege ideal sind. Sportarten, bei denen plötzliches Antreten, Stoppen oder Drehbewegungen auftreten, sollten insbesondere auf harten Böden eher vermieden werden. Dies gilt besonders für Fußball, Hallen-Tennis, Squash und alpines Skifahren. Auch beim Brustschwimmen ist Vorsicht geboten. Besser geeignet sind das Rücken- und Kraulschwimmen.

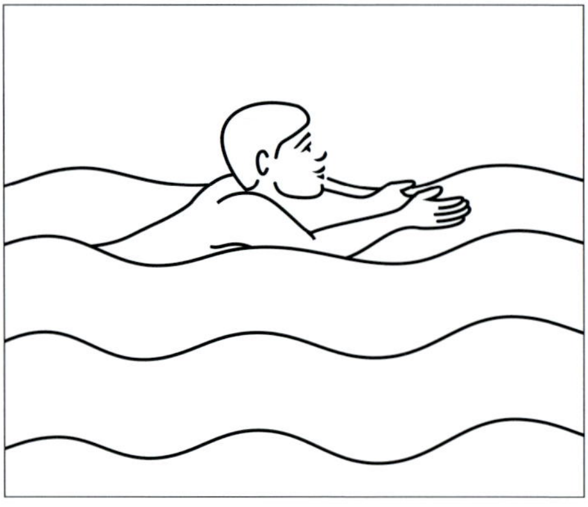

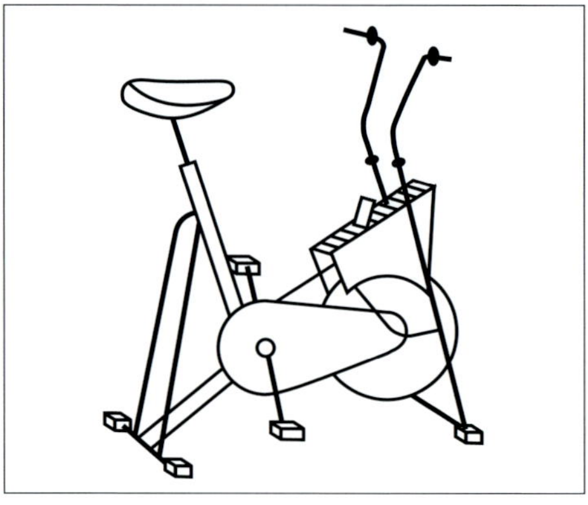

Leserbriefe

Gesprächspartner gesucht

Augsburg/Memmingen: *Wer kennt Personen, die eine Versteifungsoperation des Sprunggelenks haben durchführen lassen?*
Frau Roswitha K., Markt Rettenbach

Bonn: *Wer kennt Selbsthilfegruppen im Raum Köln-Bonn?*
Herr Friedrich L., Bonn

Darmstadt: *Wer könnte mir eine Klinik empfehlen, die auf die Korrektur von X-Beinen spezialisiert ist?*
Frau Lore H., Darmstadt

Euskirchen: *Ich wäre dankbar für einen Kontakt zu Personen, die eine Umstellungsoperation am Knie durchführen ließen. Wie war der Verlauf im und nach dem Krankenhaus, und was hat die Operation gebracht?*
Frau Roswitha W., Euskirchen

Frankfurt am Main: *Ich möchte Kontakt zu Selbsthilfegruppen im Raum Frankfurt aufnehmen.*
Frau Carina B., Frankfurt/M.

Fulda/Göttingen: *Ich suche Kontakt zu Lesern, bei denen eine Operation der Halswirbelsäule bereits durchgeführt wurde oder durch konservative Maßnahmen umgangen werden konnte.*
Frau Ursula K., Bebra

Hildesheim: *Suche Leser, die ein künstliches Hüftgelenk haben, um über ihre Erfahrungen zu sprechen.*
Frau Martina S., Hildesheim

Ingolstadt: *Nach einem Sturz auf das linke Knie bildete sich bei mir eine Arthrose und dann eine Baker-Zyste in der Kniekehle. Wer könnte mir seine Erfahrungen mit dieser Zyste mitteilen? Man hat mir von einer Operation abgeraten, weil sich die Zyste immer wieder nachbilden würde.*
Herr Rudolf K., Ingolstadt

Iserlohn: *Betreff Knie-Arthrose: Wer hat Erfahrung mit (a) Schleimhautentfernung und (b) Umstellungsoperation von X-Beinen? Falls Kosten entstehen, bin ich gerne bereit, diese zu ersetzen.*
Herr Horst G., Iserlohn

Neukirchen: *Ich suche dringend Kontakt zu Personen, die auch an Arthrose der Halswirbelsäule leiden. Dankbar wäre ich auch für Hinweise zu Selbsthilfegruppen in meiner Umgebung (Kreis Wesel, Krefeld, Moers und Düsseldorf).*
Frau Luise Z., Neukirchen

Rathenow: *Gibt es in den neuen Bundesländern Arthrose-Selbsthilfegruppen? Ich würde dort gerne mitarbeiten.*
Frau Ingrid S., Rathenow

Wiesbaden: *Mit meinen 31 Jahren wurde ich bereits 6-mal an beiden Knien operiert, ohne dass mir geholfen werden konnte. Gibt es Mitglieder, die in meiner Nähe wohnen und das gleiche Schicksal teilen müssen wie ich? Ich würde mich gerne treffen und Erfahrungen austauschen.*
Herr Hans-Jürgen K., Wiesbaden

Hinweis: Die oben genannten Adressen können telefonisch unter Tel. 0 68 31 – 94 66 77 erfragt werden.

Den richtigen Operateur gefunden

Mit Ihrem Vortrag in Essen und Ihren Mitteilungen in den ARTHROSE-INFOS haben Sie mir sehr geholfen, den richtigen Operateur für die Implantation einer Hüftprothese zu finden. Dafür meinen besonderen Dank!
Herr Wilhelm S., Bochum

Nachdem ich so oft einen guten Rat bekam, möchte ich mich heute mit meinem „neuen Kniegelenk" bei Ihnen bedanken. Voller Stolz möchte ich allen Mut machen, die vor so einer Entscheidung stehen. Ich würde mich freuen, wenn ich jemandem hiermit Hilfestellung geben könnte.

Frau Marianne H., Marienheide

Schaumstoffwürfel

Die im ARTHROSE-INFO Nr. 5 beschriebenen Schaumstoffwürfel sind für mich sehr hilfreich. Auch Ihr Tipp mit dem Motorradgurt ist für mich eine große Hilfe bei meinen Hausarbeiten. Ich freue mich jedes Mal auf das neue Info-Heft.

Frau Renate H., Ludwigsburg

Arthroseforschung

Ich möchte Ihnen auch Mut machen, in Ihren Heften ab und zu um Spenden für die Arthrose-Forschung zu bitten. Meine Hände, Füße und vor allen Dingen das linke Knie sind so sehr betroffen, dass ich mich kaum noch bewegen kann.

Frau Ruth S., Bad Salzuflen

Höchst empfehlenswert

Ich werbe gern für die Deutsche Arthrose-Hilfe; sie ist höchst empfehlenswert.

Herr Walter H., Oberhausen

Jedesmal freue ich mich, ein neues Heft zu erhalten. Mit großem Interesse lese ich alle Informationen sowie die Leserbriefe.
Mit freundlichem Gruß

Frau Hildegard J., Offenbach

Für Ihre hilfreiche Arbeit möchte ich Ihnen herzlich danken.

Frau Edith K., Mainz-Kastel

Für die vielen großzügigen und ermutigenden Zuschriften danken wir allen.

Künstliches Kniegelenk

Persönliche Empfehlungen eines Spezialisten

Beweglichkeitsübungen für die Knie

Bei einer schweren Kniearthrose ist in vielen Fällen die Entscheidung für ein künstliches Kniegelenk unumgänglich. Eine Auswertung verschiedener Studien hat gezeigt, dass das Erreichen einer guten Beweglichkeit des Kniegelenks *nach* der Operation in engem Zusammenhang steht mit der Beweglichkeit des Kniegelenks *vor* der Operation. Somit ist es bereits vor der Operation empfehlenswert, die Beweglichkeit des betroffenen Kniegelenks mit einfachen Übungen zu verbessern.

Herr Prof. K. Donald Shelbourne aus Indianapolis, USA, ein hervorragender Knie-Spezialist und langjähriger Ratge-

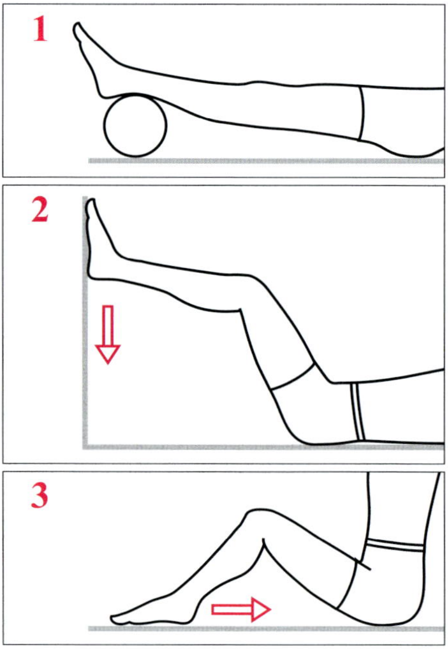

ber der World Arthrosis Organization, empfiehlt drei besondere Übungen, die vor allem vor der Operation hilfreich sein können, um die Beweglichkeit des Kniegelenks zu verbessern. Sie können und sollen aber auch nach der Operation fortgeführt werden:

(1) Die Fersen auf ein Kissen lagern:
Diese Übung dient der vorsichtigen Streckung der Knie. Lagern Sie Ihre Fersen im Liegen auf einem Kissen oder Polster hoch und lassen Sie Ihre Knie langsam in eine voll ausgestreckte Position gleiten.

(2) Abwärtsgleiten an der Wand:
Diese Übung dient der Beugung der Knie. Auf dem Rücken liegend platzieren Sie hierzu Ihre Füße an einer Wandfläche, so dass ein Winkel von mehr als 90 Grad zwischen Ober- und Unterschenkel entsteht. Dann lassen Sie Ihre Fersen langsam und sehr vorsichtig herabgleiten. Die Schwerkraft unterstützt bei dieser Übung die Beugung der Knie.

(3) Fersen heranziehen:
Auch diese Übung trainiert die Beugung der Knie. Im Sitzen auf einer Unterlage mit leicht angewinkelten Knien bewegt man die Fersen langsam in Richtung Gesäß und wieder zurück.

Wichtig:
Vor der Anwendung sollten diese Übungen mit Ihrem Arzt und Physiotherapeuten besprochen und eingeübt werden.

Wichtige Hinweise

Erfahrungen

Erfahrungen von Gleichgesinnten können für andere Betroffene wertvoll sein. Dies gilt auch für die richtige Wahl einer Kurbehandlung. Allen Lesern wären wir deshalb dankbar, wenn sie uns ihre bisherigen Erfahrungen mit der Behandlung und Unterbringung am Kurort kurz berichten möchten. Für nützliche Tipps und Hinweise danken wir sehr herzlich.

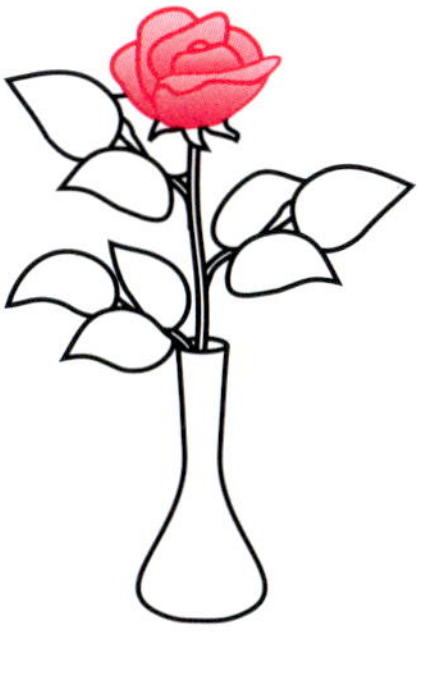

Förderung der Forschung

Die Förderung der Arthroseforschung ist uns eine wichtige Aufgabe. Wie in den vorangegangenen Jahren werden wir auch diesmal in der Vorweihnachtszeit eine eigene Spendenaktion zugunsten der Arthroseforschung durchführen. Zusammen mit dem ARTHROSE-INFO Nr. 12, das Anfang Dezember erscheint, werden wir die entsprechenden Formulare versenden. Für Ihre Unterstützung sagen wir im Voraus ganz besonderen Dank.

Lexikon

„K/L“

Medizinische Begriffe aus der Sprechstunde, die jeden interessieren

KONSERVATIV

Dies ist ein Begriff, den Sie in der Sprechstunde Ihres Arztes vielleicht oft im Zusammenhang mit der Therapie hören werden. Meist vernimmt man ihn mit gewisser Erleichterung. Wenn eine Behandlung „konservativ“ ist, bedeutet es nämlich, dass sie ohne Operation durchgeführt wird. Die konservative Behandlung kann die Behandlung in der Praxis oder im Sanatorium umfassen, solange sie ohne operativen Eingriff durchgeführt wird. „Konservativ“ bedeutet somit „ohne Operation“.

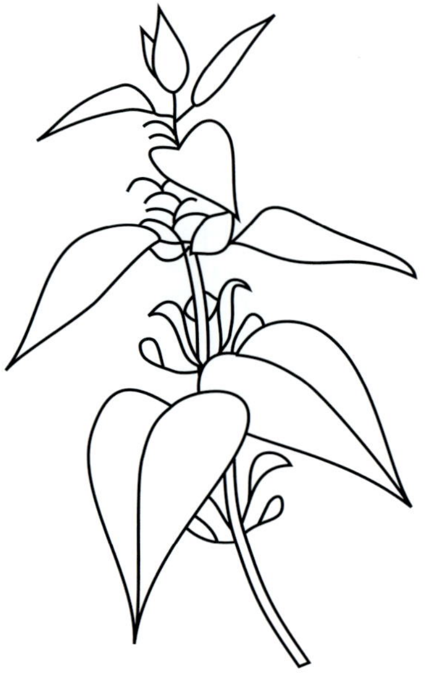

LEISTE

Die „Leiste“ oder „Leistenbeuge“ ist nicht nur die Berührungslinie von Bauch und Bein. An dieser empfindlichen und verletzlichen Stelle treffen wichtige Strukturen zusammen, die auch zu entsprechenden Beschwerden führen können. Nicht am Außenrand des Hüftknochens, sondern hier in der Tiefe der Leiste liegt das Hüftgelenk. Gekreuzt wird es von einer großen Schlagader und von Nerven- und Venensträngen. Auch Veränderungen im Genitalbereich und in den Bandscheiben können sich hier bemerkbar machen. Beschwerden in der Leiste erfordern deshalb eine sorgfältige Untersuchung und dürfen nicht unterschätzt werden.

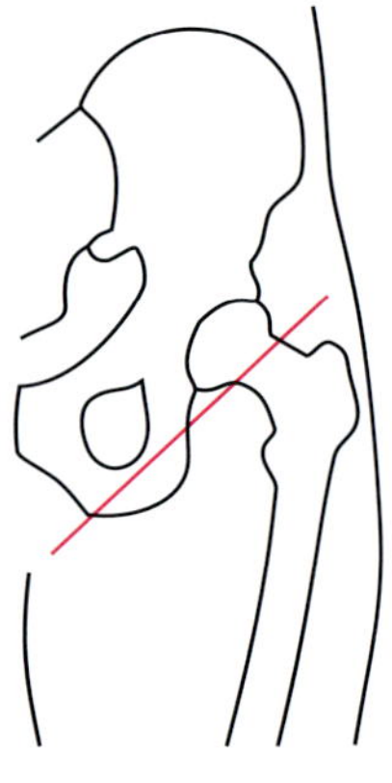

Vorschau

Im nächsten Heft lesen Sie ...

- Tipps zur Arthrose der Hände (Teil II)
- Aktuelle Forschung, die Sie interessiert
- Magnesium
- Wichtige Leserbriefe
- Aktuelle Hinweise
- und anderes mehr ...

ARTHROSE Info

ffizielles Organ der Deutschen Arthrose-Hilfe e.V.
rscheint vierteljährlich
r. 12 Sonderausgabe

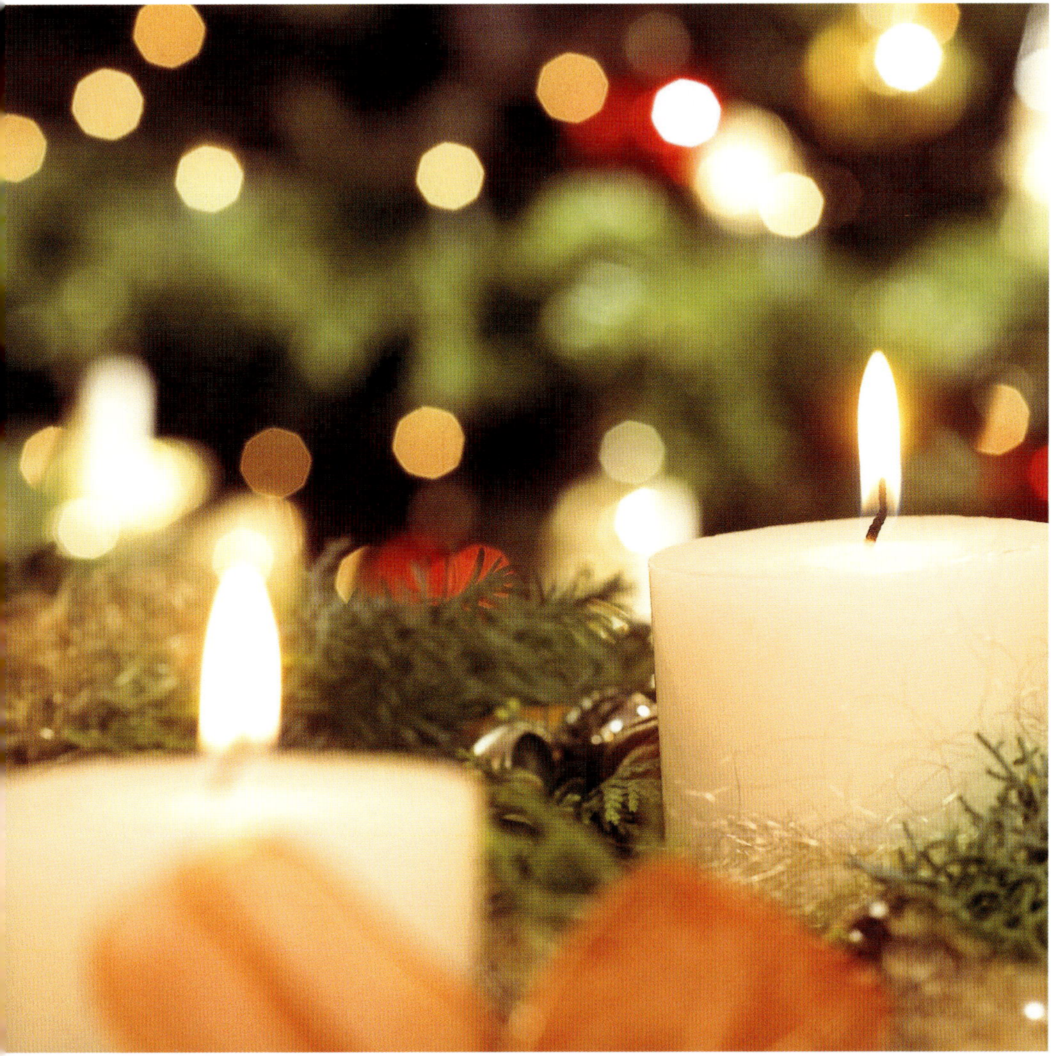

Inhalt

Seite

Impressum

Herausgeber:
Deutsche Arthrose-Hilfe e.V.
Postfach 11 05 51
60040 Frankfurt a. M.,
in Zusammenarbeit mit Ärzten und Wissenschaftlern des In- und Auslandes

Bezug:
Einzelheft € 4,–
Für Mitglieder und Förderer
im Beitrag enthalten

Chefredaktion:
Dr. med. Helmut Huberti

Grafik:
Margret Walter

Druck:
Ottweiler Druckerei und Verlag GmbH
Weißes Papier chlorfrei gebleicht

Service-Telefon:
Telefonische Anfragen an die
Deutsche Arthrose-Hilfe:
(0 68 31) 94 66 77
Montags bis freitags
8.00 – 12.00 und 12.30 – 16.00 Uhr

Vereinsanschrift:
Deutsche Arthrose-Hilfe e.V.
Postfach 11 05 51
60040 Frankfurt a. M.

Spendenkonten:
Postbank Frankfurt
IBAN: DE04 5001 0060 0101 1776 08
BIC: PBNKDEFF
Deutsche Bank Frankfurt
IBAN: DE22 5007 0010 0092 0587 00
BIC: DEUTDEFFXXX

Hinweis:
Die Beiträge im ARTHROSE-INFO können und sollen die Behandlung durch Ihren Arzt nicht ersetzen.
Je besser Sie informiert sind, umso wirkungsvoller sind die ärztlichen Maßnahmen.

Printed in Germany
ISSN-Nr.: 0937-9142

Editorial

Liebe Leserinnen, liebe Leser,
liebe Freunde der
Deutschen Arthrose-Hilfe!

Dieses Jahr war für die deutsche Medizin ein ereignisreiches Jahr. Den Nobelpreis für Medizin erhielten der 47-jährige Professor Neher vom Institut für Biophysik in Göttingen und der 49-jährige Professor Sakmann am Max-Planck-Institut für medizinische Forschung in Heidelberg.

Bei ihren Arbeiten haben die beiden Forscher winzige elektrische Ströme entdeckt, die sich überall im Inneren unseres Körpers befinden. Diese Ströme sind so klein, dass sie mit den früheren Messgeräten niemals hätten gemessen werden können. Erst durch die Entwicklung neuer hoch empfindlicher Geräte und durch eine neue besondere Messtechnik konnten sie aufgespürt und genauer untersucht werden.

Diese unsichtbaren Ströme erfüllen unendlich wichtige Aufgaben für unsere Gesundheit. Sie regulieren unseren Stoffwechsel und kontrollieren alle Stoffe, die aufgenommen oder ausgeschieden werden. An den vielen, vielen Stellen im Gewebe unseres Körpers, an denen dieser Austausch ohne Unterbrechung stattfindet, wachen diese Ströme wie unsichtbare elektrische Türöffner und Türschließer und lassen nur ganz bestimmte Stoffe passieren.

Inzwischen ist bekannt, dass diese elektrischen Ströme in allen Geweben des Körpers vorhanden sind, so z. B. in den Nerven, den Knochen, aber auch im Inneren des Gelenkknorpels.

Vielleicht sind die Auswirkungen, die diese Entdeckungen auch für die Arthroseforschung haben werden, heute noch längst nicht vollständig abzusehen. Sie zeigen dennoch schon jetzt, wie unendlich viele Möglichkeiten der Erforschung es noch gibt und dass mit Sicherheit noch viele weitere große Entdeckungen folgen werden.

Das Gleiche belegen auch die aktuellen Forschungsergebnisse, über die wir in diesem Heft berichten können, und ebenso die Verbesserungen auf dem Gebiet der Handarthrose, die wir in den heutigen „Praktischen Tipps“ beschreiben möchten.

Unsere Glückwünsche an die Preisträger verbinden wir deshalb mit unserem Dank an alle Forscher, die sich um die Aufklärung von Krankheiten bemühen und besonders auch an der Erforschung der Arthrose arbeiten.

In diesem Sinne möchte ich auch alle um Unterstützung unserer aktuellen Aktion „Förderung der Forschung“ bitten und danke Ihnen im Voraus sehr herzlich. Uns allen wünsche ich schon jetzt frohe und gesegnete Weihnachten und ein glückliches neues Jahr.

Herzlichst
Ihr

Dr. med. Helmut Huberti
Präsident der Deutschen Arthrose-Hilfe

Kann die Knorpelheilung verbessert werden?

Aktuelle Forschungsergebnisse

In den letzten Monaten konnten wir mehrfach über eine Knorpelheilung berichten, die auch bei schwerer Arthrose möglich ist. Die Heilungsvorgänge benötigen aber oft noch viele Monate und erfordern eine große Disziplin des Patienten (siehe Bericht im ARTHROSE-INFO Nr. 8 und Nr. 10). Heute möchten wir die Untersuchungen einer Gruppe deutscher Forscher vorstellen, die mit ihrer Arbeit versuchen, die Heilungsvorgänge zu fördern und die Heilungszeiten zu verkürzen. Die wichtigsten Ergebnisse dieser Studien beschreiben wir im Folgenden.

Das heilende Gewebe ist empfindlich und verletzlich

● **Wenn Knorpelgewebe heilt,** wachsen zuerst feine, zarte Fasern in den verletzten Bereich ein, sehr vergleichbar mit den zarten Pflänzchen, die sich im Frühlingsgarten an die Oberfläche wagen. Dieses ungeschützte junge Gewebe besitzt noch nicht die Robustheit der späteren reifen Knorpelschicht. Gerät es bei voller Belastung zwischen die Gelenkknochen, so wird es zerdrückt und zermalmt, und der Heilungsprozess muss wieder von vorne beginnen.

● **Um das Heilungsgewebe zu schützen,** sind deshalb z. B. am Kniegelenk auch nach Wochen und Monaten nur Teil-Belastungen von zunächst 10 und später 30 Kilogramm erlaubt, was ungefähr einem Zehntel bzw. einem Drittel der Normalbelastung beim Auftreten entspricht. Durch wiederholtes vorsichtiges Üben auf einer Waage erlernt der Patient das Gefühl für diese erlaubte Belastung. Bisher glaubte man, die meisten Menschen könnten dieses Gefühl verlässlich erlernen. Stimmt dies aber tatsächlich?

● **Mit einem neu entwickelten** Gerät, das mehrere winzige Belastungsmessgeräte in einer dünnen Einlegesohle enthält und das gleichzeitig die auftretenden Belastungen anzeigen und speichern kann, wurde jetzt erstmals die tatsächliche Belastung über längere Zeit untersucht. In

Wie wertvoll der Schutz des heilenden Gewebes vor Überlastung ist, ist unbestritten. Neue elektronische Systeme können die Belastung exakt anzeigen.

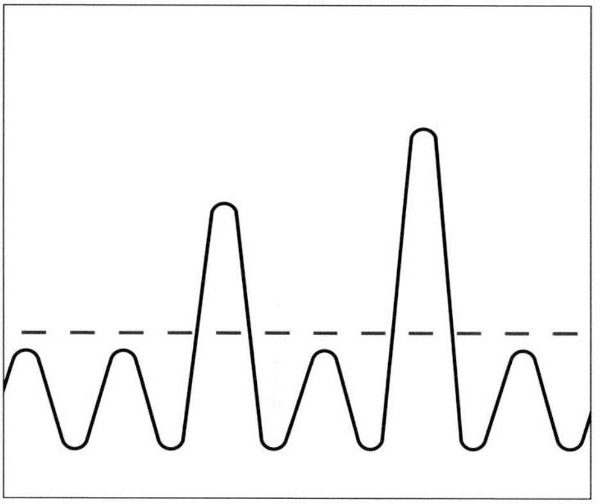

einem zweiten Teil dieser Studie wurde der Patient jedes Mal durch einen Warnton des Gerätes darauf aufmerksam gemacht, sobald die kritische Belastung erreicht war. Untersucht wurden in diesem Projekt ausschließlich Patienten mit einem Knorpelschaden im Kniegelenk. Die erlaubte Höchstbelastung betrug zwanzig bis dreißig Kilogramm. Welche tatsächlichen Belastungen die Forscher beobachten konnten, beschreiben wir im Folgenden.

Welche tatsächlichen Belastungen beobachteten die Forscher, wenn das Gelenk „nach Gefühl“ belastet wurde, und wie veränderten sich diese Belastungen, wenn die Warnfunktion des neuen Gerätes eingeschaltet war?

- **Belastung „nach Gefühl“**

Nahezu alle Patienten, bei denen höchstens Belastungen von 30 Kilogramm beim Auftreten erlaubt waren, haben diesen Wert – meist ohne es zu merken – erstaunlich oft überschritten. Auch ein intensives Einüben des richtigen „Gefühls“ auf einer Waage und die Anleitung einer erfahrenen Krankengymnastin konnten nicht verhindern, dass es häufig zu zum Teil erheblichen Überschreitungen kam. Bei nicht weniger als 40 Prozent aller Schritte wurde die Toleranzgrenze wesentlich überschritten. Die höchsten Belastungen, die auftraten, betrugen sogar bis zu 80 Kilogramm.

- **Belastungen mit Kraftanzeige**

Im zweiten Teil der Studie wurde zusätzlich die Warnfunktion des Gerätes eingeschaltet, die dem Patienten das Erreichen der Belastungsgrenze frühzeitig zu erkennen gab.
Die Wirksamkeit dieser Hilfe war dramatisch. In den allermeisten Fällen blieb die Belastung jetzt deutlich unterhalb der erlaubten Grenze. Nur noch in weniger als 4 Prozent aller Schritte wurde der zulässige Wert von 30 Kilogramm überschritten.

Auch zur Überraschung der Forscher zeigte sich somit, dass das technische Gerät bei der Erkennung der Belastungsgrenze dem bisherigen Verfahren „nach

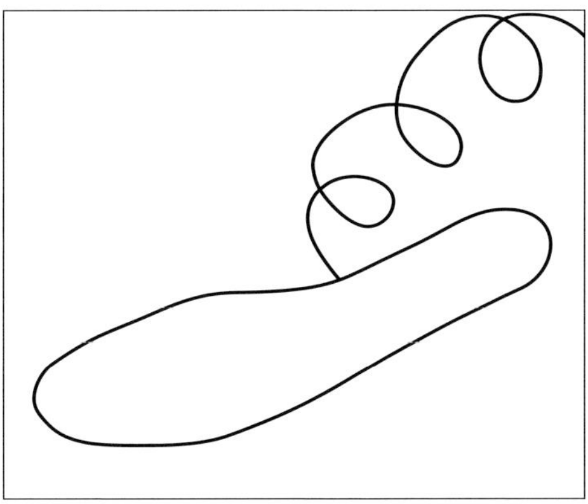

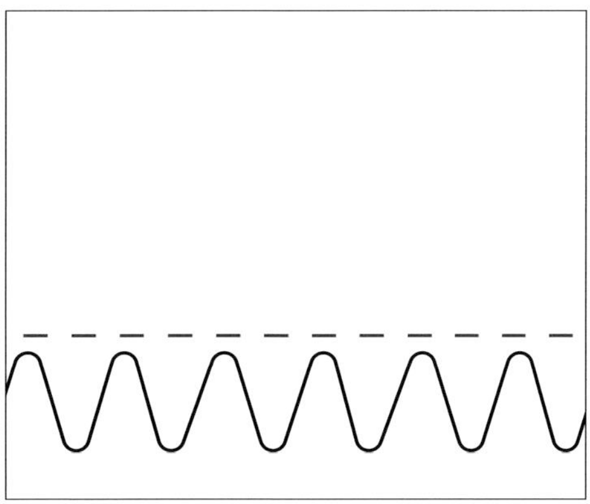

Gefühl“ in jeder Hinsicht überlegen war. Ein verlässlicher Schutz vor Überlastung war im Wesentlichen nur mit Unterstützung des Gerätes möglich gewesen.

Die Ergebnisse zeigen dies anschaulich:

ohne Warnung: 40% Überschreitungen.
mit Warnung: 4% Überschreitungen.

Das neue Gerät war damit bei den hier untersuchten Patienten außerordentlich hilfreich gewesen. Fehlte seine Unterstützung, so konnte eine systematische Schonung des heilenden Knorpels kaum erzielt werden.

Eine wichtige Erkenntnis

Die jetzigen Erkenntnisse zeigen, wie berechtigt die Hoffnungen auf Erfolge der Gelenkforschung sind und wie viele Verbesserungen noch möglich sind. Dennoch muss auch auf die Einschränkungen der bisherigen Ergebnisse hingewiesen werden. Bisher liegen noch keine Daten darüber vor, wie sehr sich die Heilungsquote erhöhen und um wie viel Wochen die Heilungszeit durch die neue Methode verkürzt werden kann. Auch sind die jetzigen Geräte noch nicht generell einsetzbar. Für den allgemeinen Einsatz sind weitere Entwicklungsarbeiten erforderlich. Dennoch ergeben sich schon jetzt einige praktische Anwendungen:

(1) Das heilende Gewebe in unseren Gelenken ist verletzlich und muss während der Heilungszeit geschützt werden wie junge Pflänzchen im Garten. Die neuen Untersuchungen zeigen, wie leicht Überlastungen bisher auftreten können.

(2) Unser Gefühl ist oft nicht präzise genug entwickelt, als dass es unsere Gelenke verlässlich vor Überlastungen schützen könnte. Im Zweifelsfall sollte man das betroffene Gelenk stets vorsichtiger, behutsamer und geringer belasten, als man es nach dem Gefühl tun würde.

(3) Die neuen Ergebnisse zeigen erneut, dass längst noch nicht alle Möglichkeiten der Behandlung ausgeschöpft sind. Sie zeigen auch, wie sehr sich die Forscher heute um weitere Fortschritte bemühen. Vielleicht können daher schon bald weitere Methoden zur Verfügung stehen, um die Heilung des verletzten Knorpels besser zu fördern.

> Unsere Aktion „Förderung der Forschung“ möchte diese Bemühungen unterstützen. Für jede Mithilfe sagen wir deshalb herzlichen Dank.

Praktische Tipps bei Arthrose der Hände

Diese Hinweise sind als Fortsetzung zu unseren Tipps im ARTHROSE-INFO Nr. 2 gedacht, die wichtige Grundprinzipien enthalten und die wir nochmals bestens empfehlen möchten. Heute beschreiben wir zunächst die drei Grundtypen der Arthrose an der Hand, erläutern mehrere Behandlungsmöglichkeiten und nennen einige nützliche Empfehlungen.

1. Typ 1: Die Fingergelenkarthrose

Besonders häufig befällt die Arthrose die kleinen Endgelenke der Finger. Diese feinen Gelenke in direkter Nachbarschaft der Fingernägel zeigen dann typische Verformungen und Knötchenbildungen. Vom Arzt werden diese Veränderungen oft als „Heberden-Knötchen" oder „Heberden-Arthrose" bezeichnet. Auffallend häufig tritt diese Arthrose bei Frauen auf und kann die Schönheit der Hände erheblich beeinträchtigen. Viele Betroffene leiden deshalb an den Veränderungen, besonders wenn sie berufstätig sind. Sind nicht die End-, sondern die Mittelgelenke betroffen, nennt der Arzt dies „Bouchard-Arthrose".

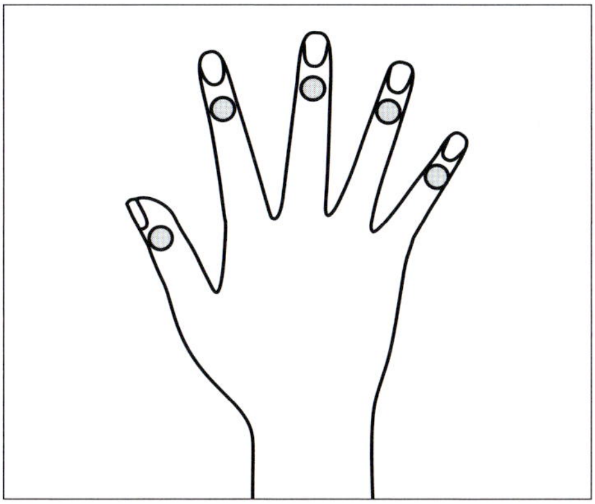

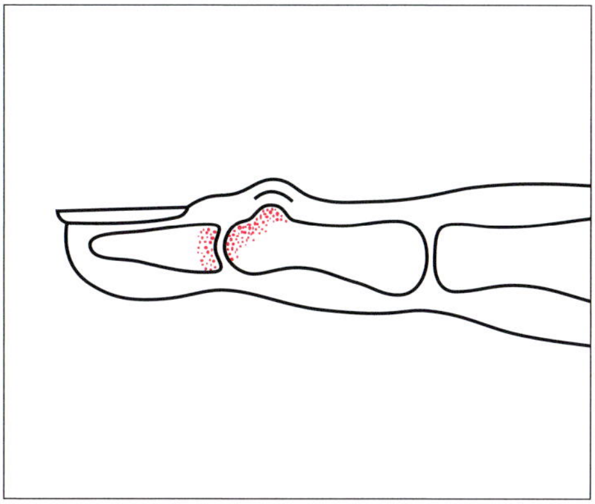

2. Typ 2: Die Sattelgelenkarthrose

In zahlreichen anderen Fällen tritt die Arthrose nicht oder nicht nur an den Endgelenken auf, sondern auch an der Basis des Daumens, da wo er seine gelenkige Verbindung mit der Handwurzel hat. Dieses sogenannte Sattelgelenk gibt dem Daumen seine große Beweglichkeit und ist besonders wichtig beim Umfassen und Festhalten von Gegenständen. Der Arzt nennt die Arthrose dieses Gelenks oft auch „Rhizarthrose". Typisch sind Schmerzen beim Anfassen, beim Greifen oder beim Händeschütteln und bei fast allen Handarbeiten. Weitere Symptome sind Kraftminderung der ganzen Hand, Bewegungseinschränkung des Daumens und oft eine deutlich sichtbare Deformierung an der Daumenbasis.

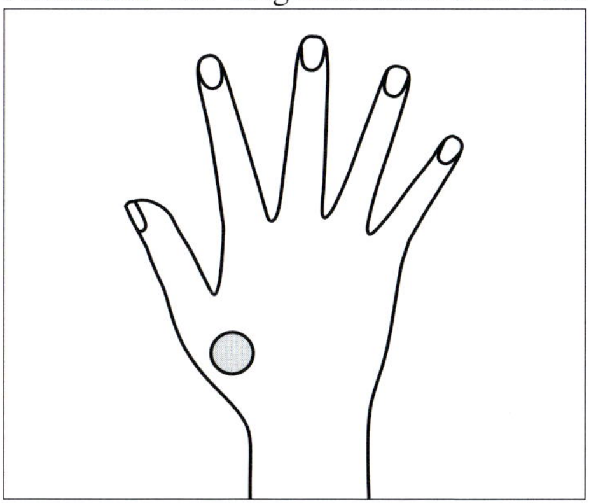

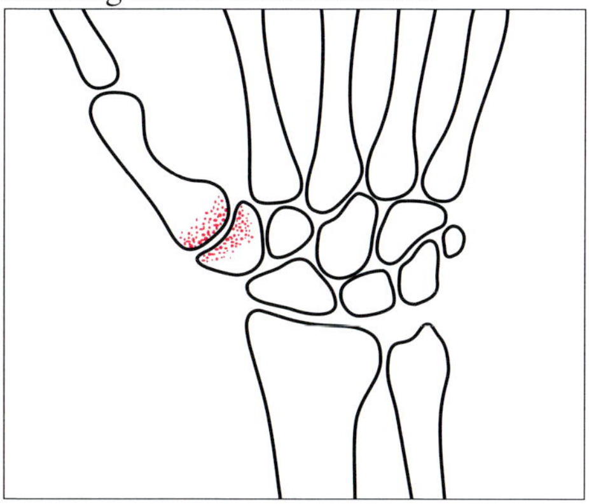

3. Typ 3: Die Handgelenkarthrose

Die dritthäufigste Arthroseform der Hand findet sich am Handgelenk. Hier kann sie sowohl als Abnutzungsveränderung auftreten als auch als Spätfolge von Verletzungen, wie z. B. infolge eines Sturzes. Da das Handgelenk von einer Vielzahl von Knochen und Untergelenken gebildet wird, kann auch die Arthrose hier vielfältige Formen haben. Oft ist nicht das Gesamtgelenk betroffen, sondern kleinere Unterbezirke. Diese Tatsache kann die Therapie sehr erleichtern.

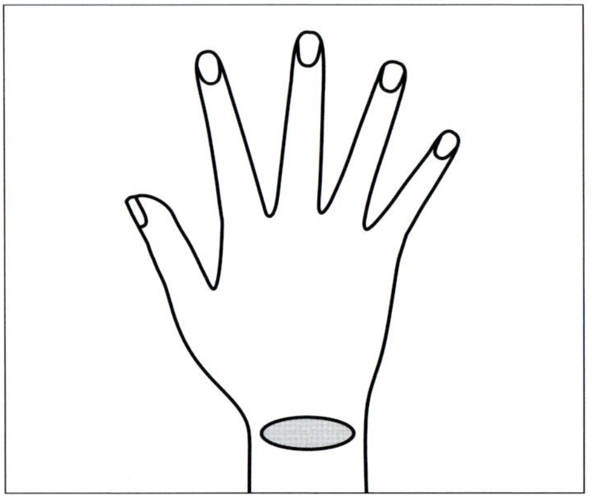

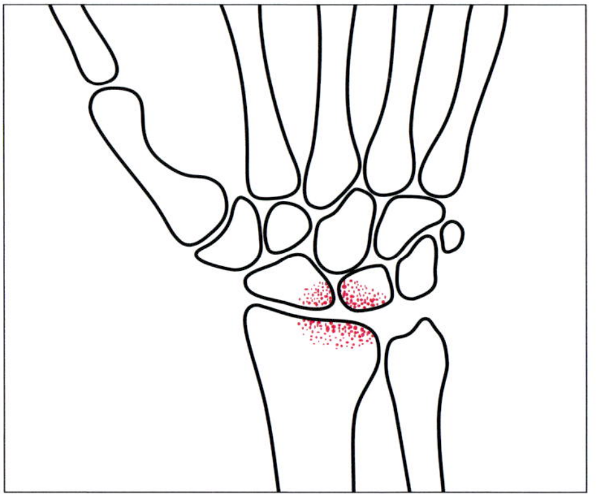

4. Handbäder

Bei jeder Arthroseform an Fingern, Daumen oder Handgelenk gibt es heute eine Vielzahl von Behandlungsmöglichkeiten. Fast immer können auch tägliche Handbäder nützlich sein. Viele Betroffene führen sie am liebsten morgens nach dem Aufstehen und abends vor dem Schlafengehen durch. Beides hilft, die typische Morgensteifigkeit zu vermindern und die Arthrose weniger schmerzhaft werden zu lassen.

In handwarmem Wasser (bis 32°C) werden die Gelenke 10 Minuten lang behutsam bewegt (Öffnen und Schließen der Hand). Als Zusätze können nach ärztlicher Empfehlung verwandt werden: Heublumen oder einfach 2 Esslöffel Kochsalz.

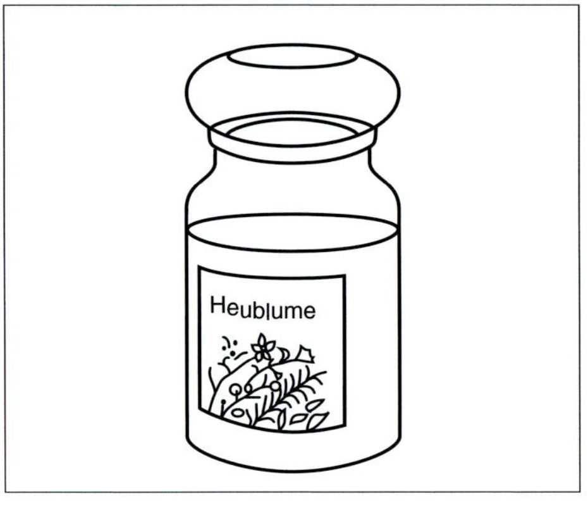

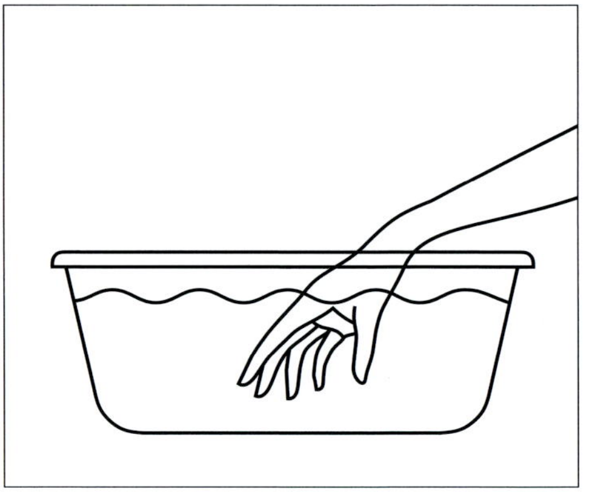

5. Salben – auch okklusiv

Nach vorangegangenen Handbädern – aber auch ohne diese – werden Salben als sehr hilfreich empfunden. Dasselbe gilt für ärztlich verordnete Cremes, die meist noch rascher einziehen und sich deshalb besonders für tagsüber empfehlen. In schweren Fällen kann die Salbe auch besonders dick aufgetragen und dann mit Plastikfolien abgedeckt werden („okklusiv"). Praktisch sind hierfür dünne Klarsichtfolien-Handschuhe, wie sie oft in Lebensmittelabteilungen verwendet werden. (S. auch Leserbrief in ARTHROSE-INFO Nr. 4.)

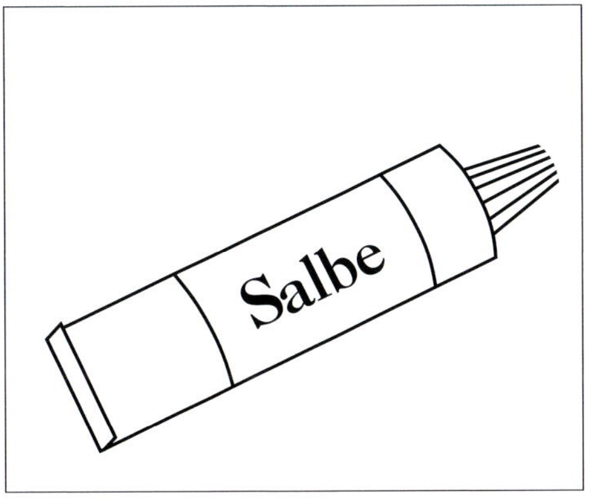

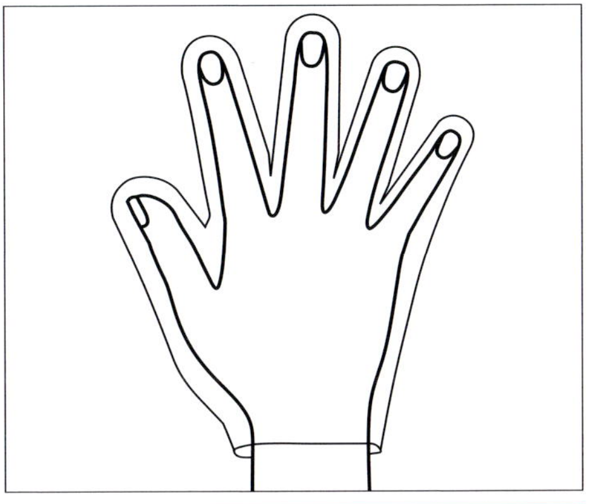

6. Schienenschutz bei besonderen Tätigkeiten

Auch an die Möglichkeit, den schmerzenden Gelenken bei bestimmten Tätigkeiten einen stabilen Halt zu geben, sollte man stets denken. Häufig eingesetzt werden heute von vielen Ärzten Schienen für das Sattelgelenk (1) und für das Handgelenk (2). Durch praktische Klettverschlüsse können sie einfach und bequem angelegt werden und Arbeiten ermöglichen, die ohne diesen Schutz zu schmerzhaft wären. Wirksam und erfolgreich sind sie nur, wenn sie sorgfältig und passgerecht angefertigt bzw. angepasst werden. Auch sollte ihre Passform vom Arzt überprüft werden, und sie sollten nur stundenweise oder nur für Arbeiten, die den Schmerz provozieren, keinesfalls ganztägig getragen werden.

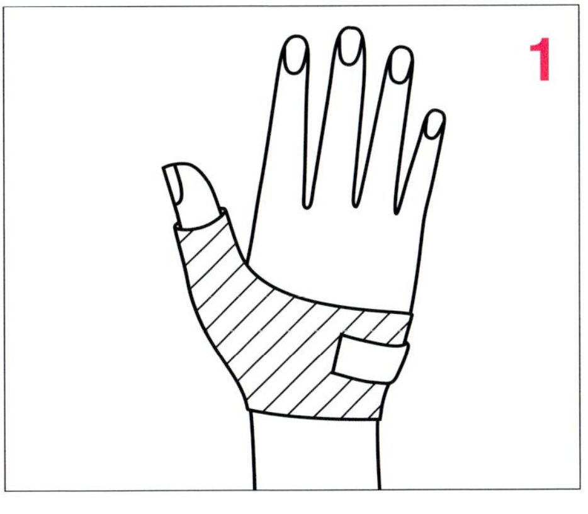

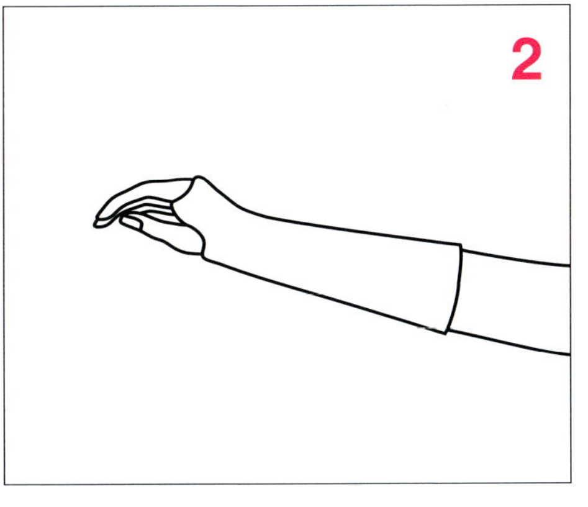

7. Entfernung der Knötchen?

Die Knötchen an den Fingerendgelenken (Typ 1) stören viele Betroffene sehr. Ihre operative Entfernung stellt leider keine dauerhafte Lösung dar. Meist bilden sie sich nämlich innerhalb von ein bis zwei Jahren wieder nach. Dennoch kann diese Maßnahme besonders für berufstätige Frauen eine große Erleichterung bedeuten. Besonders die sog. „Mukoidzysten“ sollten operativ entfernt werden, da sie von alleine aufbrechen und sich dann entzünden (infizieren) können. Ein entsprechendes Gespräch mit einem Handchirurgen kann deshalb sinnvoll sein.

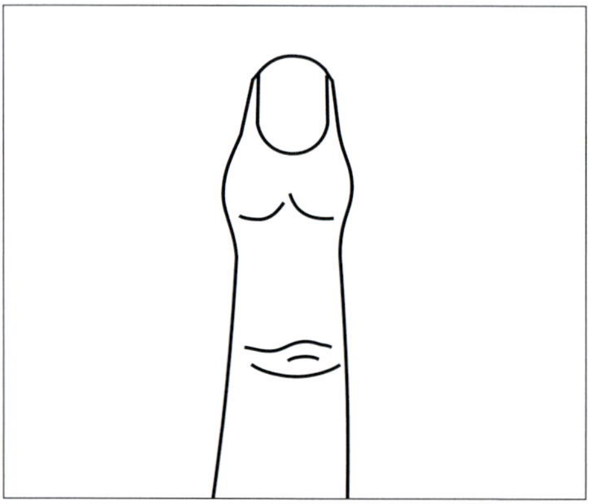

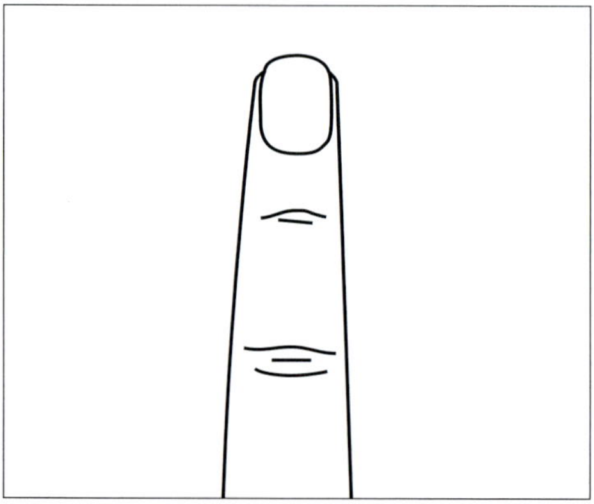

8. Operative Behandlung: wenig bekannt, aber erfolgreich

Auch andere operative Eingriffe stellen eine wertvolle, moderne Behandlungsmöglichkeit dar. Wenn die Beschwerden trotz bester Behandlung bereits dauerhaft sind und wenn sie bereits länger als ein Jahr in hoher Intensität bestehen, kann deshalb eine operative Behandlung sinnvoll sein. Dem erfahrenen Handoperateur stehen dabei eine Vielzahl von Verfahren zur Verfügung. So kann das geschädigte Gelenk durch körpereigenes Gewebe (Sehnenabspaltung, 1) oder seltener auch durch ein künstliches Gelenk (Endoprothese, 2) ersetzt werden. Auch durch eine sogenannte Versteifung („Fusion“) der schmerzhaften Gelenkteile kann in geeigneten Fällen die Belastbarkeit der Hand erheblich erhöht werden.

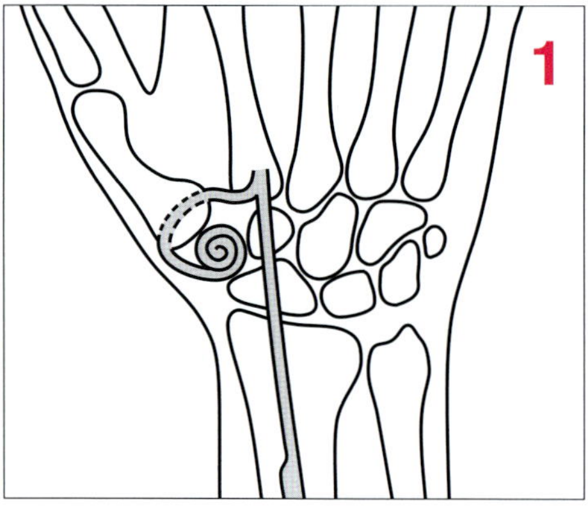

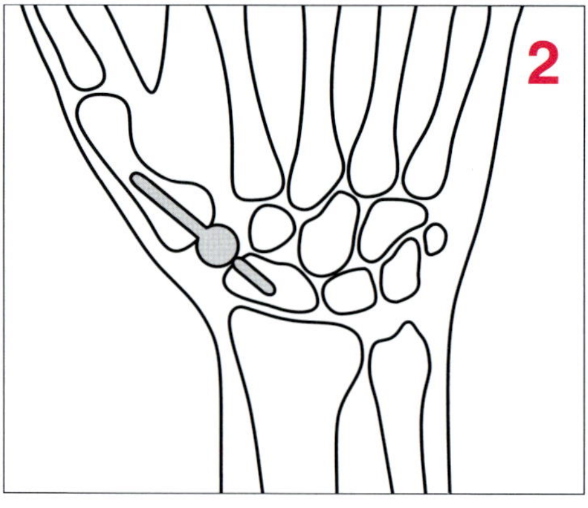

9. Mit dem Eingriff zufrieden

Wenn alle genannten Voraussetzungen erfüllt sind, werden heute bei Eingriffen durch den erfahrenen Handchirurgen **hervorragende Ergebnisse** erzielt. Nach Einschätzung führender Experten sind nach der Operation einer Rhizarthrose über 90 Prozent der Behandelten später „zufrieden" oder sogar „sehr zufrieden". Meist werden damit nicht nur die Schmerzen gebessert oder sogar ganz beseitigt. Auch erfolgt oft ein Zuwachs an Kraft, eine Verbesserung des Greifvermögens und des Aussehens der Hand. Nur etwa 10 Prozent sind nicht zufrieden. Allerdings muss bei diesen Eingriffen eine mehrmonatige Nachbehandlungszeit eingeplant werden, die unbedingt eingehalten werden muss.

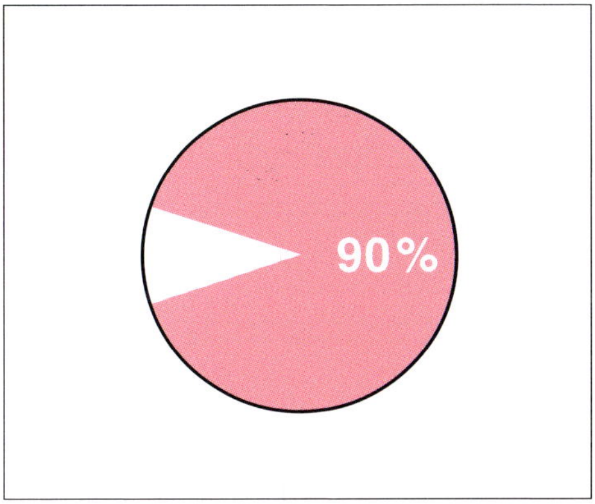

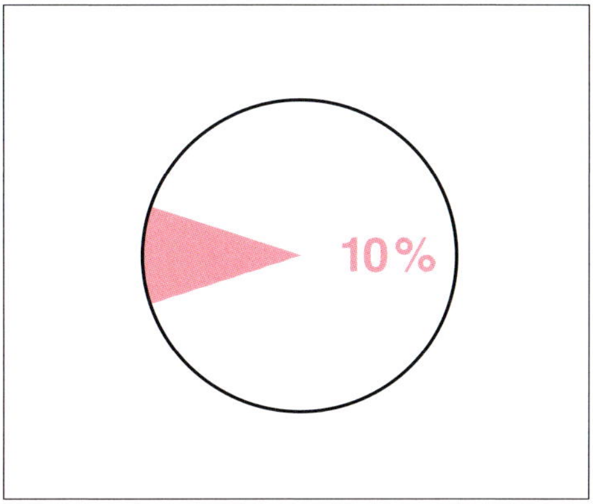

10. Die Hände sind zum Arbeiten da, dennoch . . .

Wer viele Jahre lang täglich gearbeitet hat und für den das Arbeiten zum Leben gehört, der kann sich oft nicht von heute auf morgen umstellen. Dennoch sollte man bei jeder Arthrose an der Hand bestrebt sein, Überlastungen zu vermeiden und alle verfügbaren Erleichterungen einzusetzen. Wer die Gartenarbeit liebt, sollte bei Arthrose dennoch nicht selbst umspaten, sondern sich eher auf die feineren Arbeiten, die mehr Sorgfalt verlangen, beschränken. Ähnliches gilt für alle anderen Arbeiten und Tätigkeiten.

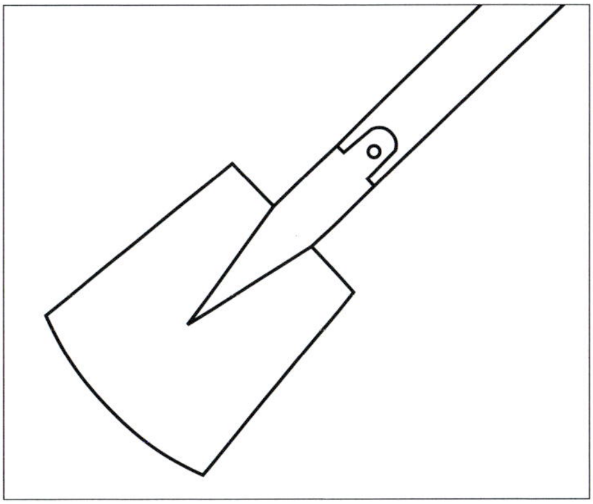

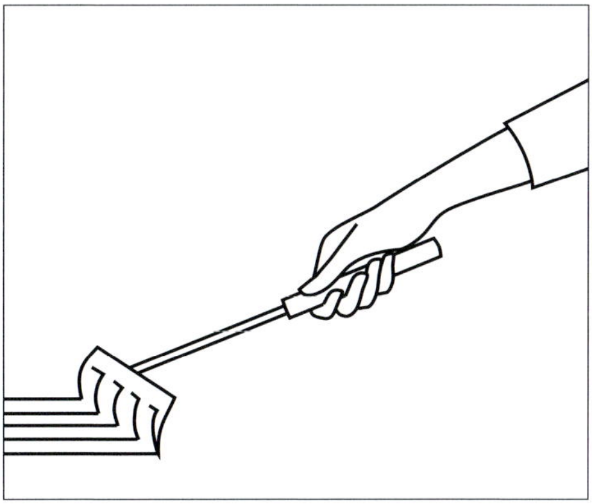

11. Hilfsmittel in der Wohnung

Bei vielen Arbeiten in der Wohnung gibt es versteckte Überlastungsmöglichkeiten, die man aufspüren und vermeiden sollte. Viele nützliche Hilfsmittel können heute besonders kritische Tätigkeiten erleichtern. Auswringgeräte, zum Beispiel Wischer oder Mopps der Firmen Leifheit und Vileda, sind heute in vielen Haushaltswarengeschäften erhältlich. Auch elektrische Rollladenheber können beispielsweise bei breiten Frontfenstern eine große Erleichterung darstellen und die Hände erheblich entlasten.

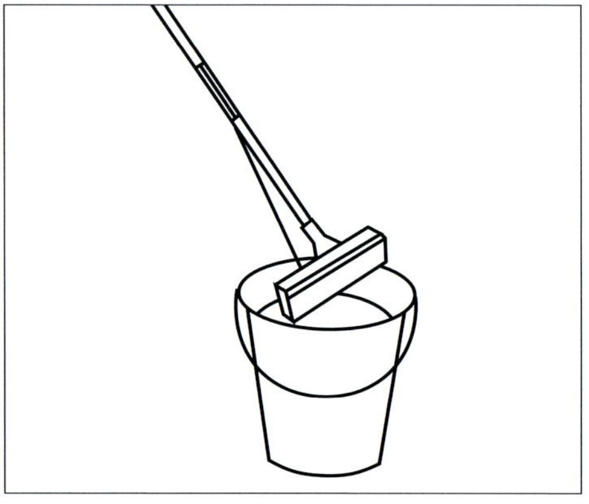

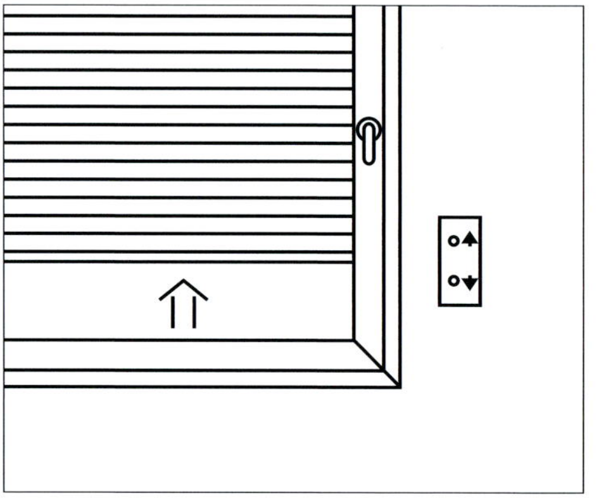

12. Hilfsmittel in der Küche

Auch für die Arbeit in der Küche gibt es heute zahlreiche Geräte, die die Hände entlasten können. So können langhebelige Glasöffner, manchmal auch ein einfacher Nussknacker, zum Aufdrehen eines Schraubverschlusses oder elektrische Dosenöffner typische Überlastungen von den Händen fern halten und eine nützliche Hilfe sein. Das Gleiche gilt für viele weitere Geräte, die heute in allen größeren Haushaltswaren-Geschäften erhältlich ist.

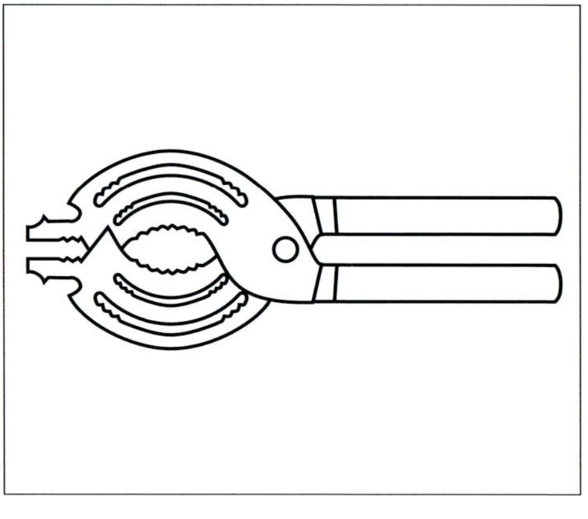

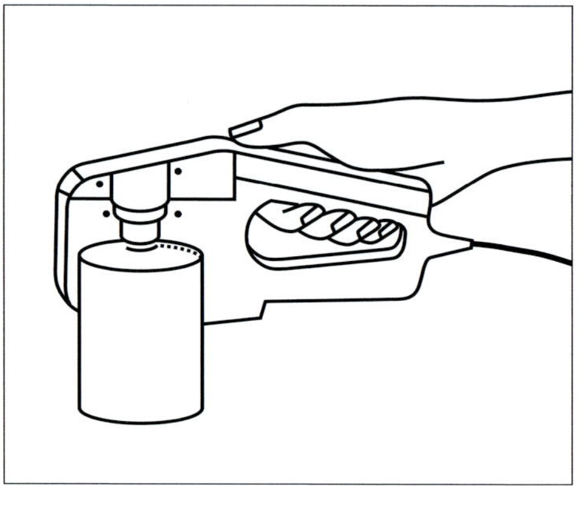

Leserbriefe

Gesprächspartner gesucht

Berlin: *Wer hat Erfahrungen mit Umstellungsoperationen der innenseitigen Kniearthrose, die im Raum Bayern oder Berlin vorgenommen wurden? Für jede Information bin ich dankbar.*

Frau Brigitta W., Berlin

Bielefeld/Herford: *Suche Kontakt zu Leuten, bei denen eine Gelenktoilette im oberen Sprunggelenk durchgeführt worden ist.*

Herr Alfred C., Bielefeld

Mainz/Bingen: *Ich suche mit meiner Tochter Anke (16 Jahre) Kontakt zu Kindern und Jugendlichen, die auch an entzündlichen Gelenkveränderungen leiden und deren Eltern Interesse an einem Austausch von Informationen hätten.*

Frau Ingeborg A., Gau-Algesheim

München: *Ich möchte gerne mit Leuten Kontakt aufnehmen, die wie ich eine Arthrose im Sprunggelenk haben und bei denen möglicherweise auch zusätzlich Verwachsungen und Knochenwucherungen im Gelenk vorliegen. Gern würde ich auch an einer Selbsthilfegruppe in München teilnehmen.*

Frau Irmtraud F., München

Stuttgart: *Ich bin 39 Jahre alt und habe eine schwere Hüftarthrose. Mir wurde eine Umstellungsoperation des Hüftkopfes vorgeschlagen. Ich suche nun dringend Erfahrungsberichte über durchgeführte Operationen und auch Hinweise bezüglich möglicher Alternativen.*

Frau Gisela L.-R., Stuttgart

Hinweis: Die oben genannten Adressen können telefonisch unter Tel. 0 68 31 – 94 66 77 erfragt werden.

Kniearthrose

Mir macht meine beiderseitige Kniearthrose besonders beim Abwärtsgehen von Treppen sehr viel zu schaffen. So bin ich darauf gekommen, treppab den „Krebsgang“ einzuschalten: Die Beschwerden sind beim rückwärtigen Treppabgehen bedeutend geringer. Ansonsten suche ich in höheren Gebäuden immer zuerst den Aufzug.

Herr Heinz S., Remscheid

„Praktische Tipps“ haben geholfen

Die Inhalte und „Praktischen Tipps“ in den Arthrose-Infos haben mir sehr geholfen, die Beschwerden der eigenen Kniearthrose zu meistern. Ich danke Ihnen für Ihre Informationen und verbleibe hochachtungsvoll

Herr Kurt B., Rostock

Sprunggelenkversteifung

Anfang Februar habe ich eine Sprunggelenkversteifung vornehmen lassen mit – Gott sei es gedankt! – 100%igem Erfolg! So fühle ich mich moralisch verpflichtet, mich als Gesprächspartner für Frau K. zu melden, auch wenn ein solcher in einem ganz anderen Bezirk gesucht wird. Mit freundlichen Grüßen

Frau Christel O., Wiedenbrück

Freude über künstliches Gelenk

Inzwischen hatte ich eine Knieoperation und habe jetzt ein künstliches Kniegelenk. Es geht mir jetzt bedeutend besser, und ich gehe inzwischen zum größten Teil ohne Stützen. Auch das Treppensteigen geht jetzt schon gut. Die Operation war vor 6 Monaten, und ich freue mich, dass ich mich dazu entschieden habe. So könnte ich nur jedem diese Operation empfehlen.

Frau Else L., Berlin

Erfolgreiche Operation der Hand

Heute kann ich Ihnen mitteilen, dass die Operation meiner linken Hand sehr gut verlaufen ist und ich vollauf zufrieden bin. Ich bin gerne bereit, meine Erfahrungen an andere „Leidensgenossen" weiterzugeben, und bin damit einverstanden, wenn Sie meine Anschrift und Telefonnummer zu diesem Zweck weitergeben.

Frau Wilma B., Neunkirchen

Gefällt mir außerordentlich gut

Ich bin 19 Jahre jung und weiß noch nicht allzu viel über die Arthrose und wie man sich am besten verhält. Ich habe das ARTHROSE-INFO sehr aufmerksam gelesen, und es gefällt mir außerordentlich gut.

Frau Simone L.,
Schirgiswalde bei Dresden

Ich möchte Ihnen ganz herzlich für Ihre Informationen danken und darf Ihnen für Ihre segensreiche Arbeit alles Gute wünschen. Ihr

Leitender Landesmedizinaldirektor a. D.
Dr. med. Heinrich M., Oldenburg

Die Beiträge des ARTHROSE-INFOS sind eine ausgezeichnete Lektüre, von der ich selber noch zu profitieren gedenke. Mit freundlichem Dank für Ihre hervorragende Arbeit

Obermedizinalrat Dr. med. D. V.,
Tegernsee

Für die vielen wertvollen und ermutigenden Zuschriften, die uns ständig erreichen, danken wir allen.

Nützliche Informationen

Unser aktueller Buchtipp

„Sorge dich nicht – lebe!"
von Dale Carnegie
Kartoniert, 570 Seiten

Sorgen können allzu leicht von uns Besitz ergreifen. Dies gilt besonders auch, wenn es sich um gesundheitliche, berufliche oder persönliche Probleme handelt. In diesem berühmten Buch, das bereits viele Millionen Menschen mit Gewinn gelesen haben, beschreibt der weltbekannte Autor die wichtigen Grundsätze, dank derer wir unser Leben reicher und glücklicher gestalten können. Auch unserer Gesundheit sind diese einfachen

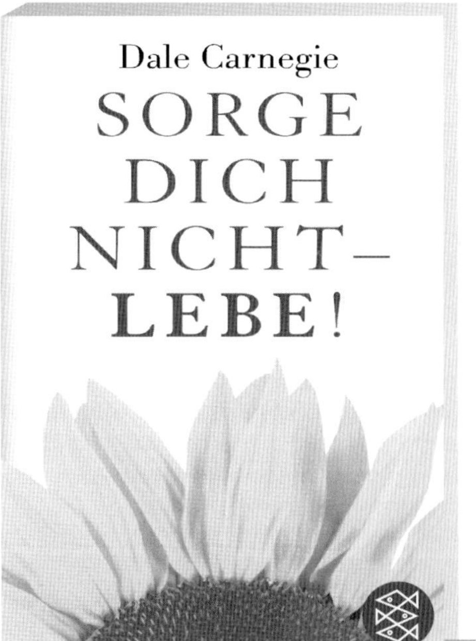

Grundsätze in hohem Maße dienlich. Dies ist ein fesselndes, spannendes und leicht zu lesendes Buch, das dem Leser Mut macht und ihm Kraft gibt. Als wertvolles und schönes Geschenk für jeden Anlass möchten wir es bestens empfehlen.

Preis: EUR 12,00

Bezug: über alle Buchhandlungen. Wer das Buch auf dem Postweg bestellen möchte, kann die Bestellung z. B. an die folgende Versandbuchhandlung richten (der Versand erfolgt porto- und versandkostenfrei; bitte kein Geld im Voraus senden):

Osiandersche Buchhandlung GmbH
Wilhelmstr. 12
72074 Tübingen
Telefon: 08 00 – 9 20 13 00
(Anruf kostenlos)
www.osiander.de

Bestellangaben: „Sorge dich nicht – lebe!“ von Herrn Dale Carnegie.

Wichtige Hinweise

Wertvolle Erfahrungen

Für jeden Arthrose-Betroffenen ist es wertvoll zu erfahren, was andere Betroffene erlebt haben und was ihnen gut geholfen hat. Für alle Zuschriften, mit denen Sie Kontakt zu anderen suchen oder uns über positive Ergebnisse ihrer eigenen Behandlung informieren, danken wir sehr herzlich. Jeder Tipp kann auch für andere Leser hilfreich und kostbar sein.

Eine kleine Bitte

Ihre persönliche DAH-Nummer, die Sie stets über Ihrer Adresse angegeben finden und die mit 77 beginnt, erleichtert unserem Service- und Redaktions-Team die sichere Erkennung und Bearbeitung Ihrer Wünsche. Wenn möglich, bitte Ihre DAH-Nummer bei allen Schreiben, E-Mail-Nachrichten und Telefonaten angeben. Herzlichen Dank im Voraus.

Dank für Weihnachtsspende

Zusammen mit der heutigen Ausgabe des ARTHROSE-INFOS übersenden wir Ihnen die Informationen zu unserer diesjährigen Weihnachtsspendenaktion. Für Ihre Teilnahme an dieser wichtigen Förderaktion zugunsten der Aufklärungs- und Forschungsarbeit möchten wir unseren Leserinnen und Lesern im Voraus sehr herzlich danken.

Lexikon

„M“

Medizinische Begriffe aus der Sprechstunde, die jeden interessieren

MEDIAL

Dieser Begriff wird Ihnen oft im Zusammenhang mit einer Diagnose begegnen und lässt diese manchmal vielleicht etwas geheimnisvoll erscheinen. Wenn ein Krankheitsprozess „medial“ ist, bedeutet dies aber einfach nur, dass er sich an der Innenseite des betreffenden Körperteils befindet. „Mediale Kniearthrose“ ist deshalb der ärztliche Ausdruck für die innenseitige Kniearthrose, die wir bereits beschrieben haben. Für den Arzt ist dieser Hinweis sehr wichtig, um Verwechslungen eindeutig zu vermeiden. Stets kann man „medial“ einfach mit „innenseitig“ übersetzen.

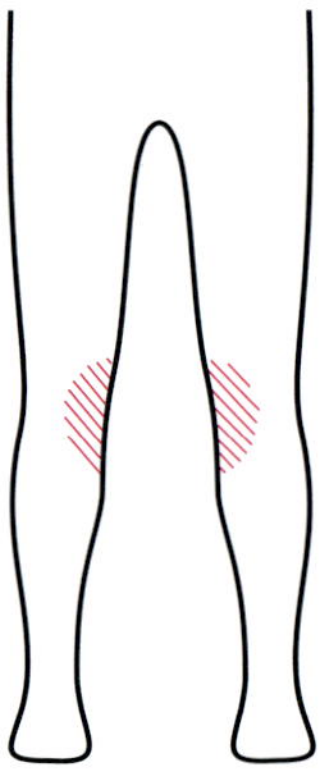

MAGNESIUM

Magnesium ist beteiligt am Aufbau unserer Knochen und Zähne und beeinflusst auch die Erregbarkeit der Nerven und Muskeln. Da es in fast allen Nahrungsmitteln enthalten ist, ist ein Magnesiummangel bei uns äußerst selten. Vor den Berichten über Wunderwirkungen und insbesondere vor der Werbung einiger Hersteller möchten wir deshalb ausdrücklich warnen. Bisher gibt es noch keine fundierten Untersuchungen, die den Nutzen einer zusätzlichen täglichen Magnesiumeinnahme bei Gesunden oder bei Arthrose-Patienten belegen würden. Andererseits könnte eine Überdosierung aber für das Herz gefährlich sein. Reichlich enthalten ist Magnesium in grünem Gemüse, Brot, Milch, Käse und Fisch und kann in dieser Form gefahrlos eingenommen werden.

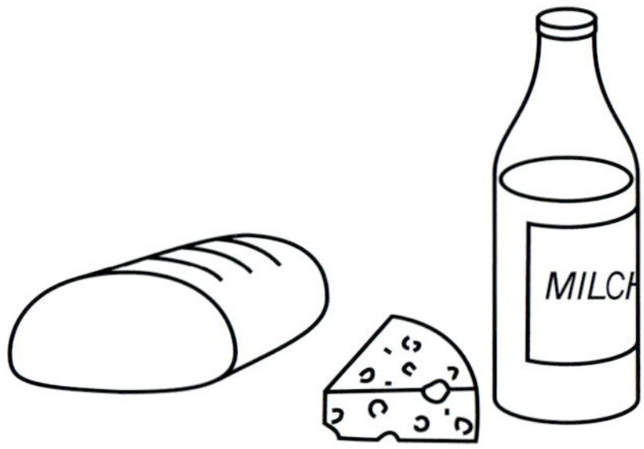

Vorschau

Im nächsten Heft lesen Sie . . .

- Neue Tipps zur Arthrose der Hüfte
- Wichtige Leserbriefe
- Aktuelle Hinweise
- und anderes mehr . . .

Heft 13

ARTHROSE Info

Offizielles Organ der Deutschen Arthrose-Hilfe e.V.
Erscheint vierteljährlich
Nr. 13 Sonderausgabe

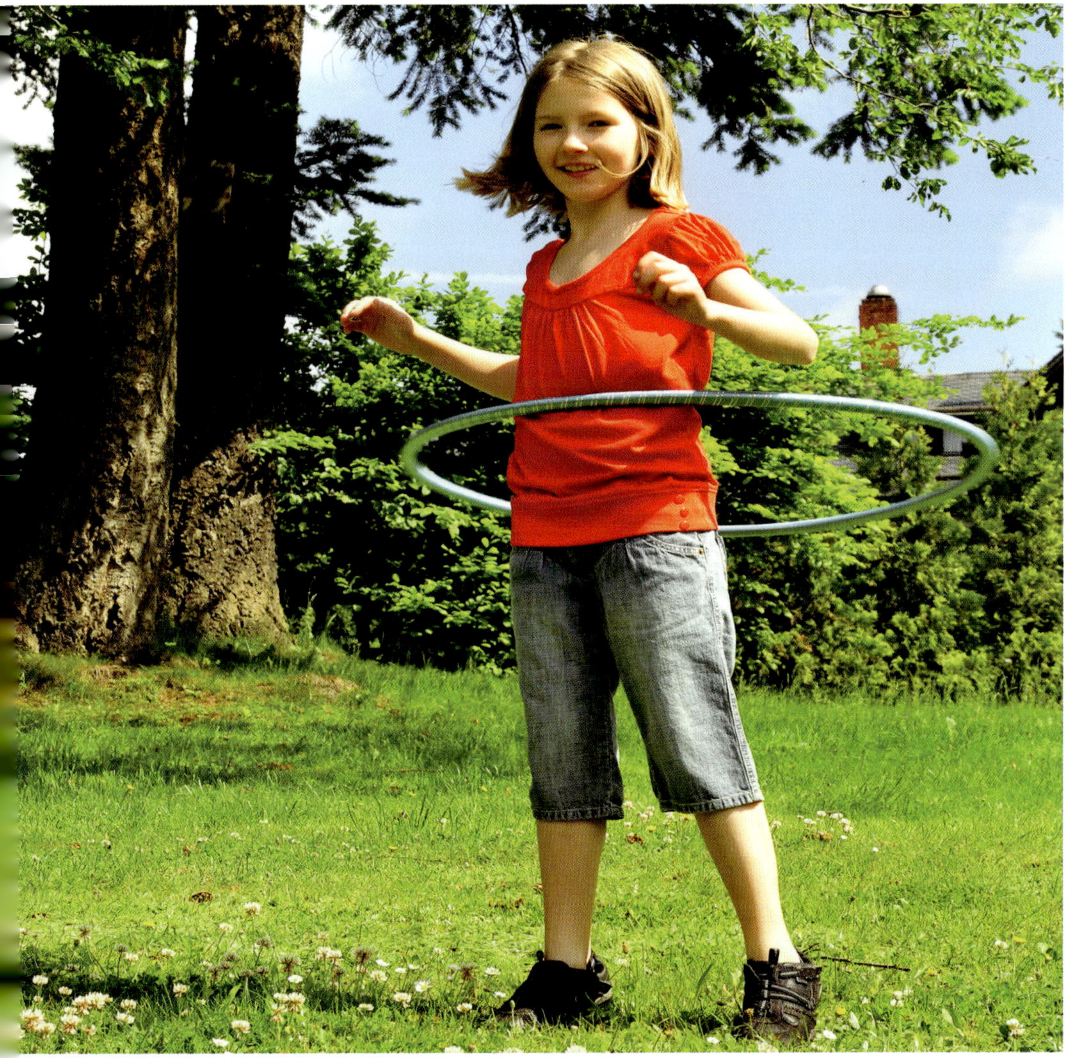

Inhalt

Seite

Impressum

Herausgeber:
Deutsche Arthrose-Hilfe e.V.
Postfach 11 05 51
60040 Frankfurt a. M.,
in Zusammenarbeit mit Ärzten und Wissenschaftlern des In- und Auslandes

Bezug:
Einzelheft € 4,–
Für Mitglieder und Förderer
im Beitrag enthalten

Chefredaktion:
Dr. med. Helmut Huberti

Grafik:
Margret Walter

Druck:
Ottweiler Druckerei und Verlag GmbH
Weißes Papier chlorfrei gebleicht

Service-Telefon:
Telefonische Anfragen an die
Deutsche Arthrose-Hilfe:
(0 68 31) 94 66 77
Montags bis freitags
8.00 – 12.00 und 12.30 – 16.00 Uhr

Vereinsanschrift:
Deutsche Arthrose-Hilfe e.V.
Postfach 11 05 51
60040 Frankfurt a. M.

Spendenkonten:
Postbank Frankfurt
IBAN: DE04 5001 0060 0101 1776 08
BIC: PBNKDEFF
Deutsche Bank Frankfurt
IBAN: DE22 5007 0010 0092 0587 00
BIC: DEUTDEFFXXX

Hinweis:
Die Beiträge im ARTHROSE-INFO können und sollen die Behandlung durch Ihren Arzt nicht ersetzen.
Je besser Sie informiert sind, umso wirkungsvoller sind die ärztlichen Maßnahmen.

Printed in Germany
ISSN-Nr.: 0937-9142

Editorial

*Liebe Leserinnen, liebe Leser,
liebe Freunde der
Deutschen Arthrose-Hilfe!*

Die Hüftarthrose ist eine außerordentlich „frühe“ Arthrose. Ihre Ursachen reichen oft nicht nur in die Jugendzeit, sondern sogar bis in die ersten Jahre der Kindheit zurück. Diese Veränderungen bleiben zwar oft lange verborgen, schließlich führen sie aber doch zu den typischen Symptomen. Die Entdeckung einer Hüftarthrose bei 25-jährigen ist deshalb keine Seltenheit, sondern eher sogar die Regel.

Umso notwendiger sind Behandlungsmaßnahmen, die geeignet sind, diese Beschwerden zu mildern, das Fortschreiten der Arthrose hinauszuzögern und den Arthroseprozess – sofern möglich – ganz zu stoppen.

Die Verfahren der Gelenkspiegelung (Arthroskopie), die für die Behandlung anderer Gelenke große Fortschritte gebracht haben, spielen bei der Hüfte leider noch keine nennenswerte Rolle. Es gibt jedoch eine ganze Reihe von wirksamen Behandlungsmaßnahmen, die Aussicht auf Besserung bringen. In unseren heutigen „Praktischen Tipps“ möchten wir deshalb einige nützliche Hinweise nennen, mit denen schon viele Betroffene gute Erfahrungen gemacht haben und die wir deshalb gern empfehlen möchten.

Auch in unserer Reihe „Interview mit Patienten“ stellen wir Ihnen heute einen Patienten mit Hüftarthrose vor, der trotz seiner langjährigen Beschwerden beruflich aktiv und erfolgreich ist. Seine ganz persönlichen Erfahrungen mit Hüftarthrose sind interessant, hilfreich, und spannend zu lesen.

Von Herzen Dank sagen möchten wir für die vielen Spenden, die uns während unserer Weihnachts-Aktion erreicht haben. Noch bis Anfang März sind täglich Überweisungen in großer Zahl bei uns eingegangen. Jedem einzelnen Spender und Gönner möchten wir für seinen großzügigen und selbstlosen Beitrag für die Arthroseforschung danken! Auch über die große Zahl der wohlwollenden und ermutigenden Zuschriften haben wir uns sehr gefreut, und wir möchten allen Mitgliedern und Lesern hierfür herzlichen Dank sagen.

Uns allen wünsche ich auch in diesem Jahr viel Glück und gutes Gelingen beim weiteren Aufbau der Deutschen Arthrose-Hilfe.

*Herzlichst
Ihr*

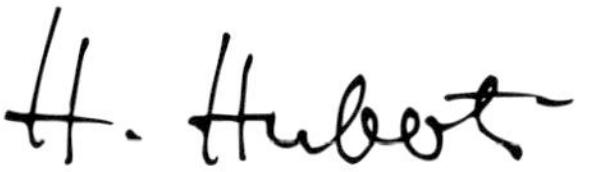

*Dr. med. Helmut Huberti
Präsident der
Deutschen Arthrose-Hilfe e.V.*

Interview mit Patienten

Arthrose kann jeden treffen. Unter den Millionen von Arthrosebetroffenen befinden sich in allen Ländern auch viele besondere Persönlichkeiten, die ihre eigenen Erfahrungen gern weitergeben. Diesmal sprachen wir in München mit

Herrn Joseph K.

Diagnose: **Hüftarthrose**
Therapie: **Künstliches Gelenk**

Die Karriere von Herrn K. ist bemerkenswert: Schon mit 13 Jahren begann er seine Ausbildung zum Metzger und arbeitete sich innerhalb kürzester Zeit zum Metzgermeister hoch. Als Angestellter in einem großen Biergarten entdeckte er seine Liebe zur Gastronomie, und schon mit 27 Jahren machte er sich als Gastwirt selbstständig. Heute zählt er mit seinem Festzelt „Hippodrom“ auf dem weltbekannten Oktoberfest und seinen beiden Lokalen in München auch international zum Kreis der bekanntesten und erfolgreichsten Großgastronomen. Als „geborener“ Wirt empfängt er seine Gäste mit größter Freude und Herzlichkeit. Mit seinen Gerichten und Getränken sowie dem stimmungsvollen Ambiente möchte er seinen Gästen auch die regionale Tradition nahe bringen.

Offen und engagiert berichtete er uns von seinen Erfahrungen und Empfehlungen, die er anderen Betroffenen geben möchte:

Wann traten bei Ihnen die ersten Beschwerden an der Hüfte auf?

Beschwerden hatte ich schon als ganz junger Mann. Nur habe ich es damals nicht wahrhaben wollen. Als junger Mann schmerzt doch nichts, da bist du voller Kraft und Energie und Tatendrang. Das passte nicht ins Bild, Schmerzen zu haben – und deshalb habe ich sie oft verdrängt. Man kann es heute nicht mehr genau sagen. Aber ich denke, dass meine Beschwerden durch eine Fehlstellung der Hüfte verursacht wurden. Ich hatte nämlich einige Jahre zuvor einen Motorradunfall und dabei hat sich meine Hüfte wahrscheinlich etwas verschoben. Ich bin damals gestürzt und auf der Straße entlang geschlittert und bin dann mit dem linken Bein in eine Gartenmauer hineinge-

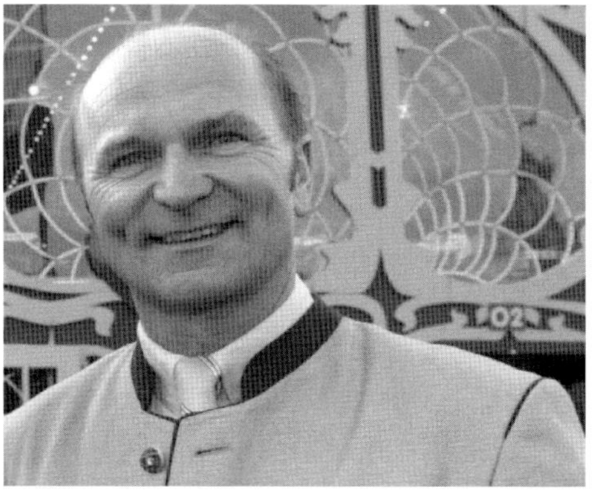

Herr Joseph K., international bekannter Gastronom, erzählt seine persönliche Arthrose-Geschichte.

prallt. Und da hat es einen mächtigen Stoß gegeben. Von dieser Zeit an war es immer so als wäre Sand im Getriebe, ich konnte nicht mehr richtig „rund" gehen. Also ich denke bei mir war es keine angeborene Fehlstellung der Hüfte, die zur Arthrose geführt hat, sondern ich persönlich führe das auf diesen Motorradunfall zurück.

Sie hatten damals eine Ausbildung zum Metzger gemacht. Da mussten Sie sicher auch körperlich sehr hart arbeiten?

Das kann natürlich auch noch eine Rolle spielen. Ich bin in einem kleinen Dorf aufgewachsen und habe schon als Dreizehnjähriger meine Lehre begonnen. Mit 13 Jahren musste ich früh um fünf aufstehen, und habe schwere Lasten tragen müssen, als ich noch im Wachstum war. Wir mussten ja damals halbe Schweine tragen. Wir haben oft im Kühlhaus gearbeitet, und da hat man auch nicht immer darauf geachtet, sich warm genug anzuziehen. Es war immer feucht und kalt. Und um 19 Uhr war erst Feierabend. Das waren lange Tage und das in diesem Alter! Wenn man heute darüber nachdenkt, kann man das gar nicht mehr glauben. Aber das war halt eine andere Zeit.

Wie ging es dann weiter?

Mit 25 Jahren wurden die Schmerzen immer stärker. Besonders schlimm war es, wenn es kälter war, denn dann war ich fast unbeweglich. Wenn es wärmer war und ich mich ein bisschen eingelaufen hatte, war es leichter. Aber gerade an den Tagen an denen ich im Kalten oder im Freien arbeiten musste – und das musste ich in den Jahren als Metzger ja oft – ging es schlechter. Dann habe ich mich mit 27 Jahren als Gastwirt eines großen Biergartens selbstständig gemacht, und da blieb gar keine Zeit mehr, um Schmerzen zu zeigen. Und ich hatte ja auch zwei Kinder und konnte mit ihnen kein Ballspiel machen oder etwas unternehmen, weil ich einfach nicht richtig laufen konnte. Ganz dramatisch wurde es dann, als ich zum ersten Mal auf dem Oktoberfest mein eigenes Festzelt auf der „Wies'n" hatte. Als Wirt auf dem Oktoberfest – das sind 16 Tage Marathon. Das ging nur noch mit Schmerzmitteln. Die habe ich übrigens mit der Zeit immer öfter genommen. Wenn ich wusste, dass ich eine anstrengende Zeit vor mir habe, habe ich mir auch Spritzen geben lassen oder bin zum Physiotherapeuten und zur Gymnastik. Aber das waren alles nur Lösungen auf Zeit, obwohl es ja auch genützt und gelindert hat. Aber ich hatte über 25 Jahre lang Schmerzen, das kann man sagen.

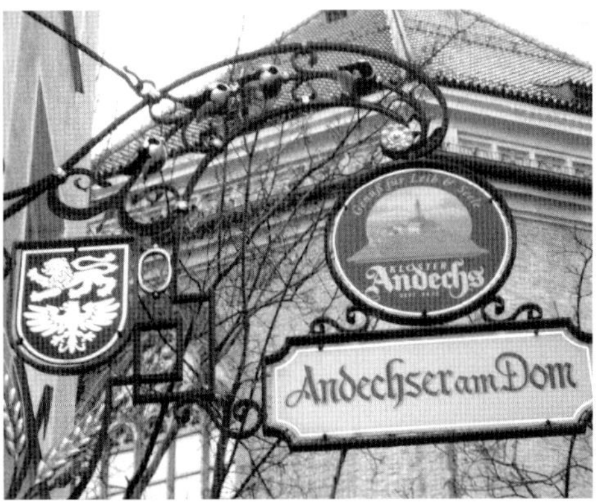

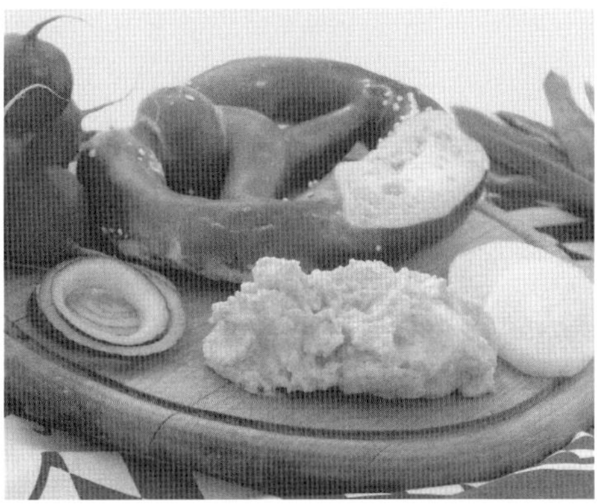

Wann war es schlimmer mit den Schmerzen, am Tag oder in der Nacht?

Das war bei mir das Hauptthema. Ich konnte nachts natürlich häufig nicht schlafen. Da musste die Müdigkeit schon ganz groß sein, dass sie stärker war als der Schmerz. Zur Entlastung hatte ich mir immer Kissen zwischen die Beine gelegt, bin dann aber später aufgewacht und konnte nicht mehr weiterschlafen. Zu wenig oder einen schlechten Schlaf zu haben, macht den ganzen Körper kaputt und auch die Psyche, denn alle Sorgen die man hat, werden noch größer. Den Schmerz am Tag, das kann man noch überstehen. Wenn man aber in der Nacht nicht mehr die Erholung gewinnen kann, die man so nötig braucht, dann wird es höchste Eisenbahn, sich operieren zu lassen.

Und Sie haben sich dann zur Operation entschlossen und waren zufrieden?

Hochzufrieden. Nach der Operation war ich zwei Wochen stationär in der Rehaklinik und danach vier Wochen in der ambulanten Reha. Ich kann von der Reha nur Gutes berichten, das lief optimal. Man kann es nicht beschreiben wie es war, nach der Operation keine Schmerzen mehr zu haben! Ich habe gedacht, wie viele andere übrigens auch: „Bin ich dumm gewesen – ich habe so lange gewartet, mich operieren zu lassen und mir ein künstliches Hüftgelenk einsetzen zu lassen!" Jetzt konnte ich wieder schmerzfrei gehen, schmerzfrei schlafen, schmerzfrei sitzen. Ich war ein neugeborener Mensch, ich konnte wieder strahlen, lachen, fröhlich sein. Die Freizeit hat wieder Spaß gemacht, und ich konnte wieder etwas mit meiner Familie unternehmen.

Gibt es etwas, was Sie anderen Betroffenen raten würden?

Wenn man je nach Alter die Operation noch hinauszögern möchte, dann sollte man das Gelenk auf jeden Fall bewegen, Gymnastik machen, und etwas für den Muskelaufbau tun. Und man sollte sich guten Rat beim Physiotherapeuten holen, damit man auch wirklich das Richtige tut. Wenn das alles nichts mehr hilft und es immer schlimmer wird mit den Schmerzen, und man nachts keine Ruhe mehr findet, dann sollte man sich meiner Meinung nach operieren lassen. Das habe ich auch von vielen anderen gehört, die sagten: „Das Operieren war die Ideallösung." Also man kann dann nur empfehlen: „Lass es machen!"

Wir danken Herrn K. für dieses offene und bewegende Gespräch, das sicher vielen Lesern Mut machen wird.

Praktische Tipps bei Arthrose der Hüfte

Die heutigen Hinweise zur Hüftarthrose sind als Fortsetzung zu unseren Tipps gedacht, die wir im ARTHROSE-INFO Nr. 3 genannt haben und die wichtige Grundregeln enthalten.

Im Folgenden erläutern wir zunächst die häufigsten Arten der Hüftarthrose, beschreiben die wichtigsten Beschwerdeformen und geben dann einige nützliche Hinweise für eine wirksame Behandlung.

1. Typ 1: Angeborene, ungünstige Form des Hüftgelenks

Wenn die Pfanne des Hüftgelenks von Geburt an zu klein angelegt ist, kann sie dem Hüftkopf keinen stabilen Halt geben. Oft zeigt der Hüftkopf außerdem noch eine zusätzliche Steilstellung, wodurch die ungünstige Form noch verstärkt wird. Alle Belastungen, die beim Gehen auf das Gelenk wirken, konzentrieren sich dann auf einen schmalen Bereich am Pfannenrand. Durch die ständige Überlastung wird der Gelenkknorpel dort bald überfordert und die Arthrose beginnt sich zu entwickeln. (Korrigierende Operationen: siehe Tipp Nr. 6.)

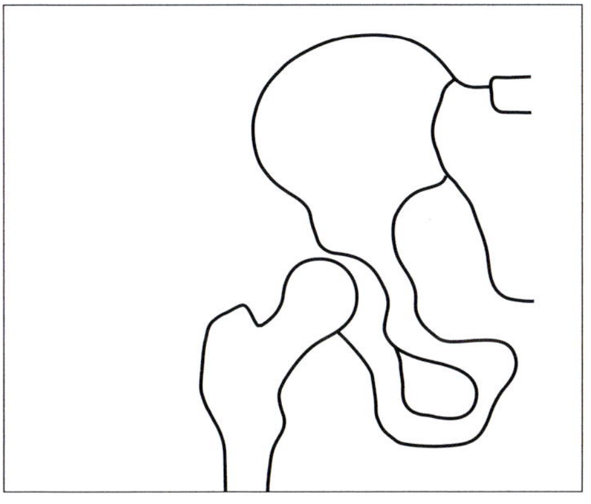

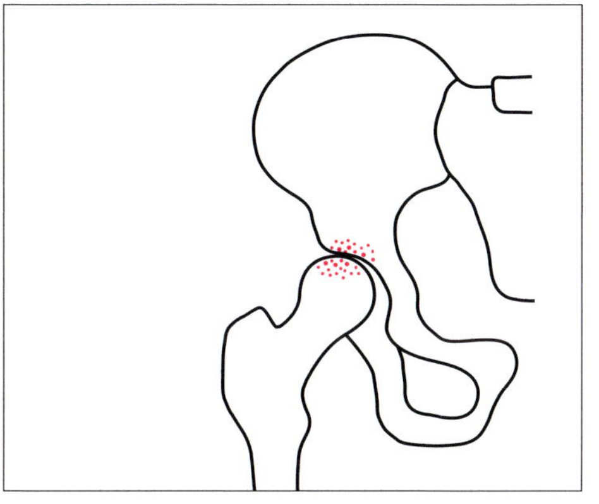

2. Typ 2: Hüftarthrose als Folge von Knochenerkrankungen

Bei diesem Arthrose-Typ liegt die Ursache in einer vorangegangenen Hüfterkrankung, die viele Jahre zurückliegt und bereits vergessen sein kann. Diese Erkrankungen treten besonders häufig zwischen dem 5. und 15. Lebensjahr auf. Beim Erwachsenen können sie Folge einer langen, hoch dosierten Cortisonbehandlung oder des Alkoholkonsums sein. Häufig führt die Verformung des Hüftkopfs, die sich dann entwickelt, zu einer ungünstigen Belastung des Gelenkknorpels und schließlich zur Entwicklung einer Arthrose.

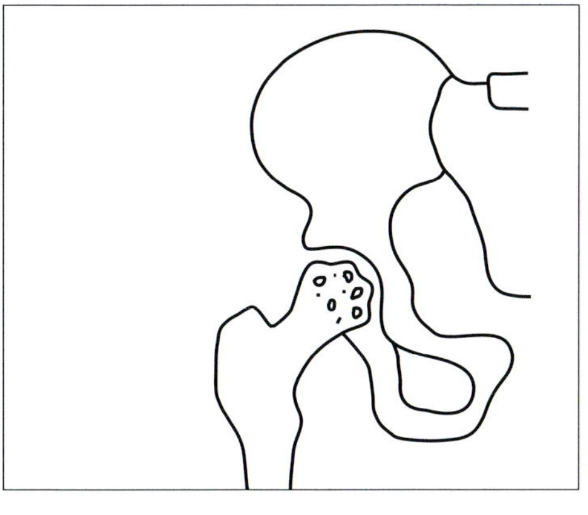

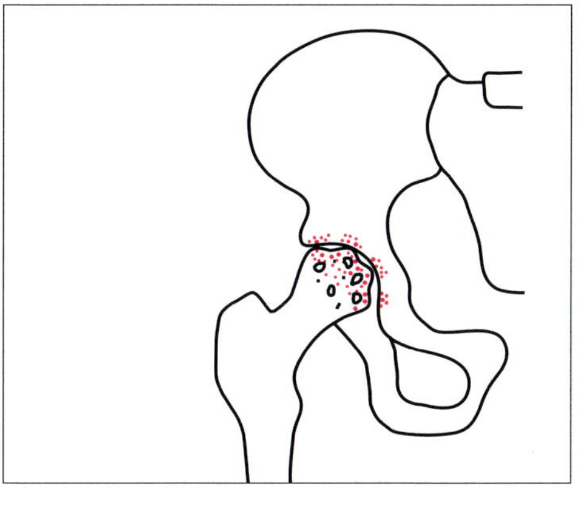

3. Typ 3: Die „primäre“ Hüftarthrose

Während Typ 1 und Typ 2 früher die häufigsten Formen der Hüftarthrose waren, beginnt sich dies allmählich zu wandeln. Immer häufiger befällt die Arthrose heute nämlich auch Gelenke, die keine speziellen Vorschäden erkennen lassen. Der Arzt nennt diese Form „primäre“ Hüftarthrose. Häufig findet sie sich bei Menschen, die beruflich schwer arbeiten, wie zum Beispiel in der Landwirtschaft oder im Bergbau, aber auch bei vielen anderen.

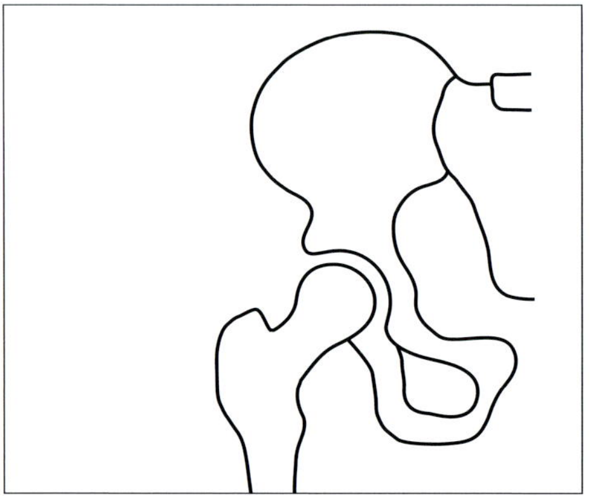

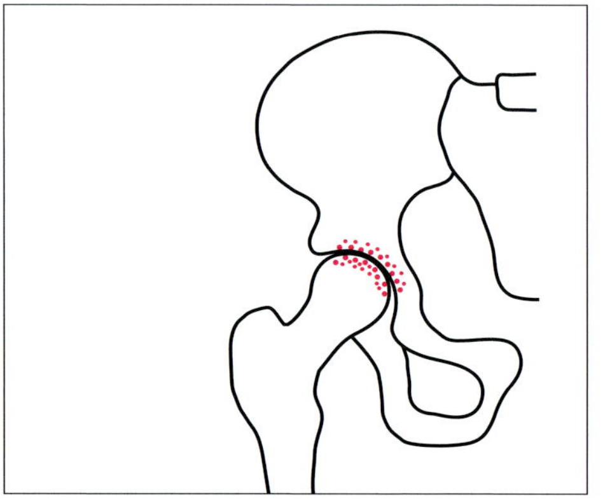

4. Typische Schmerzformen

Die Schmerzen bei der Hüftarthrose können sehr unterschiedlich sein. Am häufigsten werden die folgenden Formen beobachtet:

(1) Schmerzen, die in den Leistenbereich ausstrahlen,
(2) Schmerzen im Oberschenkel oder Kniegelenk (obwohl das Knie gesund ist),
(3) Schmerzen im Gesäßbereich (wo sie oft Ischiasbeschwerden gleichen).

Diese verschiedenen Schmerzformen erklären, warum man bei der gleichen Diagnose „Hüftarthrose“ ganz unterschiedliche Beschwerden haben kann.

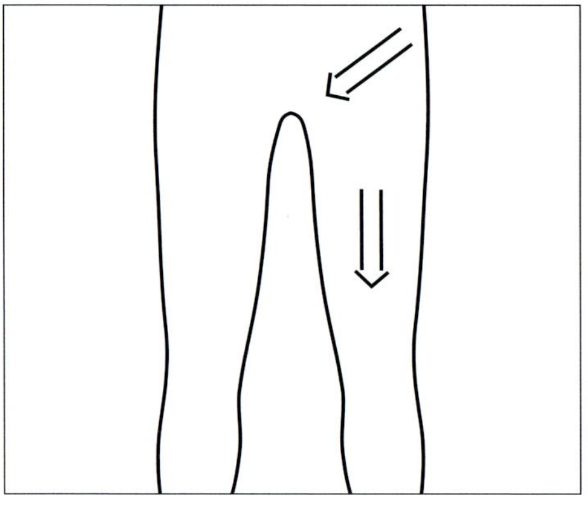

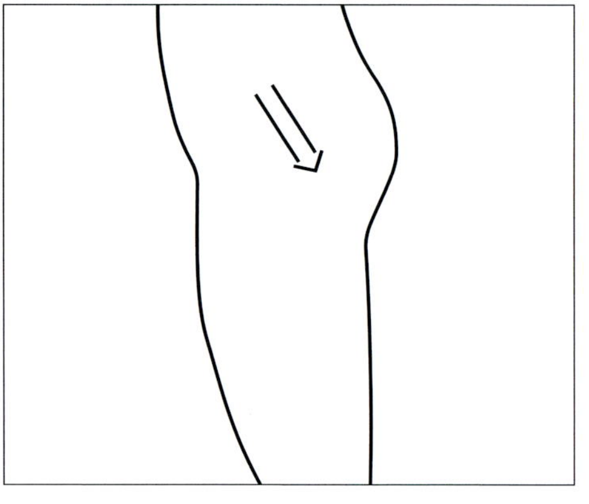

5. Äußere Veränderungen bei Hüftarthrose

Wenn die Hüftarthrose fortschreitet, werden oft auch die folgenden Veränderungen beobachtet:

(1) Die betroffene Seite kann nicht mehr so weit nach hinten durchgedrückt werden,

(2) die seitliche Abspreizbewegung und Innendrehung sind nicht mehr so gut möglich.

Je stärker diese Veränderungen zunehmen, desto mehr beeinträchtigen sie beim Gehen die normale Bewegung. Andere Gelenke, wie beispielsweise Knie und Wirbelsäule, werden dann ebenfalls stärker beansprucht.

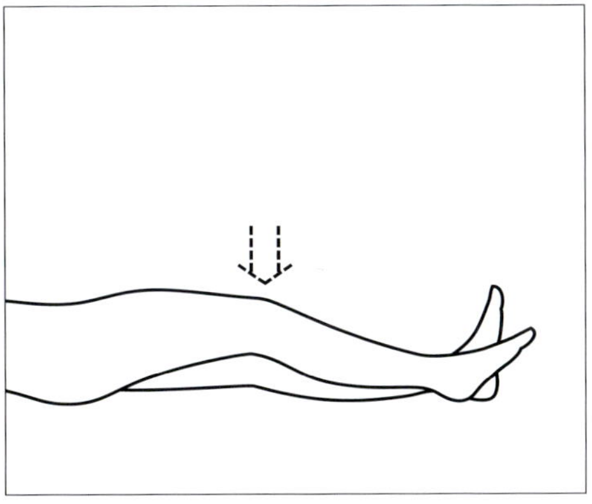

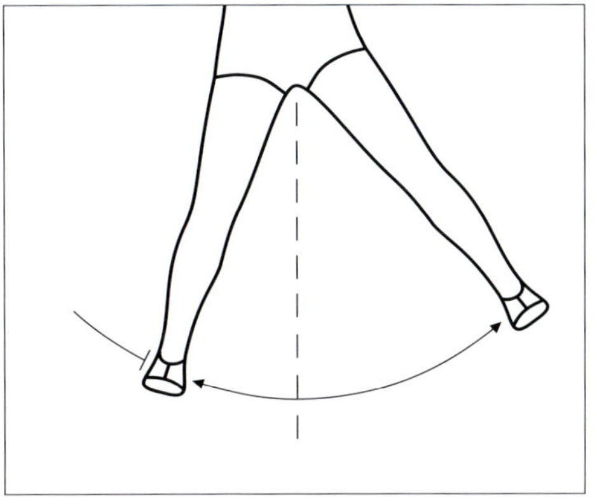

6. Umstellungsoperationen?

Operationsverfahren, die das Ziel haben, die Form des Hüftgelenkes frühzeitig zu korrigieren, werden meist als „Umstellungsoperationen“ bezeichnet. Hierbei wird die Stellung der Pfanne und manchmal auch die des Kopfs verändert. Bei diesen Operationen handelt es sich um große Eingriffe. Sie werden deshalb zunehmend nur noch von Spezialisten durchgeführt, auch um überflüssige Eingriffe zu vermeiden. Insgesamt werden diese Korrekturen heute seltener vorgenommen als noch vor wenigen Jahren und eher bei jungen Patienten.

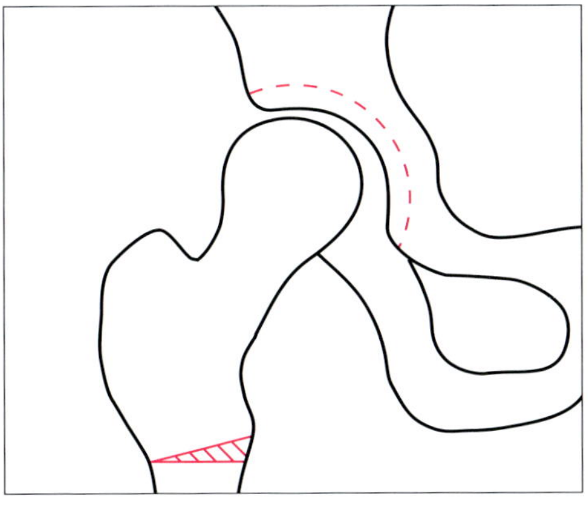

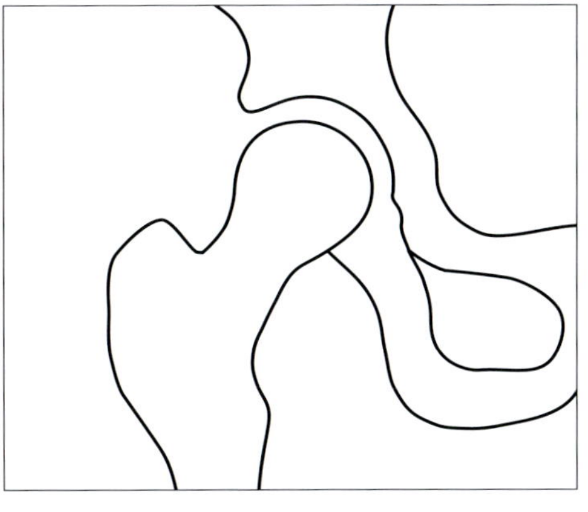

7. Dehnung, Kräftigung und vorsichtige Mobilisierung

Von großer Bedeutung für die Behandlung der Hüftarthrose ist eine gute und regelmäßige Krankengymnastik. Sie hat dreierlei Ziele:

(1) Dehnung der verspannten Muskulatur,
(2) Kräftigung bestimmter Muskeln,
(3) Erweiterung des möglichen Bewegungsumfanges.

Diese Behandlungsziele können nur behutsam und mit Geduld erreicht werden. Die gewonnene Muskelkraft darf lediglich der Reserve dienen.

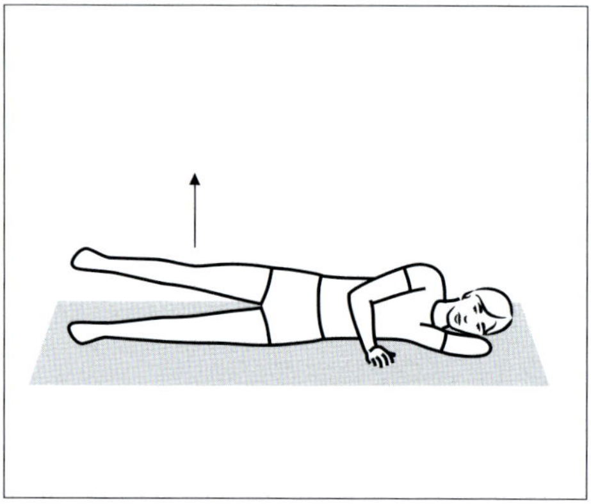

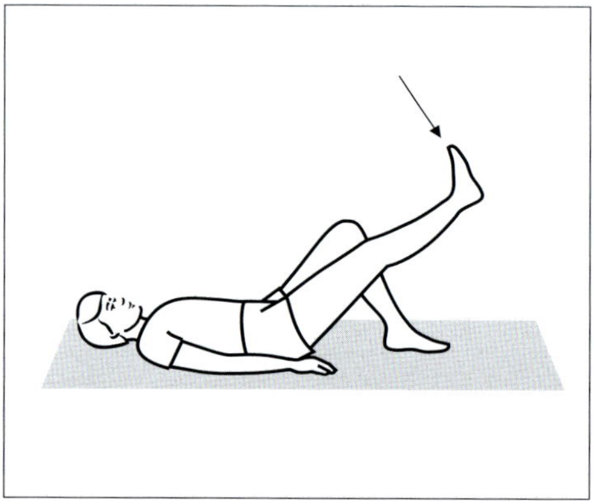

8. Elektrotherapie, Massagen und Bewegungsbäder

Da gibt es eine ganze Reihe weiterer Therapien, die die Beschwerden der Hüftarthrose mildern können. Interferenzströme, diadynamische Ströme und andere Elektrotherapien ermöglichen in vielen Fällen eine wirksame Grundbehandlung. Massagen können ebenfalls nützlich sein und die Muskulatur lockern und entkrampfen. Gute Wirkung zeigen auch Wasserbehandlungen, wie „Bewegungsbäder“ oder „Thermalbäder“, sofern keine akute Entzündung vorliegt. Auch Vollbäder in der Badewanne, in die man eine Hand voll Kochsalz zugibt, können die Beschwerden lindern.

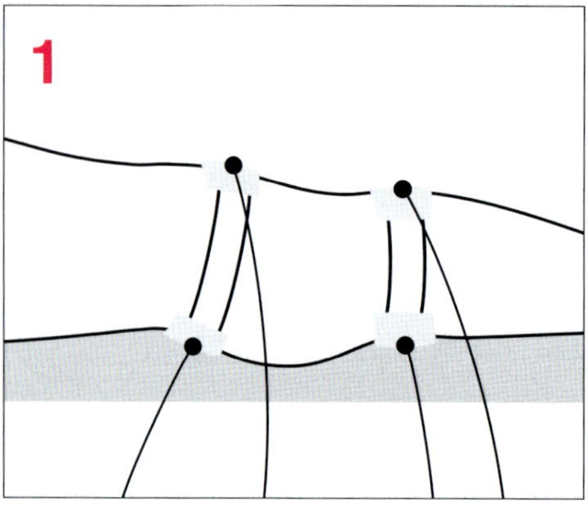

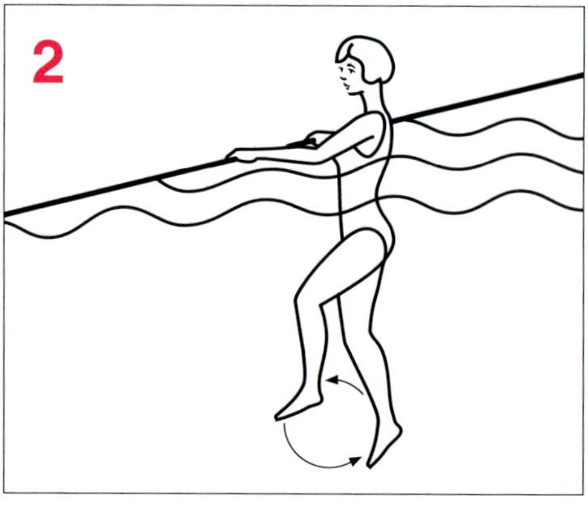

9. „Puffer"-Absätze und Ferseneinlagen

Eine nützliche Abfederung für die betroffene Hüfte kann die Verordnung von sogenannten „Puffer"-Absätzen sein. Vom schuhorthopädischen Fachmann wird hierbei auf Rezept eine weiche, etwa 1 cm dicke Gummischicht in den Absatz eingearbeitet, ohne dass die Gesamthöhe des Absatzes verändert wird. Hierdurch werden die Schmerzen, die beim Gehen auftreten, oft spürbar vermindert. Alternativ können in bestimmten Schuhen auch herausnehmbare, elastische Ferseneinlagen eingesetzt werden, die eine ähnliche Wirkung erzielen.

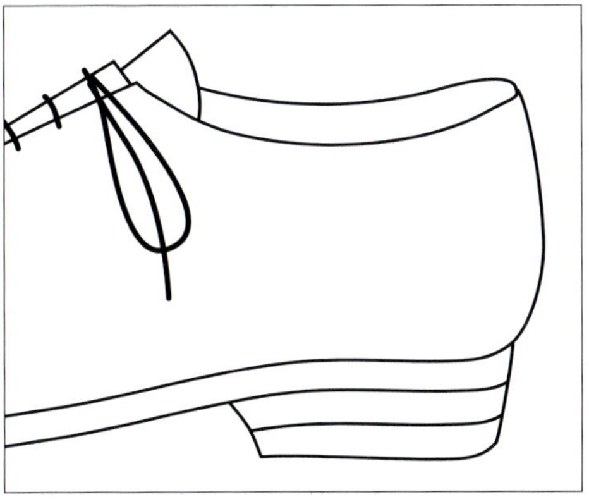

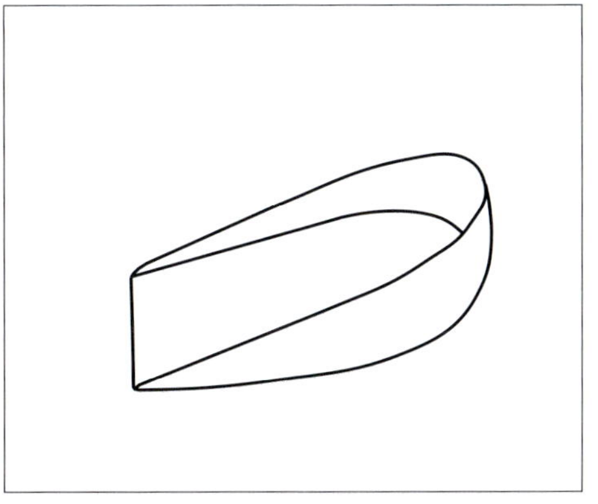

10. Richtige Sitzhaltung

Eine richtige Sitzhaltung kann das Hüftgelenk entlasten. Hier die wichtigsten Hinweise:

1. Das Körpergewicht auf die gesunde Gesäßseite verlagern. Eventuell ein kleines Kissen unter die gesunde (!) Gesäßseite legen.
2. Auf der betroffenen Seite das Knie nicht anbeugen, sondern entspannt ausstrecken.

Nützlich kann auch ein Stuhl sein, der eine zweigeteilte vordere Sitzfläche hat. Diese Stühle sind im Sanitätsfachgeschäft in verschiedenen Ausführungen erhältlich.

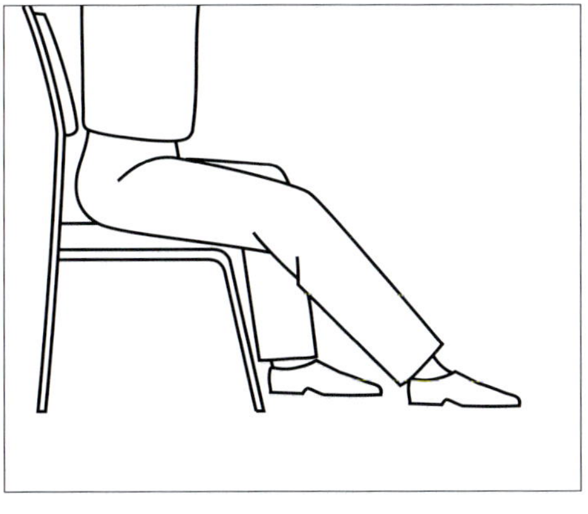

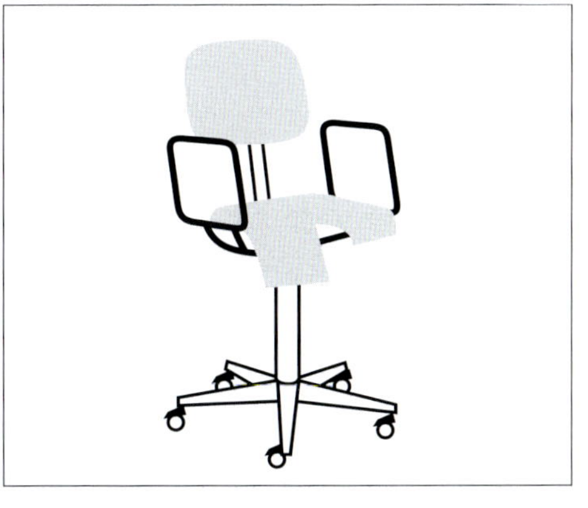

11. Wenn die Schmerzen akut sind

Wenn Hüftschmerzen akut sind, ist stets eine ärztliche Untersuchung zu empfehlen. Für die Behandlung gelten meist die Grundregeln: (1) Entlastung durch Unterarm-Gehstützen, (2) Kühlen und (3) Hochlegen. Diese Maßnahmen sollten stets mit dem behandelnden Arzt in allen Einzelheiten besprochen werden. Zur rascheren Besserung ist es meist auch sinnvoll, für einige Tage ein Medikament einzunehmen, sofern es gut vertragen wird. Immer häufiger führen viele Ärzte heute auch eine Akupunktur durch. Diese hat meist keine Nebenwirkungen.

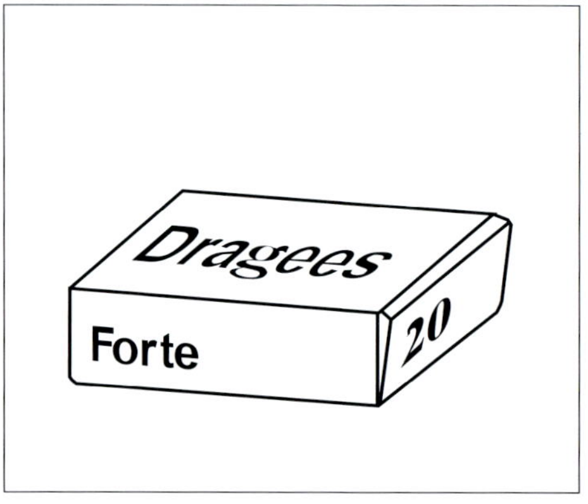

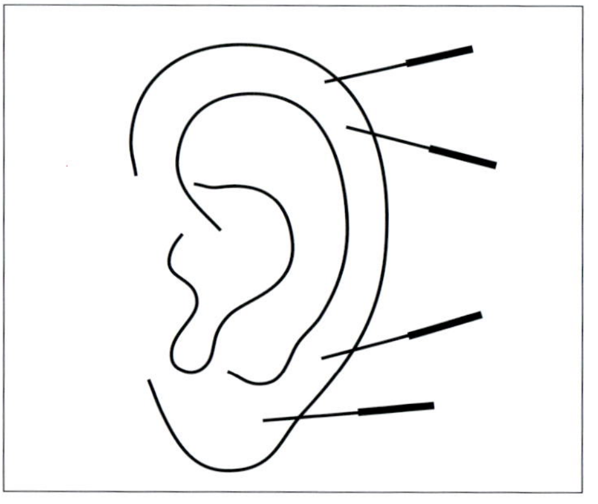

12. Sport

Ergänzend zu unseren Sporthinweisen im ARTHROSE-INFO Nr. 3 können die folgenden Tipps hilfreich sein:

1) Auch zum Einkaufen, Spazierengehen und Wandern sind sogenannte „Jogging-Schuhe" zu empfehlen. Sie haben einen breiten, weich gefederten Absatz, wodurch eine ähnliche Wirkung wie bei den genannten „Puffer"-Absätzen erzielt wird.
2) Ein Heimtrainer kann ein sicheres und wirkungsvolles Training ermöglichen. Gleichzeitig sind Sie damit unabhängig von Verkehrsgefahren, Witterung und Tageszeit.

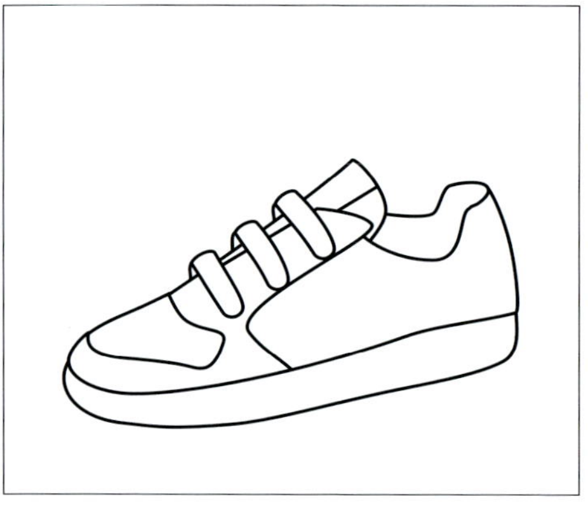

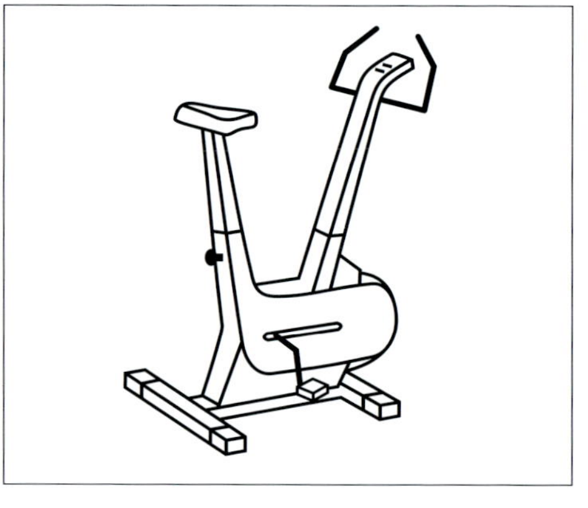

Leserbriefe

Gesprächspartner gesucht

Aachen: *Ich suche dringend Kontakt zu Personen, die auch an Arthrose des Fußes und der Kiefergelenke leiden.*
Herr Kurt P., Herzogenrath

Bayreuth: *Ich bin 33 Jahre alt und habe eine beidseitige Knie- und Fußarthrose. Wer hat Erfahrung und kann mir gute Ratschläge geben?*
Herr Ovidio I., Marxgrün

Bottrop: *Ich möchte gern mit Leuten Kontakt aufnehmen, bei denen ein zementfreies Hüftgelenk eingesetzt worden ist, da eine solche Operation bei mir bevorsteht.*
Herr Günter T., Bottrop

Braunschweig – Göttingen: *Ich suche Kontakt zu Lesern, die positive Erfahrungen bei der Behandlung der Großzehen-Arthrose gemacht haben (gern auch telefonisch).*
Herr Helmut H., Seesen/Harz

Düsseldorf – Hilden – Mettmann: *Wir sind eine Gruppe von jungen und älteren Arthrosebetroffenen im Kreis Mettmann (bei Düsseldorf) und sind dabei, eine Selbsthilfegruppe zu gründen. Wir suchen noch Mitglieder mit Initiative und guten Ideen. Über jede Kontaktaufnahme (gern auch telefonisch) freuen wir uns.*
Frau Annemarie T., Hilden

Heidelberg: *Leide an starker innenseitiger Arthrose in beiden Kniegelenken. Wer hat bereits eine Gelenkspiegelung oder eine Umstellungsoperation mit Erfolg vornehmen lassen?*
Frau Hertha W., Dielheim

Kassel: *Wer hat ebenfalls eine Arthrose im Schlüsselbein-Gelenk (Sterno-Clavicular-Gelenk) und könnte mir nützliche Informationen geben?*
Frau Ursula H., Kassel

Koblenz – Wiesbaden: *Ich suche Kontakt zu Kniearthrose-Patienten, die Erfahrungen mit einer „Abrasio" nach Dr. Johnson haben.*
Frau Elisabeth S., Diez

Köln: *Wer hat sich an einer Fingerendgelenkarthrose (Heberden-Arthrose) operieren lassen? Gern würde ich Kontakt zu Personen aufnehmen, die hiermit Erfahrungen gemacht haben.*
Frau Ria S., Köln

Krefeld: *Ich bin 25 Jahre alt und habe seit ein paar Jahren Hüftgelenkarthrose. Ich hätte gerne Kontakt zu Gleichaltrigen, die auch mit Hüftarthrose zu tun haben oder hatten.*
Frau Petra H., Krefeld

Mainz: *Wer hatte nach einer erfolgreichen Hüftprothesen-Operation ebenfalls hartnäckige Muskelschmerzen, und wie wurden sie behandelt?*
Frau Edith K., Mainz-Kastel

Tübingen: *Ich wäre sehr dankbar für Erfahrungen bei Daumensattelgelenkarthrose. Wer kann mir gute Hinweise geben?*
Herr Ewald H., Albstadt

Hinweis: Die oben genannten Adressen können telefonisch unter Tel. 0 68 31 – 94 66 77 erfragt werden.

Daumen wieder gut

Jahrelang hatte ich immer wieder Schmerzen im rechten Daumensattelgelenk, vermutlich infolge eines Sturzes als Jugendlicher vom Ski-Lift, bei dem ich mir den Daumen gebrochen hatte. Ein Freund empfahl mir einen kompetenten Handchirurgen. Nach der Operation und weiteren drei Monaten Nachbehandlung war alles überstanden. Mein Daumen ist seither schmerzfrei. Ich spüre bestenfalls vereinzelt einen Wetterwechsel.
Herr Helmut H., Rosenheim

Übungen im Bett

Zum Stichwort Kniegelenkarthrose möchte ich bemerken, dass 5 Minuten „Rad fahren“ im Bett die Beschwerden doch gut hinauszögern und so ziemlich vermeiden. Wer früh genug damit beginnt, kommt oft ohne Medikamente recht gut mit seinem Leiden zurecht.

Frau Edelgard R., Berlin

Wieder Akkordeon spielen

Vor vier Jahren wurde bei mir der rechte und vor zwei Jahren der linke Daumen operiert, beide mit Erfolg. Nun kann ich wieder alles ohne Schmerzen machen. Ich kann stricken, ja sogar wieder Akkordeon spielen. Dies war vorher alles nicht mehr möglich. Gern dürfen Sie meine Adresse und meine Telefonnummer an andere Mitglieder weitergeben.

Frau Melitta P., Berlin

Viel Gutes

Eine Spende an Sie geht mit gleicher Post auf die Reise. Ich habe schon viel Gutes in Ihren Heften lesen können, was mir Rat und Hilfe gab.

Frau Margitta K., Düsseldorf

Darf ich Sie um Zusendung eines weiteren Exemplares des ARTHROSE-INFOS bitten? Ich möchte es in meiner Vorlesung vorstellen.

Herr Prof. Dr. B., Universität Zürich

Im Laufe meiner vielgestaltigen beruflichen Tätigkeit, die der Vor- und Fürsorge bedürftiger Menschen galt, habe ich in mehr als 50 Jahren noch keine Publikation gesehen, die fachlich so ausgezeichnet und gleichzeitig so leicht verständlich ist wie Ihr ARTHROSE-INFO. Möge Ihnen weiterhin großer Erfolg beschieden sein.

Herr Dr. Werner T.,
Oberstadtdirektor a. D., Bielefeld

Nützliche Informationen

Unser aktueller Buchtipp

„Leben mit einem künstlichen Hüftgelenk“
von Claire Valentin und Anne Lelièvre

Dieses wichtige Buch stammt aus einer bekannten Brüsseler Klinik und liegt jetzt auch in einer deutschen Übersetzung vor. Die insgesamt fünf anschaulichen Kapitel enthalten eine Fülle praktischer Hinweise zu nahezu allen Bereichen des täglichen Lebens. So werden u. a. Themen wie Haushalt, Garten, Autofahren, Sport, Reisen, medizinische Ratschläge sowie praktische Hilfsmittel behandelt.

Die Autorinnen sind seit vielen Jahren im Bereich der Nachbehandlung tätig und verfügen über große persönliche Erfahrung. Ihre Tipps können für jeden, der bereits ein künstliches Hüftgelenk hat oder

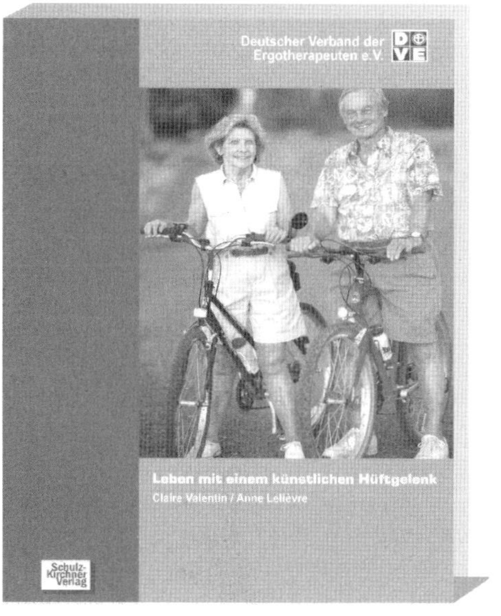

aber bald erhalten wird, eine wertvolle Hilfe sein. Sie können helfen, die wiedergewonnene Beweglichkeit zu schützen und gleichzeitig viele Tätigkeiten wieder neu aufzunehmen. Ein wertvolles, leicht zu lesendes Buch, das bestens empfohlen werden kann.

Es wurde im SCHULZ-KIRCHNER-VERLAG neu aufgelegt und ist bereits in elfter Auflage erschienen. Zum Preis von 6,99 EUR ist es im Buchhandel erhältlich. Bestellangaben: Internationale Standard-Buch-Nr. (ISBN): 978-3-82480-199-2.

Wichtige Hinweise

AAOS Informationen zur Kniegelenksarthrose

Die Akademie der Amerikanischen Orthopäden (American Academy of Orthopaedic Surgeons, AAOS) hat bereits vor einiger Zeit klinische Leitlinien für Kniegelenkarthrose veröffentlicht. Diese Richtlinien sind konzipiert, um Ärzten zu helfen, die Versorgung von Knie-Patienten zu verbessern. Sie betreffen Behandlungen, die weniger invasiv als künstliche Kniegelenke sind. Hier sind drei wichtige Empfehlungen aus diesen Leitlinien, die für Sie möglicherweise hilfreich sein könnten:

Arthroskopische Gelenkspülung sollte nicht bei Patienten durchgeführt werden, die nur an Symptomen der Kniegelenkarthrosen leiden und keine weiteren Probleme wie Blockaden von losen Teilen oder Meniskusrisse zeigen.

Übergewichtigen Patienten, mit einem Body Mass Index (BMI) von über 25, sollte empfohlen werden, mindestens fünf Prozent ihres Körpergewichts zu reduzieren. Eine Verringerung des Gewichts hat das größte Potenzial, das Fortschreiten einer Kniearthrose wirksam zu verlangsamen.

Aerobic-Übungen: Patienten sollten ermutigt werden, bevorzugt an wenig belastenden („low-impact“) aerobic Fitnessübungen teilzunehmen.

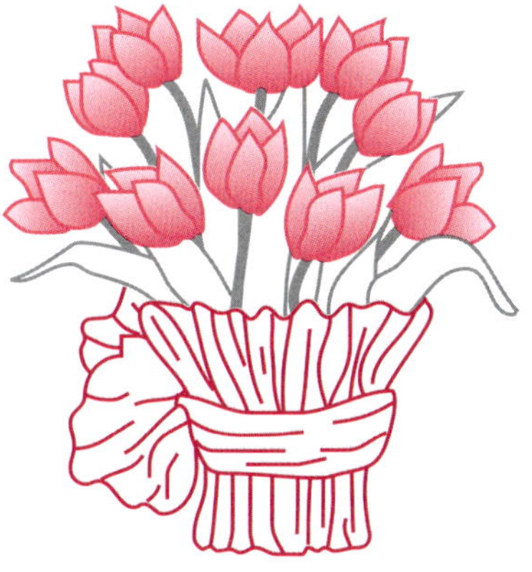

Hüfte: Besser mit Zement

Bei den künstlichen Hüftgelenken (nicht jedoch bei den Kniegelenken) gibt es jetzt zunehmend wissenschaftliche Hinweise, dass eine Implantation „mit Zement“ nach den Verfahren der zweiten und dritten Generation deutlich günstigere Ergebnisse zu haben scheint als die zementfreie Einsetzung. Führende Experten raten deshalb jetzt eher zu einer Hüftprothese, die im Schaftbereich unter Verwendung von Knochenzement eingesetzt wird (vergleiche hierzu auch ARTHROSE-INFO Nr. 8 u. 18).

Lexikon

„M/N“

Medizinische Begriffe aus der Sprechstunde, die jeden interessieren

MENISKUS

Das Kniegelenk ist eines der wenigen Gelenke, die mit dem üblichen Gelenkknorpel allein nicht auskommen. Jedes Knie verfügt deshalb über zwei zusätzliche Knorpelpuffer, die zwischen die Gelenkknorpel gelagert sind. Diese Pufferscheiben werden als „Meniskus“ oder „Meniskusknorpel“ bezeichnet. Sie dienen dem Schutz des Gelenks und federn die Belastung besser ab. Wird ein Meniskus entfernt, weil er zum Beispiel beim Sport verletzt wurde, bedeutet dies stets einen Verlust für das betroffene Gelenk, dem dann eine wichtige Dämpfung fehlt. In vielen Fällen ist dies ein Grund für die Entstehung einer späteren Arthrose.

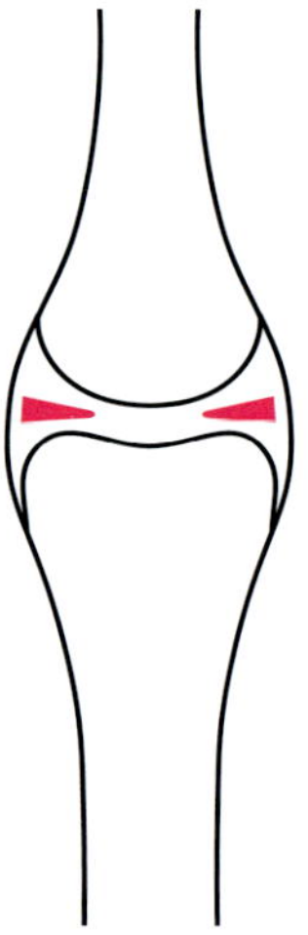

„NEGATIV“ – ?

Schon mancher ist zunächst erschrocken, wenn ihm der Arzt sagte: „Ihr Röntgenbild ist negativ“ oder „Das Untersuchungsergebnis ist negativ.“ Der Arzt meint damit aber, dass er keinen krankhaften Befund entdecken konnte. Die Suche war somit „negativ“. Für den Patienten ist dies jedoch stets eine gute und glückliche Nachricht. Es gilt deshalb: „Ist mein Befund negativ? – Gott sei Dank, da bin ich aber froh!“ Bei negativem Befund sind die Beschwerden nämlich oft auch viel leichter zu behandeln und nicht von Dauer.

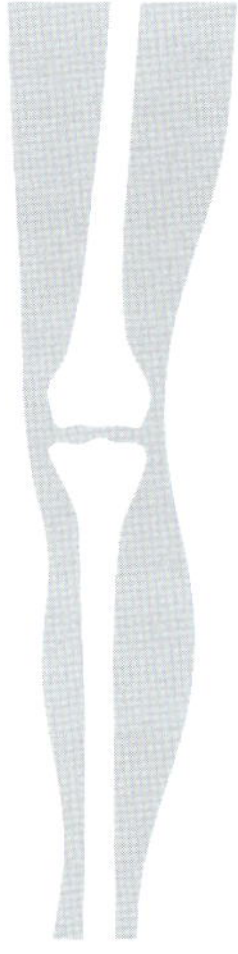

Vorschau

Im nächsten Heft lesen Sie ...

- Neue Tipps zur Arthrose des Sprunggelenks
- Die Akupunktur
- Welche Bedeutung haben O-Beine?
- Wichtige Leserbriefe
- Aktuelle Hinweise
- und anderes mehr ...

Heft 14

ARTHROSE Info

Offizielles Organ der Deutschen Arthrose-Hilfe e.V.
Erscheint vierteljährlich
Nr. 14 Sonderausgabe

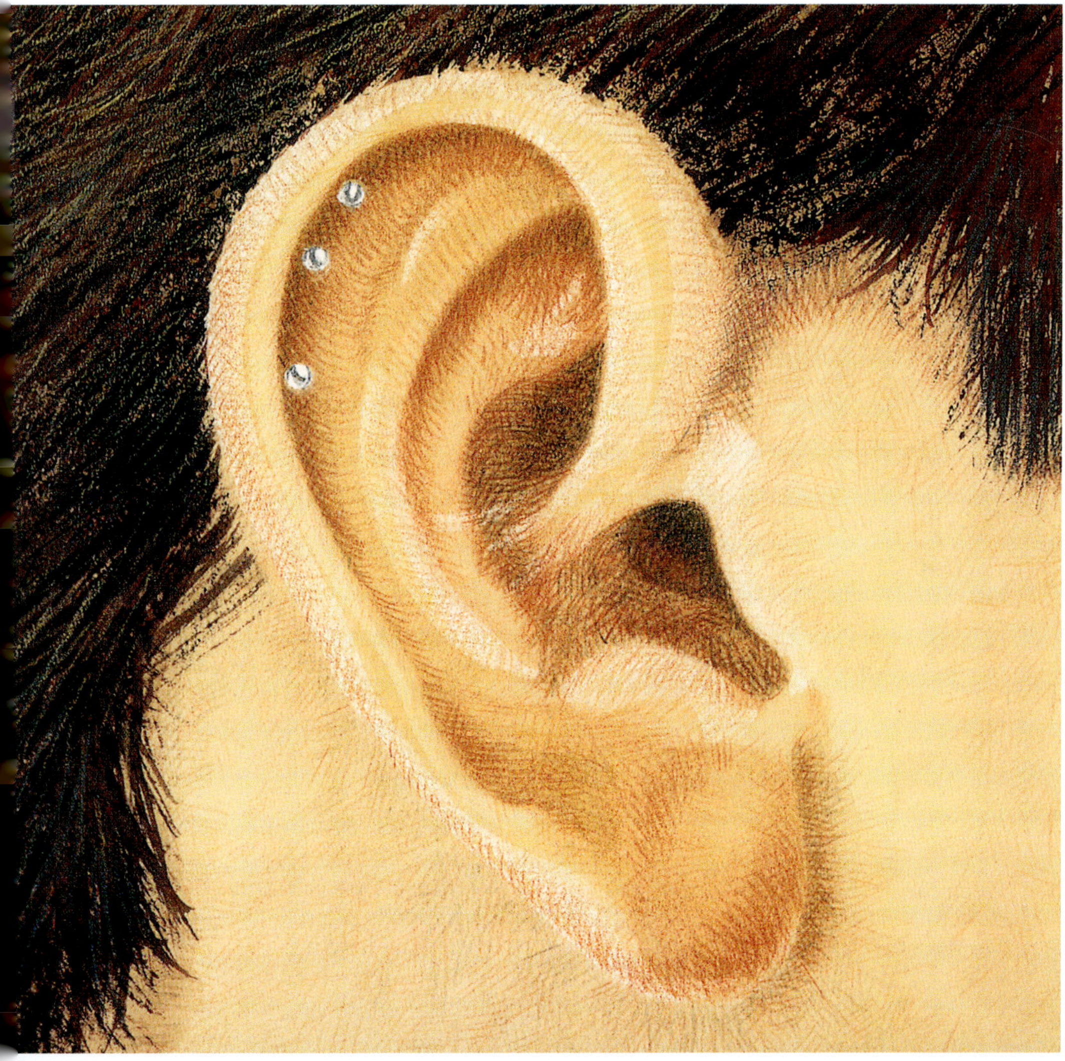

Inhalt

Seite

Impressum

Herausgeber:
Deutsche Arthrose-Hilfe e.V.
Postfach 11 05 51
60040 Frankfurt a. M.,
in Zusammenarbeit mit Ärzten und Wissenschaftlern des In- und Auslandes

Bezug:
Einzelheft € 4,–
Für Mitglieder und Förderer
im Beitrag enthalten

Chefredaktion:
Dr. med. Helmut Huberti

Grafik:
Margret Walter

Druck:
Ottweiler Druckerei und Verlag GmbH
Weißes Papier chlorfrei gebleicht

Service-Telefon:
Telefonische Anfragen an die
Deutsche Arthrose-Hilfe:
(0 68 31) 94 66 77
Montags bis freitags
8.00 – 12.00 und 12.30 – 16.00 Uhr

Vereinsanschrift:
Deutsche Arthrose-Hilfe e.V.
Postfach 11 05 51
60040 Frankfurt a. M.

Spendenkonten:
Postbank Frankfurt
IBAN: DE04 5001 0060 0101 1776 08
BIC: PBNKDEFF
Deutsche Bank Frankfurt
IBAN: DE22 5007 0010 0092 0587 00
BIC: DEUTDEFFXXX

Hinweis:
Die Beiträge im ARTHROSE-INFO können und sollen die Behandlung durch Ihren Arzt nicht ersetzen.
Je besser Sie informiert sind, umso wirkungsvoller sind die ärztlichen Maßnahmen.

ISSN-Nr.: 0937-9142

Editorial

*Liebe Leserinnen, liebe Leser,
liebe Freunde der
Deutschen Arthrose-Hilfe!*

In unserer heutigen Ausgabe möchten wir ein Behandlungsverfahren vorstellen, das schon viele Tausend Jahre alt ist, aber bei uns erst in den letzten Jahren langsam an Bedeutung gewonnen hat: die Akupunktur.

Immer wieder wurde über Wirkungen der Akupunktur bei den unterschiedlichsten Beschwerden berichtet: Ein seit vielen Jahren bestehender Heuschnupfen wird in wenigen Minuten geheilt; heftige Schmerzen im Nacken verschwinden noch während der ersten Behandlung. Bei der Gelenkarthrose waren derartige Erfolgsmeldungen allerdings bisher noch selten.

Seit einigen Jahren wenden sich nun aber immer mehr Ärzte bei uns diesem alten chinesischen Verfahren zu und berichten über ermutigende Erfolge auch in der Behandlung der Gelenke. Gleichzeitig wurde die Anwendung der Akupunktur durch einige Verbesserungen und Weiterentwicklungen erleichtert, so beispielsweise durch die Einführung der Laserstrahlen.

Wenn auch die Wirkungsweise der Akupunktur zum jetzigen Zeitpunkt noch nicht vollständig geklärt ist, so scheint sie doch Linderung und Besserung in manchen Fällen zu bringen, in denen andere Verfahren erfolglos geblieben sind. Nach Überzeugung vieler Fachleute kann die Wirkung bei einigen Arthroseformen sogar besonders gut sein.

Gern möchten wir deshalb über den derzeitigen Wissensstand informieren und beschreiben, mit welchen Wirkungen der Akupunktur bei der Arthrose zu rechnen ist.

Die „Praktischen Tipps“ beziehen sich diesmal auf die Arthrose des Sprunggelenkes, das im Wesentlichen ein eher robustes Gelenk ist und oft eine gute Erholungsfähigkeit zeigt. Die heutigen Tipps sollen einige nützliche neue Hinweise geben und wiederum auch der Vorbeugung dienen.

Herzlichen Dank möchten wir allen Mitgliedern und Lesern sagen für die vielen ermutigenden Zuschriften und die zahlreichen Spenden, die uns erreicht haben!

*Herzlichst
Ihr*

H. Huberti

*Dr. med. Helmut Huberti
Präsident der
Deutschen Arthrose-Hilfe*

PS: Wir freuen uns, dass wir ab diesem Heft weißes Umweltschutzpapier verwenden können.

Akupunktur bei Arthrose

Immer wieder sind Verfahren entdeckt worden, die die eigenen Heilungskräfte des Körpers aktivieren und so die Gesundung fördern können. So beobachteten chinesische Ärzte vor über 3000 Jahren, dass es möglich ist, Heilungen durch bestimmte Nadelstiche zu erzielen. Diese „Akupunktur“ wird heute auch zur Behandlung der Gelenke immer häufiger eingesetzt. Wie wirkt nun die Akupunktur bei der Arthrose? Wie wird sie heute durchgeführt, und wie wirksam ist sie? Im Folgenden möchten wir einige nützliche Hinweise geben.

Was ist Akupunktur, und mit welchen Methoden wird sie heute durchgeführt?

• Kräfte im Gleichgewicht

Gesundheit, so fanden die chinesischen Ärzte, ist nur möglich, wenn die inneren Kräfte im Gleichgewicht sind. Krankheiten entstehen nach ihrer Überzeugung immer dann, wenn sich in einem Organ ein Zuviel oder Zuwenig an Energie angesammelt hat. Mit der Akupunktur kann die verloren gegangene Harmonie wiederhergestellt und eine Gesundung oft mit erstaunlicher Schnelligkeit erzielt werden.

• Die Behandlungspunkte

Mit unendlicher Geduld und Präzision gelang es, zahlreiche Punkte an der Körperoberfläche zu entdecken, die eine Behandlung bestimmter Organe ermöglichen. Die traditionelle chinesische Akupunktur kannte diese Punkte nur am Körper (z. B. Stirn, Rumpf, Arme oder Beine). In neueren Untersuchungen, vor allem in westlichen Ländern, wurde gefunden, dass eine ähnliche Wirkung auch von bestimmten Punkten des Ohres aus möglich ist.

• Die Behandlung

Man unterscheidet heute mehrere Arten der Akupunktur, je nachdem an welchen Punkten und mit welcher Methode sie durchgeführt wird. Bei der traditionellen „Körperakupunktur“ werden nur die Körper-Punkte behandelt. Bei der „Ohr-Akupunktur“ werden nur bestimmte Punkte am Ohr behandelt. Früher erfolgte die Behandlung grundsätzlich mit feinen Nadeln oder bestimmten Methoden der Erwärmung. Heute gibt es auch die Behandlung mit Laserstrahlen oder mit feinen elektrischen Strömen. Ebenso wird eine spezielle Punktmas-

Bei der Körperakupunktur wird von ganz bestimmten Punkten, die in der Nähe oder aber etwas weiter entfernt liegen können, eine Wirkung auf das Gelenk ausgelöst. (Hier: schematische Abbildungen)

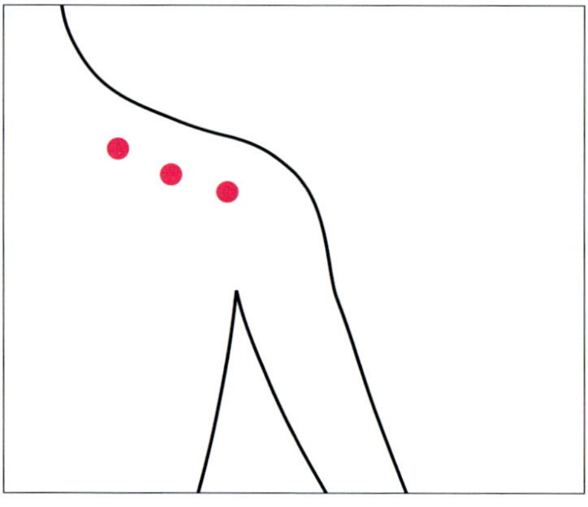

sage („Akupunkt-Massage") angewandt.

Welche Wirkung hat die Akupunktur bei der Arthrose, und welche Gelenke können damit wirksam behandelt werden?

• Linderung und Besserung der Beschwerden

Die Akupunktur kann den Knorpelschaden, wie er für die Arthrose typisch ist, bisher zwar nicht heilen. Dennoch lassen sich oft wichtige Verbesserungen erzielen:

(1) *Linderung der Schmerzen.* In erster Linie scheinen die Ruhe- und Nachtschmerzen der Arthrose reduziert zu werden. Das hilft vielen Betroffenen, nachts wieder schlafen zu können.

(2) *Verminderung der Entzündung.* Schwellungszustände, Überwärmung und Rötung des Arthrosegelenks können durch die Akupunktur gebessert werden. Diese entzündungshemmende Wirkung tritt oft besonders rasch ein.

(3) *Spürbare Besserung des Wohlbefindens.* Viele Behandelte berichten außerdem über eine Verbesserung des allgemeinen Wohlbefindens. Damit erhalten sie auch neue innere Kraft und Zuversicht, was sich ebenfalls auf die weitere Behandlung positiv auswirkt.

• Besondere Wirksamkeit bei bestimmten Gelenken

Erfahrene Akupunkturärzte beobachten immer wieder, dass manche Gelenke besser mit der Akupunktur behandelt werden können als andere. Allerdings gibt es dabei auch von Mensch zu Mensch große Unterschiede:

(1) *sehr gute Wirksamkeit*
zeigt die Akupunktur meist bei:
- Schulter
- Halswirbelsäule
- Händen

(2) *gute Wirksamkeit*
bei:
- Lendenwirbelsäule
- Ellbogen
- Knie

Am Knie können die Beschwerden der Kniescheibe (Chondromalacia patellae) oft wesentlich gebessert werden. Auch bei Arthrosen anderer Gelenke kann die Akupunktur eine Besserung erzielen. Dies wird z. B. auch im Falle der Hüftarthrose berichtet.

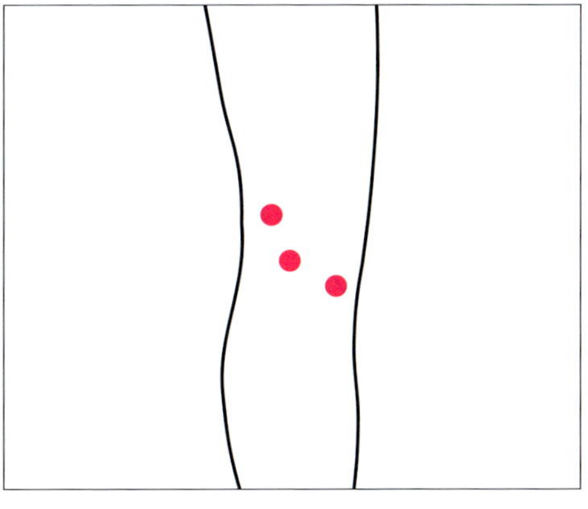

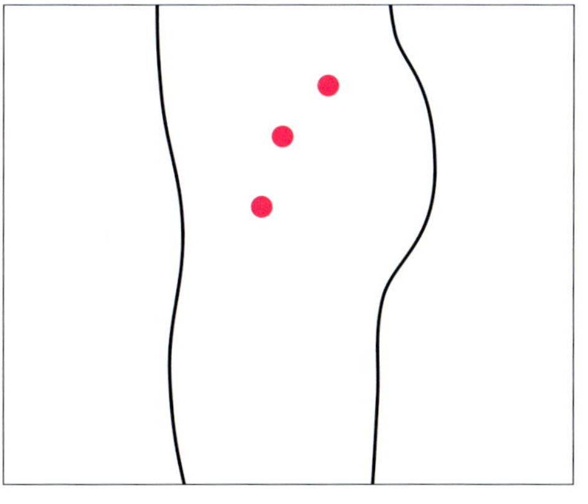

Nützliche Hinweise

Bei der praktischen Anwendung der Akupunktur kann die Beachtung der folgenden Hinweise nützlich sein:

- **Bisher können mit der Akupunktur nur die Symptome** der Arthrose gebessert werden. Eine Heilung des Knorpelschadens ist hiermit noch nicht möglich. Nach einem Abklingen der Beschwerden muss das betroffene Gelenk deshalb sorgfältig geschützt und geschont werden, um der inneren Heilung genügend Zeit zu lassen (siehe auch „Drei-Monats-Regel" im ARTHROSE-INFO Nr. 3).
- **Wann tritt die Wirkung ein?** Manchmal ist eine deutliche Besserung bereits nach der ersten Behandlung zu spüren. Meist tritt sie aber erst nach der zweiten oder dritten Behandlung ein. In manchen Fällen ist eine Besserung auch erst im Anschluss an die zehnte Sitzung zu erwarten.
- **Wie lange hält die Wirkung an?** Bei einer Arthrose im frühen Stadium kann die Schmerzfreiheit oft mehrere Monate lang anhalten. Beim Knorpelschaden der Kniescheibe (Chondromalacia patellae) wird über eine Schmerzfreiheit von ein bis drei Jahren berichtet. Es gibt aber auch Fälle, in denen die Besserung nur wesentlich kürzer anhält.
- **Welche Akupunkturmethode** ist zu bevorzugen? Allgemein gilt, dass sowohl die Körper- als auch die Ohrakupunktur wirksam ist. Das Gleiche gilt auch für die verschiedenen Methoden der Behandlung wie Nadelung, Laser, Elektrostimulation oder Akupunkt-Massage. Laserakupunktur und Akupunkt-Massage haben den Vorteil, dass keine Einstiche erforderlich sind.
- Bei der Akupunktur gibt es vermutlich keine **Nebenwirkungen,** wie sie bei Medikamenten auftreten können. Vor einer Akupunktur mit Nadelung sollte man sich sicherheitshalber aber nach möglichen Risiken erkundigen.
- **Die Kosten** für die Akupunktur werden von den gesetzlichen Krankenkassen noch nicht routinemäßig übernommen. Wenn man vor Beginn der Behandlung die Kasse um Übernahme der Kosten bittet und auch eine Begründung vorlegt, wird dem Wunsch aber oft stattgegeben.

Praktische Tipps zur Arthrose des Sprunggelenks

Im Folgenden beschreiben wir eine weitere Auswahl praktischer Tipps bei Arthrose des oberen Sprunggelenks. Sie sind als Ergänzung gedacht zu unseren Hinweisen im ARTHROSE-INFO Nr. 4, die wir nochmals empfehlen möchten. Zunächst erläutern wir die häufigsten Arten der Sprunggelenkarthrose und nennen dann einige nützliche Behandlungs- und Verhaltensgrundsätze.

1. Typ 1: Arthrose nach Knochenbruch

In vielen Fällen ist eine Arthrose im Sprunggelenk die Folge eines früheren Unfalls. Oft entwickelt sie sich nach einem Bruch des Innen- oder Außenknöchels. Auch Verletzungen der Gelenkflächen von Schienbein, Wadenbein oder Sprungbein können zu einer Arthrose im oberen Sprunggelenk führen. Wenn diese Verletzungen in Fehlstellung verheilen, führen sie zu einer Überlastung bestimmter Teile des Gelenks, wodurch sich oft schon nach wenigen Jahren eine Arthrose entwickeln kann.

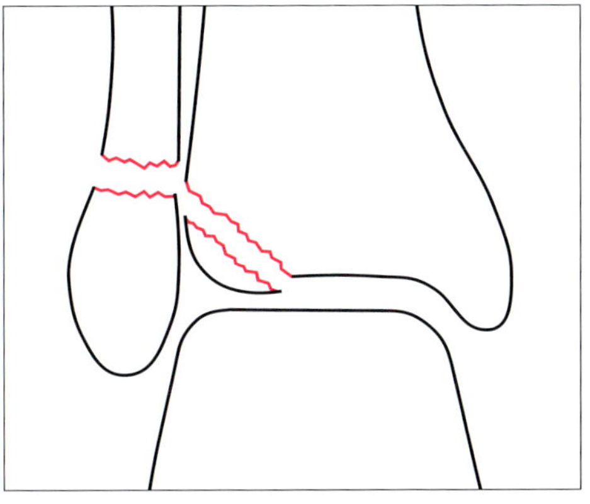

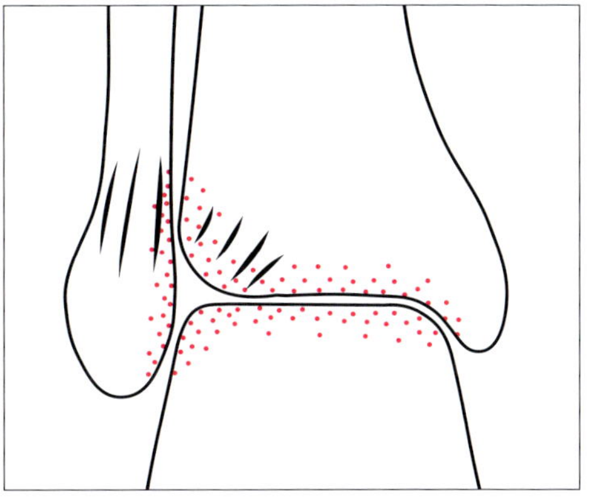

2. Typ 2: Arthrose nach Bandverletzung

Auch Bandverletzungen können manchmal zu einer Arthrose führen. Wenn bei einem schweren Umknicken die Bänder insbesondere am Außenknöchel reißen, so heilen diese Verletzungen gelegentlich nicht vollständig aus. Das Sprunggelenk erreicht dann oft nicht wieder seine alte Festigkeit. In vielen Fällen kann dies harmlos sein und ohne ernsthafte Folgen bleiben. Manchmal entwickelt sich daraus aber eine Arthrose. Dies ist besonders oft der Fall, wenn gleichzeitig eine gewisse Muskelschwäche besteht. Eine krankengymnastische Behandlung ist daher sehr wichtig zur Kräftigung der gelenkstabilisierenden Muskulatur.

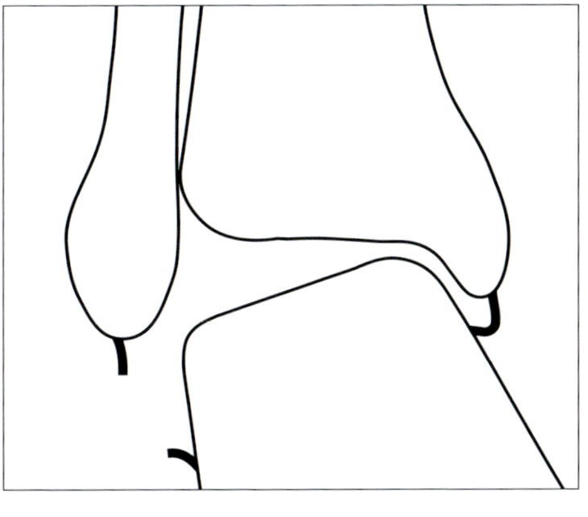

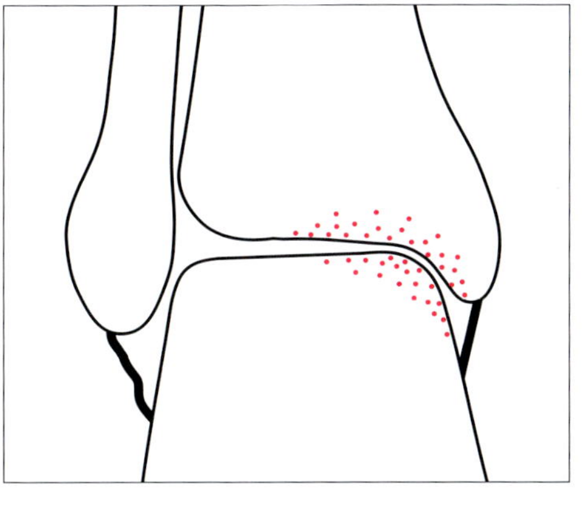

3. Typ 3: Die „primäre“ Sprunggelenkarthrose

Während Typ 1 und Typ 2 die Spätfolgen eines Unfalls sind, ist bei der „primären“ Sprunggelenkarthrose eine eindeutige Ursache nicht auszumachen. Gelegentlich finden sich allerdings gleichzeitig Veränderungen wie Fehlstellungen der sogenannten Beinachsen oder Übergewicht. Auch ein schwerer Knickplattfuß bzw. Hohlfuß kann das Gelenk ungünstig belasten. Wenn diese genannten Faktoren bestehen, müssen sie bei der Therapie ebenfalls sorgfältig mitbehandelt werden.

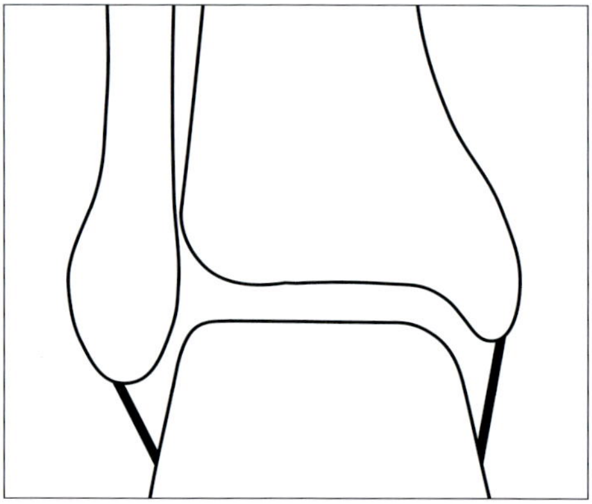

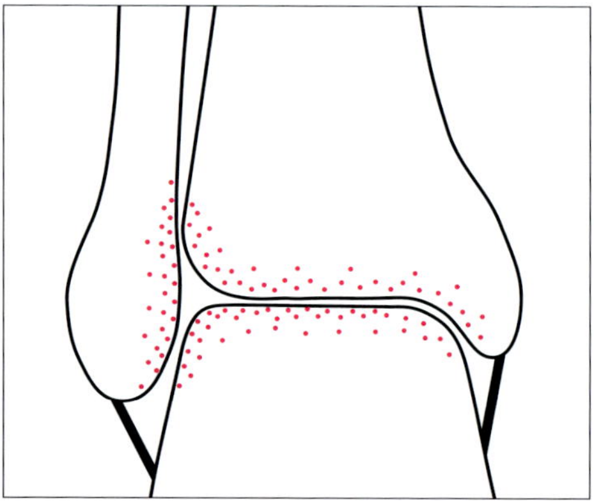

4. Gewichtsabnahme

Das Körpergewicht wirkt auf das Sprunggelenk stärker und direkter als auf alle anderen Gelenke. Bei einer Arthrose des Sprunggelenks ist deshalb die Verminderung eines bestehenden Übergewichts von grundlegender Bedeutung. Jedes abgenommene Pfund bewirkt eine Entlastung und fördert die Erholung des betroffenen Gelenks. Auch das Tragen schwerer Gegenstände (wie Koffer, Rucksäcke, Einkaufstaschen usw.) muss vermieden werden. Oft können die Schmerzen bereits allein durch diese Maßnahmen vermindert werden.

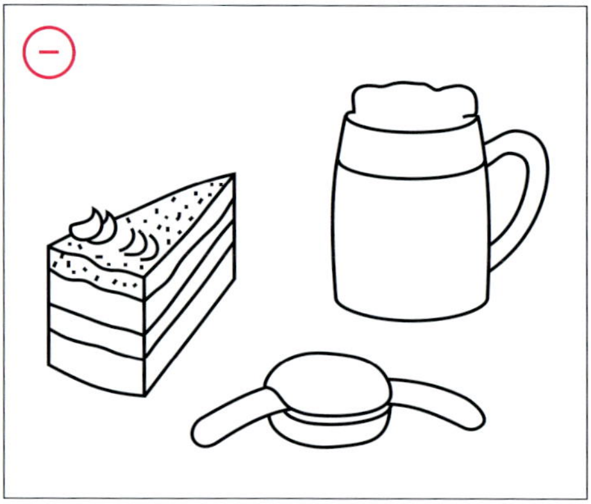

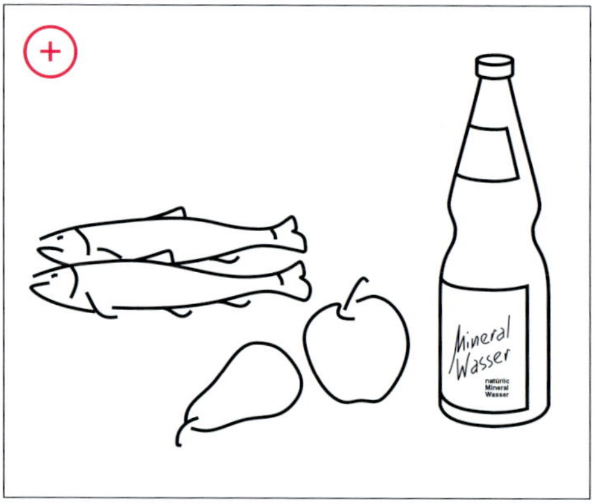

5. Die elastische Bandage

Besonders am Sprunggelenk führt die Arthrose häufig zu einer beträchtlichen Schwellung des Gelenks. Wenn eine solche Schwellneigung besteht, kann eine elastische Bandage von großem Nutzen sein und damit auch die Beweglichkeit des Gelenks etwas erhöhen. Es gibt heute verschiedene Arten elastischer Bandagen, deren passenden Straffheitsgrad der Arzt je nach Untersuchungsbefund verordnet. Man sollte diese Bandagen bei Belastung tragen, aber möglichst nur stundenweise, um eine Schwächung der Muskulatur zu verhindern.

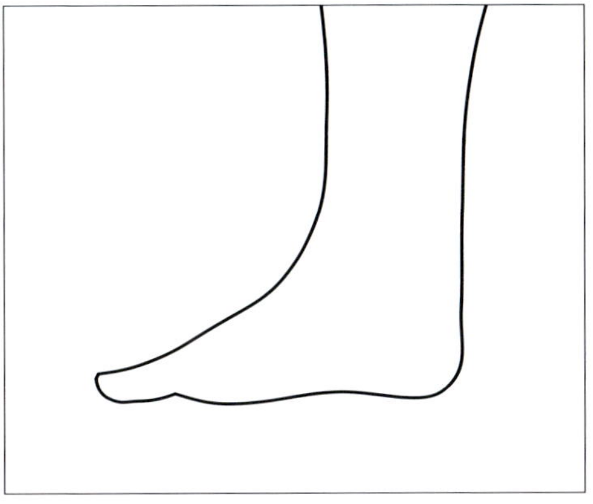

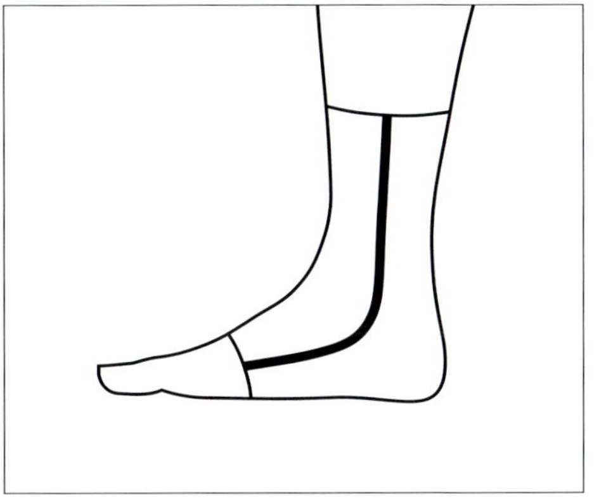

6. Die Kunstleder-Bandage

Wenn nicht Anschwellungen, sondern vielmehr eine Neigung zu schmerzhaftem Umknicken im Vordergrund steht, kann auch eine Bandage aus dünnem Kunststoff oder mit stabilisierenden Kunststoffeinlagen sehr nützlich sein. Oft ist sie auch aus echtem Leder, was besonders hautfreundlich ist. Sie wird durch eine Schnürung dem Gelenk angepasst und ist auch bei manchen Sportlern beliebt. Sie stabilisiert das Sprunggelenk und vermindert somit die Bewegungsschmerzen. In der Regel wird sie in üblichen Halbschuhen getragen und ist kaum sichtbar.

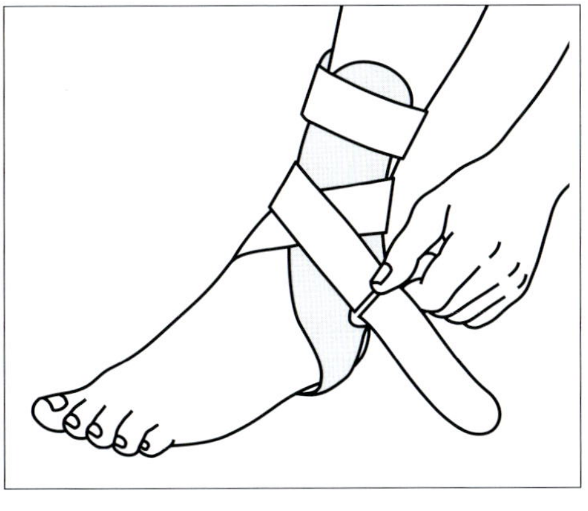

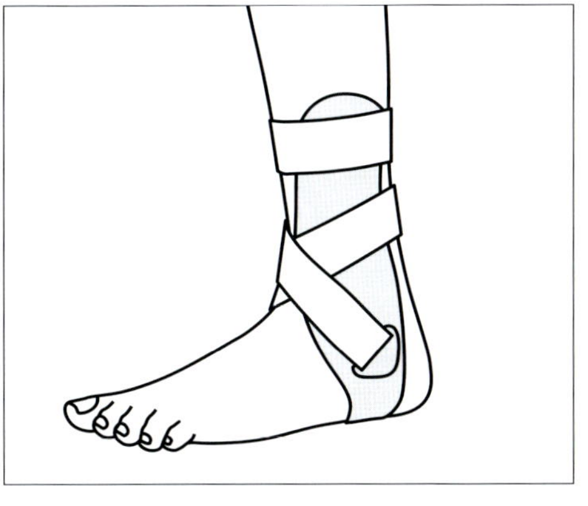

7. „Weichschaum"-Einlagen

Bei jeder Sprunggelenkarthrose sind ein gutes Fußbett und fester Halt im Schuh von großer Bedeutung. Als angenehm empfinden viele Betroffene deshalb auch sogenannte „Weichschaum"-Einlagen, die man in Sportgeschäften oder Sanitätshäusern beziehen kann. Sie polstern den Fuß und schützen so das Gelenk beim Gehen. Weiche Schuhsohlen können diese Wirkung noch verstärken.

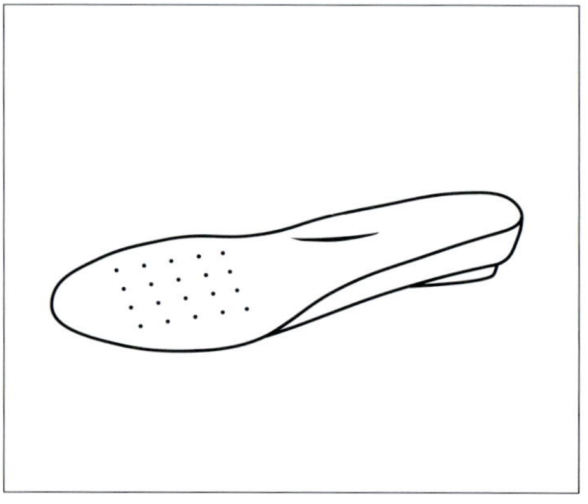

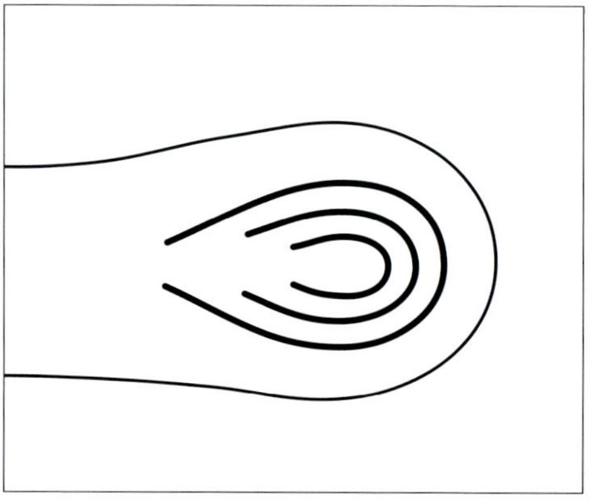

8. „Abrollhilfen"

Oft schmerzen bei der Sprunggelenkarthrose besonders das Auftreten und Abrollen beim Gehen. Leichte Abrundungen an Vordersohle und Absatz können den Abrollvorgang erleichtern und sind an vielen Schuhen heute zu finden. Als „Abrollhilfen" werden sie vom Arzt verordnet und vom schuhorthopädischen Fachmann angebracht. Auch die bereits beschriebenen Ferseneinlagen können nützlich sein (siehe auch ARTHROSE-INFO Nr. 13). In schweren Fällen empfehlen sich auch orthopädische Schuhe, die auf besondere Verordnung passgenau angefertigt werden.

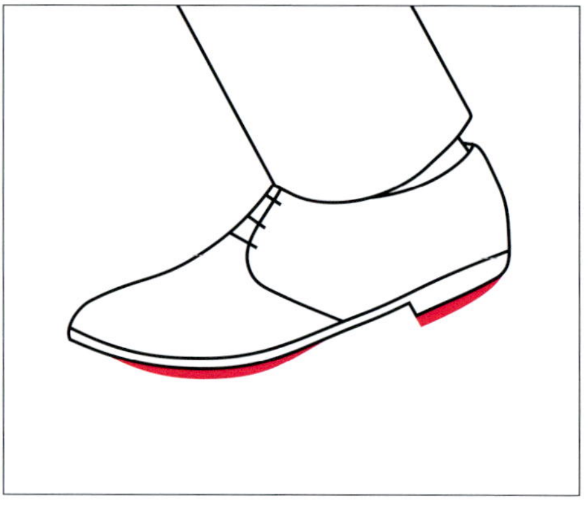

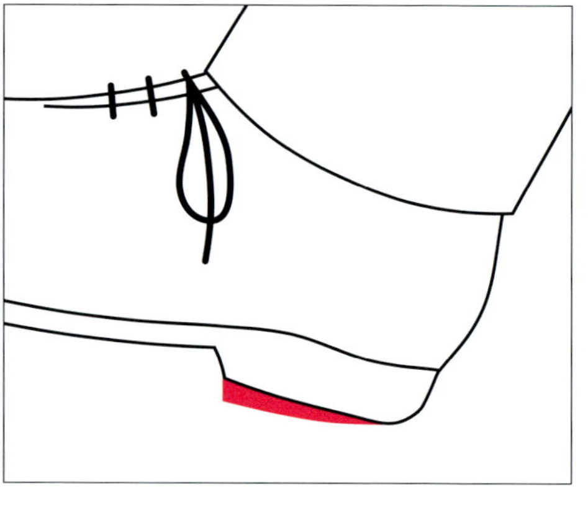

9. Operationen: nur selten erforderlich

Wenn die vielfältigen Maßnahmen, zu denen auch krankengymnastische Übungen gehören, keine Besserung bringen, kann eine Operation die richtige Behandlung sein. Hierbei werden meist die erkrankten Teile des Gelenks fest und dauerhaft verblockt, wodurch eine weitgehende Schmerzfreiheit erreicht werden kann. Viele Handwerksleute können danach wieder ihrem Beruf nachgehen. Es wird geschätzt, dass über 80 % der so Behandelten mit diesem Eingriff hinsichtlich der Schmerzbefreiung zufrieden sind. Oft sind auch künstliche Gelenke eine Alternative.

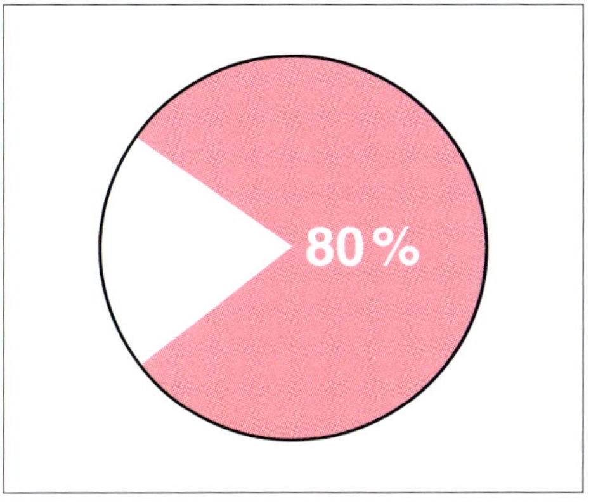

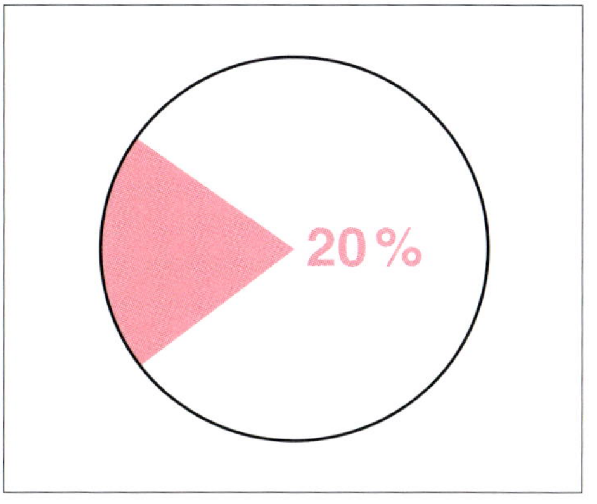

10. Gelenkspiegelung?

Die Gelenkspiegelung (Arthroskopie) wird auch am Sprunggelenk eingesetzt. Eine Spülung und Reinigung des Gelenks führt oft zu einer Besserung, die für mehrere Monate anhalten kann. Allerdings gibt es neuere Hinweise, die die Indikation einschränken auf jene Fälle, in denen gleichzeitig Einklemmungen und Wegknicken auftreten.

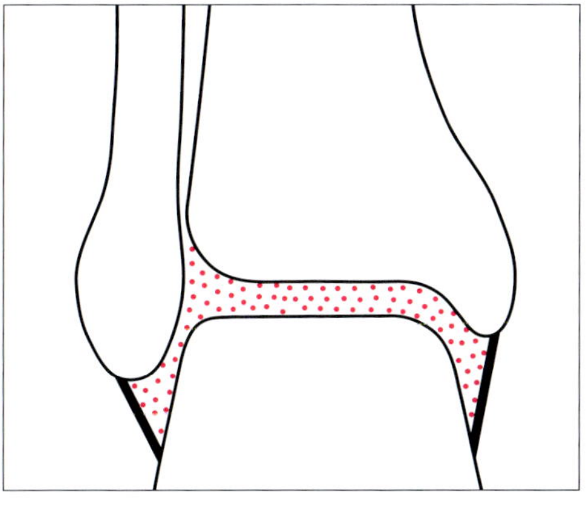

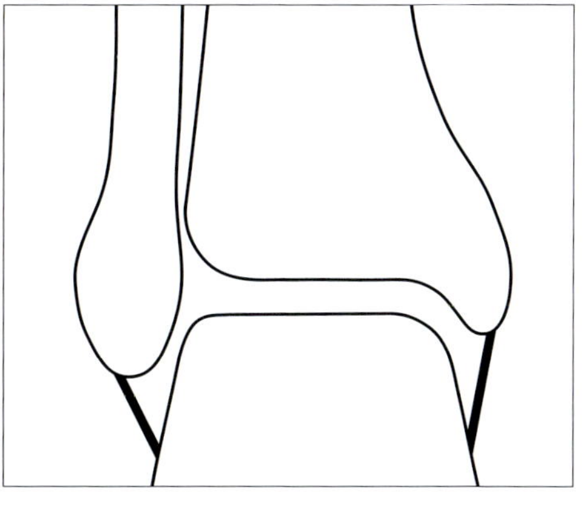

11. Hilfen beim Autofahren

Bei der Sprunggelenkarthrose sind viele Betroffene in besonderem Maße auf das Auto angewiesen. In vielen Fällen kann die Bedienung aber beeinträchtigt sein. Plötzliche Schmerzen beim Bremsen und Kuppeln können zu gefährlichen Situationen führen. Die rechtzeitige Anschaffung eines Automatikgetriebes oder einer zusätzlichen Handbremse (je nachdem welcher Fuß betroffen ist) kann gefährliche Situationen vermeiden helfen.

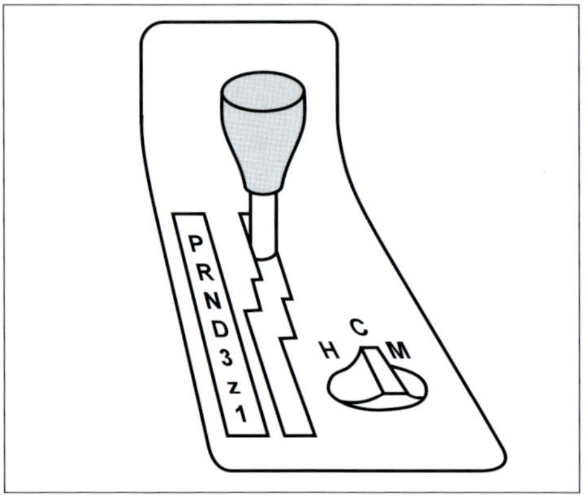

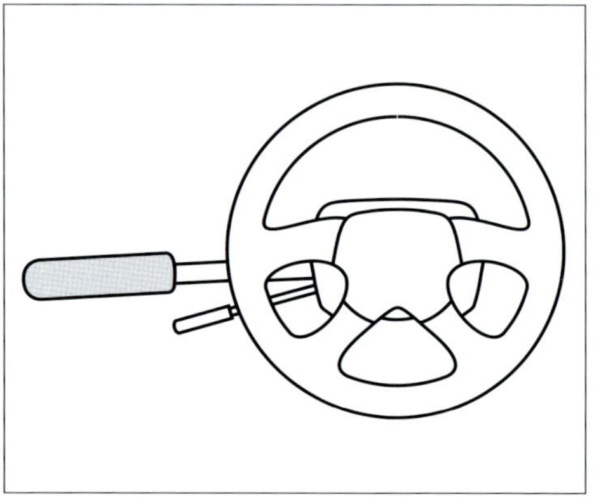

12. Sport

Sportarten wie Fußball, Jogging, Tennis und Wandern auf unebenen Wegen sollte man meiden. Empfehlenswert sind: Schwimmen, Radfahren, Heimtrainer und Spazierengehen. Moderne, weich gepolsterte Schuhe können das Spazierengehen und Wandern erleichtern (siehe auch die Hinweise im ARTHROSE-INFO Nr. 4). Auch gymnastische Übungen, bei denen das Sprunggelenk nicht belastet wird, sind eine gute Möglichkeit, um sich fit zu halten.

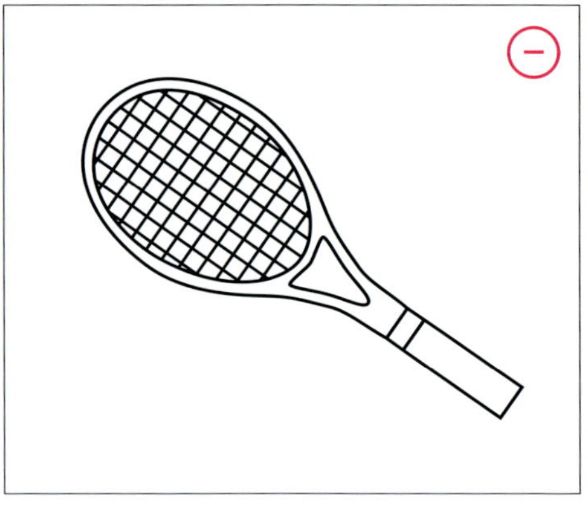

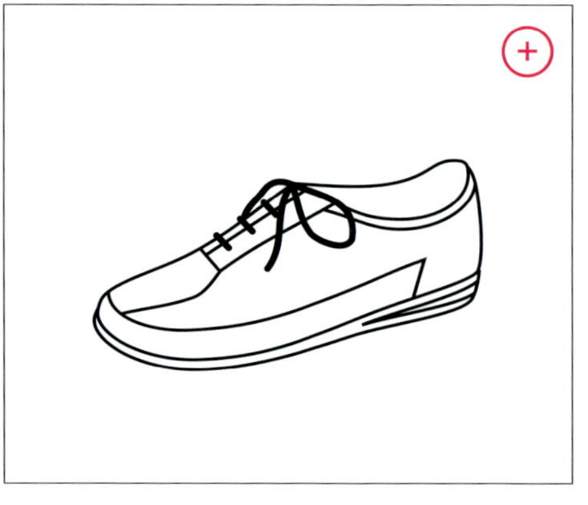

Leserbriefe

Gesprächspartner gesucht

Bergisch Gladbach: *Ich habe seit meiner Kindheit eine beidseitige Hüftgelenkdysplasie. Da bald eine Operation auf mich zukommen wird, suche ich Kontakt zu Selbsthilfegruppen im gesamten Bundesgebiet.*
Frau Elke F., Bergisch Gladbach

Berlin: *Ich habe eine Hüftgelenkarthrose und suche Kontakt zu anderen Betroffenen im Raum Berlin zum Erfahrungsaustausch. Ich bin 28 Jahre alt.* Frau Ute W., Berlin

Braunschweig: *Wer ist mit seinem künstlichen Knie sehr zufrieden? Wie verhält sich die Belastung des anderen Knies nach der Operation?*
Herr Hans-J. H., Braunschweig

Chemnitz: *Meine Ärzte empfehlen mir das Einsetzen eines künstlichen Schultergelenks. Ich suche nun dringend Erfahrungsberichte.*
Frau Gerda R., Chemnitz

Gütersloh: *Ich bin 46 Jahre alt und habe eine schwere Arthrose in beiden Knien. Mir wurde die Entfernung der Kniescheibe vorgeschlagen. Wer hat Erfahrung mit dieser Operation? Gern möchte ich auch an einer Selbsthilfegruppe im Raum Gütersloh-Bielefeld teilnehmen.* Frau Johanne F., Verl

Idar-Oberstein: *Ich, 70, habe eine schwere Hüftarthrose und bin bis jetzt ohne Operation ausgekommen. Große Schwierigkeiten (Schmerzen) macht mir das Gehen auf den meisten „Zierpflastern" in den Fußgängerzonen unserer Städte. Wem ist dieses Problem bekannt? Wer leidet auch unter diesen Pflastern und möchte mithelfen, etwas dagegen zu unternehmen?*
Frau Inga L., Idar-Oberstein

Köln: *Ich suche Kontakt zu Personen im Großraum Köln, die Erfahrungen mit einem künstlichen Kniegelenk besitzen. Wer kann mir weiterhelfen?*
Herr Herbert F., Troisdorf

Mannheim-Heidelberg: *Ich suche eine Selbsthilfegruppe im Raum Mannheim-Heidelberg. Es wäre sehr freundlich, wenn mir jemand darüber Auskunft geben könnte.*
Frau Sonja D., Schwetzingen

Memmingen-Kempten-Augsburg: *Wer hat nach einer Außenknöchelfraktur (Unfall) Probleme mit einer sklerosierten Zyste im oberen Sprunggelenk gehabt?*
Frau Roswitha K., Markt Rettenbach

München: *Ich möchte eine Arthrose-Selbsthilfe-Gruppe aufbauen und würde mich freuen, wenn sich viele Gleichgesinnte finden würden.*
Frau Gitta T., München

München: *Ich habe beidseits Hüftarthrose, und es wurde mir eine Operation angeraten. Wer kann mir über seine Erfahrungen berichten? Ich bin 55 Jahre alt.* Frau Gisela S., München

Wuppertal: *Wer hat Erfahrung mit Endoprothesen-Operationen am Kniegelenk und kann mir Informationen und Rat geben?*
Frau Helga B., Wuppertal

Hinweis: Die oben genannten Adressen können telefonisch unter Tel. 0 68 31 – 94 66 77 erfragt werden.

Wertvolle Gespräche

Ich habe vor kurzem mit mehreren Mitbetroffenen gesprochen, deren Adressen ich über die „Leserbriefe" des ARTHROSE-INFOS erhalten hatte. Ich möchte Ihnen mitteilen, wie gewinnbringend diese Möglichkeit für mich war. Diese Gespräche haben mir sehr geholfen.
Frau Margarete H., Teningen

Mitgliedschaft

Ihre praktischen Tipps können für den Alltag so überaus wertvoll sein und lassen auch erkennen, dass man nicht alleine steht! Mit Stolz und Freude möchte ich daher Mitglied werden.
Herr Thomas H., Straubing

Ich danke Ihnen für Ihre Sendungen und möchte mich bei der Deutschen Arthrose-Hilfe als Mitglied anmelden.
Frau Hilde P., Illingen

Sie haben mich endgültig überzeugt, ich möchte ab sofort als Mitglied dauerhaft helfen. Frau Barbara R., Nagold

Hilfe durch „Akupunkt-Massage“

Ich hatte seit langer Zeit täglich Schmerzen wegen Arthrose an den Kniescheiben und nach zwei Bandscheibenvorfällen. Durch Zufall wurde ich während eines Klinikaufenthaltes auf die „Akupunkt-Massage“ nach Penzel hingewiesen. Da dies eine Methode ohne Spritzen und Tabletten ist, stimmte ich sofort zu. Nach der 3. Behandlung war ich total schmerzfrei. Ich glaubte, ein Wunder sei geschehen. Nach einem halben Jahr habe ich die Behandlung nochmals wiederholen lassen. Ich weiß, dass die Kniearthrose und die Bandscheibenvorfälle mit dieser Methode nicht geheilt werden, aber mich hat diese sanfte Methode zumindest schmerzfrei gemacht.
Frau Karin B., Offenbach

Besonders wertvoll

Das neueste Heft war wieder besonders wertvoll für mich. Ich möchte die INFO-Hefte nicht mehr missen und danke Ihnen für Ihre Mühe, diese wertvollen Informationen zusammenzustellen. Frau Brigitte S., Sontheim/Brenz

Das interessante Buch

Unser aktueller Tipp

„Freu dich des Lebens!“
von Dale Carnegie

Herr Dale Carnegie ist einer der erfolgreichsten Autoren unserer Zeit. Über zehn Millionen Menschen in 58 Ländern der Erde kennen seine Werke und haben darin praktische Anleitungen für Freude, Glück und Erfolg gefunden. In diesem preisgünstigen Taschenbuch finden sich 21 ausgewählte Kapitel seiner beiden berühmten Bücher „Sorge dich nicht – lebe!“ (über das wir schon im ARTHROSE-INFO Nr. 12 berichtet haben) und „Wie man Freunde gewinnt“. Gerade bei gesundheitlichen Sorgen – und besonders auch bei Arthrose – können die vielen praktischen Tipps helfen, so manche Anforderungen besser zu meistern. Sobald man dieses Büchlein

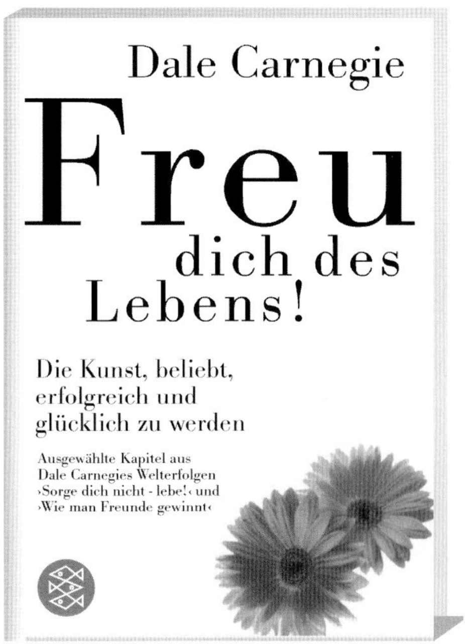

in den Händen hält, wird man mit Spannung und Begeisterung darin lesen und viele wichtige Anregungen finden können. Auch als schönes und überaus wertvolles Geschenk wird diese preisgünstige Ausgabe viel Freude bereiten.

Preis: EUR 9,99

Bezug: über alle Buchhandlungen. Wer das Buch auf dem Postweg bestellen möchte, kann die Bestellung auch an die folgende Versandbuchhandlung richten (der Versand erfolgt porto- und versandkostenfrei; bitte kein Geld im Voraus senden):

Osiandersche Buchhandlung GmbH
Wilhelmstr. 12
72074 Tübingen
Telefon: 08 00 – 9 20 13 00
(Anruf kostenlos)
www.osiander.de

Bestellangaben: „Freu dich des Lebens!" von Herrn Dale Carnegie, übersetzt aus dem Amerikanischen, Fischer Taschenbuch Verlag, Frankfurt, Internationale Standard-Buch-Nr. (ISBN): 978-3-59619-054-6.

Wichtige Hinweise

Wann Zweitmeinung?

„Ist meine Operation wirklich notwendig?" ist eine Frage, die uns ständig erreicht. Eine zweite Meinung einzuholen, empfiehlt sich immer dann, wenn man (1) selbst Geld zuzahlen soll oder (2) eine Operation empfohlen bekommt. Am günstigsten ist es, diese Zweitmeinung bei einem erfahrenen Arzt einzuholen, der diese Behandlungsform nicht selbst durchführt. Auch sollte man dazu alle bereits vorliegenden Röntgenaufnahmen und sonstigen Befunde mitbringen.

Hilfe bei Knieversteifung

Wenn nach mehreren Fehlschlägen ein Kniegelenk operativ versteift werden muss („Arthrodese"), helfen wir mit einem finanziellen Hilfsfonds z. B. bei der Anschaffung eines angepassten PKWs. **Herr Theo L.** schreibt uns danach: „Jetzt scheint alles gut zu sein!" **Frau Helga D.** berichtet: „Seit ich mit Ihrer Hilfe das Auto mit Automatik bekommen habe, bin ich jetzt ein ganzes Stück unabhängiger. Ich bin sehr dankbar, dass Sie mir dies alles ermöglicht haben!"

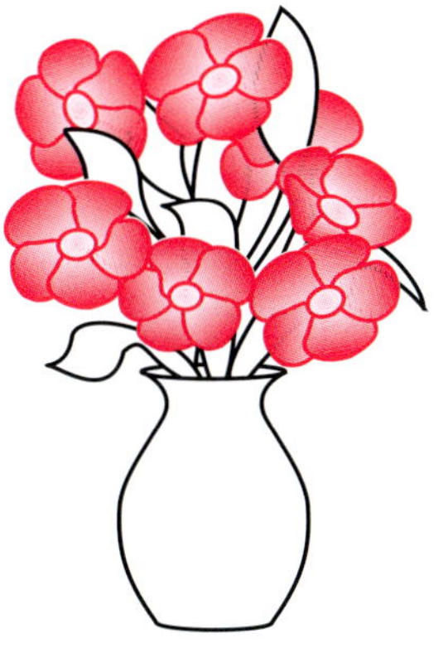

Dank für Spenden

Immer wieder erreichen uns Spenden, die auch aus persönlichen oder familiären Anlässen übersandt werden. Für die Berücksichtigung der Deutschen Arthrose-Hilfe bei Geburtstagen, Jubiläen, Familienfeiern und vielen anderen Anlässen möchten wir hiermit unseren besonderen Dank sagen.

Lexikon

„O/P"

Medizinische Begriffe aus der Sprechstunde, die jeden interessieren

O-BEINE

Normalerweise zeigen unsere Beine einen geraden Verlauf. Wenn sich im Stehen die Innenknöchel berühren, berühren sich auch die Knie. Beim „O-Bein" dagegen weichen die Knie bogenförmig zur Seite und berühren sich nicht. Der Abstand zwischen beiden Knien kann wenige Millimeter, aber auch 20 Zentimeter und mehr betragen. Während O-Beine bei Kindern bis zum ersten Lebensjahr noch normal sind, bergen sie beim Erwachsenen aber die Gefahr einer Überlastung der Knie in sich. Manchmal sind sie auch erste Zeichen einer Kniearthrose. Bei O-Beinen empfiehlt es sich deshalb, möglichst frühzeitig eine ärztliche Untersuchung durchführen zu lassen.

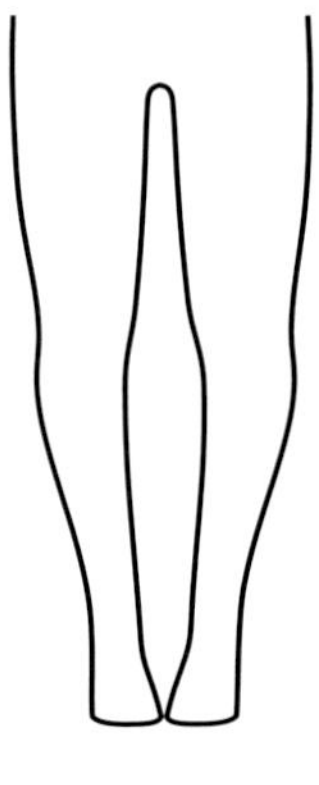

PRIMÄR

Dies ist ein Ausdruck, der oft bei einer Diagnose verwendet wird. Wenn man von einer „primären Hüftarthrose" oder einer „primären Sprunggelenkarthrose" spricht, so möchte man damit eine Arthrose beschreiben, die sich in einem normalen und gesunden Gelenk entwickelt hat. Sie ist somit nicht durch Unfallverletzungen und auch nicht durch eine ungünstige Form des Gelenks ausgelöst worden. Die Ursache einer primären Arthrose liegt meist in einer unbemerkten langfristigen Überlastung oder einer Stoffwechselerkrankung.

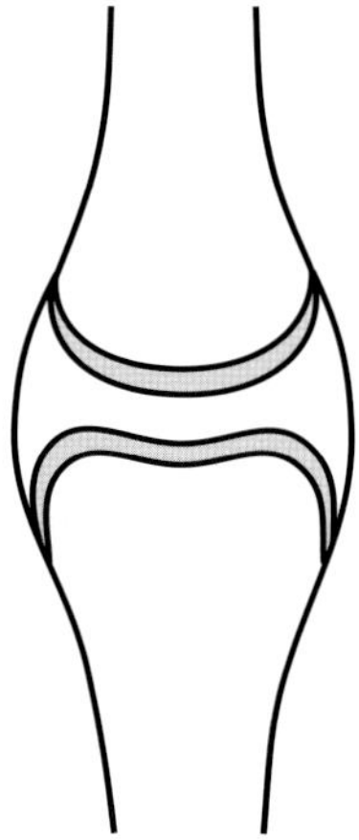

Vorschau

Im nächsten Heft lesen Sie ...

- Neue Tipps zur Arthrose der Wirbelsäule
- Die tägliche Gymnastik
- Was bedeutet „Sehnenreizung"?
- Wichtige Leserbriefe
- Aktuelle Hinweise
- und anderes mehr ...

Heft 15

ARTHROSE Info

Offizielles Organ der Deutschen Arthrose-Hilfe e.V.
Erscheint vierteljährlich
Nr. 15 Sonderausgabe

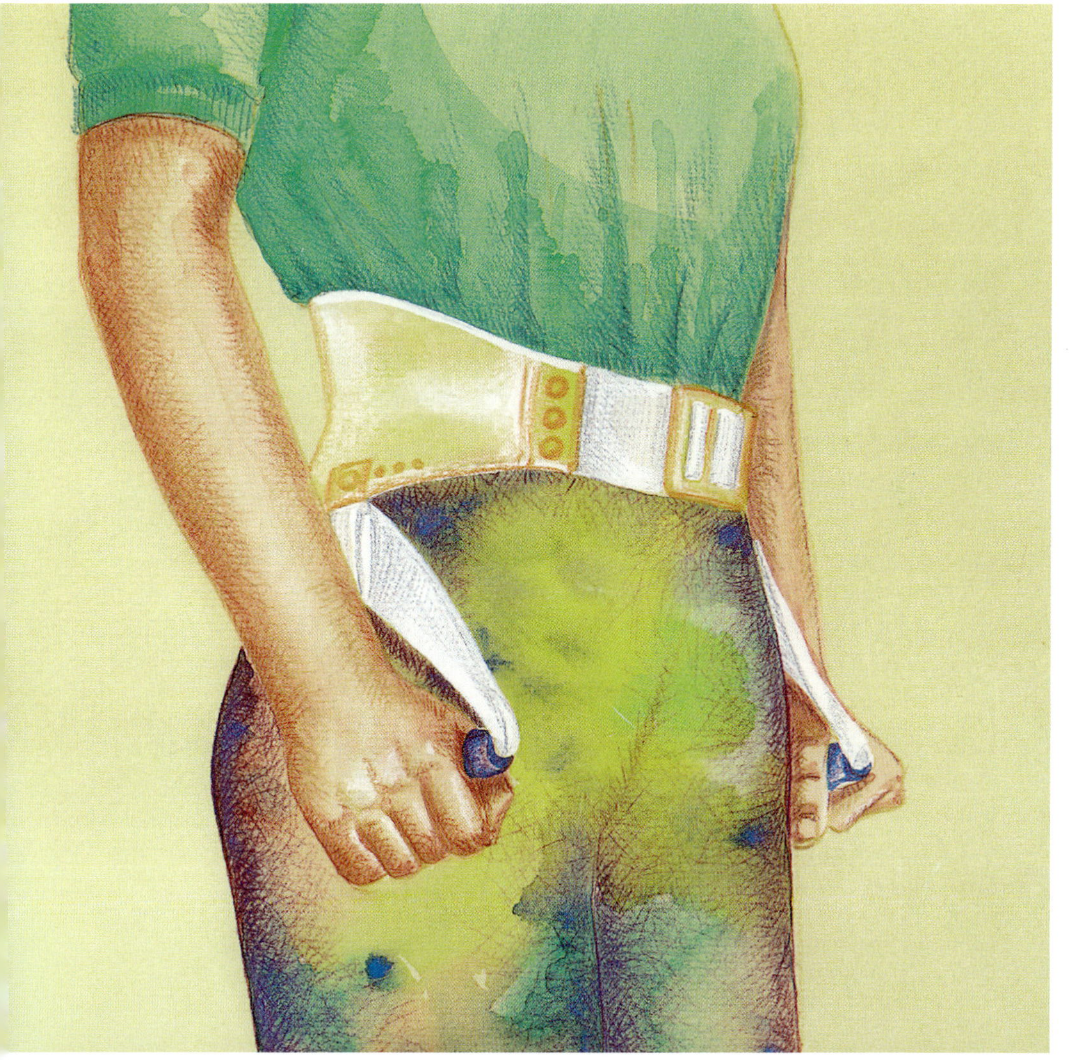

Inhalt

Seite

Impressum

Herausgeber:
Deutsche Arthrose-Hilfe e.V.
Postfach 11 05 51
60040 Frankfurt a. M.,
in Zusammenarbeit mit Ärzten und Wissenschaftlern des In- und Auslandes

Bezug:
Einzelheft € 4,–
Für Mitglieder und Förderer
im Beitrag enthalten

Chefredaktion:
Dr. med. Helmut Huberti

Grafik:
Margret Walter

Druck:
Ottweiler Druckerei und Verlag GmbH
Weißes Papier chlorfrei gebleicht

Service-Telefon:
Telefonische Anfragen an die
Deutsche Arthrose-Hilfe:
(0 68 31) 94 66 77
Montags bis freitags
8.00 – 12.00 und 12.30 – 16.00 Uhr

Vereinsanschrift:
Deutsche Arthrose-Hilfe e.V.
Postfach 11 05 51
60040 Frankfurt a. M.

Spendenkonten:
Postbank Frankfurt
IBAN: DE04 5001 0060 0101 1776 08
BIC: PBNKDEFF
Deutsche Bank Frankfurt
IBAN: DE22 5007 0010 0092 0587 00
BIC: DEUTDEFFXXX

Hinweis:
Die Beiträge im ARTHROSE-INFO
können und sollen die Behandlung
durch Ihren Arzt nicht ersetzen.
Je besser Sie informiert sind, umso
wirkungsvoller sind die ärztlichen
Maßnahmen.

ISSN-Nr.: 0937-9142

Editorial

*Liebe Leserinnen, liebe Leser,
liebe Freunde der
Deutschen Arthrose-Hilfe!*

In der vorliegenden Ausgabe des ARTHROSE-INFO möchten wir auf einige Empfehlungen hinweisen, die vielfach nicht allgemein bekannt sind, die aber vielen Rückenerkrankten spürbare Erleichterung bringen können.

Schmerzen im Rücken, ob von den Bandscheiben oder den Wirbelgelenken ausgehend, treten oft bei einer bestimmten falschen Bewegung auf. Manchmal kann dies ein zu tiefes Bücken sein, ein anderes Mal vielleicht ein verkehrtes Heben bei gleichzeitiger Drehung.

Der erste, plötzlich auftretende Schmerz löst meistens eine Verkrampfung und Verspannung der Rückenmuskulatur aus, wodurch die betroffene Stelle erheblich belastet und die Schmerzen zunehmend verstärkt werden.

Aufgrund wissenschaftlicher Beobachtungen ist heute bekannt, wie wichtig die rasche Entlastung der Wirbelsäule in der Frühphase dieses Prozesses ist und wie wirksam dadurch die Schmerzen oftmals gelindert werden können.

Mehrere einfache Maßnahmen ermöglichen diese Entlastung auf unkomplizierte Weise. Sie können auch auf Reisen beachtet werden. So sollte auch ein bestimmtes Pflaster in jedem Koffer sein, um sich unterwegs rasch selbst helfen zu können. Genauso wertvoll kann dieses Mittel zu Hause sein und bei Arthrose oder bei Bandscheibenbeschwerden eine Soforthilfe ermöglichen.

Diese und einige weitere Empfehlungen, die wir in unseren heutigen „Praktischen Tipps" erläutern, zeigen, wie wichtig aktive Selbsthilfemaßnahmen bei der Behandlung der Arthrose sind. Das Gleiche gilt auch für die Übungen, die wir im Kapitel „Die tägliche Gymnastik" beschreiben und die wir bestens empfehlen möchten.

Ganz besonders danken und herzlich gratulieren möchten wir dem glücklichen Brautpaar, das an seinem Hochzeitstag an unsere Arbeit erinnert und unter den geladenen Gästen einen beträchtlichen Spendenbetrag zugunsten der Deutschen Arthrose-Hilfe gesammelt hat. Über seinen Leserbrief und viele weitere haben wir uns sehr gefreut. Allen Spendern, Mitgliedern und Lesern danken wir und wünschen uns allen viele weitere sehr nützliche Forschungsergebnisse.

*Herzlichst
Ihr*

*Dr. med. Helmut Huberti
Präsident der
Deutschen Arthrose-Hilfe*

Die tägliche Gymnastik

Eine tägliche, leichte Gymnastik, die die Muskeln lockert und die Gelenke bewegt, ist ein vorzügliches Mittel, um die Gesundungsprozesse im Inneren der Gelenke zu fördern. Warum sind Bewegungsübungen gerade bei Arthrose so gesund, und welche Übungsarten gibt es? Im Folgenden geben wir einen ersten Überblick und nennen einige nützliche Empfehlungen.

Weshalb Bewegungsübungen?

- **Ernährung des Knorpels**

Viele wissenschaftliche Studien belegen, dass der Gelenkknorpel unbedingt Bewegung benötigt. Nur durch regelmäßige Bewegung wird die Gelenkflüssigkeit gleichmäßig im Inneren verteilt und die Aufnahme der Nährstoffe sichergestellt. Im nicht bewegten Gelenk und bei verspannter Muskulatur bildet sich der Knorpel zurück und wird dünner und schwächer. Gerade das Arthrosegelenk wird dadurch noch weiter geschädigt. Regelmäßige, leichte Bewegungsübungen zur Förderung des Knorpelstoffwechsels sind deshalb für das Arthrosegelenk von unschätzbarem Wert.

- **Dehnung von Kapsel und Muskeln**

Bei fast jeder Arthrose kommt es mit den Schmerzen im betroffenen Gelenk auch zu einer allmählichen Schrumpfung der Gelenkkapsel und zu einer Verkürzung bestimmter Muskeln. Dies sind die beiden Hauptgründe für eine oft beobachtete Einengung der Beweglichkeit und manchmal sogar für eine Einsteifung des Gelenks. Durch tägliche, behutsame Bewegungsübungen können Kapsel und Muskeln gedehnt und die Beweglichkeit damit langsam wieder verbessert werden.

- **Steigerung des Wohlbefindens**

Regelmäßige Bewegungsübungen fördern nicht nur die Gesundung der Gelenke, sondern haben auch eine erstaunliche Auswirkung auf den gesamten Menschen. Sie steigern das Wohlbefinden, geben Kraft und Zuversicht und verbessern damit schließlich auch die Körperhaltung, wodurch die Gelenke zusätzlich entlastet werden.

Im Folgenden beschreiben wir die Grundelemente der täglichen Bewegungsübungen sowie einige wichtige Regeln zu ihrer Durchführung.

Kapsel und Muskeln

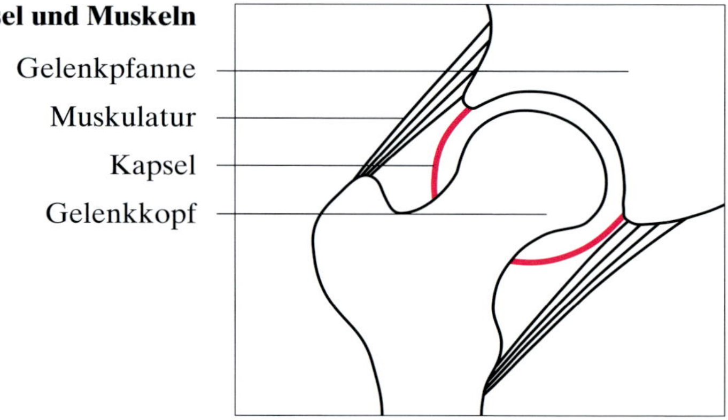

Welche Grundelemente sollte die tägliche Gymnastik umfassen?

- **Dehnungsübungen**

(1) Dehnung durch „Stretching“
Muskeln sollten heute nicht mehr ruckartig und zackig gedehnt werden, wie man es früher in der Sportstunde lernte. Aus den Erfahrungen des Leistungssports weiß man, dass die langsame, behutsame Dehnung bestimmter Muskeln wesentlich wirksamer ist. Eine einfache Form dieses „Stretchings“ besteht beispielsweise darin, mit gespreizten Beinen im Stehen die Hüften so weit zur Seite zu bewegen, bis ein leichtes Ziehen an der Innenseite des Oberschenkels zu verspüren ist.

(2) Dehnung durch „Eigengewicht“
Eine wirksame Dehnung durch „Eigengewicht“ kann im Liegen mit angezogenen Knien erreicht werden. Lässt man die Knie aus dieser Haltung langsam nach außen sinken, so kommt es zu einer Dehnung von Gelenkkapsel und bestimmten Muskeln des Hüftgelenks.
Am Kniegelenk wird eine gute Dehnung erreicht, wenn man die Ferse auf einem Stuhl auflegt und das Knie frei durchhängen lässt. Durch ein leichtes Gewicht auf das Kniegelenk kann man diese Wirkung noch erhöhen.

- **Bewegungsübungen**

(1) Bewegung ohne Belastung
- Knie, Hüften und Füße: Beim „Radfahren im Liegen“ werden die Beine in der Luft bewegt. Knie, Hüften und Füße werden hierbei ohne Belastung bewegt.
- Hände, Schulter und Rumpf: Leichtes Öffnen und Schließen der Hände und langsame Bewegungsübungen der Schulter, des Kopfes und des Rumpfes (siehe hierzu auch ARTHROSE-INFO Nr. 6) ermöglichen ein sorgfältiges Durchbewegen dieser Gelenke.

(2) Bewegung mit geringer Belastung
Hier sind vor allem zu nennen:
- Radfahren in ebenem Gelände: Langsames Radfahren im kleinen Gang unter Meidung von Hügeln und Bergen ermöglicht ein gutes Durchbewegen der Knie, Hüften und Füße. Die gleiche Wirkung kann man mit dem Heimtrainer erzielen.

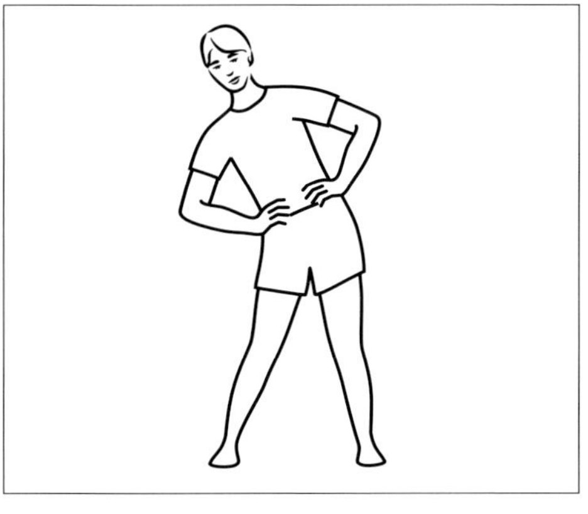

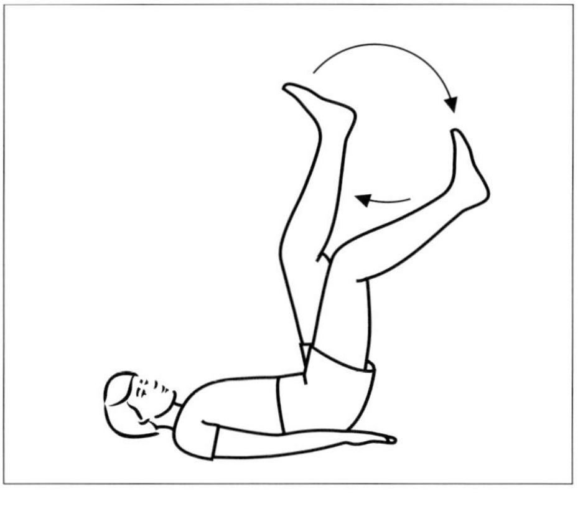

- Schwimmen: Beim Schwimmen kann man viele Gelenke des Körpers mit nur geringer Belastung durchbewegen, wenn man langsam und entspannt schwimmt und Rückenschwimmen oder Kraulschwimmen bevorzugt.

Praktische Empfehlungen

Die täglichen Bewegungsübungen können die Gesundung aller arthrosebetroffenen Gelenke fördern und auch der Entstehung einer Arthrose vorbeugen. Die Beachtung der folgenden Empfehlungen kann hierbei hilfreich sein:

- **Wie erlernt man die Übungen am besten?** Die beschriebenen Dehnungsübungen und die „Bewegung ohne Belastung“ erlernt man erfahrungsgemäß am besten während einer ärztlich verordneten Krankengymnastik. Die Übungen sind zwar einfach durchzuführen, sie erfordern aber ein korrektes Erlernen und Einüben, um Irrtümer und Missverständnisse zu vermeiden. Die erfahrene Krankengymnastin wird Ihnen wichtige Tipps für Ihr eigenes Übungsprogramm geben.
- **Schnell oder langsam üben?** Dehn- und Bewegungsübungen sind umso wirksamer, je behutsamer und sanfter sie durchgeführt werden. Nur dann können sie ihre positive Wirkung voll entfalten.
- **Sollte man Schmerzen überwinden?** Die Übungen sollten keine Schmerzen verursachen. Schmerzende Gelenke sollten am besten nur nach ärztlicher Absprache und Anleitung vorsichtig bewegt werden.
- **Wie oft und wie lange sollte man üben?** Wichtig für den Erfolg der Übungen ist ihre Regelmäßigkeit. Am ehesten können sie zur Gewohnheit werden, wenn sie mit anderen gewohnheitsmäßigen Tätigkeiten verbunden werden. Viele Menschen lieben es, ihre Übungen gleich morgens nach dem Erwachen oder nach der Morgentoilette durchzuführen, um dann frisch und wohlgestimmt in den Tag zu gehen. Auch abends, nach Erledigung der Tagesarbeit, kann eine Gymnastik entspannend wirken. Übungen von täglich 10 bis 20 Minuten Dauer können für die Gelenke außerordentlich wertvoll sein.

Hinweis: In späteren Kapiteln werden wir auch Hinweise zu „Kräftigungsübungen“ sowie einem angemessenen „Kreislauftraining“ bei Arthrose geben.

Praktische Tipps bei Arthrose der Lendenwirbelsäule

Im Folgenden beschreiben wir eine weitere Auswahl praktischer Tipps bei Arthrose der Lendenwirbelsäule (LWS). Sie sind als Ergänzung zu unseren Hinweisen im ARTHROSE-INFO Nr. 5 gedacht, die wir als wichtige Grundlage nochmals empfehlen möchten. Zunächst erläutern wir die häufigsten Ursachen und zeigen dann einige nützliche Behandlungs- und Verhaltensgrundsätze auf.

1. Anatomie

Die Lendenwirbelsäule muss wesentlich höhere Lasten tragen als andere Wirbelsäulenabschnitte. Ihre Bandscheiben (vorn) und ihre Gelenke (hinten) werden daher oft überlastet, was zu einer Arthrose führen kann. Am häufigsten befällt die Arthrose den untersten Wirbel (Lendenwirbel Nr. 5), da er von allen Wirbeln am stärksten beansprucht wird.

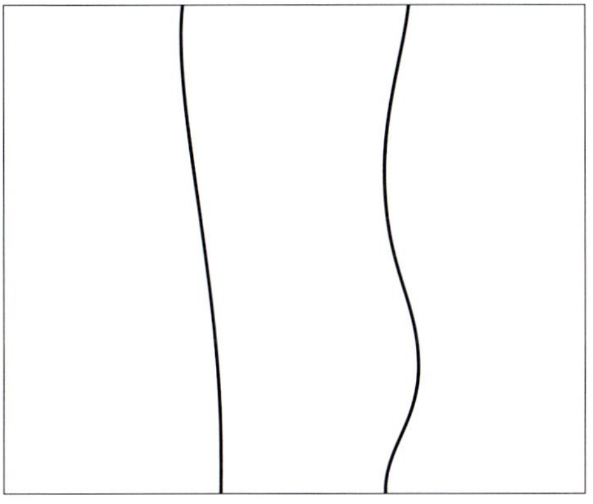

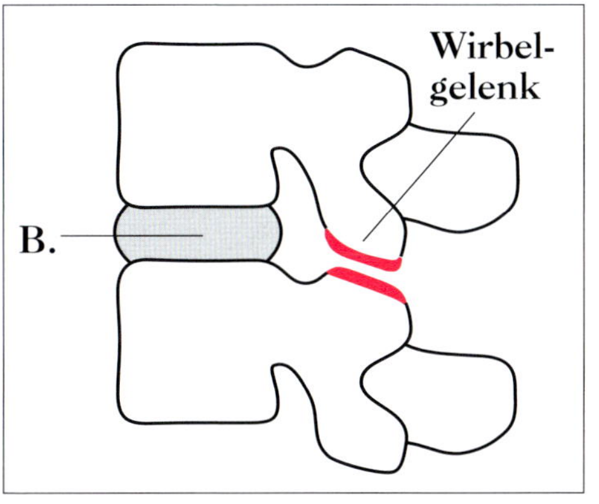

2. Arthrose durch Hohlkreuz

Ist die normale Einwärtskrümmung des Lendenbereichs verstärkt, so wird dies als „Hohlkreuz" bezeichnet. Meist führt die verstärkte Krümmung zu einer wesentlich höheren Belastung der Wirbelgelenke und schließlich zur Arthrose. Ursachen für das Hohlkreuz können eine schwache Rücken- und Bauchmuskulatur, Übergewicht und das Tragen sehr hoher Absätze sein. Auch eine schwere Hüftarthrose kann zu einem Hohlkreuz führen (siehe auch ARTHROSE-INFO Nr. 13). Bergabgehen verstärkt ein bestehendes Hohlkreuz noch und sollte möglichst vermieden werden.

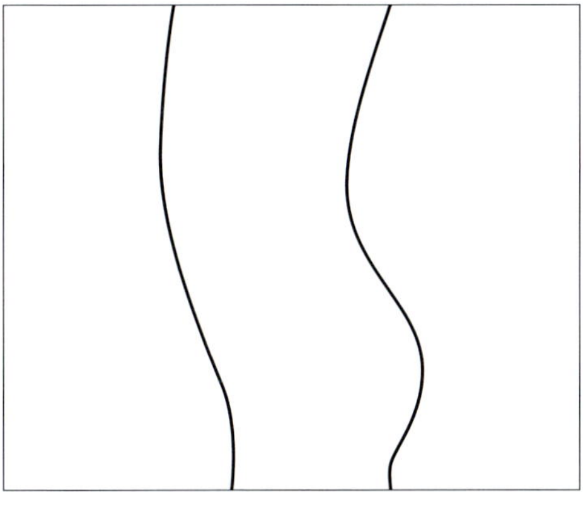

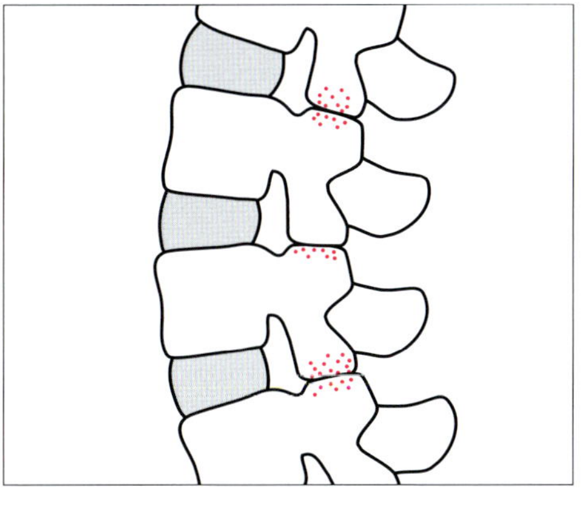

3. Arthrose durch Bandscheibenschaden

Die Bandscheibe hat die Aufgabe, Stöße und Schläge auf die Wirbelsäule abzufedern und zu dämpfen. Wenn die Bandscheibe geschädigt ist und dadurch dünner wird, verliert sie diese Wirkung, und die gesamte Wirbelsäule rückt an dieser Stelle enger zusammen. Damit wird auch der Druck auf die Wirbelgelenke größer, die dadurch oft überlastet werden. Ein vorausgegangener Bandscheibenschaden ist daher eine sehr häufige Ursache für eine Arthrose der Lendenwirbel.

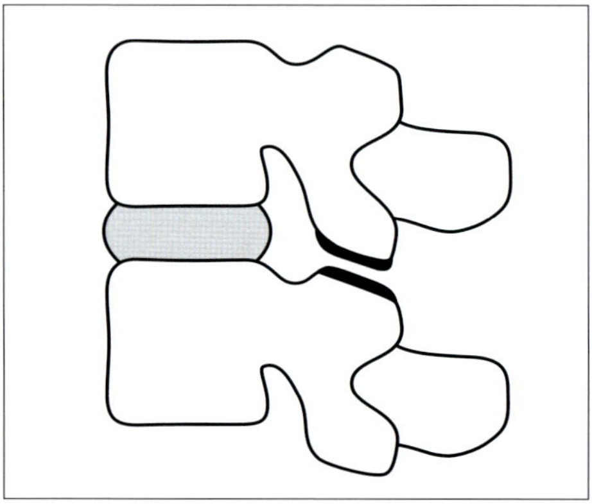

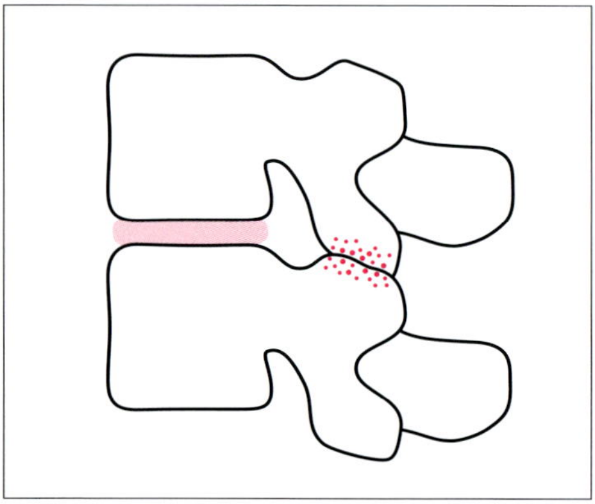

4. Typische Schmerzformen

Die Schmerzen bei einer LWS-Arthrose können sehr verschieden sein. Am häufigsten sind die beiden folgenden Formen:

(1) Schmerzen, die nach rechts oder links ausstrahlen;

(2) Schmerzen im Gesäßbereich oder Bein, die typischerweise einen bestimmten „brennenden“ Charakter haben.

Diese Schmerzformen erklären, warum man bei der gleichen Diagnose „LWS-Arthrose“ ganz unterschiedliche Beschwerden haben kann.

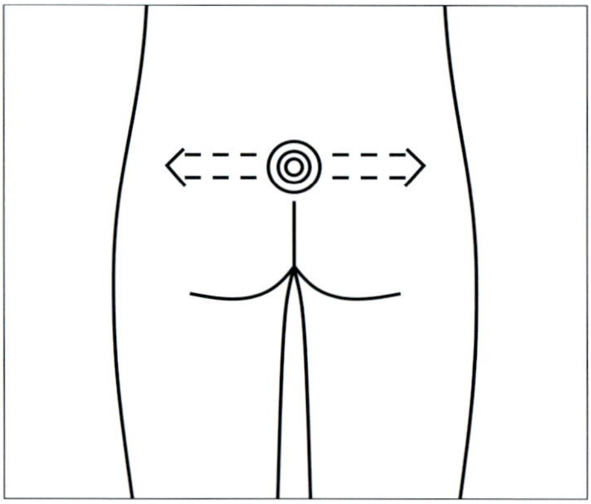

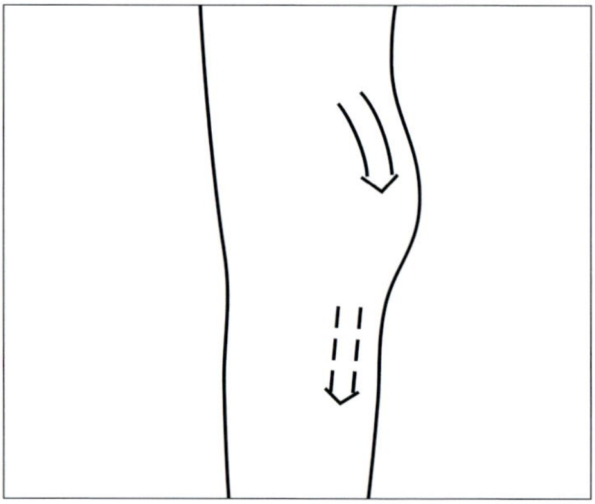

5. Krankengymnastik

Krankengymnastische Übungen der Rücken- und besonders auch der Bauchmuskulatur sind für die Behandlung von größter Bedeutung. Die Übungen haben zum Ziel, die Muskeln zu kräftigen, ein bestehendes Hohlkreuz abzuflachen und die Wirbelgelenke zu entlasten. Diese Übungen sollten zunächst unter Anleitung in der Krankengymnastik erlernt werden. Später können einzelne Übungen dann auch zu Hause durchgeführt werden.

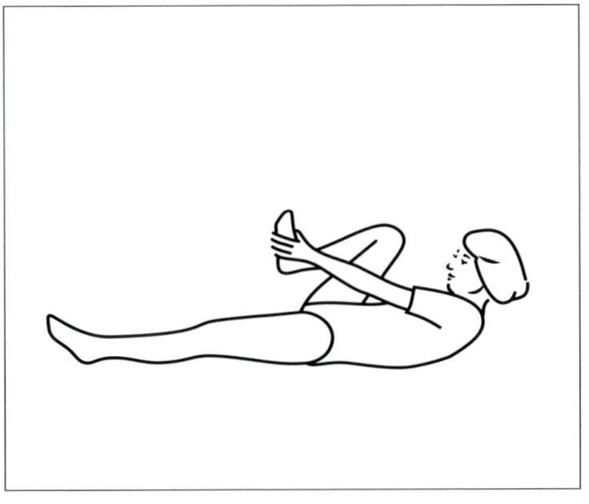

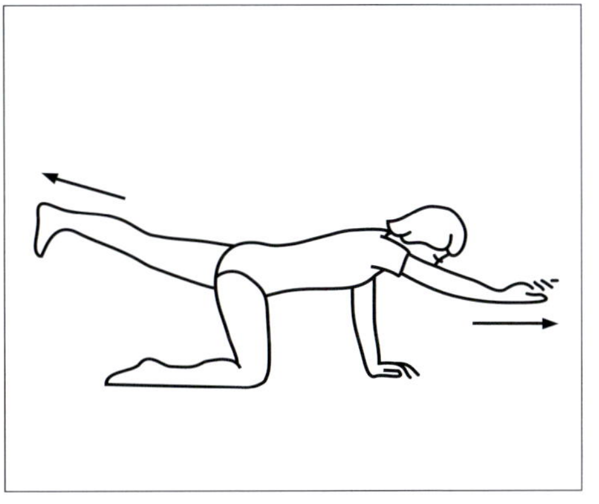

6. Elektrotherapie, Massagen, Schwimmen

Neben der Krankengymnastik gibt es eine ganze Reihe weiterer Therapien, die die Beschwerden der Lendenwirbelarthrose mildern können. Diadynamische Ströme, Interferenzströme und gelegentlich auch Ultraschall ermöglichen in vielen Fällen eine wirksame Grundbehandlung. Massagen können ebenfalls nützlich sein und die Muskulatur lockern und entkrampfen. Das Gleiche gilt für die vielen Wasseranwendungen, wie z. B. auch für das Schwimmen in Thermalbädern (Temperatur zwischen 28 und 30 Grad). Hierbei ist insbesondere das Rückenschwimmen zu empfehlen.

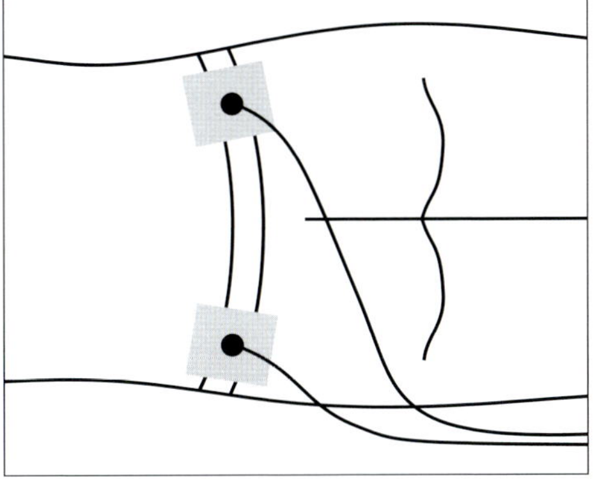

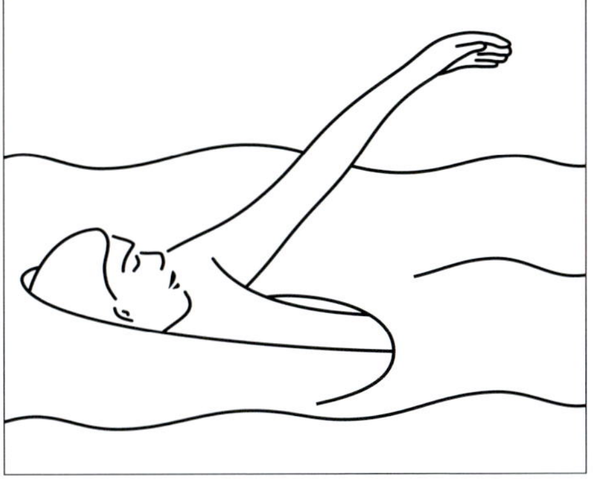

7. Gutes Sitzen

Eine gute Sitzhaltung kann die Wirbelgelenke wesentlich entlasten. Bei der Wahl der richtigen Sitzgelegenheit können die folgenden Hinweise nützlich sein:

(1) Die Oberschenkel sollten in ihrer gesamten Länge aufliegen können.

(2) Die Rückenlehne sollte gepolstert und etwa 30 Grad nach hinten geneigt sein.

(3) Seitliche Armlehnen zum Abstützen der Arme bewirken eine weitere Entlastung des Rückens.

Auch rückenschonende Spezialsitze für Autofahrer können oft empfehlenswert sein.

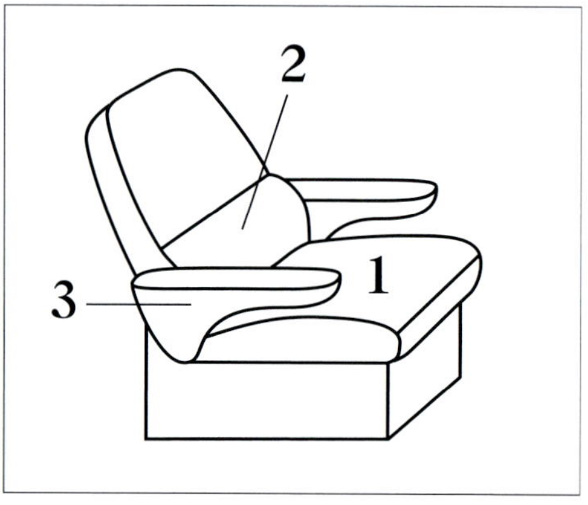

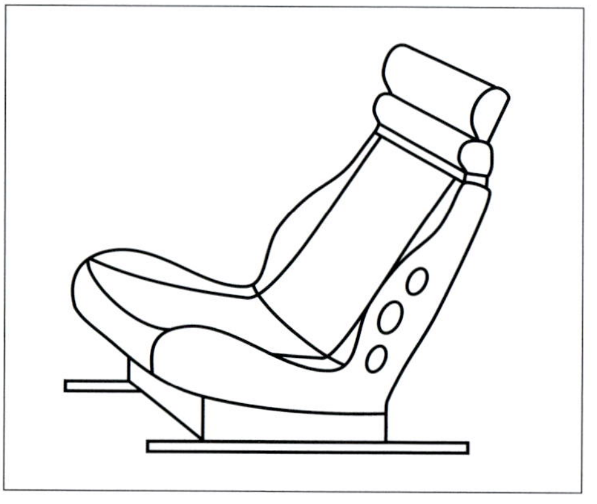

8. Tiefes Bücken vermeiden

Tiefes Bücken erhöht den Druck auf die Wirbelsäule. Es empfiehlt sich deshalb, stets nach Möglichkeiten Ausschau zu halten, die das tiefe Bücken aus der Wirbelsäule vermeiden helfen. Wenn die Knie gesund sind, kann man z. B. stattdessen in die tiefe Hocke gehen. Auch ein langstieliger Schuhlöffel kann das Anziehen der Schuhe erleichtern. Auch automatische Garagentoröffner mit Sender können eine wertvolle Erleichterung sein. Daneben gibt es viele weitere rückenschonende Hilfen für Haushalt, Garten und Beruf.

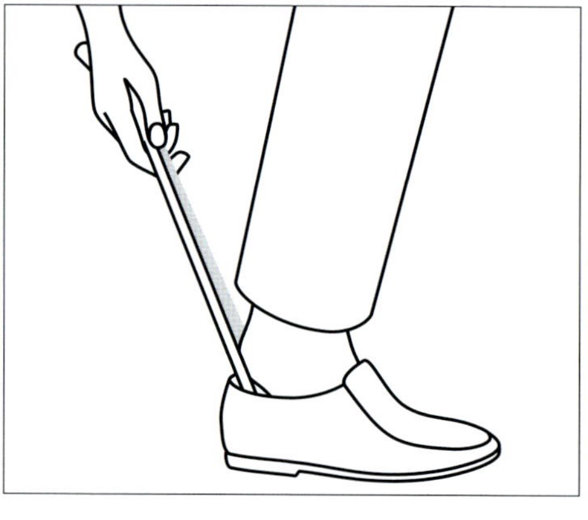

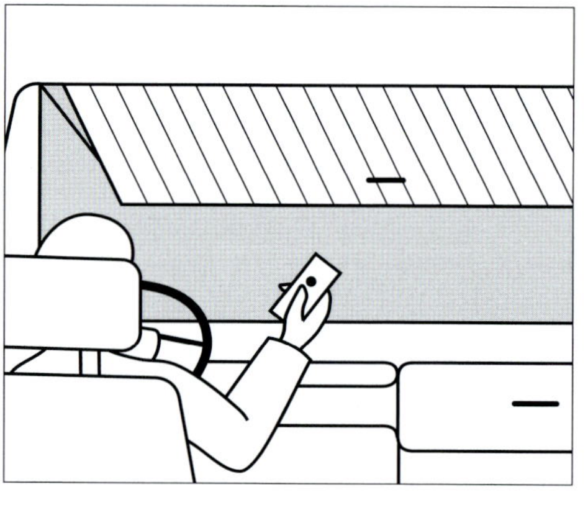

9. Operationen?

Operationen werden an den Gelenken der Wirbelsäule viel seltener durchgeführt als an anderen Gelenken. Einige Verfahren, wie z. B. die „Wirbelverblockung“, sind große Eingriffe, die nur sehr selten notwendig werden. Auch Methoden, die nur die Ausschaltung bestimmter Schmerzfasern zum Ziel haben, konnten sich bisher noch nicht allgemein durchsetzen. In über 95% aller Fälle von Lendenwirbelarthrose erfolgt die Behandlung daher heute ohne Operation.

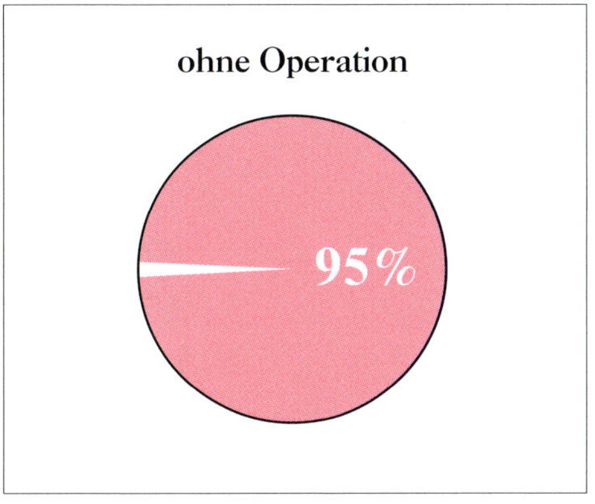

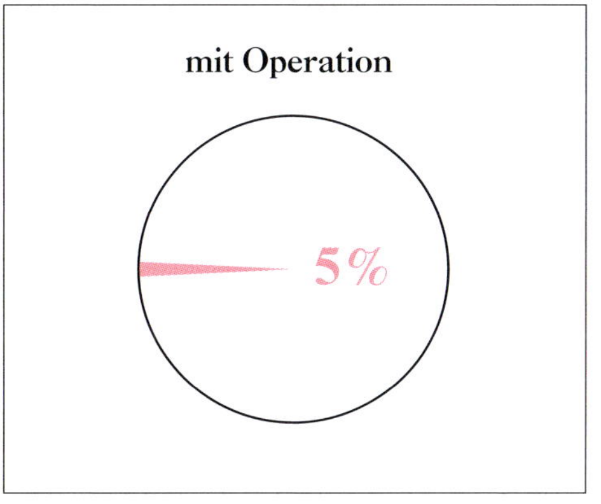

10. Bevor die Schmerzen akut sind

Sehr wirksam können Selbsthilfemaßnahmen sein, die bei den ersten Anzeichen eines beginnenden Schmerzschubes ergriffen werden. Sie eignen sich auch für unterwegs, wenn Sie Ihren Arzt nicht gleich aufsuchen können: Das in der Apotheke rezeptfrei erhältliche Wärmepflaster bewirkt bei vielen Menschen eine spürbare Linderung der Beschwerden. Auch Wärmesalben und Cremes können hilfreich sein und Verspannungen lösen. Das gleiche gilt für Thermobandagen. Sie geben der Wirbelsäule zusätzlich einen sicheren Halt.

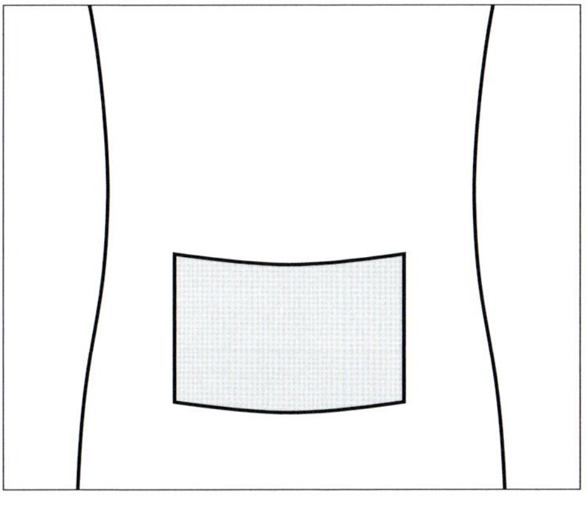

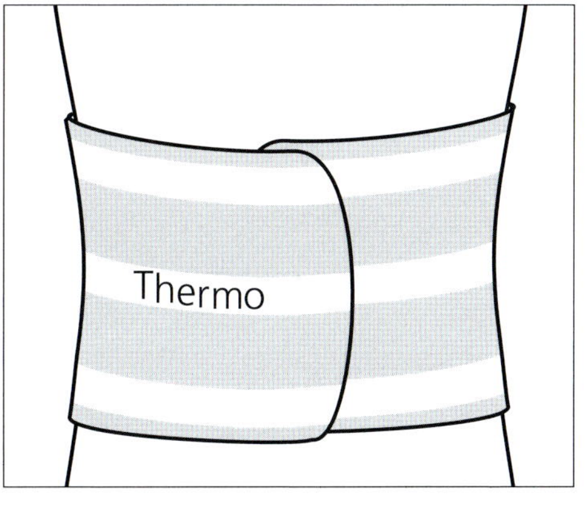

11. Natürlich und gut: Der Heublumensack

Auch der einfache, altbekannte Heublumensack kann oftmals wirksame Linderung bringen. Er wurde von Pfarrer Kneipp in die Therapie eingeführt und wird als „Morphium der Naturheilkunde“ bezeichnet. Kaufen Sie sich im Reformhaus Heublumen und füllen Sie damit ein kleines Leinensäckchen. Dieses können Sie über Wasserdampf erhitzen, gegebenenfalls in ein Handtuch einwickeln und sich anschließend – am besten in seitlich liegender Position – ans schmerzende Kreuz legen. Sie werden begeistert sein.

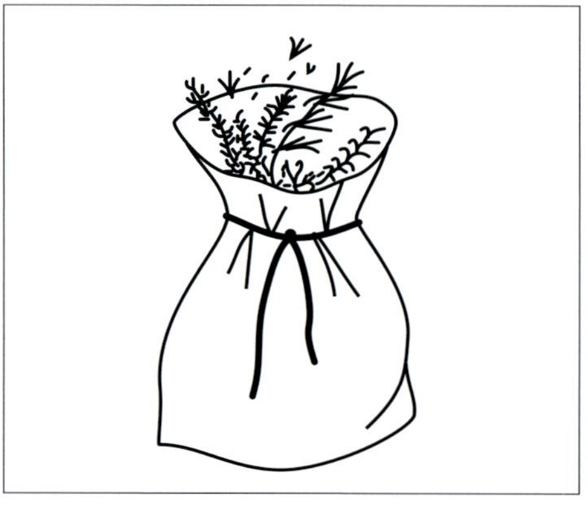

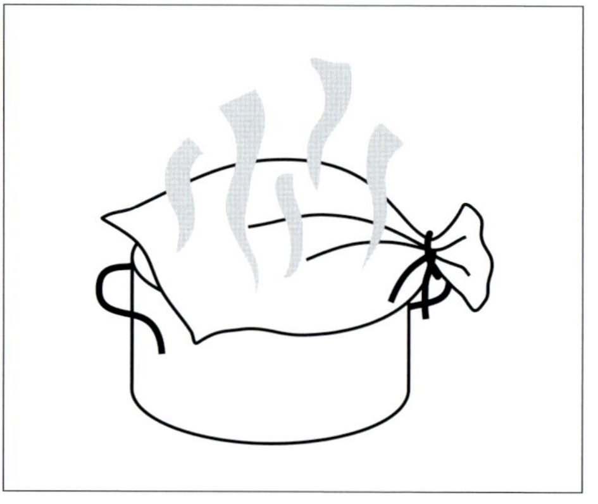

12. Die Rückenschule

Auch wenn Sie alle Tipps beherzigen, ist es höchst empfehlenswert, mit anderen „Leidensgenossen“ einen Kurs, eine sogenannte Rückenschule, durchzuführen. Dort werden die Besonderheiten unserer Wirbelsäule in Einzelheiten erläutert und die Regeln des rückengerechten Hebens, Sitzens und Tragens erlernt. Ebenso werden gemeinsam sinnvolle Gymnastikübungen durchgeführt, die Sie zu Hause regelmäßig wiederholen sollten. Ihr Arzt oder Ihre Krankengymnastin können Ihnen Auskunft geben, wohin Sie sich an Ihrem Wohnort wenden können.

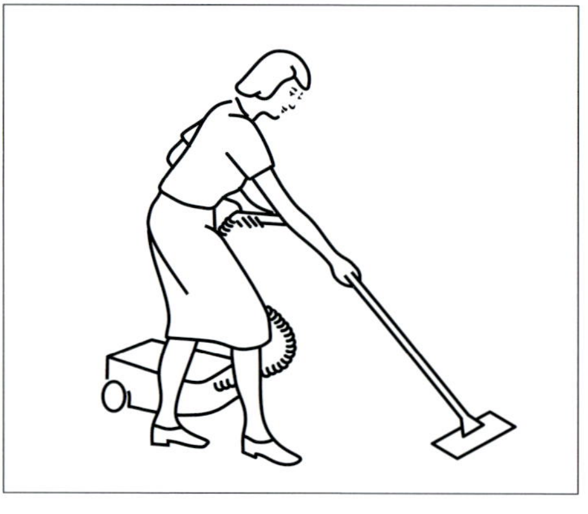

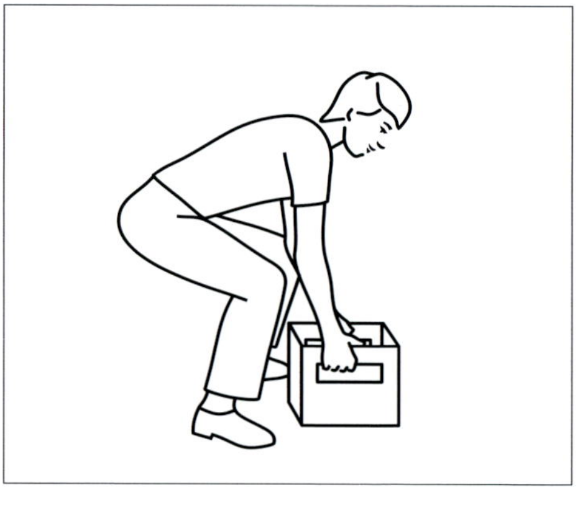

Leserbriefe

Gesprächspartner gesucht

Aachen: *Ich suche Kontakt zu Menschen zwischen 45 und 65, die trotz ihrer Arthrose noch gern Spaziergänge von bis zu 1 Stunde (mit Pause) machen möchten.*

Frau Ursula G., Aachen

Darmstadt: *Im Juni wurde mir ein künstliches Hüftgelenk eingesetzt, und nun würde ich gern in eine Gruppe gehen, die sich mit diesem Thema befasst.* Frau Elke L., Darmstadt

Esslingen-Stuttgart: *Wer hat eine Arthrose in den Großzehengrundgelenken und wurde mehrfach operiert? Bei wem wurde eine Versteifungsoperation an den Zehen durchgeführt und ist sehr zufrieden damit? Ich bin 30 Jahre alt.*

Frau Christine F., Ostfildern

Freiburg: *Ich bin 53 Jahre alt und habe eine schwere Kniearthrose nach einem Unfall. Wer kann mir Informationen und Rat über die Knieprothesenoperation geben? Wer hat eine solche Operation erfolgreich hinter sich?*

Frau Helga F., Buggingen

Göttingen: *Ich habe seit einer Wirbelsäulenverletzung vor 4 Jahren Gefühlsstörungen in beiden Füßen. Wer hat ähnliche Erfahrungen gemacht und kann mir einen Rat geben?*

Frau Jutta R., Göttingen

Hamburg: *Ich suche Kontakt zu Frauen in Hamburg, die sich einer Knieprothesen-Operation unterzogen hatten oder bei denen diese Operation bevorsteht. Wer hat Erfahrung mit der Kniegelenkspiegelung?* Frau Heide R., Hamburg

Hannover: *Ich habe einen Bandscheibenschaden und eine Spondyl-Arthrose in der Lendenwirbelsäule und wäre für einen guten Rat von anderen Betroffenen sehr dankbar.*

Frau Karla P., Seelze

Hildesheim-Göttingen: *Wer hat positive Erfahrungen bei der Behandlung einer Arthrose im Sprunggelenk sowie der Großzehe gemacht?*

Frau Ursula H., Holzminden

Köln: *Ich bin 48 Jahre alt und leide an einer Sprunggelenkarthrose nach Fersenbeinbruch. Wer hat Erfahrung mit der Akupunktur des Sprunggelenks und kann mir einen guten Rat geben?*

Frau Christa S., Köln

Saarbrücken: *Wer kann mir nützliche Informationen über Behandlungsmöglichkeiten bei der Kiefergelenkarthrose geben?* Frau Brigitte S., Dillingen

Schwerin: *Ich bin sehr an einem Erfahrungsaustausch mit anderen Mitgliedern interessiert, die wie ich an einer Arthrose der Hüft- und Kniegelenke leiden. Ich bin 45 Jahre alt.*

Frau Petra M., Dümmer

Stuttgart-Göppingen: *Ich stehe vor der Einsetzung eines künstlichen Kniegelenks und muss mich jetzt entscheiden. Wer hat eine solche Operation hinter sich und ist bereit, mir seine Erfahrungen mitzuteilen?*

Herr Franz H., Geislingen

Hinweis: Die oben genannten Adressen können telefonisch unter Tel. 0 68 31 – 94 66 77 erfragt werden.

Anlässlich unserer Hochzeit

Anlässlich unserer Hochzeit führten wir im Kreise der geladenen Gäste eine Spendenaktion für die Deutsche Arthrose-Hilfe durch. Nach Abschluss der Feierlichkeiten konnten wir erfreulicherweise feststellen, dass EUR 900,– gesammelt worden waren. Diesen Betrag haben wir heute auf Ihr Konto bei der Deutschen Bank in Frankfurt überwiesen.

Herr Alfred S. und
Frau Gerlinde, Klettgau

Kälte und Schulter

Meine Frau hatte ständig Schulterschmerzen und war von Arzt zu Arzt gepilgert. Sie stand kurz vor einer Schulter-OP. Ich beobachtete dann beim Schlafen, dass meine Frau immer ihre Schultern nicht bedeckt. Ich habe deshalb vermutet, dass die Schmerzen von einer unterkühlten Muskulatur kommen könnten. Daraufhin habe ich systematisch aufgepasst, dass meine Frau ihre Schultern in der Nacht im Schlafzimmer immer zugedeckt hält. Wir schlafen nämlich in einem sehr kühlen Raum, auch im Winter immer bei offenem Fenster. Schon nach einigen Wochen haben sich die Schmerzen verringert und sind dann ganz verschwunden. Sie ist schon seit vier Jahren schmerzfrei. Dieser Hinweis könnte auch für andere Leser hilfreich sein.

Herr Georg L., Neuburg a.d. Donau

Dank für Forschung

Ich möchte aus tiefstem Herzen Dankeschön sagen für die Forschungsarbeit bei Kniegelenkoperationen. Vor drei Jahren habe ich im rechten Knie eine Vollprothese und vor zwei Jahren im linken Knie eine Schlittenprothese erhalten. Beide Operationen sind sehr gut gelungen. Ich kann es noch gar nicht fassen, dass ich ohne Schmerzen gehen kann.

Frau Gusta S., Maastbüll

Thank you

Meine Schwester in Deutschland schickte mir mehrere Exemplare Ihres ARTHROSE-INFOS. Ihre Erklärungen, Hinweise und Ratschläge darin sind wirklich ausgezeichnet. Thank you

Frau J. M., Burlington, USA

Minimal-invasive Operation beim Gelenkersatz?

Wenn die Arthrose im Hüft- oder Kniegelenk weit fortgeschritten ist, entscheiden sich viele Patienten für ein künstliches Gelenk. Der operative Eingriff kann dann durch die übliche Standardoperation oder aber minimal-invasiv durchgeführt werden.

Beiden Operationsverfahren ist gemeinsam, dass das von Arthrose geschädigte Gelenk ganz oder teilweise entfernt und durch ein künstliches Gelenk ersetzt wird. In beiden Fällen handelt es sich um eine große und anspruchsvolle Operation.

Die Unterschiede liegen unter anderem darin, dass bei der minimal-invasiven Operationstechnik kleinere Schnitte gemacht werden. Dadurch wird weniger Gewebe durchtrennt und insbesondere die Muskulatur wird geschont. Auch der Blutverlust ist geringer. Diese Faktoren tragen dazu bei, dass der

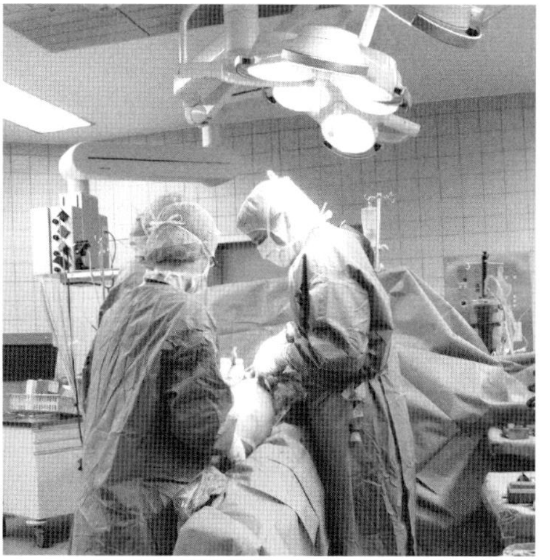

Patient sich schneller von dem Eingriff erholen kann. Die minimal-invasive Operationstechnik ist aber nicht für alle geeignet. So können z. B. Übergewicht, Knochenschwund oder eine frühere Gelenkoperation Gründe dafür sein, dass diese Methode nicht angewendet werden kann.

Manche Experten weisen zudem auf die Vorteile der konventionellen Operation hin: Durch den größeren Schnitt hat der Operateur eine bessere Sicht auf das erkrankte Gelenk. Das künstliche Gelenk lässt sich dadurch möglicherweise genauer und exakter einsetzen. Außerdem könnten Komplikationen während der Operation schneller erkannt und besser vermieden werden.

Wenn eine Gelenkoperation ansteht, ist es sinnvoll, sich vorher sorgfältig über die möglichen Operationsarten zu informieren. Je nach individuellem Befund kann dann entweder die minimal-invasive oder die traditionelle Operationstechnik besser geeignet sein. Am allerwichtigsten ist jedoch, dass der Eingriff von erfahrenen Chirurgen durchgeführt wird.

Wichtige Hinweise

Vorsicht bei Schmerzmitteln

Viele Arthrosebetroffene haben täglich Schmerzen in ihren Gelenken. So manches Medikament, das freiverkäuflich ist und das man ohne Rezept in der Apotheke erhalten kann, verspricht eine schnelle Linderung der Beschwerden. Doch bei all diesen Tabletten, Salben und Gels ist es ratsam, vorsichtig und zurückhaltend zu sein und sie nie ohne ärztlichen Rat über einen längeren Zeitraum anzuwenden. Denn auch Medikamente, die nicht verschreibungspflichtig sind, können bei langfristiger Einnahme oder Anwendung schädlich sein. Dies gilt auch bei Medikamenten auf so genannter natürlicher Basis.

Persönliche Briefe

Wir freuen uns sehr über die vielen Briefe, die uns täglich erreichen und bedanken uns sehr herzlich dafür. Jeder Brief ist uns wichtig und willkommen. Vielen Dank für die Zeit, die Sie sich nehmen, um uns zu schreiben.

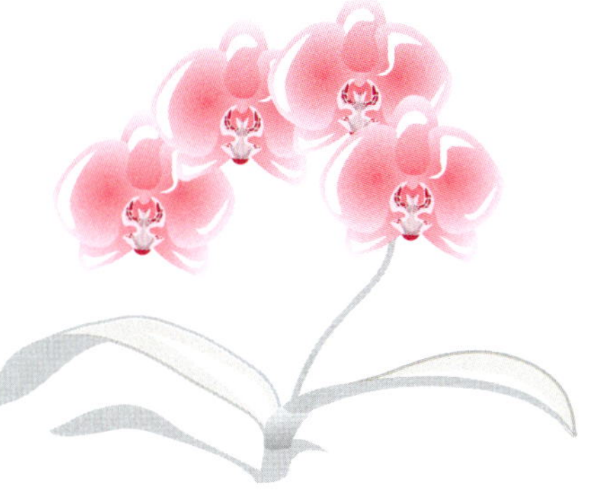

Adressänderung?

Wenn sich Ihre Adresse geändert hat oder uns ein kleiner Schreibfehler bei Ihrer Anschrift unterlaufen sein sollte, wären wir für eine kurze Nachricht sehr dankbar. Am sichersten können wir die Änderung vornehmen, wenn Sie uns die neue Anschrift zusammen mit der alten übersenden. Vielen Dank.

Lexikon

„P/S“

Medizinische Begriffe aus der Sprechstunde, die jeden interessieren

PHYSIKALISCH

Dieser Begriff wird Ihnen in der Sprechstunde Ihres Arztes vermutlich meist im Zusammenhang mit der Therapie begegnen. Wenn die Therapie „physikalisch“ ist, bedeutet dies, dass sie mit Elektrotherapie, Bädern, Massagen oder Wärmeanwendungen durchgeführt wird. Die physikalische Therapie kann außerordentlich wirksam sein und gehört heute zum anerkannten Standard in der Arthrosebehandlung. Ihr großer Vorteil ist auch, dass sie nur selten zu unerwünschten Nebenwirkungen führt.

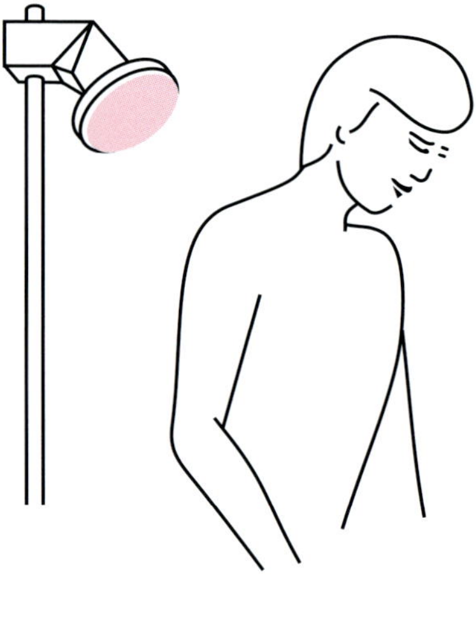

SEHNENREIZUNG

Unsere Muskeln erzeugen die Kraft, aber die Sehnen übertragen sie auf Knochen und Gelenke. Ihre Stärke ist enorm. Forschungen haben gezeigt, dass Sehnen fast die gleiche Belastbarkeit haben wie Stahlseile (bezogen auf gleiches Gewicht). Nach zu langer oder zu kurzer Ruhepause kann die Belastbarkeit der Sehnen aber deutlich vermindert sein. Bei Muskelverspannungen oder nach längerer Trainingspause genügen daher oft schon einfache, unbedachte Bewegungen, um Schmerzen auszulösen. Der Arzt bezeichnet diese Schmerzen als „Sehnenreizung“. Je früher diese Beschwerden behandelt werden, umso rascher klingen sie wieder ab.

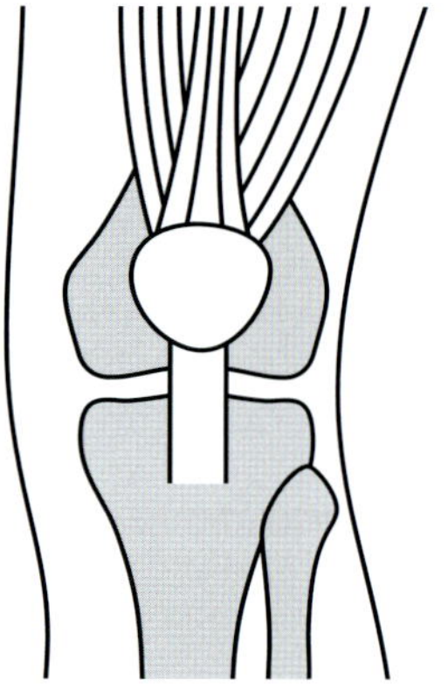

Vorschau

Im nächsten Heft lesen Sie . . .

- Neue Tipps bei Arthrose der Halswirbelsäule (Teil II)
- Aktuelle Forschung, die Sie interessiert
- Wichtige Leserbriefe
- Aktuelle Hinweise
- und anderes mehr . . .

Heft 16

ARTHROSE Info

Offizielles Organ der Deutschen Arthrose-Hilfe e.V.
Erscheint vierteljährlich
Nr. 16 Sonderausgabe

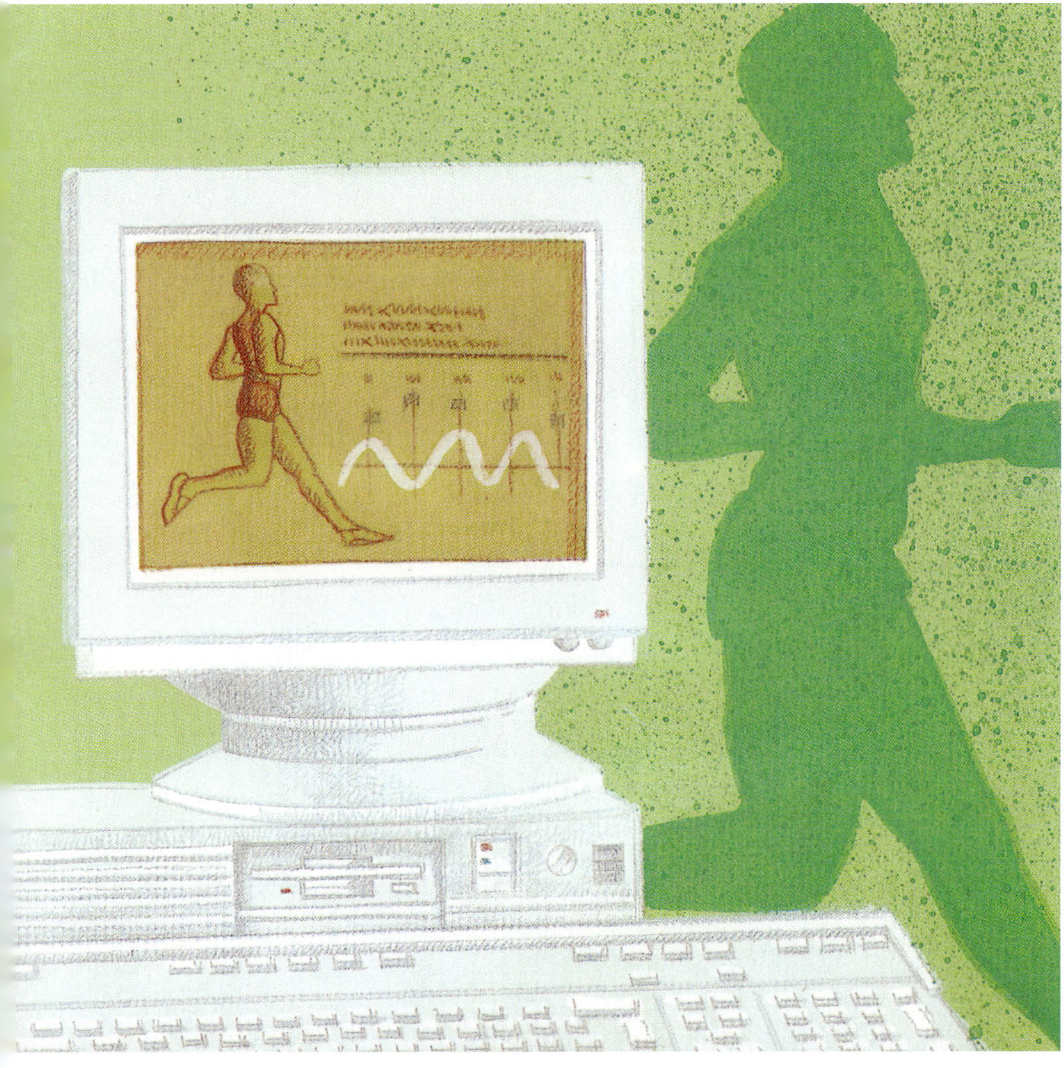

Inhalt

Seite

Impressum

Herausgeber:
Deutsche Arthrose-Hilfe e.V.
Postfach 11 05 51
60040 Frankfurt a. M.,
in Zusammenarbeit mit Ärzten und Wissenschaftlern des In- und Auslandes

Bezug:
Einzelheft € 4,–
Für Mitglieder und Förderer
im Beitrag enthalten

Chefredaktion:
Dr. med. Helmut Huberti

Grafik:
Margret Walter

Druck:
Ottweiler Druckerei und Verlag GmbH
Weißes Papier chlorfrei gebleicht

Service-Telefon:
Telefonische Anfragen an die
Deutsche Arthrose-Hilfe:
(0 68 31) 94 66 77
Montags bis freitags
8.00 – 12.00 und 12.30 – 16.00 Uhr

Vereinsanschrift:
Deutsche Arthrose-Hilfe e.V.
Postfach 11 05 51
60040 Frankfurt a. M.

Spendenkonten:
Postbank Frankfurt
IBAN: DE04 5001 0060 0101 1776 08
BIC: PBNKDEFF
Deutsche Bank Frankfurt
IBAN: DE22 5007 0010 0092 0587 00
BIC: DEUTDEFFXXX

Hinweis:
Die Beiträge im ARTHROSE-INFO
können und sollen die Behandlung
durch Ihren Arzt nicht ersetzen.
Je besser Sie informiert sind, umso
wirkungsvoller sind die ärztlichen
Maßnahmen.

ISSN-Nr.: 0937-9142

Editorial

*Liebe Leserinnen, liebe Leser,
liebe Freunde der
Deutschen Arthrose-Hilfe!*

„Ausdauer und Beharrlichkeit“ könnte als Motto über einer Forschungsarbeit stehen, die wir heute vorstellen möchten.

Vierzehn Jahre lang haben ein junger Berliner Forscher und sein Team, von der Öffentlichkeit unbemerkt, an ihrer Untersuchung gearbeitet. In diesen langen Jahren, in denen auch manche Rückschläge überwunden werden mussten, wurde ihre Arbeit oft nur durch den festen Glauben an die Wichtigkeit ihrer Entwicklung weitergetragen. Wie Recht sie damit hatten, wird jetzt offensichtlich. Die Ergebnisse, die sie vorlegen konnten, gehören zu den wertvollsten Studien, die je an menschlichen Gelenken durchgeführt worden sind.

In immer neuen Versuchen gelang es den Wissenschaftlern, Messgeräte zu entwickeln, die so klein sind, dass sie im Inneren des Körpers eingesetzt werden konnten. Winzige Funksender, die den Geräten angeschlossen waren, funkten die Messergebnisse nach außen.

Alltagsaktivitäten wie Gehen, Stehen, Sitzen, aber auch bestimmte sportliche Tätigkeiten, so fanden die Forscher, können äußerst unterschiedliche Belastungen in den Gelenken hervorrufen. Nur wenn diese Ergebnisse bedacht werden, können Operationen erfolgreich sein, können künstliche Gelenke haltbarer werden und lässt sich das eigene Verhalten richtig planen.

Vielleicht mögen die Konsequenzen, die diese Entdeckungen haben, heute noch längst nicht in allen Einzelheiten abschätzbar sein. Sie zeigen dennoch, wie viele Möglichkeiten der Erforschung es noch gibt.

Unseren Dank an die Forscher verbinden wir deshalb auch mit unserer Ermutigung der vielen anderen Wissenschaftler, auf ihrem Weg der Erforschung der Arthrose mutig fortzufahren, und mit unserer Entschlossenheit, sie nach Kräften zu unterstützen.

Für die zahlreichen Beiträge und Spenden, die uns in diesem Jahr erreicht haben, möchte ich deshalb allen Mitgliedern und Lesern herzlich danken. Auch für Ihre Teilnahme an unserer aktuellen Aktion „Förderung der Forschungs- und Aufklärungsarbeit“ sage ich herzlichen Dank im Voraus. Uns allen wünsche ich schon jetzt frohe und gesegnete Weihnachten und ein glückliches neues Jahr.

*Herzlichst
Ihr*

*Dr. med. Helmut Huberti
Präsident der
Deutschen Arthrose-Hilfe*

Sender im Hüftgelenk

Schon mehrfach konnten wir beschreiben, wie wichtig die Schonung für das Arthrosegelenk ist. Nur im geschützten und entlasteten Gelenk kann sich der Knorpel erholen und heilen. Wie kann man sich nun bei Arthrose richtig verhalten? Welche sportlichen Tätigkeiten sind für die Gelenke günstig – und welche anderen sollte man eher meiden? Die langjährigen Untersuchungen einer Berliner Forschergruppe erbrachten viele erstaunliche Ergebnisse. Einige wichtige Resultate dieser Studie möchten wir im Folgenden beschreiben.

Messungen mit Sender im Inneren des Körpers

● **Mit einem neu entwickelten Messgerät,** das so klein war, dass es in den Kopf einer normalen Hüftprothese eingebaut werden konnte, gelang es den Forschern, die Last, die auf das Hüftgelenk wirkt, direkt zu messen. Die Beanspruchungen, die bei verschiedenen Tätigkeiten auftraten, konnten somit im Gelenk selbst genau erfasst werden.

● **Der eingebaute Sender,** der in diesen Gelenken ähnlich arbeitete wie z. B. ein Herzschrittmacher, funkte die Messdaten nach außen. Belastungshöhe, Richtung der Belastung, Temperaturänderungen usw. konnten so für unterschiedliche Aktivitäten erfasst, aufgezeichnet und mithilfe neuer Computerprogramme ausgewertet werden.

● **In ihren bisherigen Studien** untersuchten die Wissenschaftler die Auswirkungen verschiedener Bewegungen und Tätigkeiten auf das Hüftgelenk. Hierzu gehörten Belastungen, die bei bestimmten krankengymnastischen Übungen auftraten, ebenso Alltags- und berufliche Tätigkeiten und schließlich auch sportliche Beanspruchungen.

Aus der großen Zahl der vorliegenden Daten möchten wir beispielhaft die Ergebnisse zweier Sportarten darstellen, die sich für viele Gesunde auf den ersten Blick in ihrer Belastung des Hüftgelenks kaum unterscheiden mögen. Es sind dies der leichte, entspannte Dauerlauf und das Radfahren. Welche erstaunlichen Ergebnisse die Forscher hierbei finden konnten, beschreiben wir im Folgenden.

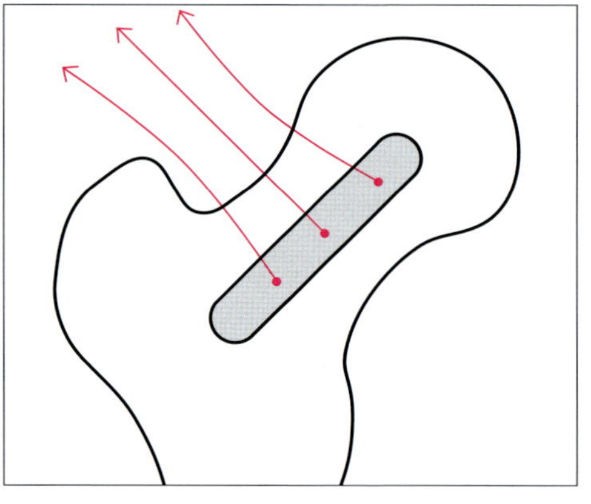

Messgerät und Sender sind so klein, dass sie in einer normalen Hüftprothese Platz haben. Die Belastung des Gelenks zeigte bei verschiedenen Tätigkeiten große Unterschiede.

Welche Belastungen beobachteten die Forscher bei sportlichen Betätigungen, die auf den ersten Blick vielleicht als gleichwertig gelten mögen, nämlich beim leichten Dauerlauf und beim Radfahren?

- **Belastung beim leichten Dauerlauf**

Beim lockeren, leichten Dauerlauf (heute oft auch als Jogging bezeichnet), bei dem moderne, gute Sportschuhe getragen wurden und bei dem auf einer gepolsterten Bahn leicht und ohne Anstrengung gelaufen wurde (Geschwindigkeit unter 8 km/h), wurden ohne Ausnahme erstaunlich hohe Belastungen im Hüftgelenk gemessen. Während der gesamten Untersuchung betrug die durchschnittliche Belastung bei jedem einzelnen Laufschritt über 300 Kilogramm. Dies war eine Last von 6 Zentnern, die bei jedem Auftreten direkt auf das Hüftgelenk wirkte. Das Fabrikat und der Typ der Sportschuhe, die getragen wurden, hatten übrigens keinen entscheidenden Einfluss auf die Belastungshöhe.

Noch erheblich gesteigert wurde diese hohe Belastung, wenn der Läufer einmal versehentlich umknickte oder stolperte. In diesen Ausnahmesituationen stiegen die Messwerte in der Hüfte sogar auf über 500 Kilogramm (10 Zentner) an.

- **Belastung beim Fahrradfahren**

Wie hoch waren nun die Belastungen während des Fahrradfahrens? Die durchschnittlichen Lasten während des normalen, bequemen Radfahrens mit geringem Tretwiderstand und normaler Drehzahl (60 Umdrehungen pro Minute) waren im Vergleich zum Dauerlauf wesentlich geringer. Die durchschnittliche Belastung der Hüfte betrug bei jedem Betätigen der Pedale nur etwa 35 Kilogramm. Wurde schneller gefahren (Drehzahl 100 Umdrehungen pro Minute), konnte die Belastung auch auf 70 Kilogramm ansteigen. Stets blieb sie aber um ein Vielfaches unter der Belastung beim Dauerlauf.

Auch zur Überraschung der Forscher zeigte sich somit, dass Radfahren und Dauerlauf Betätigungen sind, die sich in ihrer Auswirkung auf das Hüftgelenk erheblich unterscheiden. Die Ergebnisse lauteten:

300 kg beim Dauerlauf,
35 kg beim Radfahren.

Sportarten also, die bei vielen Gesunden etwa gleichermaßen beliebt sind,

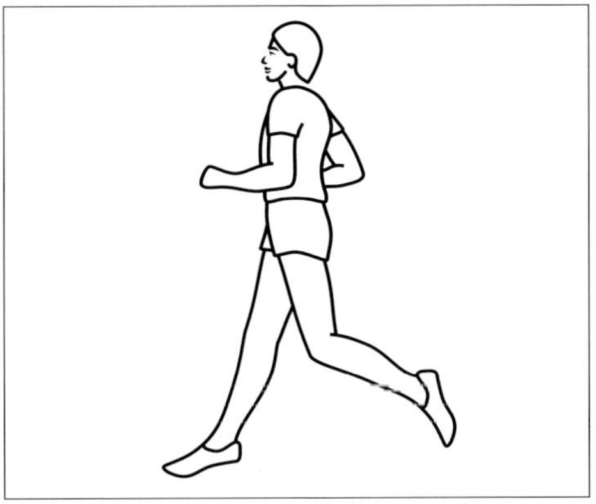

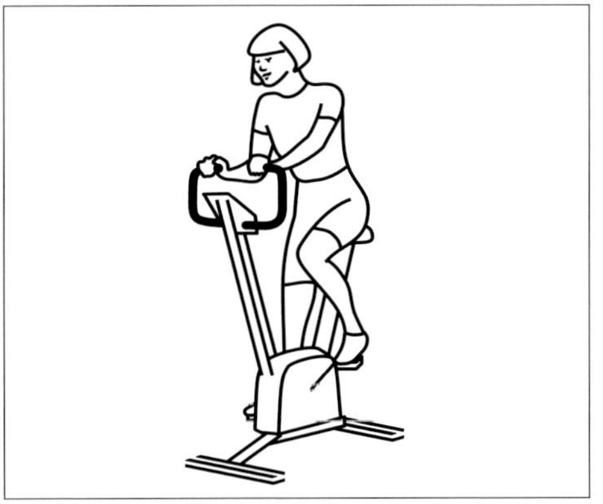

zeigten somit äußerst unterschiedliche Belastungen des Hüftgelenks. Diese Erkenntnisse haben auch für das eigene richtige Verhalten eine große Bedeutung.

Eine wertvolle Erkenntnis

Die jetzt vorliegenden Ergebnisse stellen einen großen Fortschritt in der Gelenkforschung dar. Erstmalig konnte die Belastung eines einzelnen Gelenks während verschiedener Tätigkeiten direkt gemessen werden. So ließen sich die Auswirkungen bestimmter Arbeiten, Behandlungsmethoden und Sportarten auf das Hüftgelenk unmittelbar untersuchen.

Auch wenn die bisher erzielten Ergebnisse noch durch weitere Studien überprüft, ausgeweitet und statistisch gesichert werden müssen, so lassen sich dennoch schon jetzt einige wertvolle praktische Konsequenzen ziehen:

(1) Unser Gefühl für die Belastung unserer Gelenke ist längst nicht so verlässlich, wie wir manchmal glauben. Körperliche Betätigungen, die sich nach dem Gefühl kaum unterscheiden, können dennoch erheblich unterschiedliche Belastungen in den Gelenken bewirken. Bei jeder Arthrose sollten wir uns deshalb immer noch vorsichtiger und behutsamer bewegen, als wir es rein gefühlsmäßig tun möchten. Stets sollten Tätigkeiten gewählt werden, die die Gelenke erwiesenermaßen möglichst wenig belasten.

(2) Wer im frühen, mittleren oder schweren Stadium einer Hüftarthrose, auch in Zeiten, in denen er keine Schmerzen hat, das Radfahren gegenüber dem Jogging bevorzugt, kann damit viel für den Schutz und die Erholung seines Gelenks tun.

(3) Die Messungen zeigen, wie unterschiedlich die Belastung auch für ein künstliches Gelenk sein kann. Nach den derzeitigen Erkenntnissen bedeutet Radfahren für das künstliche Hüftgelenk eine geringe Belastung und kann durchaus empfohlen werden. Dauerlauf, Lauftraining oder auch Bergwandern belasten das künstliche Hüftgelenk hingegen hoch und sollten mit einer Hüftprothese nicht betrieben werden.

Für Ihre Teilnahme an unserer diesjährigen Spendenaktion zugunsten der Aufklärung und Forschung bei Arthrose sagen wir unseren ganz besonderen Dank.

Praktische Tipps bei Arthrose der Halswirbelsäule

Im Folgenden beschreiben wir eine weitere Auswahl praktischer Tipps bei Arthrose der Halswirbelsäule (HWS-Arthrose). Auch unsere ersten Hinweise zu diesem Thema im ARTHROSE-INFO Nr. 6 möchten wir an dieser Stelle nochmals empfehlen.

1. Die richtige Arbeitshaltung

Bücken und Vorneigen belasten die empfindlichen Wirbel im Halsbereich sehr. „Kopf hoch – und Brust raus“ ist deshalb eine wichtige Regel, um den Hals- und Nackenbereich zu schonen und um Beschwerden zu vermeiden. Wer im Sitzen arbeitet, kann eine gute Haltung leichter einnehmen, wenn der Schreibtisch eher hoch, der Stuhl aber eher niedrig ist. Sehr empfehlenswert sind auch Schreibtische oder Schreibaufsätze, bei denen die Schreibfläche schräg (16 Grad) gestellt werden kann.

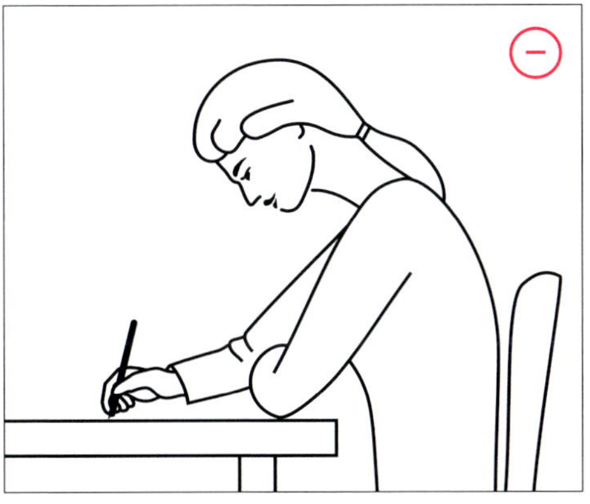

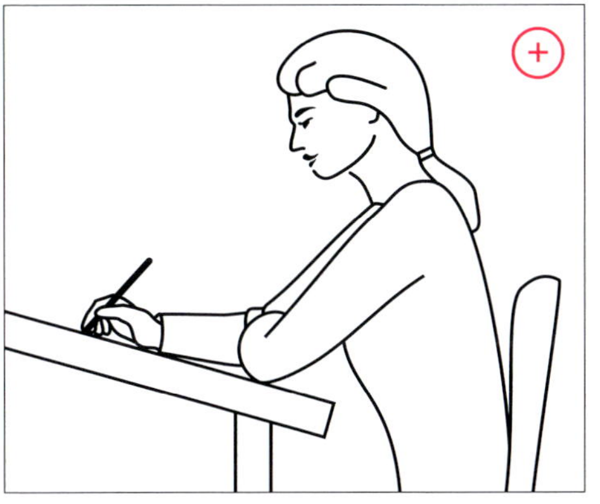

2. Computerarbeitsplatz

Nicht nur Bücken und Vorneigen, sondern auch ständige Drehbewegungen des Kopfes belasten die Halswirbel. Dies ist ein Grund, weshalb die Halswirbelarthrose bei Sekretärinnen und kaufmännischen Berufen so häufig Beschwerden verursacht. Moderne Computerarbeitsplätze sollten deshalb so angeordnet sein, dass sich die wichtigsten Geräte und Unterlagen in einer geraden Blickrichtung befinden und ein ständiges Drehen des Kopfes vermieden wird. Unterarmablagen, die von Teleskopschienen geführt werden und über doppelte Scharniere verfügen, sind sehr hilfreich.

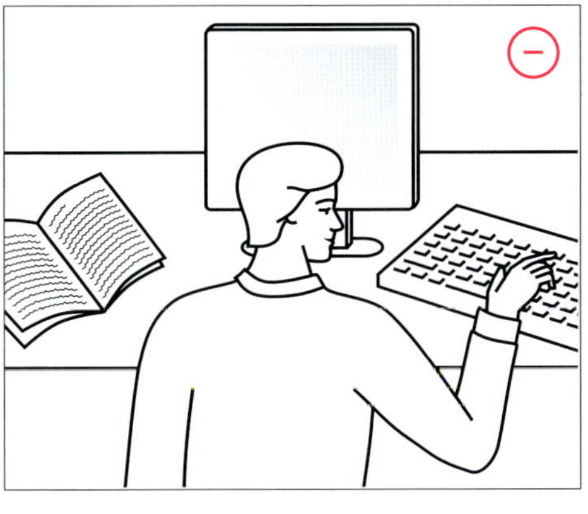

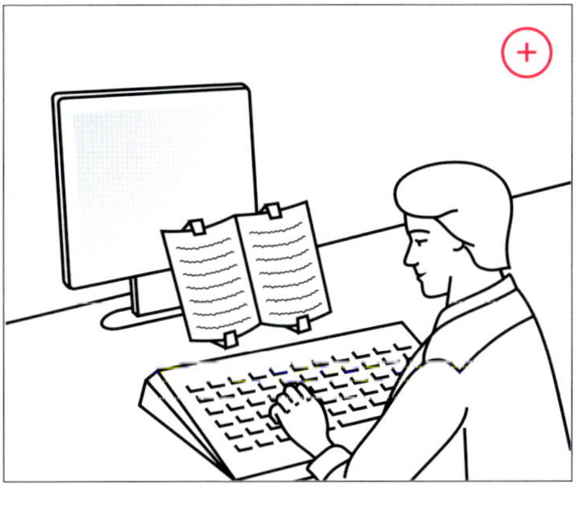

3. Sind Sie kurz- oder weitsichtig?

Beschwerden im Hals- und Nackenbereich können auch die Folge einer unbemerkten Sehschwäche sein. Wer seine Augen anstrengen muss, um besser sehen zu können, überlastet damit nicht nur seine Augen, sondern neigt oft auch zu Verspannungen im Bereich der Halswirbelsäule. Eine Arthrose der Halswirbel sollte deshalb stets Anlass sein, die Sehleistung überprüfen zu lassen. Wer bereits eine Brille trägt, sollte etwa alle 2 Jahre zum Augenarzt gehen, um die aktuelle Sehkraft zu testen.

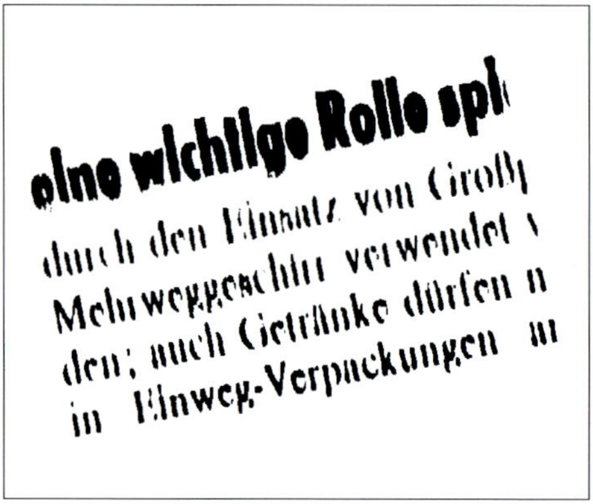

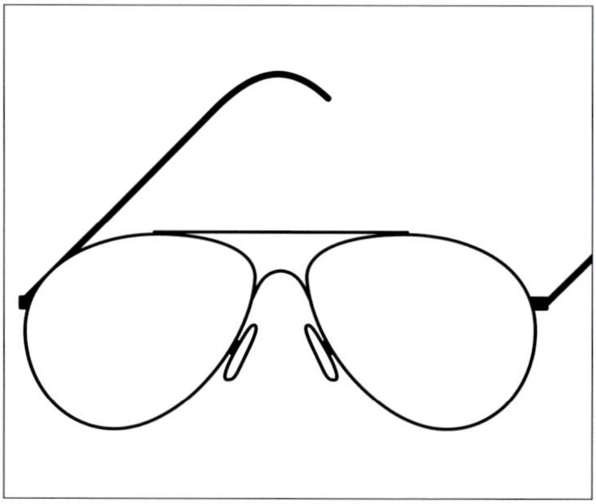

4. Zugluft meiden

Leicht geöffnete Fenster am Arbeitsplatz oder beim Autofahren führen oft zu einer unbemerkten, aber erheblichen Abkühlung im Nacken- und Schulterbereich. Dies kann sehr schmerzhafte Verspannungen auslösen. Offene Fenster, Zugluft und Durchzug sollte man deshalb bei jeder Arthrose der Halswirbelsäule unbedingt vermeiden. Auch empfiehlt es sich, beim Zug- oder Busfahren nicht die türnahen Plätze einzunehmen, da die Türen oft nicht korrekt schließen. Bei Klima-Anlagen in Autos sollte man nur niedrige Gebläsestufen einstellen.

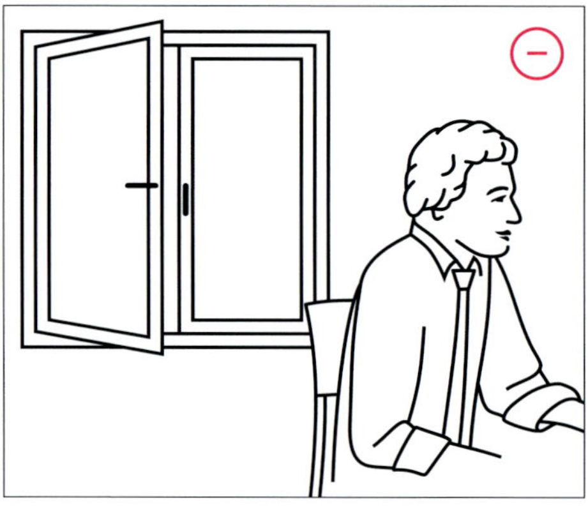

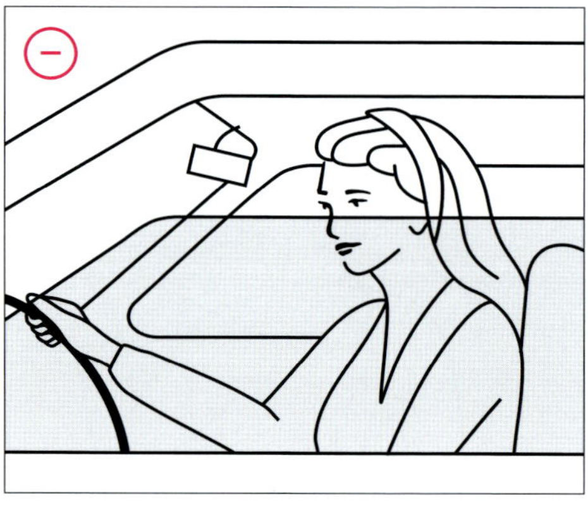

5. Neigen Sie zu kalten Händen?

Kühle Hände werden von vielen Menschen als normal empfunden. Bei beginnender oder schon fortgeschrittener HWS-Arthrose kann die damit einhergehende Unterkühlung im Bereich der Arme aber die Beschwerden oft noch verstärken. Wer zu Beschwerden im Nackenbereich neigt, sollte deshalb alle Möglichkeiten ausschöpfen, die Hauttemperatur spürbar zu erhöhen. Geschlossene Schuhe, etwas wärmere Strümpfe, aber auch das Tragen hochgeschlossener Pullis oder eines Schals können ein gutes Gegenmittel sein.

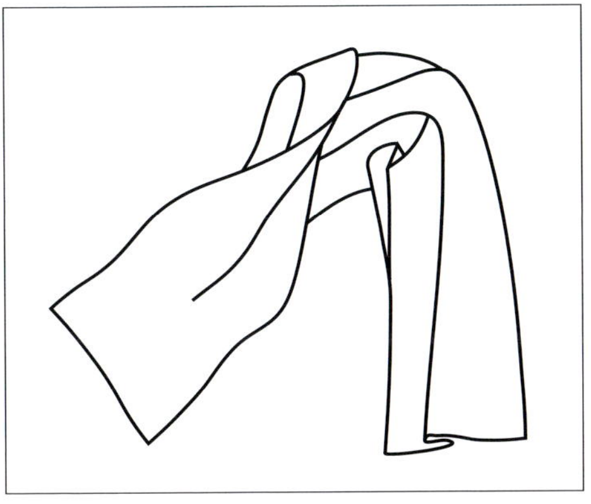

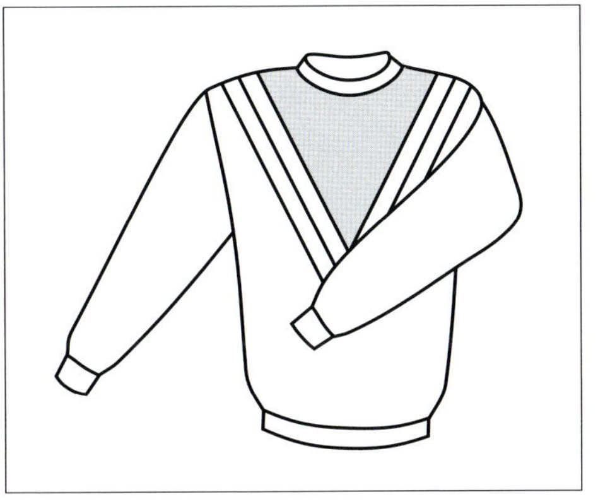

6. Wärme tut meistens gut

Bei der HWS-Arthrose wird auch die direkte Anwendung von Wärme im Nacken-, Schulter- und Rückenbereich fast immer als angenehm empfunden. Wärmflaschen, Heizkissen (Stufe 1 einstellen) oder heißes Duschen können eine deutliche Entspannung der Muskulatur bewirken. Sehr wirksam kann die Anwendung von Wärmesalben oder Wärmepackungen sein. Beide Anwendungen werden als wohltuend empfunden und können vom Arzt verordnet werden. Die Wärmepackungen werden im Backofen erhitzt und sind mehrmals wieder verwendbar.

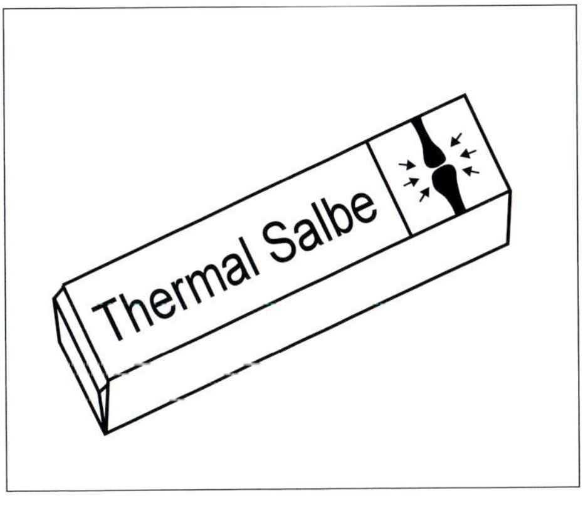

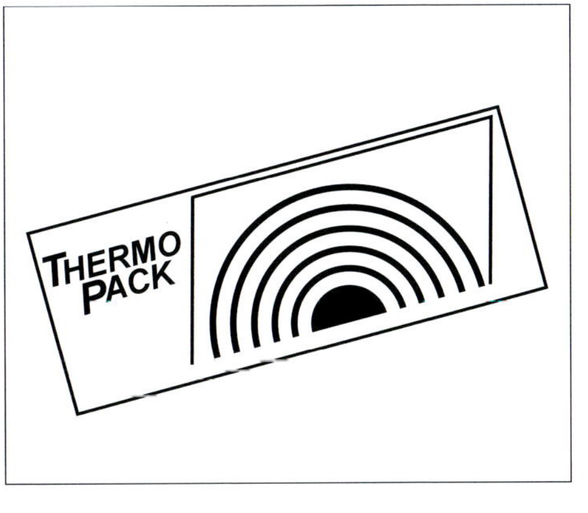

7. Empfehlenswerte Gesundheitswäsche

Das Tragen von Gesundheits- oder „Thermowäsche“ im Nacken- und Schulterbereich kann in der kühleren Jahreszeit eine wertvolle Selbsthilfemaßnahme sein. Unterhemden mit Schulterteil (T-Shirts) oder sogar wärmende Schulter-Nacken-Segmente aus Angorawolle können die Muskulatur spürbar lockern. Diese Wäsche kann zwar nicht vom Arzt verordnet werden, sie ist aber eine sinnvolle Investition in die eigene Gesundheit. Auch unter eleganter Kleidung kann sie unauffällig getragen werden.

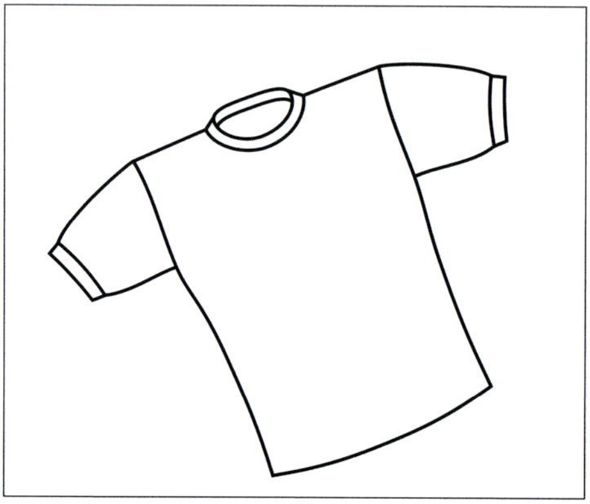

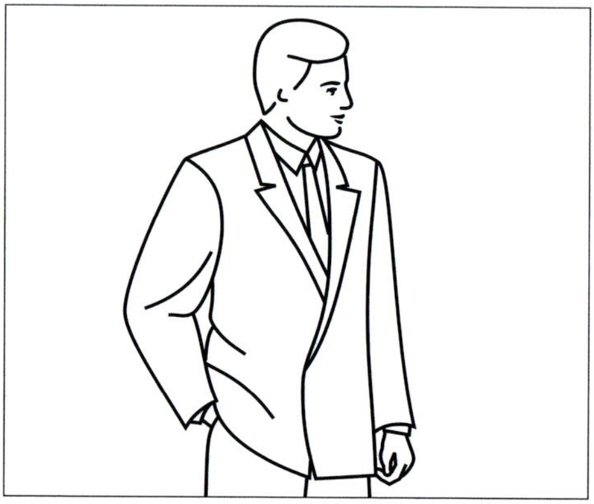

8. Fango, Massagen, Krankengymnastik

„Fango und Massage“ oder „Heißluft und Massage“ haben bei Beschwerden im Nackenbereich fast immer eine wohltuende Wirkung, sofern kein hochakutes Stadium vorliegt. Durch die Wärmeanwendung mit nachfolgender Massage wird die verspannte Muskulatur spürbar gelockert. Dies entlastet die Wirbelgelenke und vermindert die Beschwerden. Die behutsame Krankengymnastik kann die Muskulatur ebenfalls lockern und zusätzlich stabilisieren. Gleichzeitig dient sie der aktiven Vorbeugung.

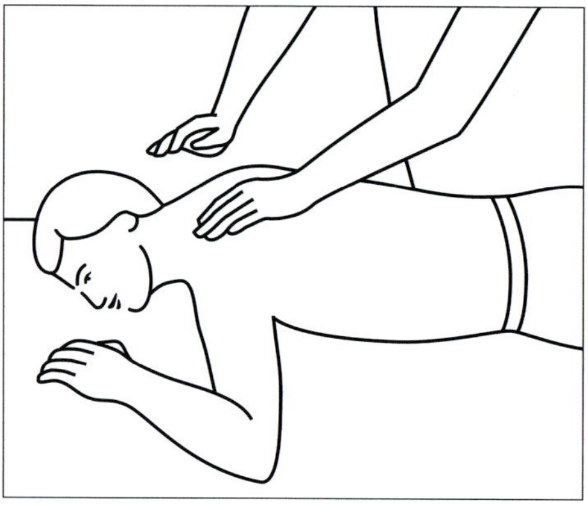

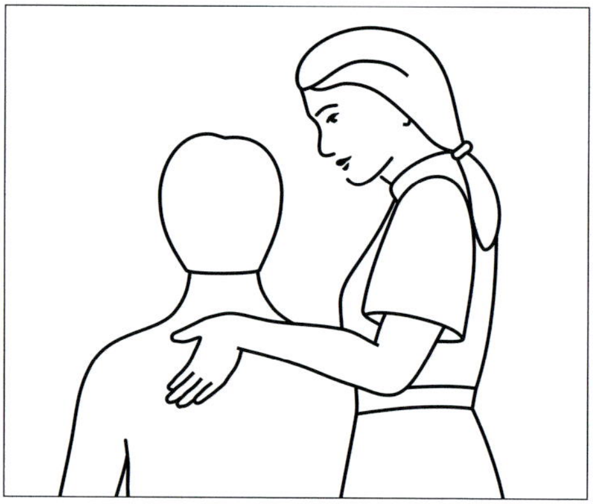

9. Einrenken?

Die Behandlung mit Manueller Therapie („Einrenken“) ist weit verbreitet. Sie ist auch wissenschaftlich anerkannt und verfeinert worden. Vor Beginn der Behandlung sollte mittels MRT der HWS ein Bandscheibenvorfall oder eine knöcherne Einengung ausgeschlossen werden. Im Laufe eines Jahres sollte diese Behandlung höchstens dreimal erfolgen, da sonst die Gelenke leicht überdehnt werden können und dann zu häufigem Verrenken neigen. Bei einer Arthrose der HWS sollte diese Behandlung besonders schonend erfolgen.

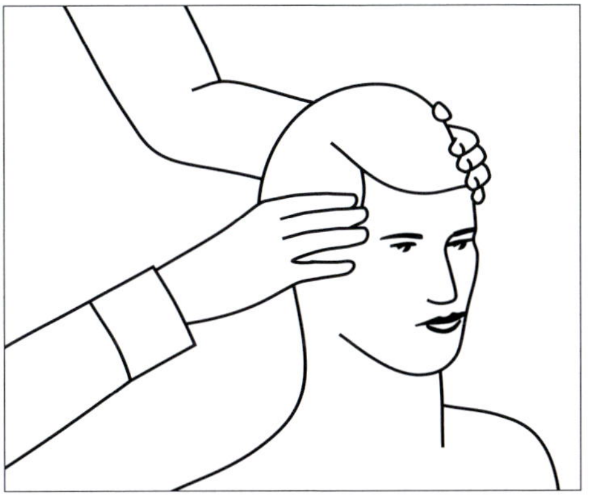

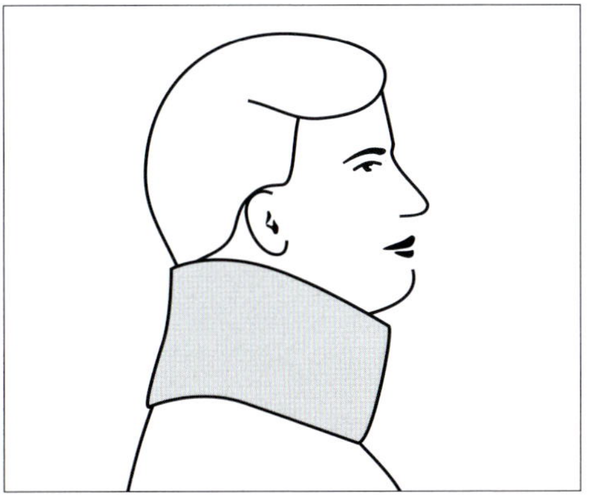

10. Welches Kopfkissen?

Das Schlafen ohne Kissen oder in Bauchlage ist bei der HWS-Arthrose nicht zu empfehlen. Auch zu große oder zu kleine Kopfkissen können nachteilig sein. Kopfkissen, die weich, groß genug und nicht zu voll sind, haben den Vorteil, dass man sie selbst in die entsprechende Form falten kann. Manche Betroffene berichten auch über eine gute Wirkung von Spezialkissen, die in unterschiedlichster Form angeboten werden. Vor dem Kauf sollte man sie am besten ausprobieren, da sie bei HWS-Beschwerden nur in etwa 50 Prozent der Fälle als angenehm und hilfreich empfunden werden.

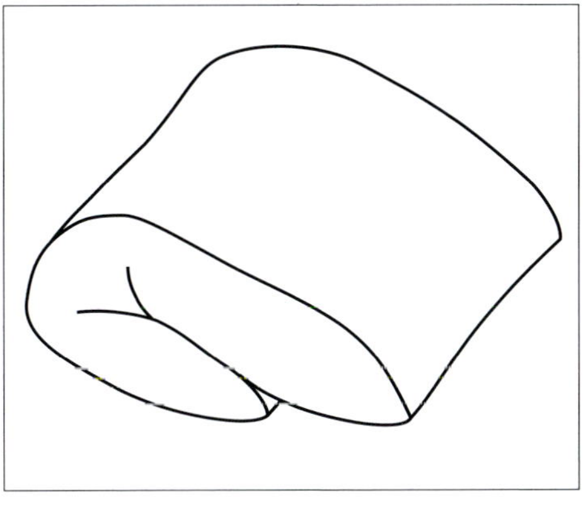

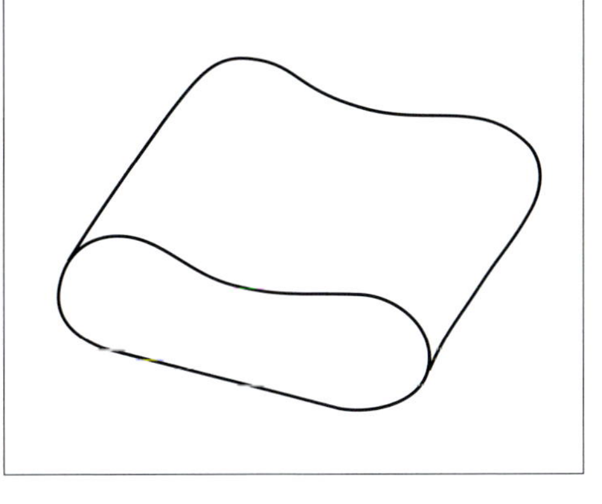

11. Sind Sie glücklich?

Manche Menschen laden sich unbewusst mehr Aufgaben auf, als sie eigentlich tragen können. Dies gilt nicht nur für den beruflichen und privaten Bereich, sondern auch für die Freizeit. Eine daraus resultierende Überlastung führt aber nicht nur zur inneren Anspannung und Gereiztheit. Auch die Nacken- und Halsmuskulatur zeigt eine deutlich höhere Spannung. Wer das richtige Maß an Belastung und Entspannung findet, kann daher viel für seine Gesundheit tun. Bei der HWS-Arthrose wirkt sich dies in der Regel außerordentlich positiv aus.

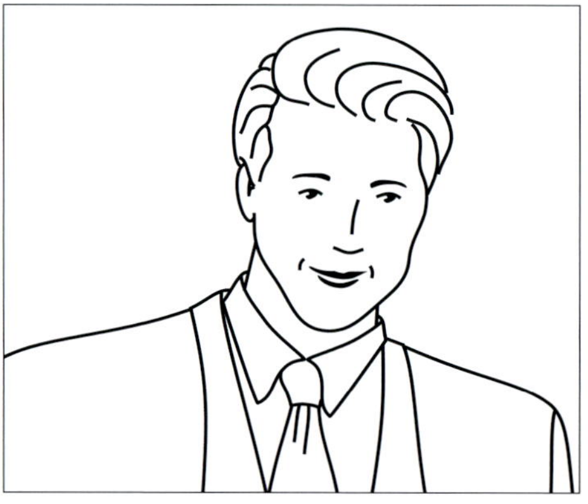

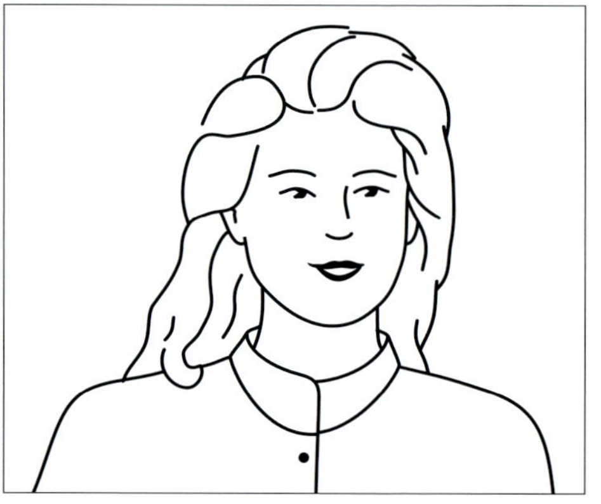

12. Sport

Sportarten, bei denen die Wirbelsäule besonderen Belastungen ausgesetzt wird (z. B. Tennis, Golf, Basketball), sind oft nicht zu empfehlen. Ideale Sportarten können sein: Rückenschwimmen, entspanntes Spazierengehen, Nordic-Walking, Skilanglauf und auch Rad- oder Heimtrainerfahren. Beim Radfahren ist auf eine entspannte, aufrechte Haltung zu achten, wie sie durch bestimmte Lenkerformen unterstützt wird. So haben z. B. die altbekannten Tourenräder sowie die neuen „City-Räder“ eine Lenkerform, die das aufrechte Sitzen erleichtert.

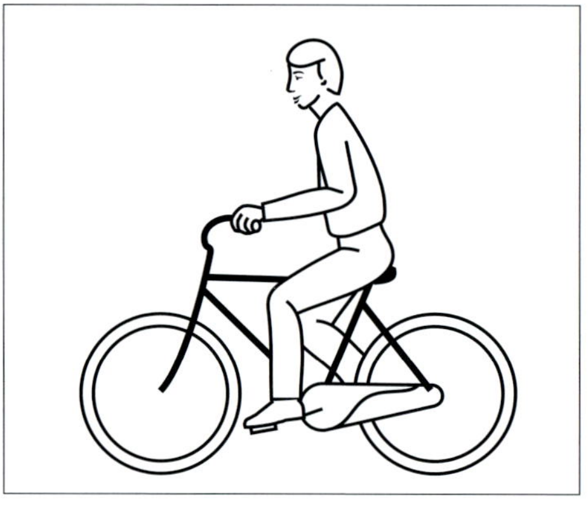

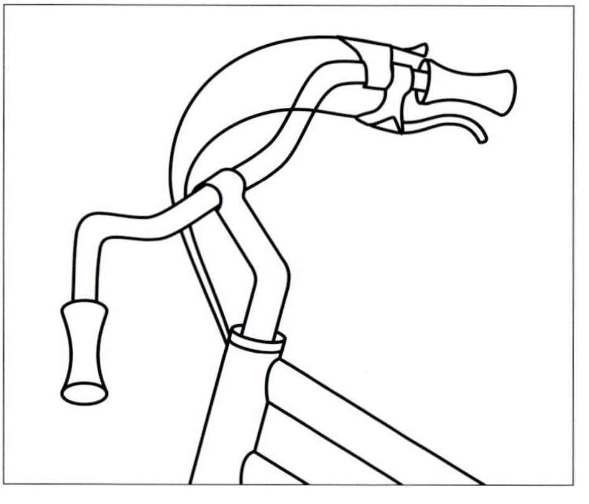

Leserbriefe

Gesprächspartner gesucht

Augsburg/München: *Seit 1½ Jahren habe ich eine schwere Arthrose im linken Knie. Man hat mir jetzt zu einem künstlichen Kniegelenk geraten. Wer hat im Raum Augsburg oder München Erfahrungen mit einem künstlichen Kniegelenk und kann mir raten?*
Frau Elisabeth B., Egenburg

Düsseldorf: *Ich (65) habe eine sogenannte Symphysenlockerung und suche Kontakt zu anderen Betroffenen zwecks Erfahrungsaustausch.*
Frau Ingeborg H., Düsseldorf

Frankfurt/Main: *Wer kann mir eine Krankengymnastikpraxis im Raum Frankfurt-Niederrad benennen, die über besondere Erfahrung in der Behandlung von Knieverletzungen verfügt und die die isokinetische Therapie mit Kniestuhl (Cybex) einsetzt?*
Frau Adelheid R., Eschborn

Freiburg: *Seit vier Jahren leide ich (30 Jahre alt) an einer schweren Kniegelenkarthrose infolge eines Kreuzbandschadens. Eine Operation der Kreuzbänder blieb ohne Erfolg. Wer kann mir von erfolgreichen Therapien berichten?* Frau Silvia T., Freiburg

Hamburg: *Suche Kontakt zu einer Arthrose-Gruppe im Raum Buxtehude. Ich bin 38 Jahre alt und habe eine Arthrose der Wirbelgelenke sowie des Iliosakralgelenks.*
Frau Ramona S., Buxtehude

Hannover: *Ich habe eine Arthrose im Großzehen-Grundgelenk. Jeder Schuh drückt. Wer könnte mir gute Hinweise geben?* Frau Gisela N., Uetze

Köln: *Ich suche Verbindung zu Lesern im Raum Köln, die positive Erfahrungen mit der Akupunktur im Bereich der Schulter, Hände und Halswirbelsäule gemacht haben.* Herr Ernst O., Köln

Hinweis: Die vorgenannten Adressen können telefonisch unter Tel. 0 68 31 – 94 66 77 erfragt werden.

Gürteltasche

Für Betroffene mit Schulterschmerzen habe ich einen kleinen Hinweis. Ich trage beim Spazierengehen über meiner Kleidung eine Gürteltasche. So hat man immer kleine brauchbare Dinge mit dabei, wie z. B. Pflaster, Papiere und Fotoapparat, und belastet die Schulter nicht. Frau Siegrid G., Lengefeld

Fahrradhelm

Beim Radfahren empfehle ich Jung und Alt, zum Schutz des Kopfes auch einen Fahrradhelm zu tragen, da ich selbst einen Unfall durch eine Windböe hatte.
Herr Alfred W., Bremerhaven

Daumen wieder gut

Vor einem Jahr ließ ich mir beide Daumen operieren, die von einer sehr schmerzhaften Rhiz-Arthrose betroffen waren. Das Ergebnis ist außerordentlich positiv. In Haus und Garten kann ich wieder wunderbar werkeln und hantieren. Ein großes Dankeschön für diese absolut gelungenen Operationen! Frau Uta W., Rödermark

Zufrieden mit künstl. Gelenk

Es ist jetzt ein gutes Jahr her, seit ich mein künstliches Kniegelenk erhalten habe. Ich muss ehrlich gestehen, ich bin sehr zufrieden damit. Ich bin 69 Jahre alt und marschiere jetzt wie in alten Zeiten ohne jedes Hilfsmittel und habe seit über einem Jahr keine Schmerztablette mehr nehmen müssen. Auch gehe ich freihändig die Treppe rauf. Ich möchte deshalb allen Knieprothesen-Aspiranten Mut machen und ihnen die Entscheidung zur Operation vielleicht etwas erleichtern. Also, nur Mut!
Frau Sonja S., Berlin

Wie wichtig Forschung ist

Wie wichtig es ist, weiter zu forschen, weiß ich aus eigener Erfahrung. Mit 50 Jahren erkrankte ich an schwerer Arthrose in allen Gelenken. Heute, mit 55, habe ich bereits eine Schlittenprothese im rechten Kniegelenk, die mir das Leben sehr erleichtert. Ich möchte Ihnen deshalb meinen herzlichen Dank für Ihre Arbeit sagen.

Frau Christa W., Hamm

In sehr herzlicher Weise

In sehr herzlicher Weise danke ich Ihnen für Ihre ARTHROSE-INFOS. Sie haben mir und auch Menschen in meinem Bekanntenkreis schon viel unschätzbare Hilfe gegeben. Jede neue Ausgabe erwarte ich mit Spannung. Danke! Herr Dipl.-Ing. Heinz B., Freier Architekt, Bretten

Die ARTHROSE-INFOS geben vielen Menschen Rat und Hilfe, die wirklich hier bei uns in Not sind. Bitte in diesem Sinne und in dieser einfachen und für jeden verständlichen Art weitermachen.

Frau Maria P., Kaisersesch

Schon lange möchte ich Ihnen für Ihre nützliche Arbeit danken. Ihre Zeitschrift ist sehr informativ und enthält sehr genaue Erläuterungen. Machen Sie weiter so. Frau Astrid K., Freiberg

Ich habe mir immer schon ein Informationsheft wie dieses gewünscht. Es vermittelt in leicht verständlicher Weise den aktuellen Forschungsstand. Für mich sind die ARTHROSE-INFOS eine wertvolle Hilfe.

Frau Ursula W., Mutterstadt

Für die vielen freundlichen und ermutigenden Zuschriften, die uns ständig erreichen, danken wir allen.

Ein besonderes Geschenk

Geschenke sollen Freude machen. Wenn sie dazu noch der Gesundheit dienlich sind und vielleicht sogar dem Beschenkten ganz neue Ideen und Möglichkeiten eröffnen, dann wirken sie oft weit über den Moment hinaus. Lieben Verwandten, Freunden oder Bekannten, die an Arthrose leiden, ein solch sinnvolles Geschenk zu machen muss nicht schwierig und auch nicht teuer sein. Nachfolgend möchten wir gerne einige Anregungen geben:

- *Bücher:* Es gibt viele Bücher, die eine unerschöpfliche Quelle der Inspiration sind. Vom allgemeinen Gesundheitsratgeber über speziellere Bücher zum Thema Arthrose, zu Übungsanleitungen für Gymnastik, zur gesunden Ernährung bis hin

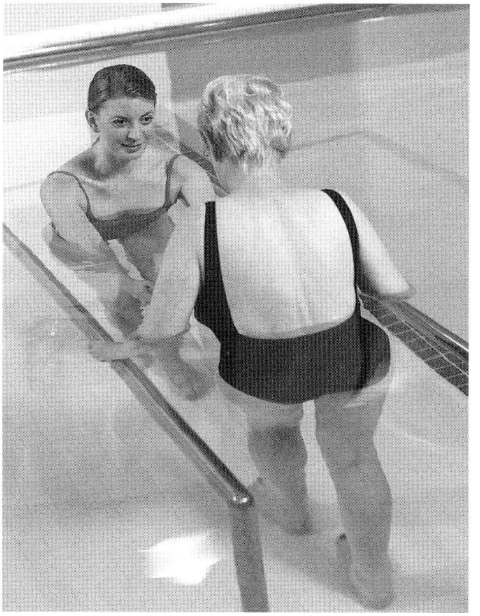

zum positiven Denken ist die Auswahl vielfältig. Ihr Buchhändler wird Ihnen sicher gern einige empfehlenswerte Titel zu einem dieser Themengebiete zusammenstellen.

- *Hilfsmittel und Übungsgeräte:* Je nach Art der Arthrose können viele kleine Dinge den Alltag angenehmer machen, wie z.B. Greifhilfen, leicht handhabbare Dosen- und Glasöffner, aber auch wärmende Wäsche oder eine wohltuende Salbe. Auch Übungsgeräte für das tägliche Trainingsprogramm, wie Hanteln, Thera-Bänder oder Schrittzähler können praktisch und hilfreich sein.

- *Behandlungen und Kurse:* Viele Patienten freuen sich auch darüber, wenn sie Gelegenheit haben, eine bestimmte Behandlung oder einen Kurs einmal auszuprobieren. Ein Gutschein für eine Massagebehandlung, eine Schnupperstunde für Wassergymnastik oder ein Nordic-Walking-Training können vielleicht einen ersten Anstoß geben, mehr für die Gesundheit der Gelenke zu tun.

Auch aus den früheren ARTHROSE-INFOS lassen sich noch weitere Ideen für ein schönes Geschenk finden.

Wichtige Hinweise

Behandlung der Kniearthrose

Die amerikanische Akademie der Orthopäden (American Academy of Orthopaedic Surgeons, AAOS) hat ihre Richtlinien für die konservative Behandlung der Kniearthrose inzwischen aktualisiert. Dazu hat sich eine wichtige Neuerung zu der Behandlung mit Hyaluronsäure, auch Viscosupplementation genannt, ergeben: Die Behandlung mit Hyaluronsäure wird für Patienten mit Kniearthrose ausdrücklich nicht mehr empfohlen. Die AAOS begründet dies damit, dass in mehreren aktuellen Studien die Wirksamkeit dieser Behandlung nicht nachgewiesen werden konnte.

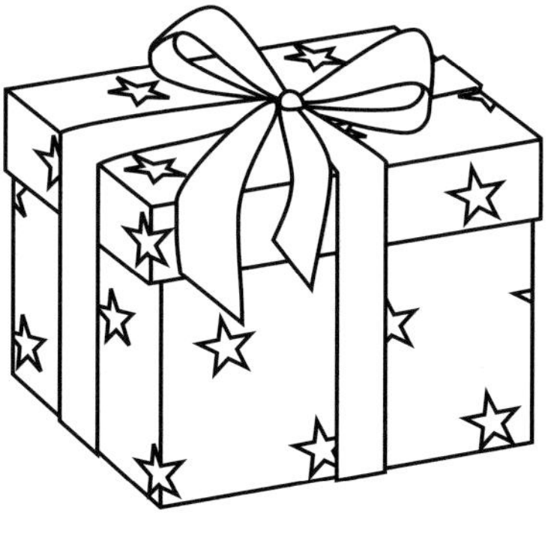

Dank für Weihnachtsspende

Zusammen mit der heutigen Ausgabe des ARTHROSE-INFOS übersenden wir Ihnen die Informationen zu unserer diesjährigen Weihnachtsspendenaktion. Für Ihre Teilnahme an dieser wichtigen Förderaktion zugunsten der Aufklärung und Forschung bei Arthrose möchten wir unseren Leserinnen und Lesern im Voraus sehr herzlich danken.

Lexikon

„S“

Medizinische Begriffe aus der Sprechstunde, die jeden interessieren

SALBEN

Salben dienen seit uralten Zeiten der äußeren Behandlung von Krankheiten und Beschwerden. Salben unterscheiden sich von Cremes durch drei wichtige Eigenschaften: (1) Sie wärmen, (2) sie dringen tiefer in die Haut ein, und (3) sie führen als Medikamententräger die Wirkstoffe oft besser in die Tiefe. Durch verschiedene Aufbereitungen und Beimengungen kann die Wärmewirkung einer Salbe auch noch verstärkt werden. Man spricht dann von einer „Thermalsalbe“. Salben, die eine gewisse Wasserbeimengung enthalten, haben andererseits eher eine kühlende Wirkung. Sie werden als „Kühlsalben“ bezeichnet.

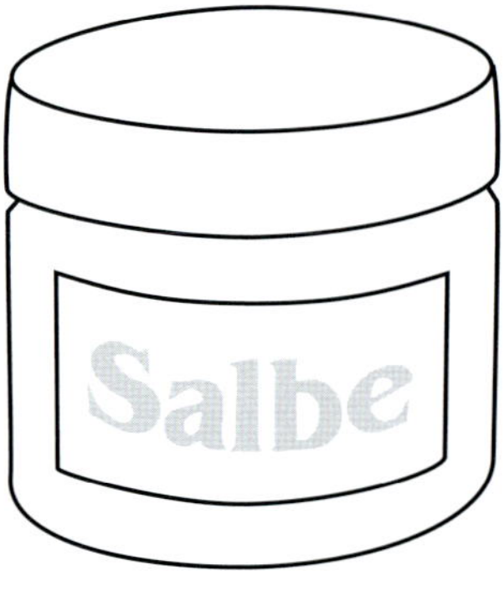

SYNDROM

Dieser Begriff setzt sich aus zwei Worten zusammen: „syn“ bedeutet „zusammen“ und „drom“ bedeutet „Lauf“. Gemeint ist also ein „Zusammenlauf“ verschiedener Symptome. Wenn mehrere Symptome in typischer Weise gemeinsam auftreten, wird die Gesamtheit dieser Beschwerden als Syndrom bezeichnet. Beschwerden im Schulter-Arm-Bereich werden z. B. oft als „Schulter-Arm-Syndrom“ bezeichnet. Der Begriff Syndrom sagt aber nichts aus über die Dauer der Beschwerden. Es gibt viele Syndrome, die harmlos sind und unter der Behandlung rasch verschwinden.

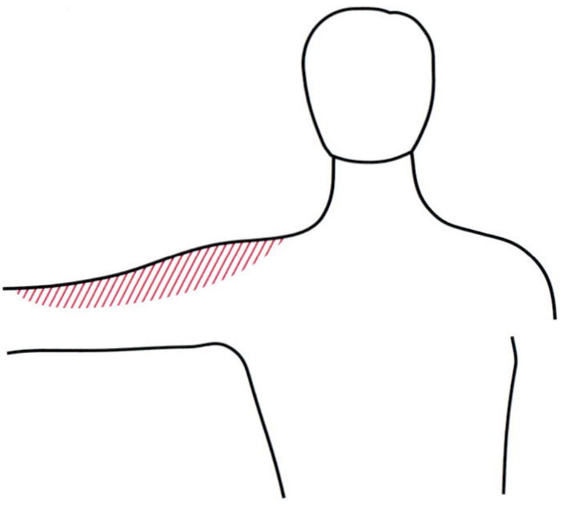

Vorschau

Im nächsten Heft lesen Sie . . .

- Tipps bei Arthrose der Schulter
- Das Arthrosegelenk kräftigen
- Vitamine?
- Wichtige Leserbriefe
- Aktuelle Hinweise
- und anderes mehr . . .

Heft 17

ARTHROSE Info

Offizielles Organ der Deutschen Arthrose-Hilfe e.V.
Erscheint vierteljährlich
Nr. 17 Sonderausgabe

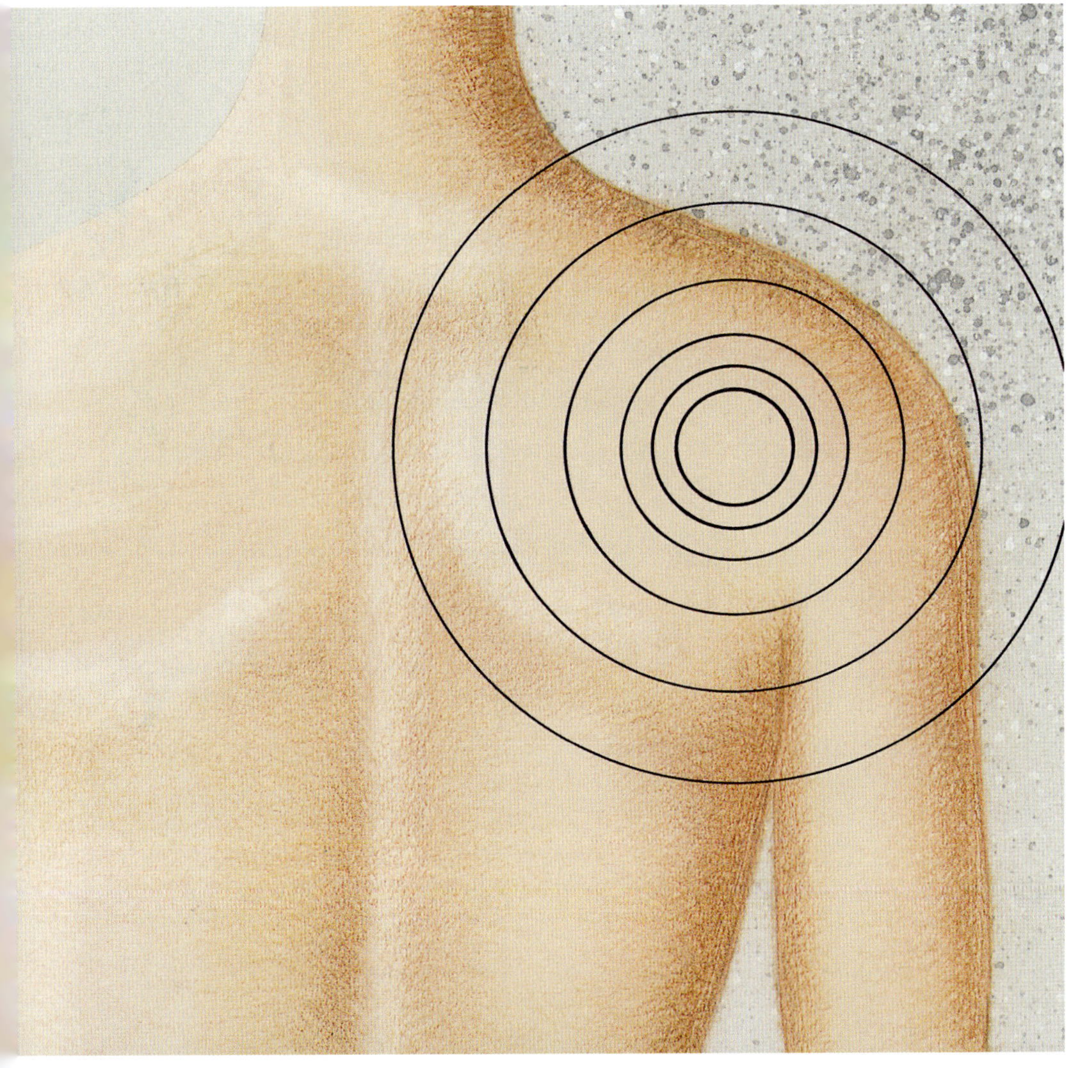

Inhalt

Seite

Impressum

Herausgeber:
Deutsche Arthrose-Hilfe e.V.
Postfach 11 05 51
60040 Frankfurt a. M.,
in Zusammenarbeit mit Ärzten und Wissenschaftlern des In- und Auslandes

Bezug:
Einzelheft € 4,–
Für Mitglieder und Förderer
im Beitrag enthalten

Chefredaktion:
Dr. med. Helmut Huberti

Grafik:
Margret Walter

Druck:
Ottweiler Druckerei und Verlag GmbH
Weißes Papier chlorfrei gebleicht

Service-Telefon:
Telefonische Anfragen an die
Deutsche Arthrose-Hilfe:
(0 68 31) 94 66 77
Montags bis freitags
8.00 – 12.00 und 12.30 – 16.00 Uhr

Vereinsanschrift:
Deutsche Arthrose-Hilfe e.V.
Postfach 11 05 51
60040 Frankfurt a. M.

Spendenkonten:
Postbank Frankfurt
IBAN: DE04 5001 0060 0101 1776 08
BIC: PBNKDEFF
Deutsche Bank Frankfurt
IBAN: DE22 5007 0010 0092 0587 00
BIC: DEUTDEFFXXX

Hinweis:
Die Beiträge im ARTHROSE-INFO können und sollen die Behandlung durch Ihren Arzt nicht ersetzen.
Je besser Sie informiert sind, umso wirkungsvoller sind die ärztlichen Maßnahmen.

ISSN-Nr.: 0937-9142

Editorial

*Liebe Leserinnen, liebe Leser,
liebe Freunde der
Deutschen Arthrose-Hilfe!*

In der heutigen Ausgabe des ARTHROSE-INFOS möchten wir einige „Praktische Tipps“ zur Arthrose des Schultergelenks beschreiben.

Die Schulterarthrose ist vielleicht seltener als andere Arthroseformen. Sie kann sich aber bei vielen größeren und kleineren Tätigkeiten im Alltag sehr schmerzhaft bemerkbar machen. Denn fast immer wenn wir die Hände benötigen, bewegen wir auch die Schulter.

In unserer heutigen Darstellung erläutern wir die verschiedenen Formen dieser oft unterschätzten Arthrose. Wir weisen auch auf einige häufige Missverständnisse und Fehlvorstellungen hin und nennen wichtige Empfehlungen für die Behandlung und das eigene Verhalten.

Das Kapitel „Kräftigungsübungen bei Arthrose“ ist die Fortsetzung unserer Darstellung „Die tägliche Gymnastik“ und soll einige grundsätzliche Erläuterungen geben. Der behutsame Aufbau der Muskulatur ist für das betroffene Gelenk von großer Wichtigkeit und kann das Fortschreiten der Arthrose verhindern helfen. Wir hoffen, dass viele Leser auch aus diesen Hinweisen wiederum großen Nutzen ziehen werden.

Ganz besonderen Dank möchten wir allen Spendern und Gönnern sagen, die unsere Weihnachtsaktion so tatkräftig und selbstlos unterstützt haben. Noch bis Anfang März sind täglich Spenden in großer Zahl bei uns eingetroffen.

Für jeden einzelnen Beitrag zugunsten der Forschungs- und Aufklärungsarbeit danken wir sehr herzlich. Auch über die große Zahl der lieben und ermutigenden Zuschriften haben wir uns sehr gefreut, und wir möchten allen Mitgliedern und Lesern für ihre Unterstützung von Herzen danken.

Uns allen wünsche ich auch in diesem Jahr viel Glück und gutes Gelingen beim weiteren Aufbau der Deutschen Arthrose-Hilfe.

*Herzlichst
Ihr*

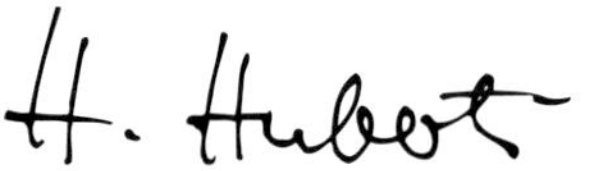

*Dr. med. Helmut Huberti
Präsident der
Deutschen Arthrose-Hilfe*

Kräftigungsübungen bei Arthrose

Schonung wirkt sich auf das Arthrosegelenk günstig aus. Wenn nun die Schmerzen abgeklungen sind, die Anschwellung beseitigt und die Beweglichkeit durch die bereits beschriebenen Übungen (ARTHROSE-INFO Nr. 15) verbessert worden ist, kann mit einem weiteren Training begonnen werden.

Durch behutsame Kräftigungsübungen lässt sich die geschwächte Muskulatur dann langsam wieder aufbauen, ohne dass das Gelenk zu sehr belastet wird. Warum ist dieses Training bei Arthrose so wichtig? Wie wird es durchgeführt, und wie wird eine Überlastung des Gelenks hierbei vermieden? Im Folgenden beschreiben wir die wichtigsten Grundsätze dieses Trainings und geben einige nützliche Empfehlungen.

Warum sind Kräftigungsübungen so wichtig?

● **Sie beseitigen Verspannungen.** Bei vielen Arthroseformen entwickelt sich im Laufe der Zeit eine deutliche Schwäche in bestimmten Muskeln, die dadurch bereits bei einfachen Bewegungen überfordert werden und zu Verspannungen neigen. Diese können sehr schmerzhaft sein und die Arthrose zusätzlich ungünstig beeinflussen. Durch behutsame Übungen kann die Kraft dieser Muskeln langsam gesteigert und können Verspannungen beseitigt werden.

● **Die Bewegungen werden flüssiger.** Eine maßvoll gekräftigte Muskulatur verleiht dem Gelenk auch eine höhere Stabilität. Hierdurch wird die Gelenkführung verbessert. Die Bewegungen können dann flüssiger und gleichmäßiger durchgeführt werden, wodurch der Gelenkknorpel deutlich entlastet wird.

● **Sie geben ein neues Kraftgefühl.** Wenn Kräftigungsübungen fachgerecht durchgeführt werden, können sie ein neues Gefühl der Kraft und zunehmenden Gesundheit auslösen. Dies bewirkt ein ausgesprochenes Wohlbefinden, gibt neuen Mut und fördert die Heilungsvorgänge. Allerdings darf die gewonnene Muskelkraft nicht für Tätigkeiten eingesetzt werden, die das Gelenk überfordern würden.

Im Folgenden beschreiben wir die zwei Arten der täglichen Kräftigungsübun-

Vorsichtige Kräftigungsübungen zeigen bereits nach wenigen Tagen eine spürbare Wirkung.

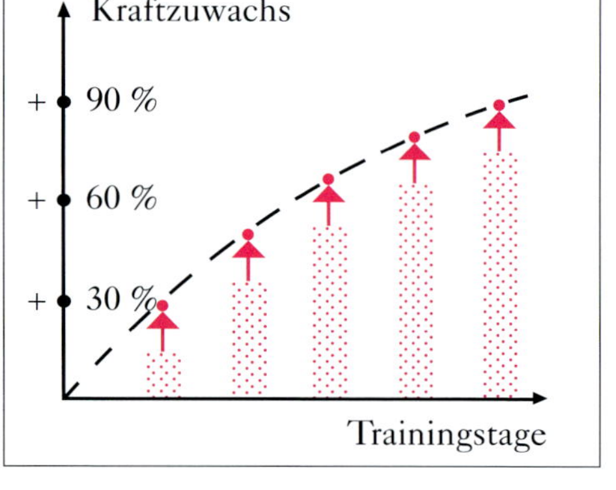

gen sowie einige wichtige Regeln zu ihrer Durchführung.

Welche Methoden des Kräftigungstrainings sind bei Arthrose zu empfehlen, und was ist dabei stets zu beachten?

● **Kräftigung ohne Bewegung**

Wenn nach einer langen Entlastung von mehreren Wochen das erste Mal mit dem Training der Muskulatur begonnen wird, sollte man zunächst mit der Methode „Kräftigung ohne Bewegung" anfangen. Der Fachausdruck für diese Trainingsform ist auch „isometrisches Training". Bei diesen Übungen werden die Muskeln angespannt, ohne dass sich das Gelenk bewegt. Die Anspannung sollte nach den folgenden Regeln durchgeführt werden:

- Anspannungsdauer: 6 Sekunden
- Pause nach der Anspannung: 20 Sekunden

Bereits ein bis zwei Anspannungen pro Tag mit mindestens zwei Dritteln der Maximalkraft zeigen eine Wirkung. Ein noch besserer Effekt kann erzielt werden, wenn die Übungen mehrmals am Tag durchgeführt werden. Stets sollte man während der Anspannung langsam bis sechs zählen (6 Sekunden) und danach eine längere Pause von mindestens 20 Sekunden einhalten.

● **Kräftigung mit langsamer Bewegung**

Etwa vier Wochen später, wenn die isometrischen Übungen bereits eine spürbare Kräftigung bewirkt haben, kann mit der nächsten Stufe des Trainings begonnen werden. Die Anspannung der Muskulatur darf jetzt bei langsamer Bewegung erfolgen. Welche Regeln sind hierbei zu beachten? Die wichtigsten stammen von Herrn Dr. De Lateur, der als einer der führenden Experten gilt. Fachleute bezeichnen sie deshalb als die „De-Lateur-Regeln". Sie sind ganz einfach zu merken:

- anfangs betont geringer Belastungswiderstand (dies ist ein wichtiger Unterschied gegenüber der „Kräftigung ohne Bewegung"),
- betont langsame Bewegung,
- anfangs bei der Belastung das Gelenk nicht ganz durchbewegen, sondern nur kleine Segmente (erst später darf das Gelenk ganz durchbewegt werden).

Bestimmte Gummibänder, die nur

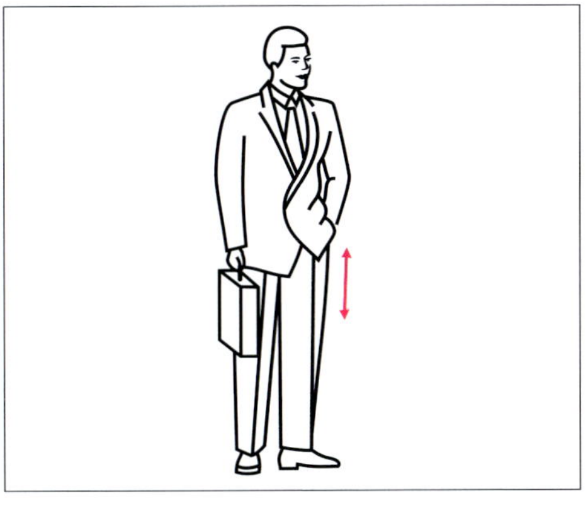

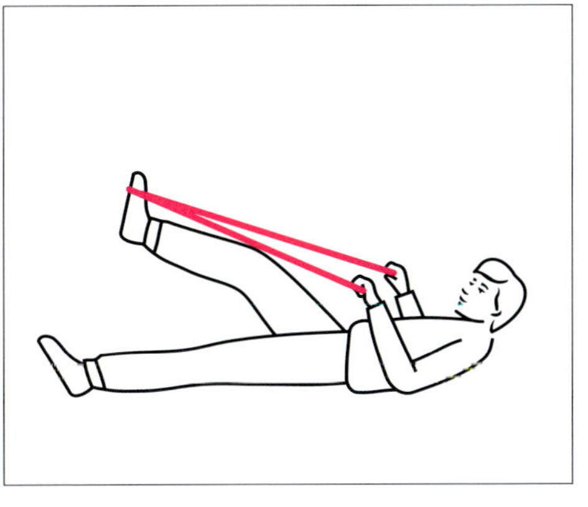

wenig Widerstand geben, Gewichte oder Gewichtsschuhe sowie bestimmte spezielle Trainingsmaschinen können die gewünschte Dosierung der Belastung und auch der Geschwindigkeit ermöglichen.

Praktische Empfehlungen

Ein weltbekannter Professor an der Universität Heidelberg verriet einmal seinen Studenten in einer Vorlesung, dass er selbst das isometrische Training täglich praktiziere. Wenn er zum Beispiel mit dem Zug verreise oder in einem Konzert, Theater oder Vortrag sitze, nutze er die Zeit stets, um die Übungen durchzuführen, da man ja keine Hilfsmittel benötige und die Übungen für die Umgebung unbemerkt bleiben könnten.

- Im Sitzen kann man zum Beispiel die Wadenmuskeln oder die Hüft- und Gesäßmuskeln anspannen, ohne dass es andere Anwesende bemerken. Dies kann eine wichtige Übung bei Hüftarthrose sein. (Wichtig: nur bis sechs zählen, dann entspannen.)

- Kräftigungsübungen der Schulter sind möglich bei verschränkten Händen, indem man die Hände gegeneinander drückt oder auseinander zieht.

- Die für die Wirbelsäule wichtigen Bauchmuskeln können ebenfalls im Sitzen gut angespannt werden. (Allerdings sollte man gerade bei diesen Übungen die 6-Sekunden-Grenze nicht überschreiten. Dies gilt besonders bei Bluthochdruck, bei Diabetes und bei Gefäßerkrankungen.)

- Alle beschriebenen Übungen sind einfach und leicht erlernbar. Um aber Irrtümer und Missverständnisse sicher zu vermeiden, empfiehlt es sich, die Übungen zunächst bei einer Krankengymnastin zu erlernen. Der behandelnde Arzt wird dies gerne verordnen.

- Für jede Muskelgruppe und jedes Gelenk gibt es meist verschiedene Übungsmöglichkeiten. Gern sollte man sich diejenigen Übungen aussuchen, die einem selbst am meisten Spaß machen und die man im Alltag leicht und regelmäßig durchführen kann.

- Alle Kräftigungsübungen können nur dann ihre Wirkung entfalten, wenn die Gelenke nicht schmerzen und wenn keine Entzündungszeichen vorhanden sind. Deshalb sollte man stets darauf achten, die gewonnene Kraft nur für die Gesundung des Gelenkes einzusetzen. Niemals darf sie dazu dienen, das Arthrosegelenk unnötig zu überlasten.

Hinweis: In einem weiteren Kapitel (ARTHROSE-INFO Nr. 18) werden wir einige Empfehlungen zu einem angemessenen „Kreislauftraining“ bei Arthrose geben, da auch die Leistungsfähigkeit von Herz und Kreislauf durch die Arthrose eingeschränkt sein kann.

Praktische Tipps bei Arthrose der Schulter

Die Arthrose der Schulter kann Schmerzen auslösen, die nach oben in den Nacken oder nach unten in Oberarm, Ellbogen oder Hand ausstrahlen.

Im Folgenden beschreiben wir die wichtigsten Formen dieser Arthrose und erläutern einige nützliche Behandlungs- und Verhaltensgrundsätze.

1. Typ 1: Arthrose des Schulter-Hauptgelenks

Verletzungen und Knochenbrüche, auch berufsbedingte Überlastungen der Schulter, können eine Arthrose im Hauptgelenk der Schulter auslösen. Dieses Gelenk wird vom Oberarmkopf und der Schulterpfanne, die ein Teil des Schulterblattes ist, gebildet und gibt dem Arm seine große Beweglichkeit. Eine Arthrose im Hauptgelenk wirkt sich auf fast alle Tätigkeiten aus, bei denen Arme und Hände benötigt werden. Oft stellt sie deshalb eine erhebliche Einschränkung im beruflichen und persönlichen Bereich dar.

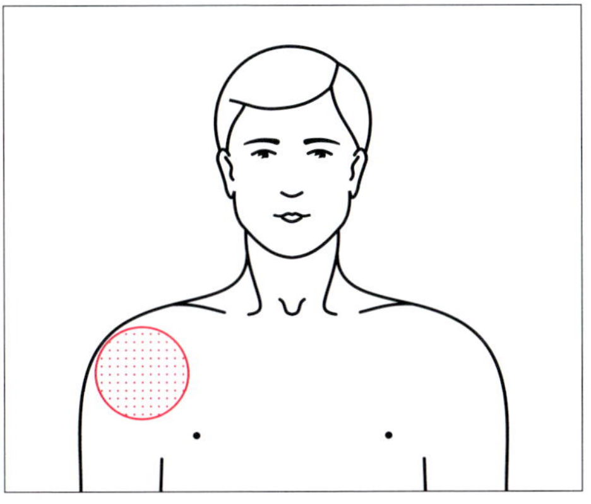

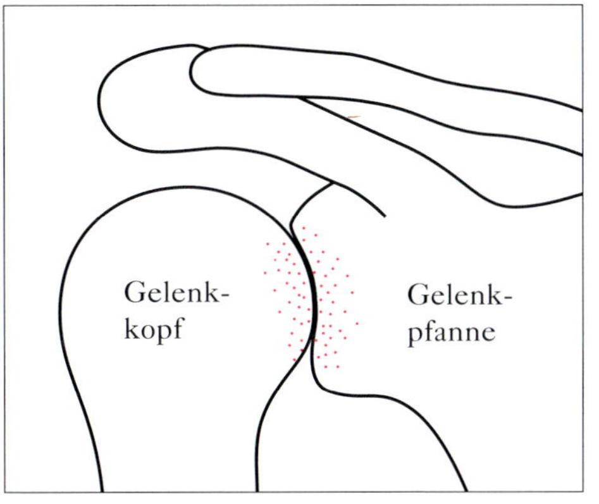

2. Typ 2: Arthrose des Schulter-Eckgelenks

Anstelle des Hauptgelenks kann die Arthrose auch ein kleines Gelenk betreffen, das sich in unmittelbarer Nachbarschaft befindet und im Allgemeinen wenig bekannt ist. Es ist dies das sogenannte Schulter-Eckgelenk. Es wird vom Schulterdach und dem Schlüsselbein gebildet. Weil der Arzt das Schulterdach „**A**cromion" und das Schlüsselbein „**C**lavicula" nennt, wird diese Arthrose in der Sprechstunde auch als „AC-Gelenk-Arthrose" bezeichnet. Oft – aber nicht immer – treten die Schmerzen bei diesem Arthrosetyp besonders beim Überkreuzen des Armes zur Gegenseite auf.

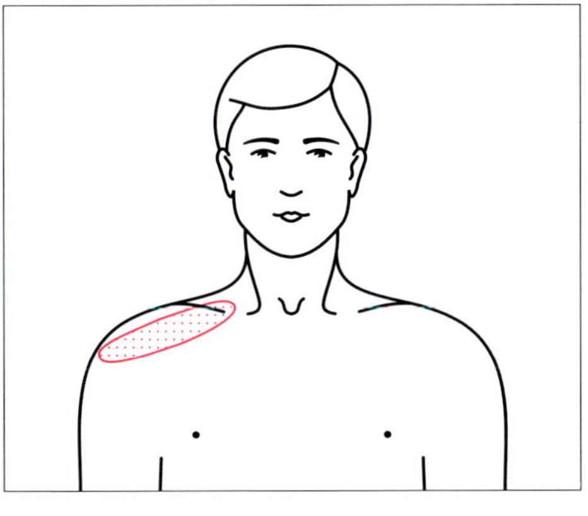

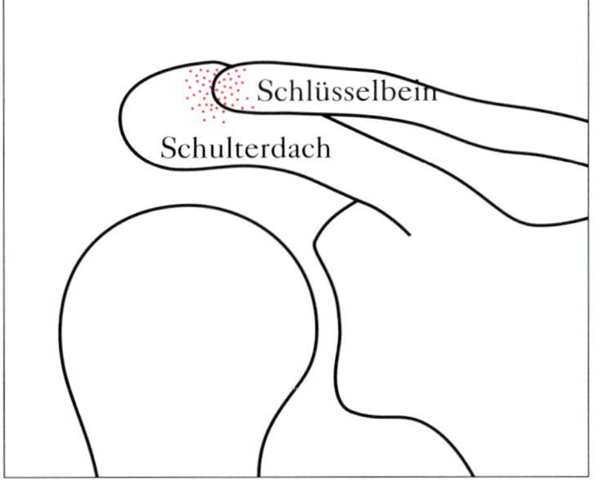

3. Typ 3: Arthrose des Schlüsselbein-Brustbein-Gelenks

Selten kann die Arthrose auch in einem Gelenk auftreten, das vom eigentlichen Schultergelenk bereits ein gutes Stück entfernt liegt, aber dennoch zum Schultergürtel gehört. Es wird von Schlüsselbein und Brustbein gebildet. Wenn sich in diesem Gelenk eine Arthrose entwickelt, können die Beschwerden anfangs manchmal mit Herzbeschwerden verwechselt werden. Später zeigen sich dann eine leicht erkennbare Vergrößerung des Gelenks sowie die typischen Schmerzen beim Greifen nach oben oder Hinübergreifen zur Gegenseite.

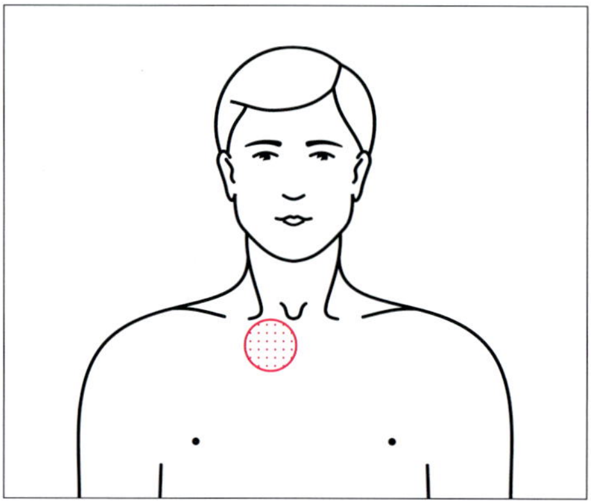

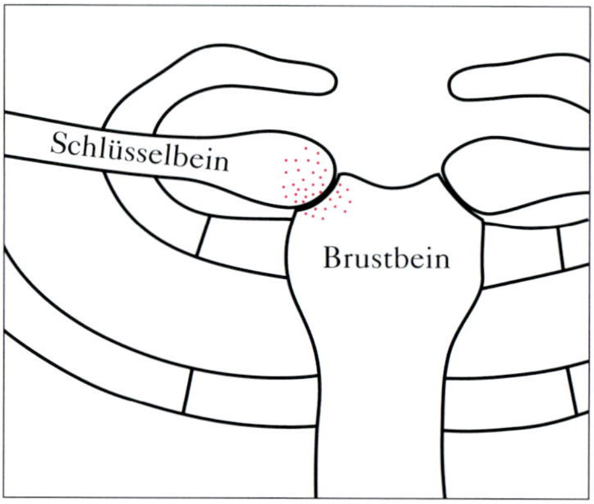

4. Einfache Schultertests

Zwei einfache Tests wird der Arzt bei der Schulterarthrose häufig durchführen:

(1) „Schürze binden". Ist der Griff nach hinten, so als ob man eine Schürze binden würde, schmerzhaft?

(2) „Haare kämmen". Ist die Bewegung zum Kopf und dann vom Hinterkopf hinunter zum Nacken gut möglich oder schmerzt sie?

Wenn Sie beide Tests ohne Einschränkung durchführen können, kann dies ein Hinweis sein, dass die Gelenke des Schultergürtels weitgehend gesund sind.

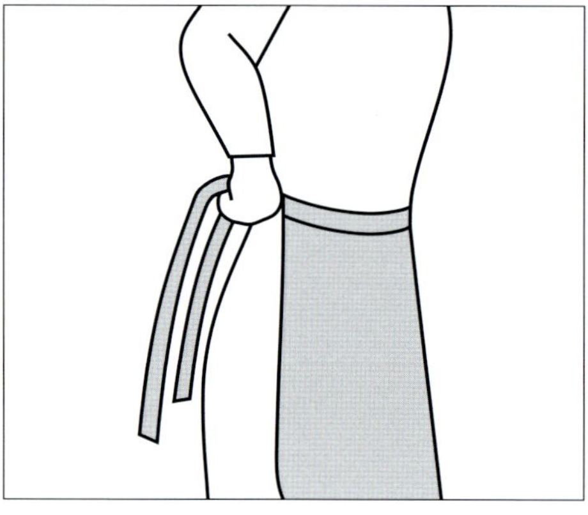

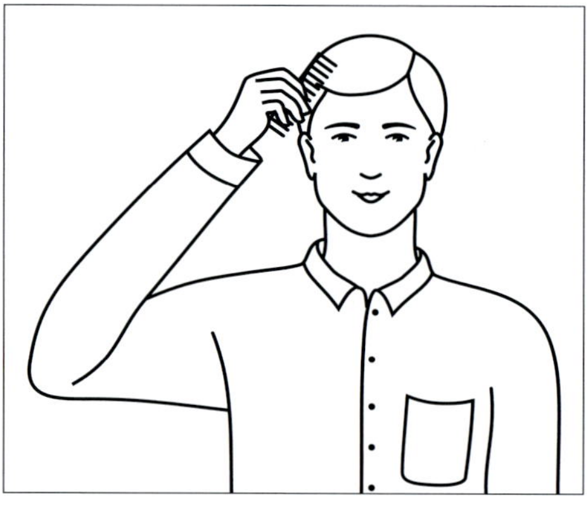

5. Richtige Schonhaltungen

In welcher Stellung und Haltung kann sich die Schulter am raschesten erholen, wenn akute Schmerzen bestehen? Bei starken Beschwerden wird von vielen Ärzten oft zwischen zwei Methoden der Ruhigstellung gewählt:
(1) dem „Briefträgerkissen“,
(2) der „Thorax-Abduktionsschiene“ (dies ist eine besondere, abnehmbare Schulterschiene).

Mit beiden Maßnahmen erholt sich das entzündete Schultergelenk oft rasch, und es kann meist einer dauerhaften Einsteifung des Hauptgelenks sicher vorgebeugt werden.

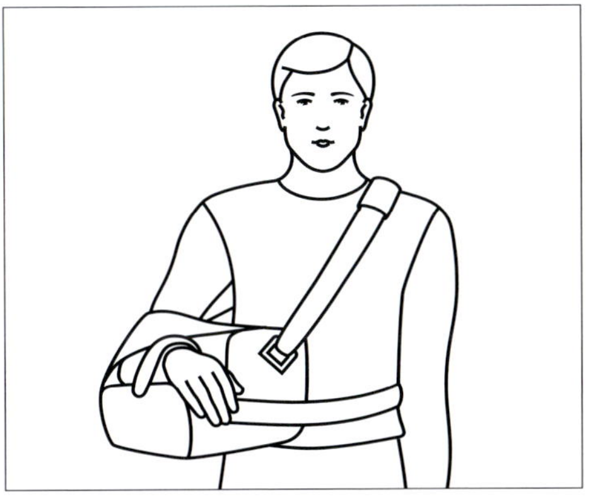

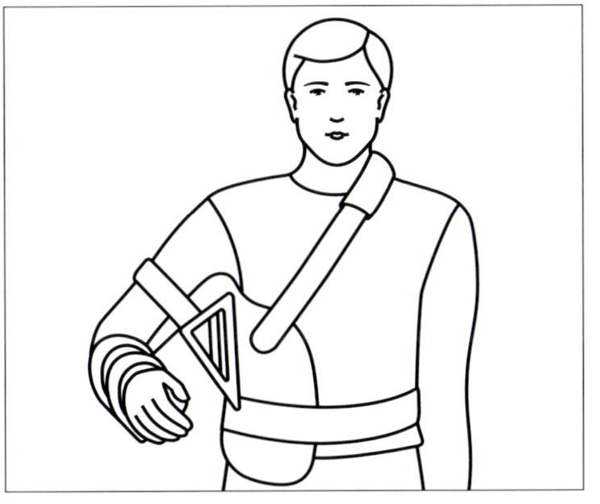

6. Vorsicht Schultertuch oder Schlinge

Wer gesund ist, kann sich kaum vorstellen, wie rasch eine vollständige Einsteifung der Schulter eintreten kann und wie langwierig die Behandlung danach ist, um diesen Zustand wieder rückgängig zu machen. Die häufigste Ursache für eine solche Einsteifung ist das irrtümliche zu lange Verwenden eines Schultertuches oder einer Armschlinge. Diese stellen leider keine Selbsthilfe dar, sondern können dem Schultergelenk bei zu langer Anwendung großen Schaden zufügen. Stets gilt deshalb für beide: „Nur mit ärztlicher Verordnung und Kontrolle!“

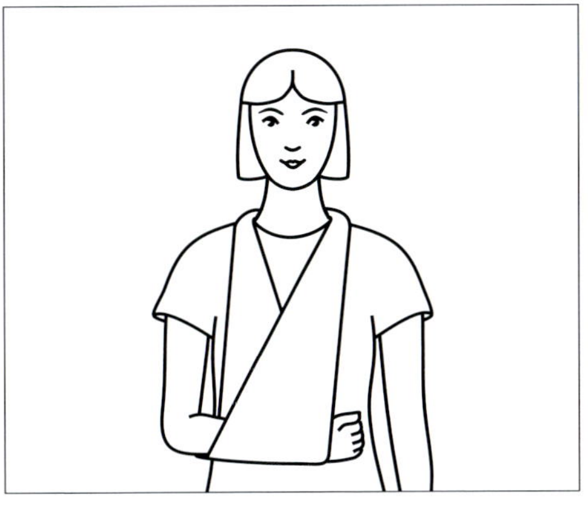

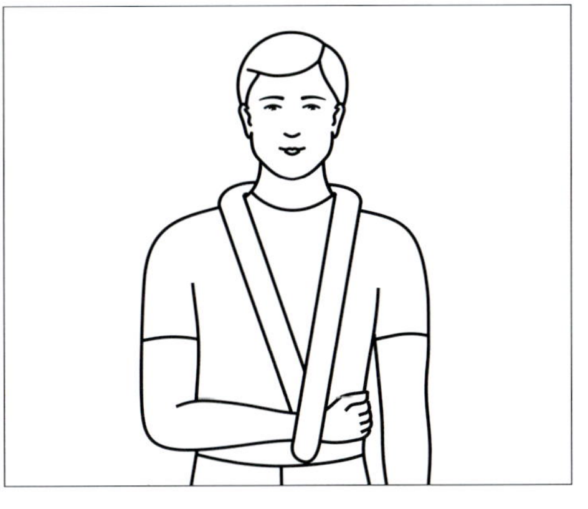

7. Wenig Überkopfarbeiten

Alle Tätigkeiten, die über dem Kopf durchgeführt werden, können die Schultergelenke unter Umständen überfordern. Bei einer bestehenden Schulterarthrose sollte man deshalb auf Tapezieren, Anstreichen oder ähnliche Arbeiten besser verzichten. Auch beim Fensterputzen, Wäscheaufhängen oder Einräumen hoch liegender Regale sollte man, wenn möglich, Hilfsmittel benutzen. So wird eine Reizung der betroffenen Gelenke vermieden.

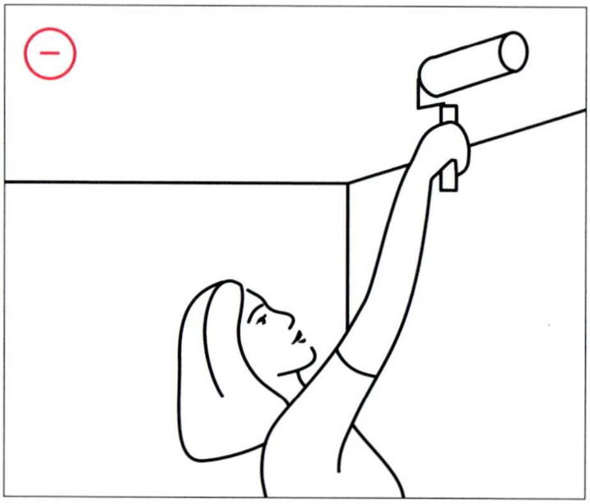

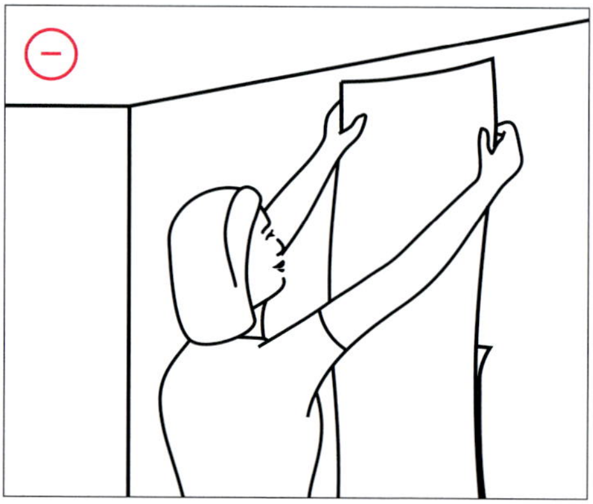

8. Wärme oder Kälte?

In vielen Fällen kann während der krankengymnastischen Behandlung die Anwendung von Eis sinnvoll sein. Wenn die akuten Beschwerden abgeklungen sind, empfinden manche Betroffene aber auch eine vorsichtige Wärmeanwendung als angenehm und hilfreich. In zahlreichen Rehabilitationszentren wird hierfür gern das „Kirschsteinsäckchen" oder „Kirschkernkissen" angewandt, das in einigen Apotheken, Drogerie-Märkten und Internet-Shops erhältlich ist.

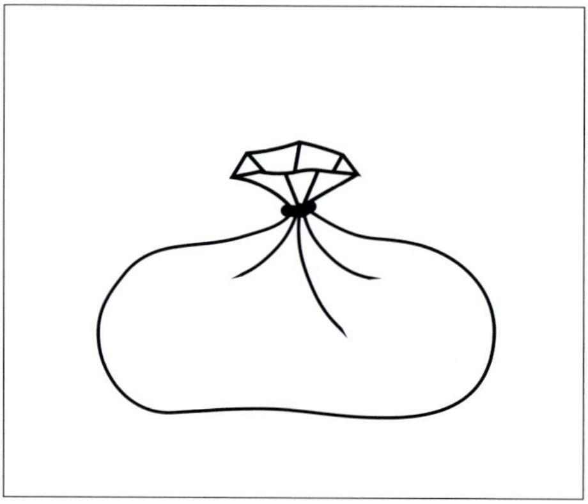

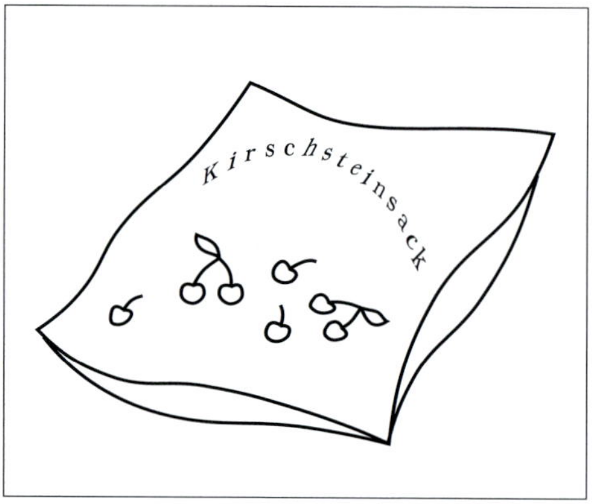

9. Klettern und Pendeln

Sobald durch rasche ärztliche Behandlung die größten Beschwerden abgeklungen sind, richtet sich die weitere Therapie dann auf eine Rückgewinnung der Beweglichkeit. Zu den Übungen, die man zu Hause durchführen kann, gehören z. B. im Liegen das „Pendeln“ mit einem Gewicht. Diese oder andere Übungen wird man in der Regel in der Krankengymnastik erlernen und dann zu Hause täglich mehrmals für jeweils 5 bis 10 Minuten durchführen. Auch Bewegungen im Wasser und das „Klettern“ an einer Tür können sehr günstig sein.

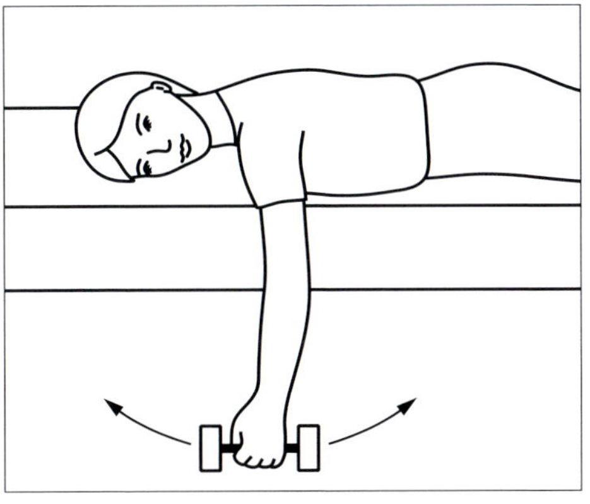

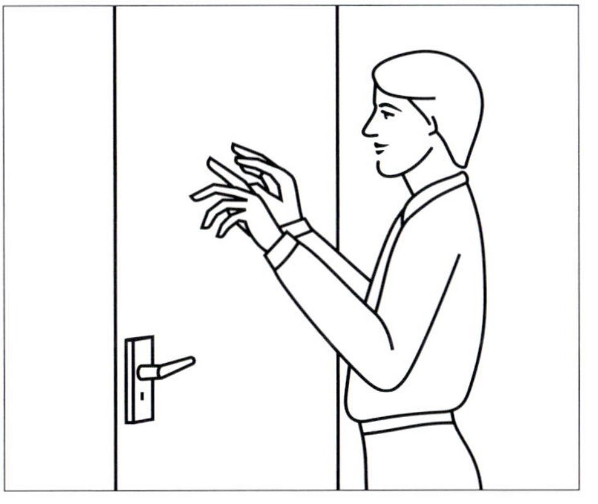

10. Eine einfache Übung für zwischendurch

Später, wenn die Beschwerden weiter abgeklungen sind, kann eine einfache Übung nützlich sein. Sie besteht aus 2 Teilen:

(1) Beide Hände im Nacken verschränken.

(2) Jetzt die Ellbogen vorsichtig öffnen und seitlich nach hinten führen.

Diese Übung kann im Sitzen, aber auch im Liegen durchgeführt werden. Wenn die Bewegungen langsam und behutsam erfolgen, ist der Dehnungseffekt am sichersten. Die Übung dauert jeweils nur eine Minute und kann mehrmals am Tag wiederholt werden.

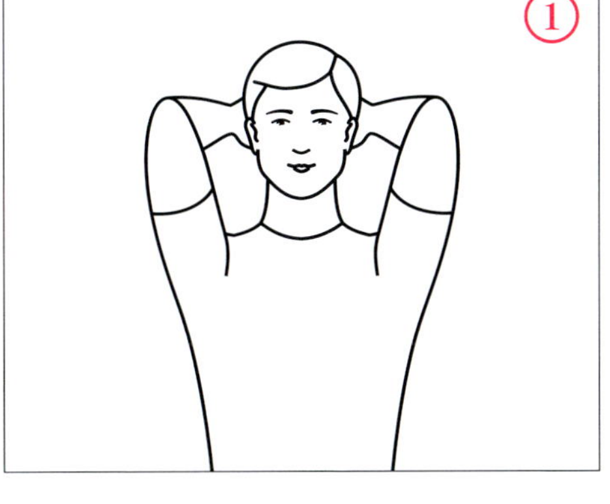

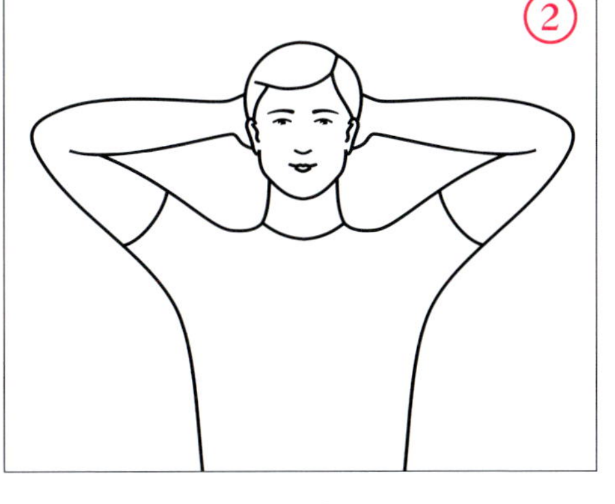

11. Sport

Sportliche Betätigungen, bei denen die Schulter durch Stöße, Schläge oder Stürze belastet wird, sollten vermieden werden. Hierzu zählen: Handball, Basketball, Volleyball, Faustball, Torwartspiel beim Fußball, Speerwerfen sowie Tennis.
Andererseits kann Brustschwimmen vorsichtig und mit langsamen Bewegungen versucht werden. Günstig sind in der Regel auch Spazierengehen und Heimtrainerfahren.

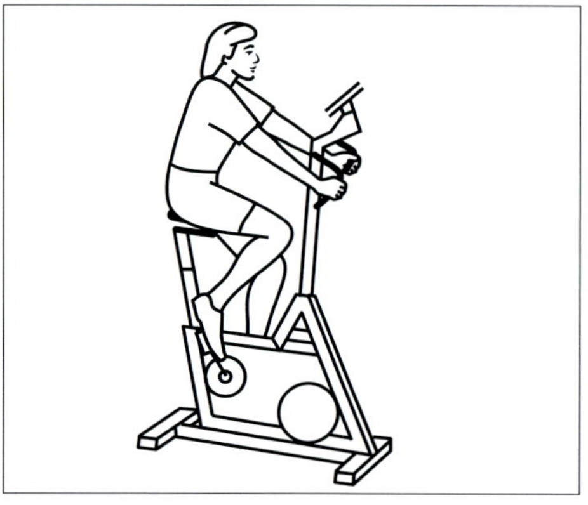

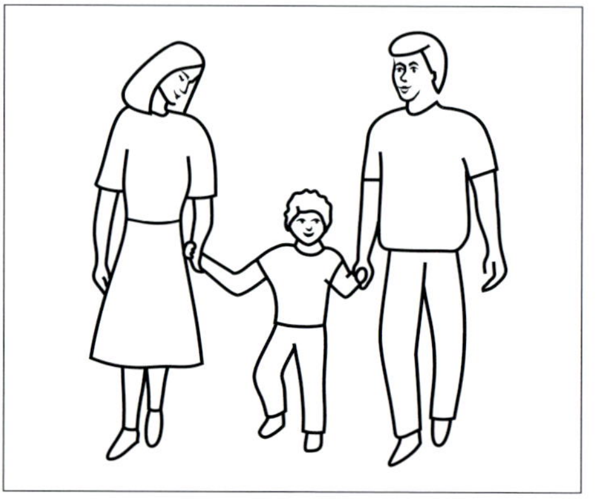

12. Gelenkspiegelung?

Die Gelenkspiegelung oder Arthroskopie wird heute auch am Schultergelenk durchgeführt. Dabei werden Verklebungen gelöst und freie Gelenkkörper sowie entzündliches Gewebe entfernt. Dies kann nicht selten zu einer Besserung führen, die u. U. über mehrere Monate anhalten kann. Im Anschluss an die Gelenkspiegelung ist die Durchführung einer krankengymnastischen Übungsbehandlung besonders wichtig. Dabei handelt es sich jedoch zumeist nicht um eine definitive „Heilung", sondern um eine vorübergehende Verbesserung der Beschwerdesymptome.

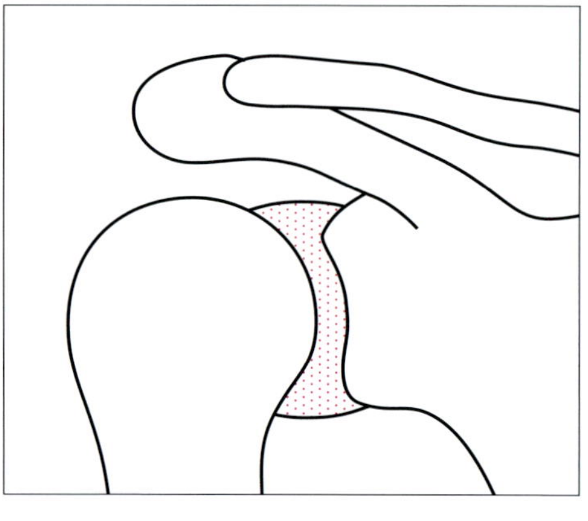

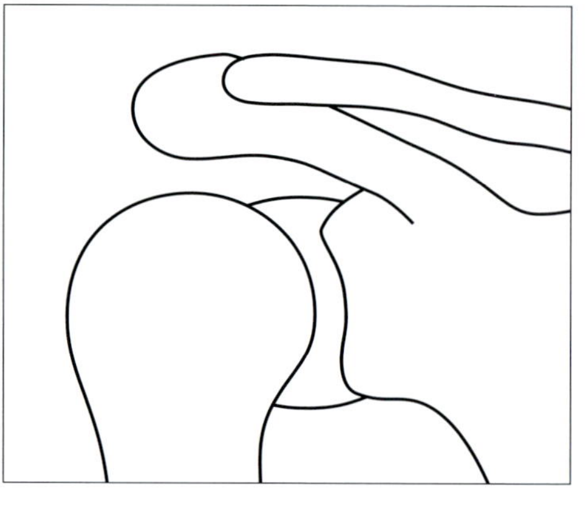

Leserbriefe

Gesprächspartner gesucht

Bamberg/Hof: *Meinem Vater wurde die Einpflanzung eines künstlichen Daumengrundgelenks beidseits empfohlen. Ich wäre äußerst dankbar, wenn ihm Gleichbetroffene ihre Erfahrungen schildern könnten.*
Frau Claudia D.-S., Lichtenberg

Berlin: *Ich bin 45 Jahre alt, habe seit mehreren Jahren eine Arthrose der Hüftgelenke und suche Menschen zum gemütlichen Wandern und Rad fahren sowie zum Aufbau einer Selbsthilfegruppe.* Frau Rosemarie F., Berlin

Brandenburg: *Wer hat sich ein X-Bein operativ aufrichten lassen? Ich bin 39 Jahre alt und wäre für Erfahrungsberichte sehr dankbar.*
Frau Marina B., Jeserig

Braunschweig: *Ich suche Kontakt zu einer Selbsthilfegruppe im Raum Braunschweig. Wer leidet wie ich (47) an einer Arthrose der Kniescheibe? Bringt eine operative Glättung eine Besserung? Wer hilft mir weiter?*
Frau Rosemarie S., Cremlingen

Hamburg: *Wer hat Erfahrungen mit der Behandlung der Daumen-Sattelgelenkarthrose?* Frau Klaudia H., Hamburg

Hamburg: *Ich habe eine Heberden'sche Arthrose an den Fingern. Wer hat Erfahrung mit einer Entfernung der Knötchen?* Frau Christa T., Hamburg

Herne: *Gibt es in Herne und Umgebung bereits einen Gesprächskreis für Arthrose?* Frau Helga V., Herne

Kaiserslautern: *Nach einer Meniskusoperation vor acht Jahren leide ich jetzt an einer schweren Kniearthrose. Ich bin 33 Jahre alt und möchte sehr gerne weiter aktiv Sport treiben. Ich spiele daher mit dem Gedanken, mich einer Knieprothesenoperation zu unterziehen. Wer kann mir meine Entscheidung erleichtern durch Rat, Information oder eigene Erfahrung?*
Herr Thomas R., Breitenbach

Kiel: *Wegen Kreuzbandriss und Fehlstellung der Kniescheibe wurde bei mir vor 1 ½ Jahren eine Knieoperation durchgeführt (Retinakula-Spaltung und Kreuzbandplastik), leider ohne bleibenden Erfolg. Ich bin 35 Jahre alt. Wer kann mir raten?*
Herr Harald R., Bad Schwartau

Konstanz: *Ich stehe vor der Einpflanzung einer Schlittenprothese im rechten Knie. Wer hat im süddeutschen Raum eine solche Operation hinter sich und kann mir seine Erfahrungen mitteilen?*
Herr Heinz V., Radolfzell

Stuttgart: *Ich suche im süddeutschen Raum Mitbetroffene mit starker Fingerarthrose zum Erfahrungsaustausch.*
Frau Ingrid S., Aalen

Tübingen/Reutlingen: *Seit über 15 Jahren leide ich (66) an einer schmerzhaften Arthrose in beiden Kniegelenken. Wer kann mir über längere Erfahrungen mit einem künstlichen Kniegelenk etwas sagen?*
Frau Marie-Luise B., Münsingen

Hinweis: Die oben genannten Adressen können telefonisch unter Tel. 0 68 31 – 94 66 77 erfragt werden.

Dank für viele Briefe

Ich möchte Sie bitten, in meinem Namen allen Damen und Herren herzlich zu danken, die mir auf meine Anfrage im ARTHROSE-INFO so viele sehr liebe und informative Briefe geschrieben haben. Sie haben mir alle sehr geholfen.
Frau Helga B., Wuppertal

Akupunktur hat geholfen

Im ARTHROSE-INFO Nr. 14 haben Sie die Akupunktur beschrieben. Ich kann diese Therapie nur loben. Ich selbst litt an schrecklichen Schmerzen auf der rechten Wangenseite (Trigeminusnerv). Jetzt, nach vielen Behandlungen, bin ich fast beschwerdefrei.

Frau Franziska B., Frankfurt a. M.

Gartenbank umgebaut

Durch das Unterschrauben von Holzklötzchen habe ich meine Gartenbank soweit erhöht, dass meine Beine beim Sitzen frei hängen können. In der Familie nennen wir sie jetzt die „Beinebaumelbank", und in diesem Sinne benutze ich sie auch. Das völlig entlastende, schmerzfreie Hängenlassen der Beine empfinde ich als äußerst angenehm, und sehr wahrscheinlich ist es für meine Arthrose in den Knien auch heilungsfördernd. Herr Harald B., Monheim

Tipps zum Heublumensack

Als Kneipp-Anhängerin verwende ich die fertigen Packungen „Kneipp-Heupack", die es in der Apotheke gibt und die sehr praktisch sind (vgl. auch ARTHROSE-INFO Nr. 15). Mein Tipp: etwas Wasser in den Schnellkochtopf, Heusack auf den gelochten Einsatz legen, Deckel nur lose auflegen (natürlich ohne Ventil). Damit habe ich gute praktische Erfahrungen gemacht.

Frau Ingrid K., Witten

Kurz und prägnant

Da ich mich als Zahnarzt auf die Behandlung von Kiefergelenkerkrankungen spezialisiert habe, kommen viele Patienten mit Kieferarthrose zu mir. Die Informationen des ARTHROSE-INFOS sind sehr hilfreich, da sie in kurzer und prägnanter Form wichtige Dinge auf den Punkt bringen.

Herr Dr. med. dent. W. K., Zahnarzt, Herne

Arthrose der Halwirbelsäule

Einige nützliche Empfehlungen

In unserer letzten Ausgabe des ARTHROSE-INFO haben wir über Praktische Tipps bei Arthrose der Halswirbelsäule informiert. Einige unserer beratenden Spezialisten, die zu den weltweit führenden Experten in diesem Bereich gehören, haben noch zusätzliche Empfehlungen gegeben, die wir hiermit gern an unsere Leser weiterleiten:

- Wenn man wegen Arthrose der Halswirbelsäule nicht gut schlafen kann, können die Nackenschmerzen durch das nächtliche Tragen einer weichen Halskrause etwas gelindert werden. Auch bei akuten Schmerzen kann das Tragen einer Halskrause für einen Zeitraum von einem oder zwei Tagen hilfreich sein. Länger

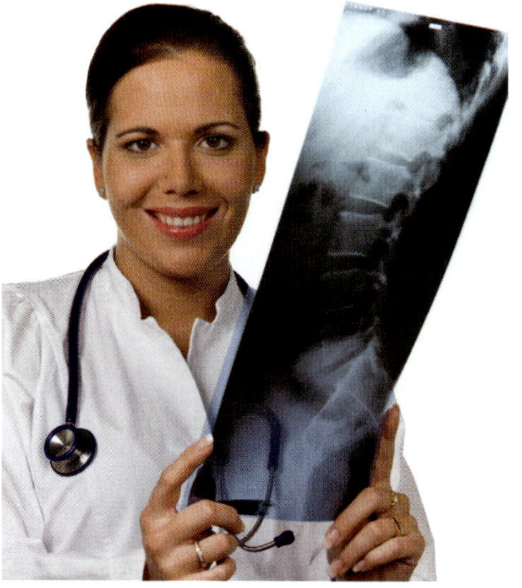

sollte die Stütze aber nicht getragen werden, um eine Schwächung der Muskeln zu vermeiden.

- Manche Patienten mit Arthrose der Halswirbelsäule stellen unter Umständen fest, dass die Schmerzen bis in die Arme hinunter ausstrahlen oder dass sie ein Schwäche- oder Taubheitsgefühl in den Armen verspüren. Diese Symptome könnten auch auf einen eingeklemmten Nerv hindeuten und sollten rasch vom Arzt untersucht werden.
- Ein besonderer Tipp, wenn Sie viel am Computer arbeiten und eine Gleitsichtbrille tragen: Mit einer Gleitsichtbrille neigt man dazu, sich oft weit vorzubeugen und den Nacken zu strecken, um näher am Bildschirm zu sein. Dies kann besonders bei Arthrose in der Halswirbelsäule zusätzliche Schmerzen verursachen. Eine speziell angepasste „Computerbrille“ kann hier helfen, vor dem Computer eine gute Haltung einzunehmen und somit Schmerzen zu verhindern.

Wir danken unseren Experten sehr herzlich für diese wichtigen ergänzenden Hinweise.

Wichtige Hinweise

Künstliche Gelenke schützen

Auf dem Kongress der amerikanischen Akademie der Orthopäden (AAOS) in Chicago wurde auch nochmals darauf hingewiesen, dass Wechseloperationen bei künstlichen Gelenken mit deutlich erhöhten Komplikationsraten verbunden sind. Jedes künstliche Gelenk sollte man deshalb mit Augenmaß beanspruchen und man sollte zudem auch alles tun, um bakterielle Infektionen zu vermeiden.

Ihre Adresse ist sicher

Gelegentlich erreichen uns Anfragen von Lesern, die sich erkundigen, ob ihre Adressangaben sicher sind. Gern bestätigen wir, dass wir alle Adressangaben unserer Leser als höchst vertraulich behandeln und nicht an Dritte weiterreichen.

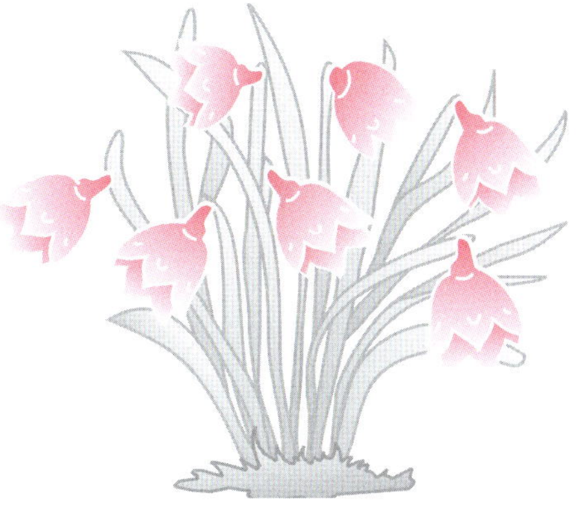

Dank für Forschungsspende

Für viele Menschen bedeutet Arthrose Schmerzen und Einschränkungen. Große Hoffnung auf weitere Fortschritte schenkt daher die engagierte Förderung der Forschung. Zusammen mit den Ausgaben des ARTHROSE-INFOS übersenden wir künftig regelmäßig aktuelle Informationsschreiben zur Aufklärungs- und Forschungsarbeit. Für Ihre großzügige Unterstützung danken wir Ihnen sehr herzlich. Forschung schenkt vielen Menschen neue Hoffnung. Herzlichen Dank!

Lexikon

„S/V“

Medizinische Begriffe aus der Sprechstunde, die jeden interessieren

SYMPTOM

ist der ärztliche Ausdruck für Beschwerden. Ein und dieselbe Krankheit kann bei verschiedenen Menschen unterschiedliche Beschwerden (Symptome) auslösen. So gibt es Arthrose-Betroffene, die sehr früh Schmerzen haben, bei anderen dagegen treten sie erst viel später auf. Obwohl man auf alle Symptome am liebsten immer verzichten würde, ist ihr frühes Auftreten doch besser, als wenn sie fehlen und eine Erkrankung lange Zeit stumm und unbemerkt verläuft. Die Therapie kann dann nämlich früher beginnen und ist oft auch wirksamer. Symptome haben daher als Warnzeichen auch eine nützliche Seite.

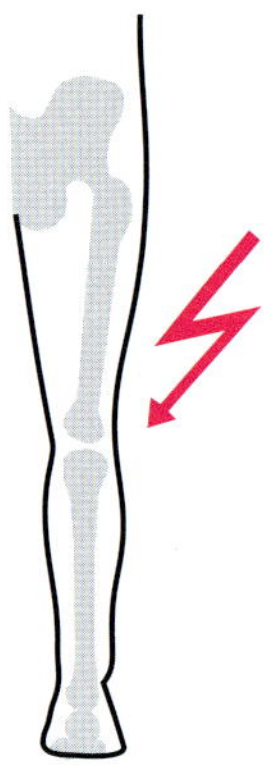

VITAMINE

Vitamine sind Stoffe, die wir mit unserer Nahrung zu uns nehmen und die für den Stoffwechsel benötigt werden. Wer sich abwechslungsreich ernährt und regelmäßig Gemüse, Salate und Fleisch isst, deckt damit seinen täglichen Bedarf an Vitaminen. Eine zusätzliche Einnahme ist nur in bestimmten Belastungssituationen (wie z. B. Schwangerschaft oder Stress), bei rein vegetarischer Ernährung sowie bestimmten Erkrankungen erforderlich. Während vor einer überhöhten täglichen Einnahme von Vitamintabletten gewarnt werden muss, kann die Einnahme von einer Multivitamintablette pro Woche durchaus empfohlen werden.

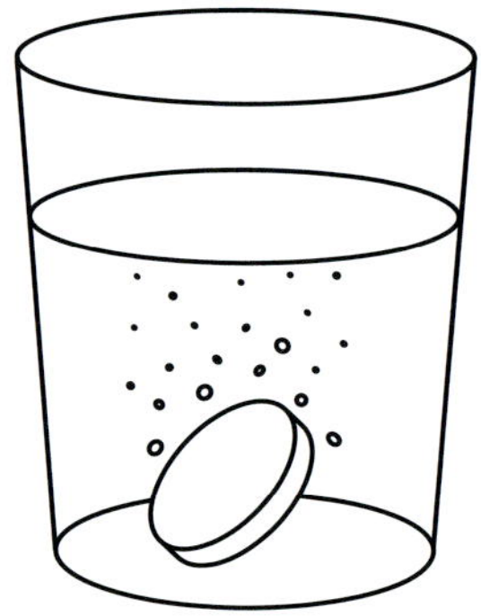

Vorschau

Im nächsten Heft lesen Sie . . .

- Neue Tipps zum künstlichen Hüftgelenk
- Training für Herz und Kreislauf bei Arthrose
- Wichtige Leserbriefe
- Aktuelle Hinweise
- und anderes mehr . . .

Heft 18

ARTHROSE Info

Offizielles Organ der Deutschen Arthrose-Hilfe e.V.
Erscheint vierteljährlich
Nr. 18 Sonderausgabe

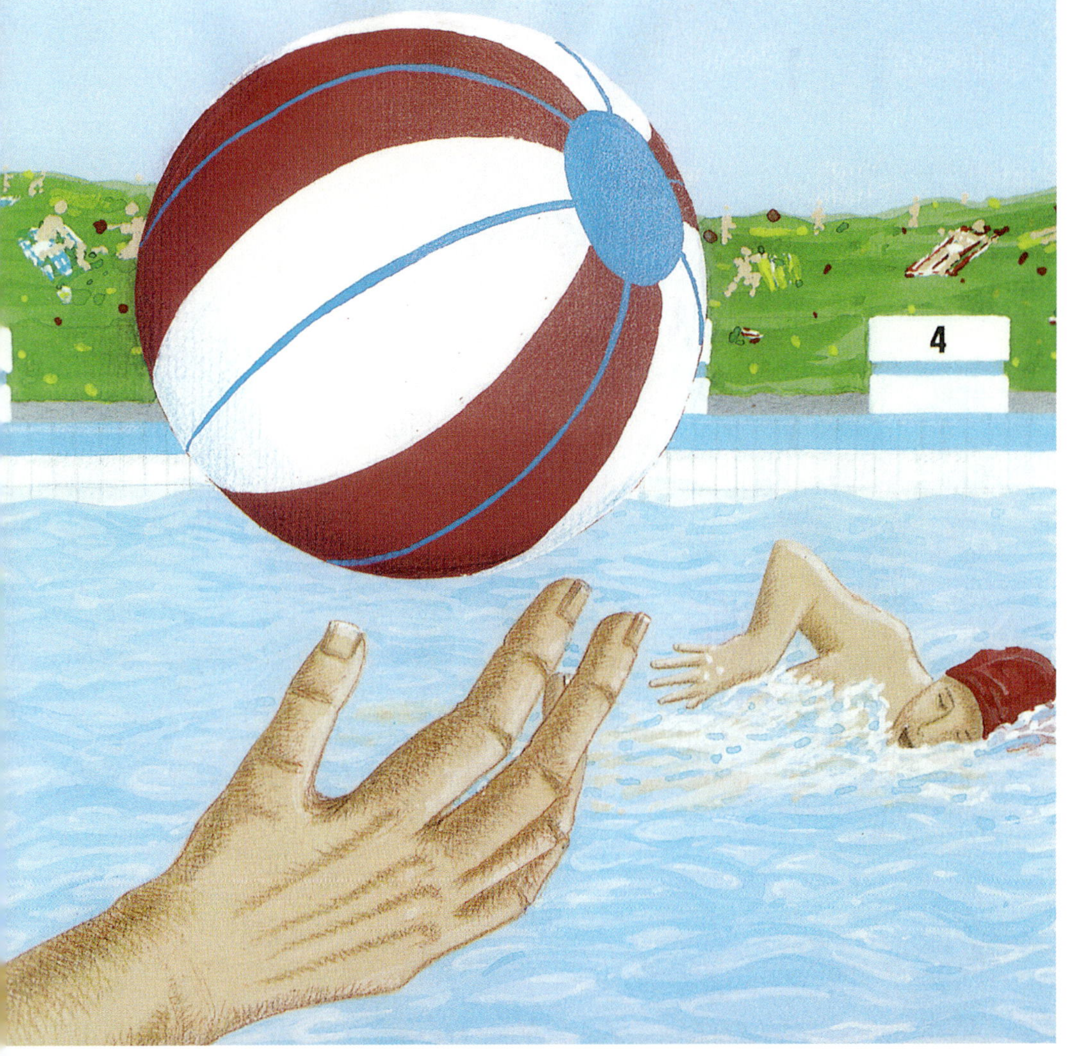

Inhalt

Seite

Impressum

Herausgeber:
Deutsche Arthrose-Hilfe e.V.
Postfach 11 05 51
60040 Frankfurt a. M.,
in Zusammenarbeit mit Ärzten und Wissenschaftlern des In- und Auslandes

Bezug:
Einzelheft € 4,–
Für Mitglieder und Förderer
im Beitrag enthalten

Chefredaktion:
Dr. med. Helmut Huberti

Grafik:
Margret Walter

Druck:
Ottweiler Druckerei und Verlag GmbH
Weißes Papier chlorfrei gebleicht

Service-Telefon:
Telefonische Anfragen an die
Deutsche Arthrose-Hilfe:
(0 68 31) 94 66 77
Montags bis freitags
8.00 – 12.00 und 12.30 – 16.00 Uhr

Vereinsanschrift:
Deutsche Arthrose-Hilfe e.V.
Postfach 11 05 51
60040 Frankfurt a. M.

Spendenkonten:
Postbank Frankfurt
IBAN: DE04 5001 0060 0101 1776 08
BIC: PBNKDEFF
Deutsche Bank Frankfurt
IBAN: DE22 5007 0010 0092 0587 00
BIC: DEUTDEFFXXX

Hinweis:
Die Beiträge im ARTHROSE-INFO können und sollen die Behandlung durch Ihren Arzt nicht ersetzen.
Je besser Sie informiert sind, umso wirkungsvoller sind die ärztlichen Maßnahmen.

ISSN-Nr.: 0937-9142

Editorial

*Liebe Leserinnen, liebe Leser,
liebe Freunde der
Deutschen Arthrose-Hilfe!*

Spiel und Sport können für unsere Gesundheit von großer Bedeutung sein.

Während wir bisher auf die Möglichkeiten der Entlastung und dann der Kräftigung der Gelenke hingewiesen haben, möchten wir in der heutigen Ausgabe des ARTHROSE-INFOS auch einige einfache Methoden beschreiben, die dem Training von Herz und Kreislauf dienen und außerdem Spaß und Freude machen.

Wer seinen Kreislauf regelmäßig trainiert und die spielerische Bewegung liebt, kann damit viel für seine Gesundheit und seine Lebensfreude tun. Dies gilt besonders bei der Arthrose, die bekanntermaßen oft eine gewisse Schwäche des Kreislaufs zur Folge hat.

Unsere heutigen Hinweise zum „Kreislauftraining bei Arthrose“ möchten hierzu erste Anregungen geben und können durch eigene Ideen vielfältig ergänzt werden.

In unserem Kapitel „Neue Praktische Tipps zum künstlichen Hüftgelenk“ stellen wir auch zahlreiche neue Hinweise vor, die für alle, die möglicherweise bald vor einer solchen Entscheidung stehen oder die bereits ein künstliches Hüftgelenk haben, sehr wertvoll sein können.

Mit Freude begrüßen wir auch die zahlreichen neuen Mitglieder und Leser und danken allen, die unsere gemeinsame Aufgabe so tatkräftig unterstützen. Mit herzlichem Dank auch für die vielen Spenden und Vermächtnisse, die uns ständig erreichen, verbleibe ich

*herzlichst
Ihr*

H. Huberti

*Dr. med. Helmut Huberti
Präsident der
Deutschen Arthrose-Hilfe*

Kreislauftraining bei Arthrose

Bei der Arthrose entwickelt sich oft nicht nur eine Schwäche der Muskulatur (siehe ARTHROSE-INFO Nr. 17), sondern auch von Herz und Kreislauf.

Ein regelmäßiges Kreislauftraining ist daher ein wichtiger Bestandteil der Arthrosebehandlung. Was bewirken diese Übungen im Einzelnen, und welche höchst einfachen Trainingsformen können empfohlen werden? Im Folgenden geben wir einen ersten Überblick und nennen einige nützliche Empfehlungen.

Weshalb Kreislauftraining?

● **Gesundheit.** Bewegungsmangel, oftmals durch schmerzende Gelenke bedingt, kann ein bedeutender Risikofaktor für die Gesundheit sein. Durch ein regelmäßiges Training kann dem entgegengewirkt werden. Das Kreislauftraining hilft, den Cholesterinspiegel zu senken, vermindert den Blutdruck und normalisiert die Blutfette. Alle Organe werden besser durchblutet. Auch das Gedächtnis wird verbessert.

● **Kraft.** Die bessere Durchblutung der inneren Organe erhöht den Energiepegel und steigert die Vitalität. Durch die wachsende Leistungsfähigkeit entwickelt sich eine innere Kraft, die uns ein Gefühl der Kontrolle und Zuversicht gibt und ein jüngeres, optimistischeres Aussehen verleiht.

● **Entlastung der Gelenke.** Das allgemeine Herz-Kreislauf-Training wirkt sich schließlich auch auf die Gesundheit der Gelenke aus. Wer fit und gesund ist, hat eine bessere Haltung, einen gleichmäßigeren Bewegungsablauf und eine bessere Gelenkführung. Dies führt in jedem Lebensalter auch zu einem wirksamen Schutz der Gelenke.

Die im Folgenden beschriebenen Trainingsmethoden sind so gewählt, dass sie auch jenen empfohlen werden können und zur Verfügung stehen, die bisher noch keine bestimmte Sportart bevorzugen oder vielleicht nur wenig Zeit zur Verfügung haben. In ihrer Einfachheit und Regelmäßigkeit liegt ihre Stärke. Wer sich eine oder mehrere der folgenden Methoden aussucht und sie regelmäßig durchführt, kann viel für seine Gesundheit tun.

Das richtig dosierte Kreislauftraining ist gesund und macht Freude.

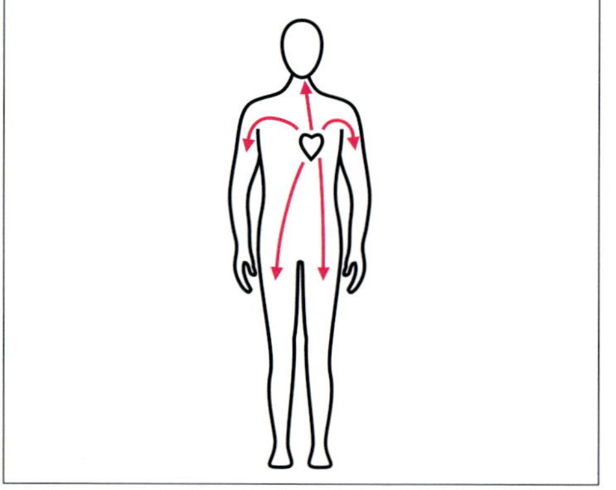

Welche einfachen praktischen Trainingsmethoden können empfohlen werden, und welche Vorteile haben sie?

Im Folgenden nennen wir eine kleine Auswahl:

- **Gehen.** Ein täglicher Spaziergang von 20 Minuten kann wahre Wunder wirken und Herz und Kreislauf außerordentlich wirksam trainieren. Für viele Menschen gehört deshalb der morgendliche, nachmittägliche oder abendliche Rundgang zu ihrer Tagesroutine wie das Aufstehen und Schlafengehen. Auch bei leichter und mittlerer Arthrose der Beine kann dieses Training meist ohne Weiteres empfohlen werden, wenn man die Gelenke gleichzeitig mit einem Handstock schützt.

- **Schwimmen.** Schwimmen ist bei fast allen Arthroseformen empfehlenswert. Sinnvoll kann es auch sein, mit den verschiedenen Schwimmstilen wie Brust-, Kraul- und Rückenschwimmen abzuwechseln.

- **Heimtrainer.** Das Fahren auf einem modernen Standfahrrad (sogenannter Heimtrainer) zu Hause in der Wohnung hat viele Vorteile. Bei diesem Training können Sie selbst die Belastung nach den eigenen Möglichkeiten genau dosieren. Außerdem können Sie zu jeder Tageszeit trainieren und sind von äußeren Faktoren wie Witterung und Verkehr unabhängig.

- **Skilanglauf-Geräte.** Aus den USA kommend, werden diese modernen Trainingsgeräte für zu Hause, die die Bewegung beim Skilanglauf nachempfinden, auch bei uns populär. Hierbei werden nicht nur die Beine bewegt, sondern gleichzeitig auch die Arme und der Rücken. Alle Bewegungen sind gut kontrollierbar, allerdings sollte man die Belastung nur langsam erhöhen, um eine Überforderung zu vermeiden. Diese Geräte (z. B. „Nordic-Track“) sind vielleicht eher für besonders Leistungsfähige zu empfehlen.

- **Hanteln.** Für jedes Alter geeignet ist schließlich dieses einfache, aber sehr wirksame Training. Wer sich z. B. zwei Sporthanteln von je etwa einem Kilogramm Gewicht kauft (Sportgeschäfte, Sportabteilungen der Kaufhäuser), kann damit auch bei schwerster Arthrose der Knie, Hüfte und Füße noch wirksame und nützliche Übungen durchführen. Auch kann man die Trainingsdauer ganz nach seinen eigenen Möglichkeiten einteilen.

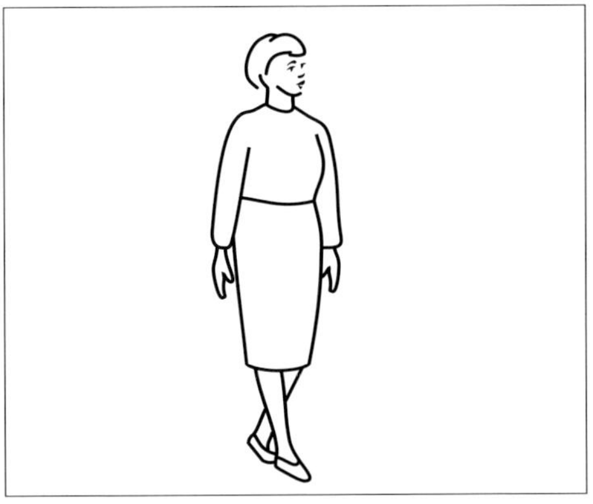

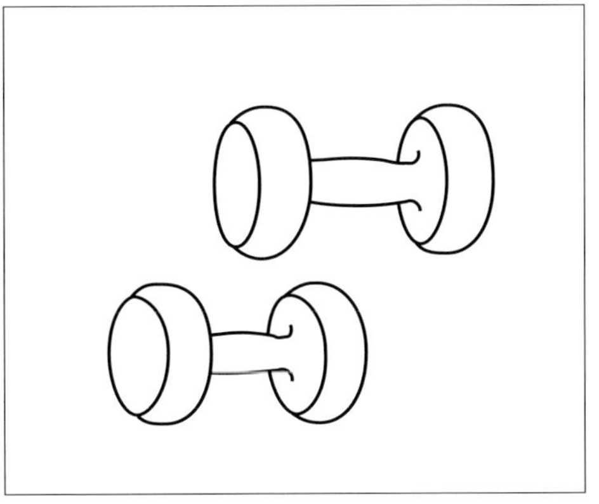

Praktische Empfehlungen

Das regelmäßige Training für Herz und Kreislauf ist gesund und macht Freude. Im Folgenden nennen wir noch einige nützliche Hinweise, die man stets beachten sollte.

● Bei welchen Arthrosen kann welches Training durchgeführt werden?

○ Arthrose der Knie, Hüfte, Füße:
  - Leichte Arthrose: alle genannten Methoden
  - Mittlere Arthrose: Heimtrainer, Schwimmen, Hanteln
  - Schwere Arthrose: Hanteln

○ Arthrose der Hände, Ellbogen, Schultern: Gehen, Heimtrainer, (Schwimmen)

○ Arthrose der Wirbelsäule: Heimtrainer (übrige Methoden vorsichtig testen)

● Wie kann man eine Überbelastung vermeiden? Zwei einfache Kriterien können sehr wertvoll sein: Auch während des Trainings muss die Atmung noch durch die Nase möglich sein. Ebenso sollte man sich noch gut mit einem eventuellen Partner gleichzeitig unterhalten können. Auch ein Pulsmesser kann helfen. Einfach zu merken: Pulsschlag während des Trainings z. B. nur bis 100 pro Minute.

● Wann sollte das Training nicht durchgeführt werden? Das beschriebene Training darf **nicht** durchgeführt werden bei: Fieber, Kurzatmigkeit in Ruhe, Herzrhythmusstörungen, hohen Blutdruckwerten, extrem labilem Diabetes sowie bei feuchtheißem Wetter.

● Auch während des Kreislauf-Trainings sollte man auf den sorgfältigen Schutz der betroffenen Gelenke achten. So darf die Belastung nur langsam gesteigert werden. Besser ist es, häufiger und leichter zu üben.

● Wie oft sollte man üben? Wenn das Training Freude macht und zur Gewohnheit wird, kann es seine volle Wirksamkeit für die Gesundheit entfalten. Das tägliche Üben ist deshalb besonders zu empfehlen.

Hinweis: Nachdem wir schon mehrfach auf die Nützlichkeit von Heimtrainer-Geräten (Standfahrrädern) hingewiesen haben, werden wir in einem der kommenden ARTHROSE-INFOS einige Tipps zur Auswahl dieser Geräte veröffentlichen.

Praktische Tipps für das künstliche Hüftgelenk

Jedes Jahr erhalten in Deutschland über 200.000 Menschen ein neues künstliches Hüftgelenk. Die allermeisten sind damit hoch zufrieden. Was kann man selbst zum Erfolg beitragen? Wie kann man sich darauf vorbereiten, und wie kann man das neue Gelenk schützen und es für viele Jahre erhalten? Gern möchten wir zunächst auch auf die bereits in den ARTHROSE-INFOS Nr. **7 und 8** gegebenen Tipps hinweisen, deren Beachtung sehr nützlich sein kann. Im Folgenden nennen wir einige weitere Empfehlungen.

1. Der Hybrid-Typ

Die bisherige Entwicklung des künstlichen Hüftgelenkes ist einer der größten Erfolge der modernen Medizin. Ständig arbeiten Ärzte und Wissenschaftler an einer weiteren Verbesserung. So wird heute in manchen Fällen der „Hybrid-Typ“ empfohlen, ein Mischtyp. Dabei wird je nach der Stabilität und Form des Knochens entweder die Pfanne oder der Schaft zementfrei eingesetzt, der übrige Teil aber mit Knochenzement eingesetzt.

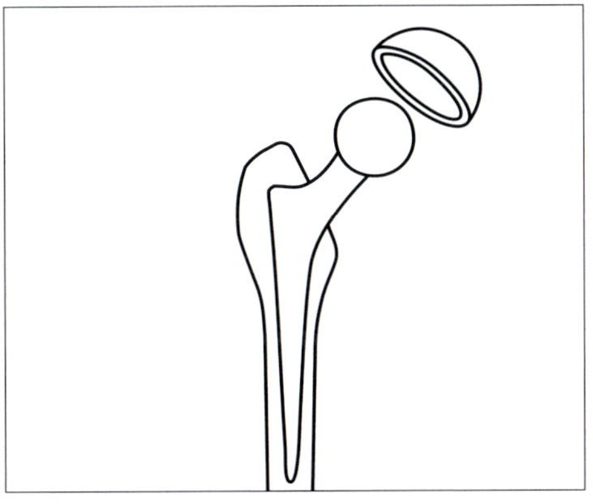

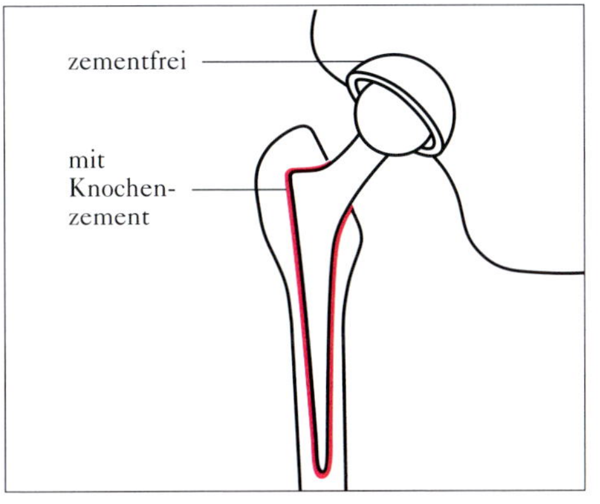

2. Virus-Übertragung durch Operation?

Um das Risiko einer Infektion durch Blutkonserven bei einer Hüftoperation von vornherein zu vermeiden, führen einige Kliniken die sogenannte „Eigenblutspende“ durch. In vielen Kliniken werden bei Austausch-Operationen heute sogenannte Blutsparmaschinen (Zellsparer, 2) eingesetzt, die das während der Operation austretende Blut sammeln und wieder zuführen.

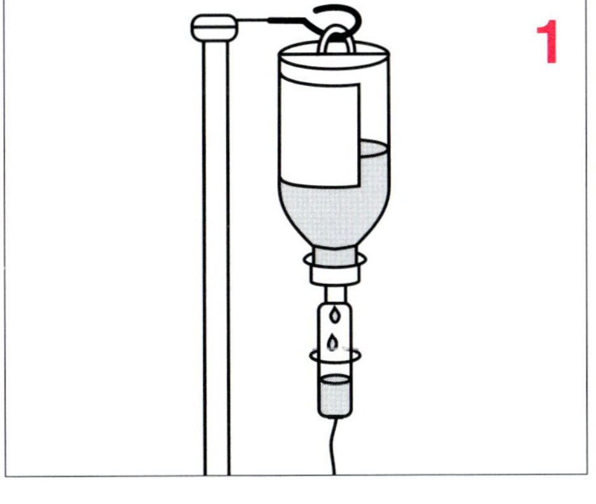

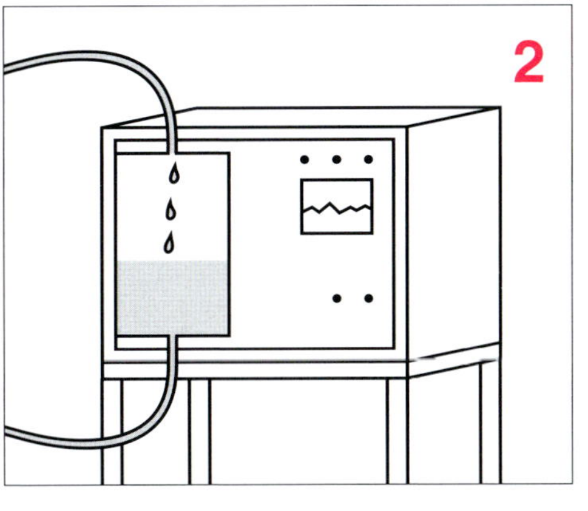

3. Gut beraten lassen

Hüftprothesen werden heute in vielen Kliniken routinemäßig eingesetzt. Dennoch handelt es sich um einen großen Eingriff, über den man sich im Voraus gut informieren sollte: „Ist die Operation wirklich notwendig?", „Wie und wie oft wird der Eingriff durchgeführt?" Dies sind nur zwei Beispiele von Fragen, die man mit den behandelnden Ärzten besprechen sollte. Auch das beratende Gespräch mit Freunden kann wertvoll sein. Wichtiger Hinweis: Den Entschluss zur Operation sollte man immer selbst fassen und sich niemals zur Operation drängen lassen.

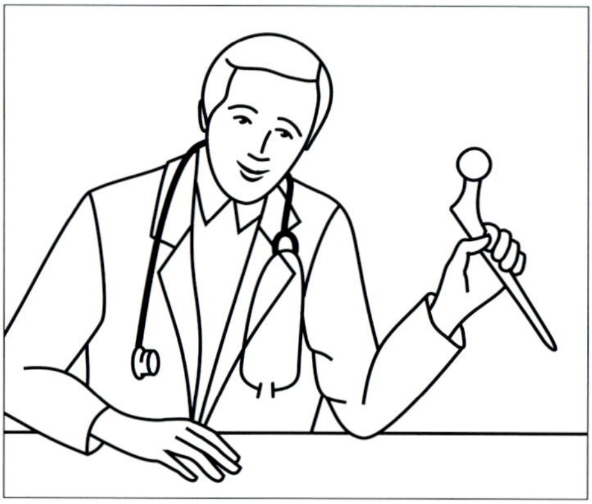

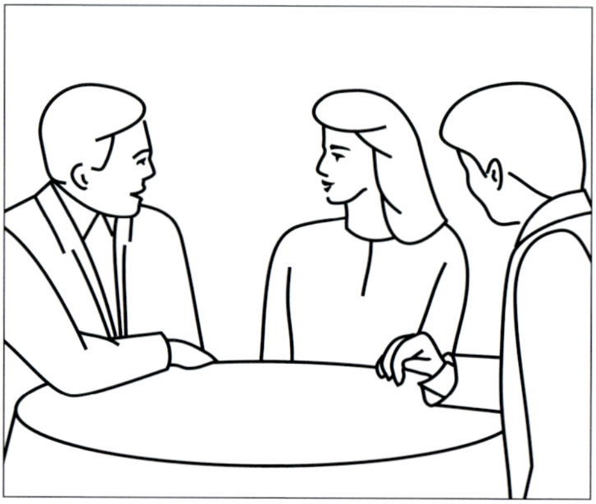

4. Wartezeiten

In den meisten Kliniken kann man heute sehr rasch einen Operationstermin bekommen. Von einer zu schnellen oder gar überstürzten Durchführung der Operation ist aber abzuraten. Meist ist eine Wartezeit von vier bis sechs Wochen sogar sehr vorteilhaft. Diese Zeit kann man nutzen, um zu Hause alles entsprechend zu organisieren. Ebenso können ein Besuch beim Zahnarzt, um Infektionen im Mundbereich behandeln zu lassen, sowie Maßnahmen zur Gewichtsreduktion eingeplant werden.

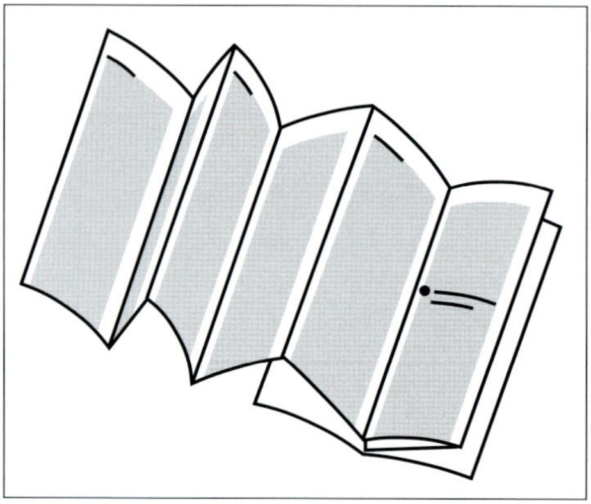

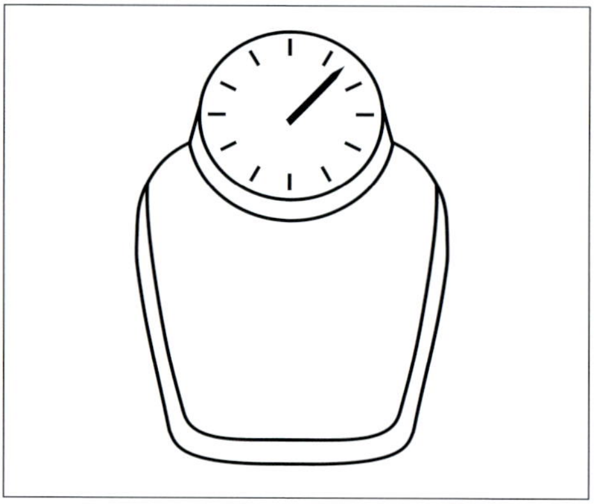

5. Wo erfolgt die Nachbehandlung?

Etwa 1–2 Wochen nach der Operation erfolgt die Weiterbehandlung meist in einer zweiten, auf die Nachbehandlung spezialisierten Klinik. Diese Klinik wird als Reha-Klinik bezeichnet. „Reha" ist die Abkürzung für Rehabilitation. Vor dem Eingriff kann es eine gute Idee sein, sich nicht nur die OP-Klinik, sondern auch schon die spätere Reha-Klinik anzusehen, sofern diese schon bekannt ist. Die Reha kann in vielen Fällen auch ambulant durchgeführt werden. Informieren Sie sich in Ihrer Stadt.

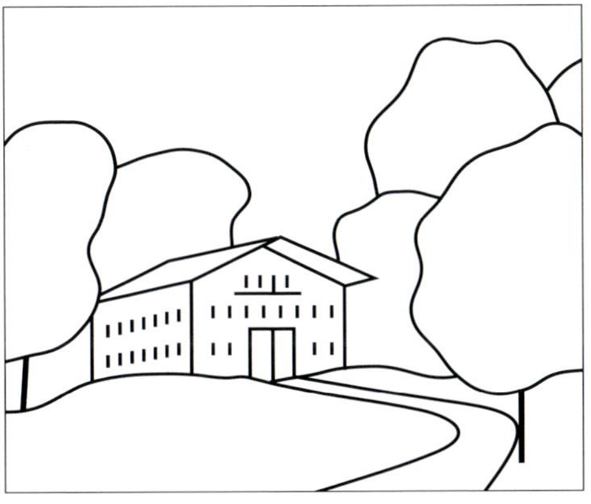

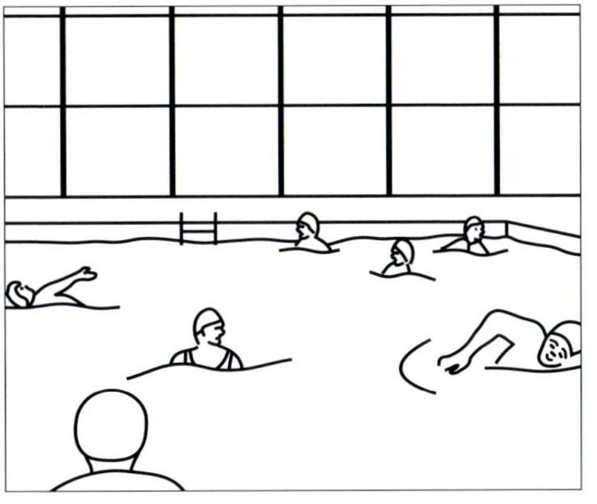

6. Kann der Körper allergisch reagieren?

Die heutigen Prothesen bestehen aus Materialien, bei denen Allergien nur äußerst selten auftreten. Ein vorheriger Allergietest wird daher nicht allgemein empfohlen, auch nicht wenn Metallallergien bereits bekannt sind und wenn eine hohe Neigung zu allergischen Reaktionen besteht. Es gibt aber sogenannte Allergie-Prothesen mit unterschiedlichen Beschichtungen. Ein Nachteil ist, dass hierzu oftmals mittel- und langfristige wissenschaftliche Ergebnisse noch fehlen.

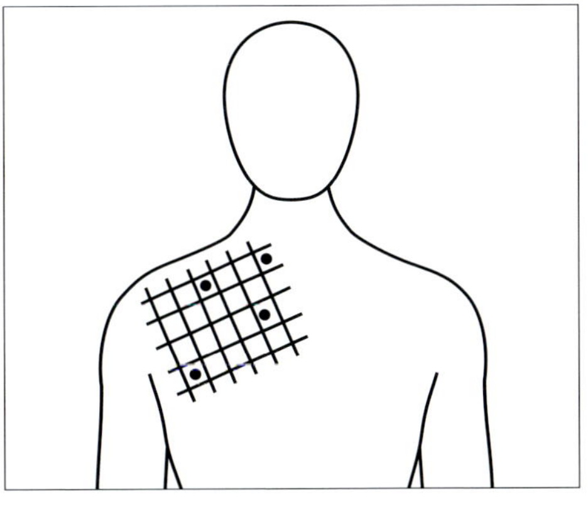

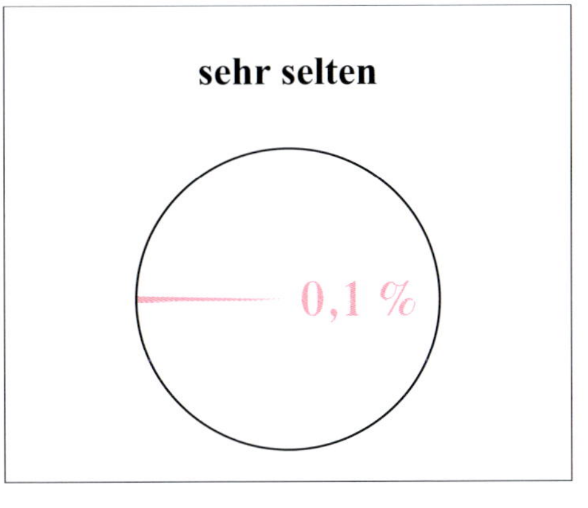

7. Was sind Verkalkungen, und wodurch entstehen sie?

Wenn Verkalkungen, bzw. Verknöcherungen in der Umgebung des künstlichen Gelenks auftreten, kann das den Erfolg der Operation zunehmend beeinträchtigen. Die Gründe hierfür sind bisher noch nicht gänzlich bekannt. Seit jedoch als Vorbeugemaßnahme bestimmte entzündungshemmende Medikamente in der ersten Zeit nach der Operation verordnet werden können, hat sich die Zahl dieser Komplikation deutlich vermindert.

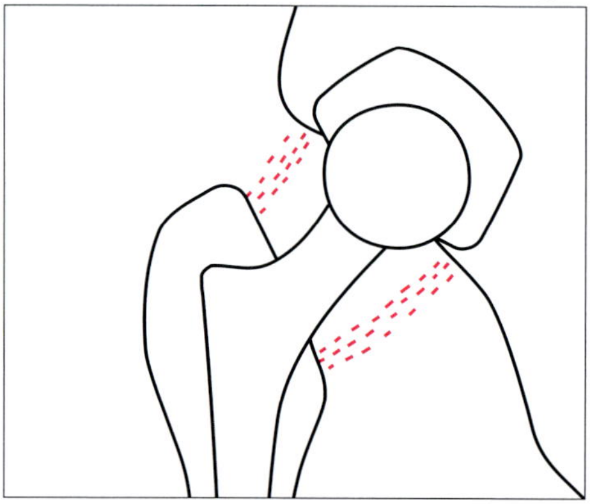

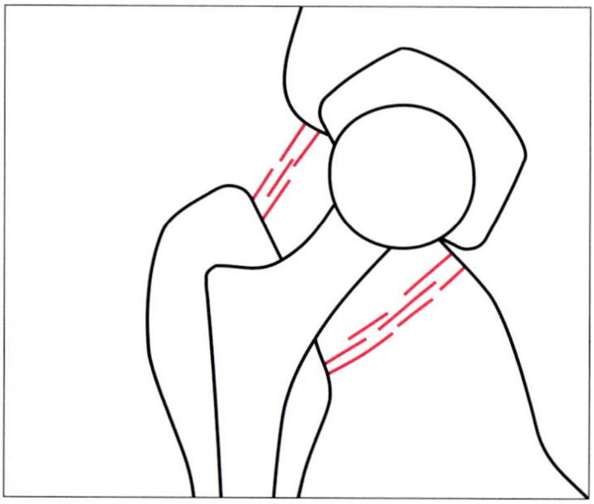

8. Vorsicht: Herz nicht überlasten

Das richtige Verhalten Wochen und Monate nach der Operation ist auch wichtig für das Herz. Denn paradoxerweise kann die Hüftarthrose, die über viele Jahre hinweg bestand, auch einen Schutz des Herzens bewirkt haben, da man wegen der zunehmenden Schmerzen nicht mehr so lange gehen konnte. Nach der Operation fällt dieser „Schutz“ weg. Stets sollte man deshalb den bisherigen Umfang der Belastung nur langsam erhöhen. Dies kommt dem Herzen zugute und fördert im Übrigen auch eine lange Haltbarkeit des neuen Gelenks.

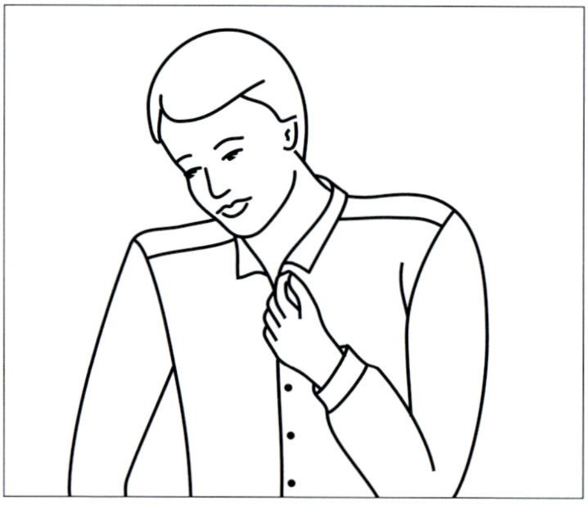

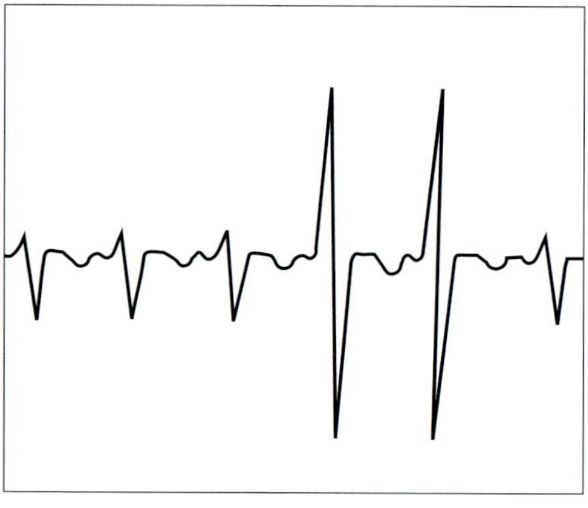

9. Vorsicht: Alle Infektionen vermeiden

Bei jeder bakteriellen Halsentzündung oder Zahnentzündung können Bakterien auf dem Blutweg das künstliche Gelenk erreichen, sich dort ansammeln und eine sogenannte Spätinfektion auslösen. Diese kann möglicherweise zu einer Lockerung des Gelenks führen. Zur sorgfältigen Pflege des künstlichen Gelenks gehört deshalb lebenslang das Vermeiden von Infektionen. Sind Infektionen einmal eingetreten, so sollte der behandelnde Arzt stets auf die mögliche Gefahr für das künstliche Gelenk hingewiesen und auch an die frühzeitige Einnahme eines Antibiotikums gedacht werden.

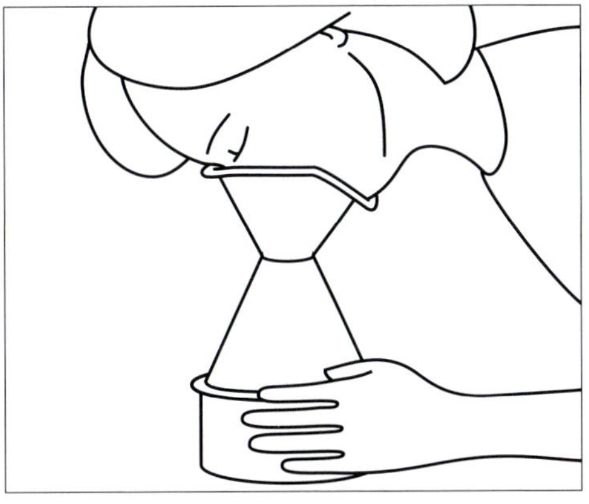

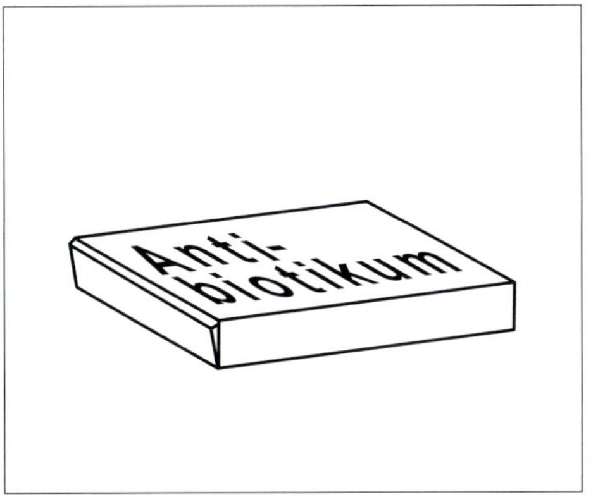

10. Ungünstige Stellungen der Beine vermeiden

Besonders in den ersten Monaten nach der Operation sollten bestimmte Stellungen der Beine und Füße vermieden werden, um ein Ausrenken des neuen Gelenks zu verhindern. Hierzu können beim „hinteren Zugang“ gehören:

1) zu starke Beugung der Hüfte,
2) Innendrehung des Beines bei gebeugtem Knie.

Wenn für den Hautschnitt ein „seitlicher oder vorderer Zugang“ gewählt wurde, ist dies

3) das Sitzen mit übergeschlagenen Beinen.

Stets sollte den Hinweisen des Operateurs gefolgt werden.

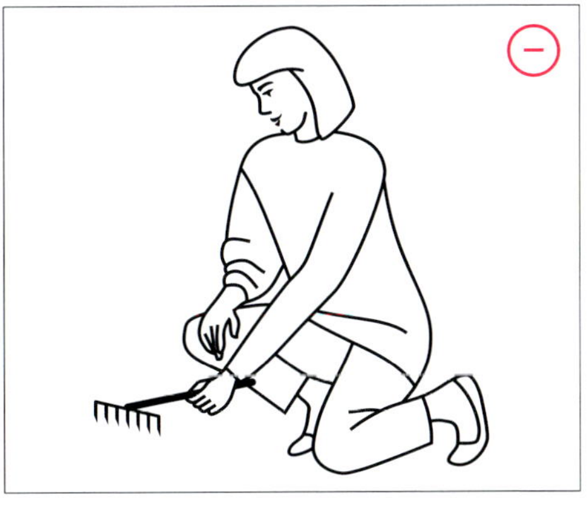

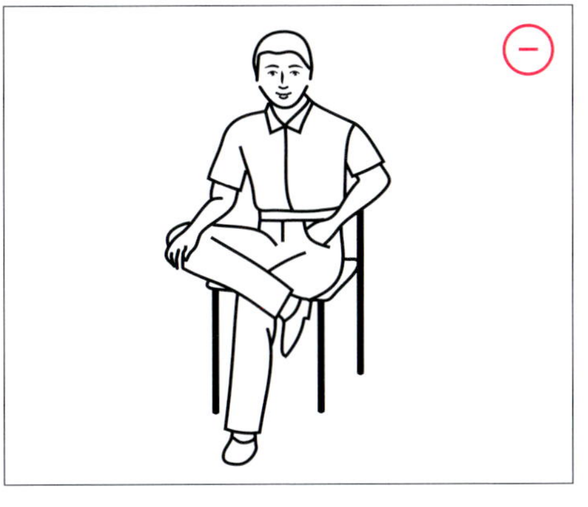

11. Praktische Hilfsmittel

Einfache Hilfsmittel können in einigen Fällen im Alltag nützlich sein und manche Tätigkeiten bzw. Bewegungen erleichtern. Hierzu gehören z. B.:
- Strumpfanzieher (1)
- Toilettensitzerhöhung (2)
- Handstöcke
- Handbesen mit verlängertem Stiel

usw.
Diese Mittel helfen, Extrembewegungen zu vermeiden und in den ersten Monaten die Gewöhnung des Körpers an das künstliche Gelenk zu fördern. Die meisten können vom Arzt verordnet werden. Sie sind aber nicht für jeden Patienten notwendig.

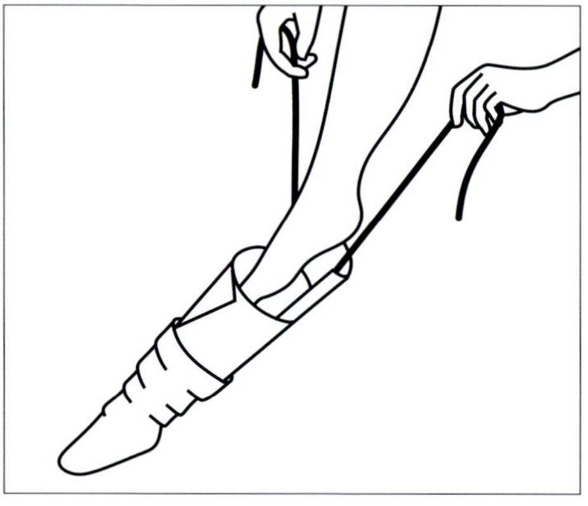

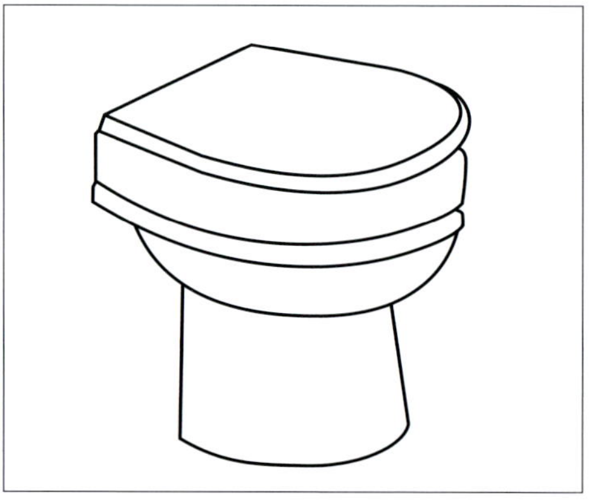

12. Sport

Mit dem künstlichen Hüftgelenk sollte man auf Laufsport (Jogging, Dauerlauf, Trablauf) und auf alle Ballsportarten besser verzichten. (Siehe hierzu auch unser Kapitel „Sender im Hüftgelenk" im ARTHROSE-INFO Nr. 16.)
Empfohlen werden meist:
1. Heimtrainer und Rad fahren
2. Schwimmen
3. Spazierengehen (weiche Schuhsohlen)
(Hinweis: Im kommenden ARTHROSE-INFO geben wir einige nützliche Empfehlungen zur richtigen Auswahl eines geeigneten Heimtrainers.)

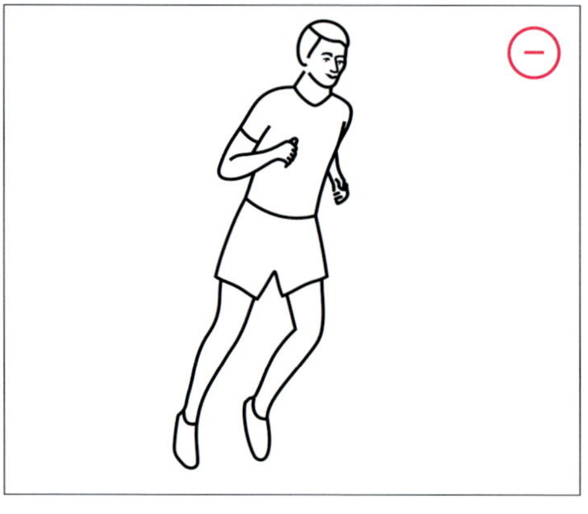

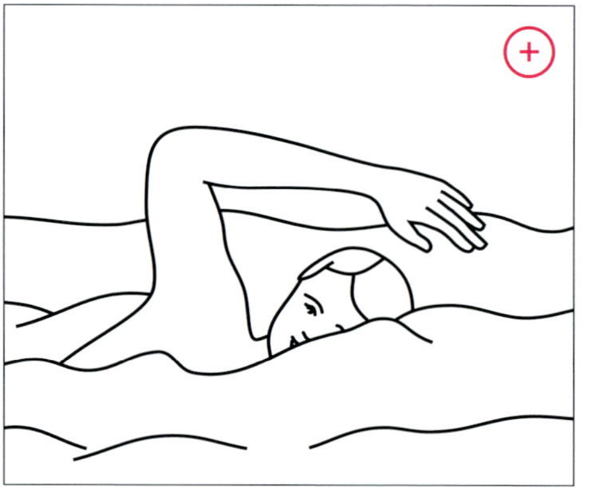

Leserbriefe

Gesprächspartner gesucht

Aschaffenburg: *Aufgrund einer angeborenen X-Stellung meines rechten Beines hat sich bei mir eine laterale (außenseitige) Kniearthrose entwickelt. Die Fehlstellung soll jetzt durch eine Umstellungsoperation korrigiert werden. Wer hat damit gute eigene Erfahrung gemacht?*
Herr Bernhard G., Glattbach

Bad Tölz: *Wer hat bereits Erfahrung mit einer Knie-Umstellungsoperation (valgisierende Tibiakopfosteotomie)? Für Informationen wäre ich sehr dankbar.* Frau Inge L., Bad Tölz

Berlin: *Mein Arzt rät mir jetzt zu einem neuen Kniegelenk. Wer lebt bereits mit einer Knievollprothese und kann mir über seine Erfahrungen berichten?*
Frau Vera H., Berlin

Bremerhaven: *Bei mir steht eine Operation beider Knie an. Ich wäre sehr dankbar für Kontakte zu anderen Betroffenen, die mir diesen Schritt erleichtern könnten.*
Frau Ursula L., Axstedt

Frankfurt/Darmstadt: *Bitte, wer hat Erfahrung mit der Behandlung einer Handgelenkarthrose?*
Herr Raimund G., Dreieich

Gießen: *Wer könnte mir über seine eigenen Erfahrungen mit einer Hüftoperation berichten?*
Herr Ewald V., Langgöns

Hamburg: *Trotz Umstellungsoperation am Hüftkopf vor 15 Jahren habe ich nun eine Arthrose in beiden Hüftgelenken. Wer befindet sich in einer ähnlichen Situation?*
Frau Dr. Ulrike B., Hamburg

Hannover: *Ich habe jetzt eine Kniegelenkoperation vor mir und würde mich sehr gern mal ausführlich mit anderen Betroffenen unterhalten, die diese Operation ebenfalls noch vor sich bzw. schon durchgeführt haben.*
Frau Else M., Hannover

Karlsruhe: *Ich habe eine Arthrose im Grundgelenk der großen Zehe. Mein Arzt für Orthopädie hat mir eine Operation nach „Brandes" vorgeschlagen. Wer kann mir hierzu seine Erfahrungen mitteilen?* Frau Erny S., Karlsruhe

Karlsruhe: *Ich würde gerne eine Arthrose-Gruppe gründen und suche Kontakt zu anderen Betroffenen.*
Herr Hermann M., Bretten

Kassel: *Ich habe Arthrose in den Händen sowie in mehreren anderen Gelenken. Wer kann mir gute Therapieempfehlungen geben?*
Frau Christiane S., Kassel

Reutlingen: *Ich bin 24 Jahre alt und habe seit über 10 Jahren eine Arthrose in beiden Knien, wobei lediglich die Kniescheibenrückflächen betroffen sind. Mehrere Operationen blieben bisher ohne Erfolg. Wer kann mir über eine erfolgreiche Therapie berichten?*
Frau Gundula S., Winterlingen

Rostock: *Als Baby wurde ich wegen Hüftluxation (Hüftausrenkung) an der linken Hüfte operiert. Jetzt habe ich zunehmende Beschwerden und suche dringend Kontakt zu anderen jungen Leuten mit Hüftarthrose. Ich bin 24 Jahre alt und habe zwei kleine Kinder.*
Frau Petra M., Stavenhagen

Hinweis: Die oben genannten Adressen können telefonisch unter Tel. 0 68 31 – 94 66 77 erfragt werden.

Dank für Buchtipp

Im ARTHROSE-INFO Nr. 12 haben Sie das Buch „Sorge Dich nicht – lebe!" empfohlen. Seit ich dieses Buch lese, ist das Leben für mich viel einfacher geworden. Ich habe das Gefühl, frei zu sein. Die beigefügte Spende sende ich Ihnen mit herzlichem Dank.
Frau Anni R., Duisburg

Ich kann wieder laufen . . .

Ich habe seit 2 Jahren ein künstliches Hüftgelenk. Die Operation verlief erfolgreich, und ich kann mit meinen 78 Jahren wieder gut laufen, wandern und tanzen. Darüber bin ich sehr glücklich. Für Ihre Forschungsarbeit möchte ich Ihnen deshalb meinen Dank sagen und – Machen Sie weiter so! Damit vielen Betroffenen Mut gemacht wird.

Frau Elsbeth S., Kassel

Erfahrung mit Akupunktur

Im ARTHROSE-INFO Nr. 14 beschreiben Sie die Möglichkeiten der Arthrose-Behandlung mit Akupunktur. Diese Darstellung halte ich für sehr gelungen. Dr. med. Hans H., Arzt für Allgemeinmedizin, Bremen

Große Hilfe

Für die immer wieder hervorragend gemachten, hochinteressanten ARTHROSE-INFOS möchte ich mich bedanken. Sie sind für jeden gut verständlich und eine große Hilfe für alle Betroffenen.

Frau Dr. Ulrike B., Hamburg

Bereits von Heft 1 an lese ich mit großem Interesse Ihre ARTHROSE-INFOS. Jedes Mal warte ich gespannt auf Ihre neuen Informationen, Hinweise und Tipps. Frau Helene P., Bremen

Als Leser Ihrer ARTHROSE-INFOS folge ich auch hier im Ausland eingehend Ihren interessanten Informationen. Herr Bernd H., Schweden

In der Anlage übersende ich Ihnen einen Beitrag für Ihre segensreiche Tätigkeit. Herr Yissakhar B.-Y., Botschafter a. D., Frankfurt/Main

Die ARTHROSE-INFOS sind ein wahrer Schatz! Frau Ellen M., USA

Ich freue mich immer schon auf die nächste Ausgabe.

Frau Ruth R., Mönchengladbach

Hinweise zur Vorbereitung Ihres Arztbesuchs

Ein Besuch beim Arzt ist immer eine besondere Angelegenheit. Er kann aus den verschiedensten Gründen notwendig sein, z. B. wegen Schmerzen in einem Gelenk, oder weil nach dem Einsetzen eines künstlichen Gelenks eine Nachuntersuchung erforderlich ist. Aber was kann man tun, um den Termin bestmöglich zu nutzen? Wie kann man vermeiden, dass wichtige Fragen in Vergessenheit geraten, weil die Aufregung zu groß ist oder die Zeit zu knapp erscheint? Hierzu gern einige Hinweise:

- **Beschwerden beschreiben:** Vor dem Termin kann man schon notieren, welche Beschwerden vorliegen: z. B. wo schmerzt das Gelenk? An welcher Stelle am meisten? Strahlen die Schmerzen aus? Zu welcher Tageszeit und bei welcher Bewegung treten sie auf? usw. Je

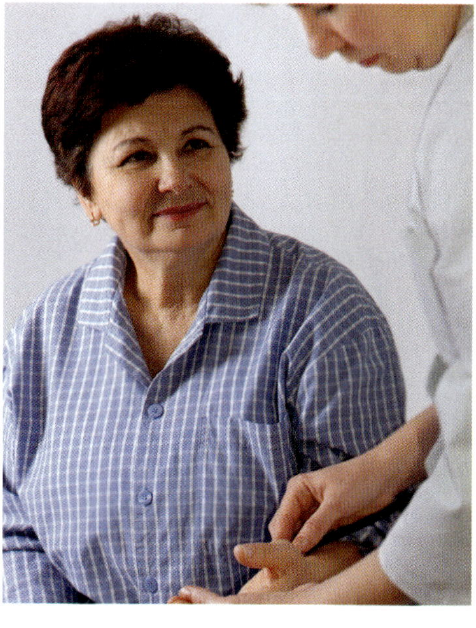

genauer Ihre Angaben sind, umso besser kann Ihr Arzt eine Diagnose stellen.

- **Frageliste:** Auch hilft es, eine Liste mit allen Fragen zu haben, die man seinem Arzt stellen möchte. Im Gesprächsverlauf kann es schnell passieren, dass man eine wichtige Frage vergisst, aber mit Hilfe der eigenen Liste lässt sich schnell prüfen, ob man an alles gedacht hat.
- **Vorerkrankungen, Operationen, Medikamente:** Wenn man schon länger nicht mehr beim Arzt war oder einen neuen Arzt aufsucht, kann es außerdem hilfreich sein, wenn man vorher eine Liste früherer Erkrankungen und bereits erfolgter Operationen (mit Jahresangabe) und der Medikamente, die man derzeit einnimmt, vorbereitet.

Wir hoffen, dass einige dieser Hinweise nützlich für Sie sind und bei der Vorbereitung helfen.

Wichtige Hinweise

Vitamine und Mineralstoffe

In Drogeriemärkten und Apotheken werden sie vielfach angeboten und in der Werbung angepriesen: Vitamine und Mineralstoffe sollen als Nahrungsergänzungsmittel einen wichtigen Beitrag zur Erhaltung unserer Gesundheit und zur Vermeidung oder Linderung chronischer Krankheiten leisten. Aktuelle Studien aus den USA raten aber zur Vorsicht. Viele Präparate bringen keinen Vorteil, und in manchen Fällen können sie sogar mehr schaden als nutzen. Deshalb gilt auch bei Arthrose: Nahrungsergänzungsmittel nur nach ärztlicher Beratung dauerhaft einnehmen.

Die Forschung unterstützen

Zusammen mit dieser Ausgabe des ARTHROSE-INFOS übersenden wir wieder aktuelle Informationen zu unserer Aufklärungs- und Forschungsarbeit. Diesmal berichten wir über ein wichtiges Projekt zu neuen Operationsverfahren an der Halswirbelsäule. Herzlichen Dank, dass Sie mithelfen, die Arthroseforschung weiter voranzubringen!

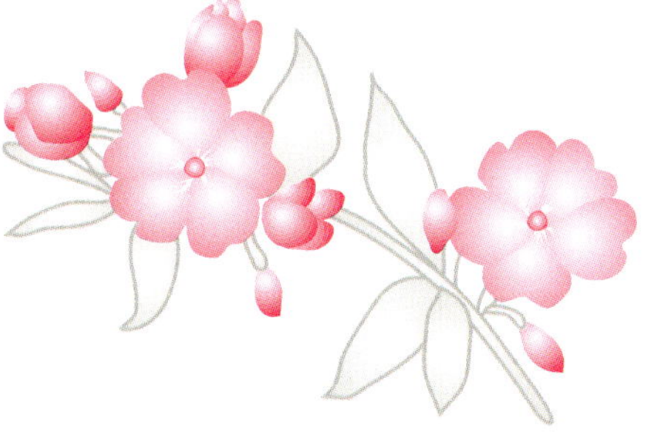

Ihre Empfehlungen

Ihre persönlichen Erfahrungen zur Arthrose sind sehr wichtig! Gibt es zum Beispiel Behandlungen, mit denen Sie besonders zufrieden waren und die Sie empfehlen können? Gibt es ein Hausmittel, das Sie begeistert hat? Oder haben Sie vielleicht sonstige Hinweise, die auch für andere nützlich sein könnten? Wir freuen uns über Ihre Zuschrift an: Deutsche Arthrose-Hilfe e. V., Postfach 11 05 51, 60040 Frankfurt/M. oder an service@arthrose.de. Vielen Dank.

Lexikon

„X/Z"

Medizinische Begriffe aus der Sprechstunde, die jeden interessieren

X-BEINE

Normalerweise zeigen unsere Beine einen geraden Verlauf. Wenn sich im Stehen die Knie berühren, berühren sich auch die Füße. Beim „X-Bein" dagegen weichen die Unterschenkel zur Seite und die Füße berühren sich nicht. Der Abstand zwischen den Innenknöcheln kann dabei wenige Millimeter, aber auch zwanzig Zentimeter und mehr betragen. Während „X-Beine" bei Kindern zwischen dem zweiten und achten Lebensjahr ganz normal sind, bergen sie beim Erwachsenen die Gefahr einer späteren Arthrose der Knie in sich. Bei „X-Beinen" empfiehlt es sich daher, möglichst frühzeitig eine ärztliche Untersuchung durchführen zu lassen, Übergewicht zu vermeiden und mit dem Tragen von Lasten zurückhaltend zu sein.

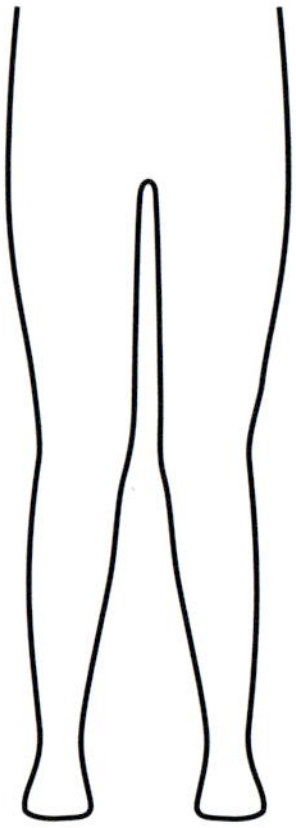

ZYSTE

„Zyste" bedeutet eigentlich „Blase". Besonders an Finger- und an Hüftgelenken findet sich bei einer schweren Arthrose neben dem Knorpelverlust oft eine Höhlenbildung des Knochens, die auf dem Röntgenbild ein blasenartiges Aussehen haben kann. Am Hüftgelenk können diese „Zysten" bis zu zwei Zentimeter groß sein. Sie werden meist von einer besonderen Verdichtung des Knochens umgeben und weisen immer auf eine zu hohe Belastung des Arthrosegelenks hin. Die wichtigste therapeutische Maßnahme besteht deshalb zunächst in einer konsequenten Entlastung des betroffenen Gelenks.

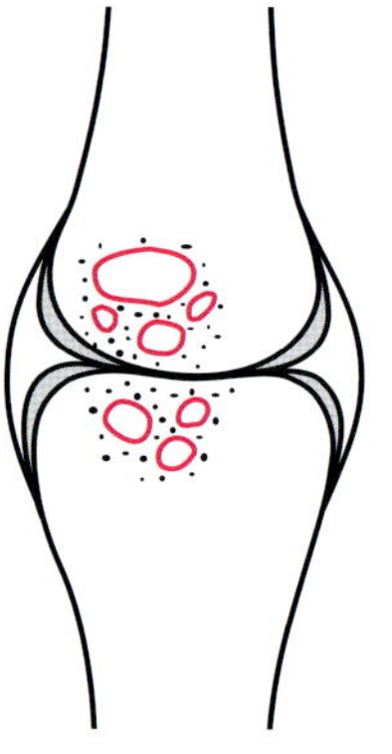

Vorschau

Im nächsten Heft lesen Sie . . .

- Tipps zum künstlichen Kniegelenk
- Welche Heimtrainer sind bei Arthrose zu empfehlen?
- Wichtige Leserbriefe
- Aktuelle Hinweise
- und anderes mehr . . .

Heft 19

ARTHROSE Info

Offizielles Organ der Deutschen Arthrose-Hilfe e.V.
Erscheint vierteljährlich
Nr. 19 Sonderausgabe

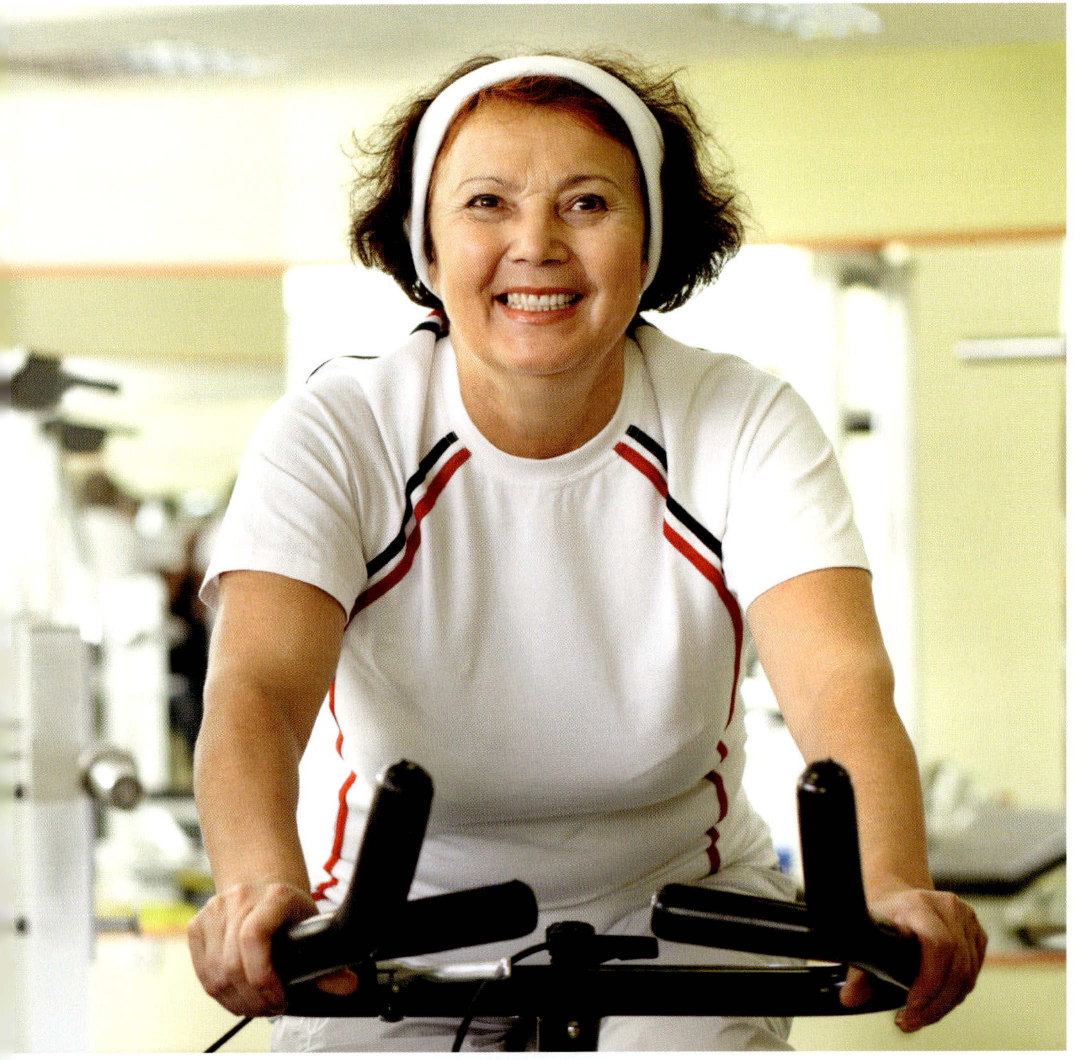

Inhalt

Seite

Impressum

Herausgeber:
Deutsche Arthrose-Hilfe e.V.
Postfach 11 05 51
60040 Frankfurt a. M.,
in Zusammenarbeit mit Ärzten und Wissenschaftlern des In- und Auslandes

Bezug:
Einzelheft € 4,–
Für Mitglieder und Förderer
im Beitrag enthalten

Chefredaktion:
Dr. med. Helmut Huberti

Grafik:
Margret Walter

Druck:
Ottweiler Druckerei und Verlag GmbH
Weißes Papier chlorfrei gebleicht

Service-Telefon:
Telefonische Anfragen an die
Deutsche Arthrose-Hilfe:
(0 68 31) 94 66 77
Montags bis freitags
8.00 – 12.00 und 12.30 – 16.00 Uhr

Vereinsanschrift:
Deutsche Arthrose-Hilfe e.V.
Postfach 11 05 51
60040 Frankfurt a. M.

Spendenkonten:
Postbank Frankfurt
IBAN: DE04 5001 0060 0101 1776 08
BIC: PBNKDEFF
Deutsche Bank Frankfurt
IBAN: DE22 5007 0010 0092 0587 00
BIC: DEUTDEFFXXX

Hinweis:
Die Beiträge im ARTHROSE-INFO können und sollen die Behandlung durch Ihren Arzt nicht ersetzen.
Je besser Sie informiert sind, umso wirkungsvoller sind die ärztlichen Maßnahmen.

ISSN-Nr.: 0937-9142

Editorial

*Liebe Leserinnen, liebe Leser,
liebe Freunde der
Deutschen Arthrose-Hilfe!*

Heimtrainergeräte bieten eine ausgezeichnete Möglichkeit für das Training bei Arthrose.

Sogar mehr noch als das normale Fahrrad fahren erlauben sie eine genaue Dosierung der verschiedenen Übungsformen, die wir bereits in früheren ARTHROSE-INFOS beschrieben haben. Auf leichte und moderne Weise kann zum Beispiel das „Bewegen ohne Belasten", die behutsame Kräftigung der Gelenke und schließlich auch ein vorsichtiges Herz- und Kreislauftraining den eigenen Möglichkeiten angepasst werden.

Da wir schon mehrfach auf diese wertvollen Geräte hingewiesen haben, möchten wir in unserer heutigen Ausgabe gern auch einige nützliche Tipps zu ihrer Auswahl sowie zu ihrem Kauf und ihrem Einsatz bei Arthrose geben. Diese Empfehlungen sind natürlich in jeder Hinsicht unverbindlich. Sie sind als Anregung für die eigene Entscheidung gedacht und können diese möglicherweise erleichtern.

In unserem Kapitel „Neue Praktische Tipps zum künstlichen Kniegelenk" stellen wir auch zahlreiche neue Hinweise vor, die für alle, die vielleicht bald vor einer solchen Entscheidung stehen oder die bereits ein künstliches Kniegelenk haben, wertvoll sein können.

Mit großer Freude begrüßen wir wiederum auch die zahlreichen neuen Mitglieder und Leser und danken allen, die unsere gemeinsame Aufgabe durch ihre Beiträge und Spenden so tatkräftig unterstützen.

*Herzlichst
Ihr*

H. Huberti

*Dr. med. Helmut Huberti
Präsident der
Deutschen Arthrose-Hilfe*

Welche Heimtrainer sind bei Arthrose zu empfehlen?

Heimtrainer können bei Arthrose von großem Nutzen sein. Nachdem wir schon mehrfach auf diese Heim- bzw. Standfahrräder hingewiesen haben, möchten wir heute die Grundprinzipien dieser Geräte beschreiben und einige nützliche Tipps und Hinweise zu ihrer möglichen Auswahl und Anwendung nennen.

Viele Vorteile bei Arthrose

Während auch das normale Fahrradfahren für die Gelenke nützlich ist, bietet das Heimtrainerfahren darüber hinaus noch mehrere weitere Vorteile. Diese Vorteile beziehen sich vor allem auf die folgenden drei wichtigen Bereiche:

- **Unabhängig sein.** Mit einem Heimtrainer sind Sie unabhängig von Wetter, Tageszeit und Verkehr. Gleichzeitig können Sie die Übungszeit exakt einstellen und, wenn Sie dies möchten, sogar Musik hören oder fernsehen.

- **Bewegen ohne Belasten.** Eine regelmäßige Bewegung ohne Belastung ist für die Heilungsvorgänge im Arthrosegelenk von großer Bedeutung. Beim Heimtrainerfahren können Sie die Belastung so niedrig einstellen, dass Knie, Hüften und Füße ohne nennenswerten Widerstand bewegt werden können. Später, wenn die Muskulatur und die Gelenke behutsam gekräftigt werden dürfen, kann dies erfolgen, ohne dass die Gelenke besonders hoch beansprucht werden.

- **Den Kreislauf trainieren.** Schließlich erlaubt das Heimtrainerfahren auch für alle Altersgruppen ein vorsichtiges, kontrolliertes und jederzeit beendbares Kreislauftraining, was auch bei Arthrose von Wichtigkeit ist. Wer jeden Tag nur fünf Minuten Heimtrainer fährt, hat schon viel für seine Gesundheit getan und wird Freude und Wohlbefinden verspüren.

Welche Gerätearten gibt es nun, und was ist bei der Auswahl und dem Gebrauch der Geräte zu beachten?

Je nach Komfort und finanziellen Möglichkeiten kann man grundsätzlich zwischen zwei Geräteklassen wählen, die beide für das Training bei Arthrose geeignet sind und die wir im Folgenden beschreiben.

Die Auswahl an Heimtrainern ist heute groß. Oft genügen bereits einfache, preiswerte Geräte.

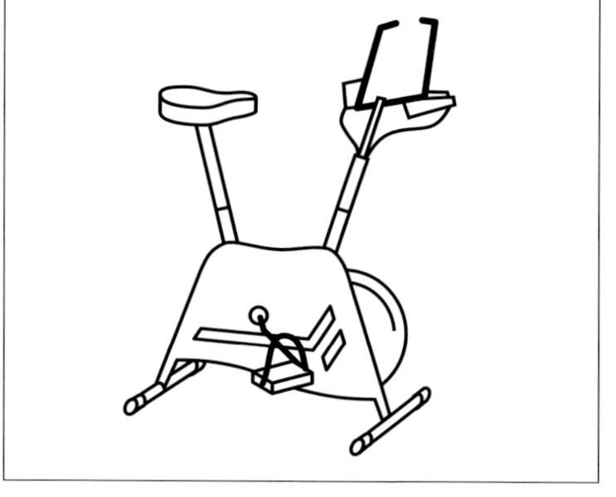

Welche Heimtrainergeräte können empfohlen werden, welche Vorteile haben sie, und welche Alternativen gibt es?

- **Grundversion**

Die Grundversion ist einfacher konstruiert, erfüllt aber auch ihren Zweck, wenn der Tretwiderstand leicht geregelt werden kann oder wenn eine Gangschaltung vorhanden ist. Oft ist auch bereits am Lenker eine Uhr eingebaut, auf der man die gewünschte Trainingszeit einstellen kann. Bei jedem Training empfiehlt es sich bei dieser Version, stets immer wieder im niedrigsten Gang zu beginnen und immer betont langsam zu treten.

Heimtrainer in dieser einfachen Grundversion kann mann ab ca. 200 Euro erhalten.

- **Komfortversion**

Die Komfortversion, die gelegentlich auch als „Ergometer" bezeichnet wird, ist technisch aufwändiger konstruiert. Sie ist auch vom Gewicht her schwerer. Der Tretvorgang ist etwas gleichmäßiger, die Fahrgeräusche sind meist etwas leiser, zusätzliche Armaturen informieren über Uhrzeit, Fahrgeschwindigkeit und gefahrene Distanz. Auch Leistung, Herzfrequenz und die verbrauchten Kalorien werden angezeigt. Neben den üblichen Trainingsrädern, auf denen man aufrecht im Sitzen fährt, gibt es auch Liege-Heimtrainer, die über eine stützende Rückenlehne verfügen. Außerdem lässt auch das gehobenere Aussehen den deutlich höheren Preis erkennen:

Heimtrainer der Komfortversion sind ab ca. 500 Euro erhältlich.

Es bleibt vor allem eine persönliche Abwägung, ob die Freude am schöneren Aussehen und größeren Komfort den doch erheblichen Preisunterschied zur Grundversion als angemessen erscheinen lässt. Für das Training der Gelenke ist auch die Grundversion gut geeignet.

- **„Pedaltrainer"**

Wem die Anschaffung eines richtigen Heimtrainers nicht möglich ist, dem kann vielleicht dieses einfache Trainingsgestell als Ersatz dienen. Es wird vom Stuhl oder Sessel aus bedient und ermöglicht ebenfalls ein leichtes Bewegungstraining mit verstellbarem Tretwiderstand. Preis: ca. 30 Euro.

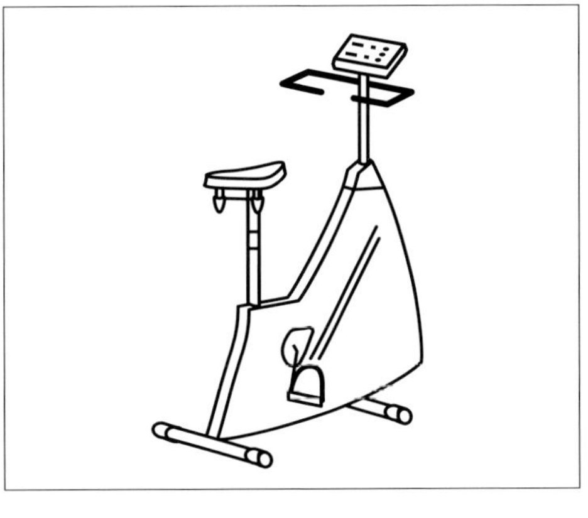

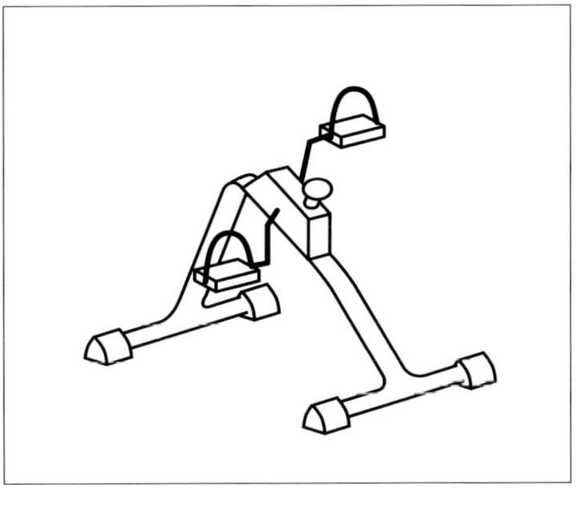

Nützliche Empfehlungen

Das Heimtrainerfahren kann gerade auch bei Arthrose viel Freude machen. Die Beachtung der folgenden Hinweise kann dabei nützlich sein:

(1) Herz, Kreislauf und Gelenke müssen sich erst langsam an das neue Training gewöhnen. In der ersten Woche ist es deshalb ratsam, täglich nur fünf Minuten zu üben, im niedrigsten Gang zu fahren und möglichst langsam zu treten. In den folgenden Wochen darf die Anforderung dann behutsam erhöht werden. Stets sind auch die Hinweise, wie wir sie in den ARTHROSE-INFOS Nr. 15, 17 und 18 genannt haben, zu beachten.

(2) Beim Kauf der Geräte in Fahrradfachgeschäften, Sport- und Sanitätshäusern empfiehlt es sich, die Geräte vorher anzusehen und Probe zu fahren. Wichtige Punkte, die geprüft werden können: Hat das Gerät einen stabilen Stand? Ist die Gangschaltung einfach zu bedienen? Ist der Sattel so hoch verstellbar, dass die Knie fast gestreckt werden können? Lässt der Lenker den Knien genügend Platz? Hinweis: In vielen Geschäften, in denen auch teurere Geräte angeboten werden, werden die Grundversionen oft irrtümlicherweise als weniger geeignet bezeichnet. Dies ist aber nicht korrekt. Bleiben Sie dabei gelassen und urteilen Sie nüchtern. Auch am einfachsten Gerät können Sie viel Freude haben.

(3) Es gibt eine große Zahl von Herstellern, die gute Geräte anbieten. Einige bekannte Namen sind z. B. Cateye, Kettler, Life Fitness, Reebok, Tunturi. Diese Geräte sind im Fachhandel allgemein gut bekannt und meist vorrätig. Der Pedaltrainer kann z. B. bei www.amazon.de bezogen werden.

Hinweis: Die Empfehlungen dieses Kapitels können lediglich der unverbindlichen Orientierung dienen. Eine Haftung für die besprochenen Produkte kann nicht übernommen werden. Auch andere Geräte können ebenfalls nützlich sein.

Praktische Tipps für das künstliche Kniegelenk

Ein künstliches Kniegelenk kann heute vielen Menschen mit schwerer Kniearthrose wieder Schmerzfreiheit bringen. Die meisten sind daher mit ihrem neuen Kniegelenk hoch zufrieden, wenn auch das eigene Verhalten nach der Operation für den Erfolg sehr wichtig ist.

Was kann man selber für den Erfolg tun? Und wie kann man das neue Gelenk schützen und es für viele Jahre erhalten? Gern möchten wir hierzu auch auf die bereits in den ARTHROSE-INFOS Nr. **7 und 9** gegebenen Tipps hinweisen, die wir nochmals empfehlen möchten.

1. Besser zuerst eine „Umstellungsoperation"?

Trotz der langen Haltbarkeit der modernen künstlichen Kniegelenke gibt es eine große Zahl anerkannter Kliniken, die einem anderen Eingriff zunächst möglichst den Vorzug geben, der sogenannten „Umstellungsoperation". Immer wenn nur eine Hälfte des Knies von der Arthrose betroffen ist, kann diese Alternative vor allem bei jüngeren Patienten bedacht werden. Diese Operation wird meist nur vor dem siebzigsten Lebensjahr durchgeführt.

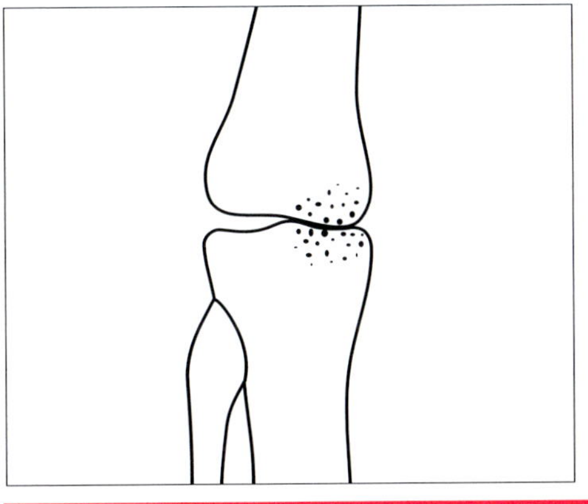

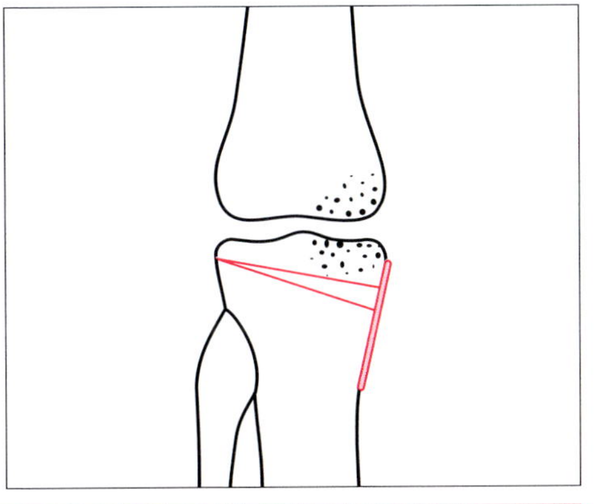

2. Wann ein künstliches Gelenk?

Wenn die Arthrose weit fortgeschritten ist und eine Umstellungsoperation nicht infrage kommt, dann ist das künstliche Kniegelenk für viele ein gutes Verfahren, wieder schmerzfrei zu werden. Stets wird der Arzt dabei abwägen, ob eine Halb- oder Vollprothese eingesetzt werden kann. Ist nur eine Hälfte des Gelenks betroffen, kann eine Halbprothese (auch „Schlitten"-Prothese genannt) gewählt werden (1). Betrifft die Arthrose aber größere Teile der Gelenkfläche, wird meist die Vollprothese gewählt (2).

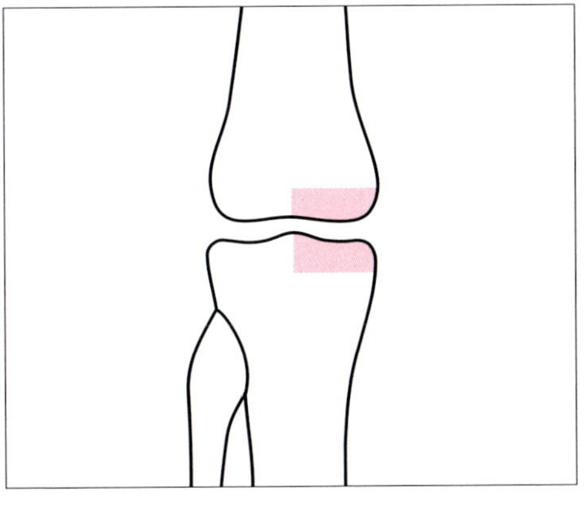

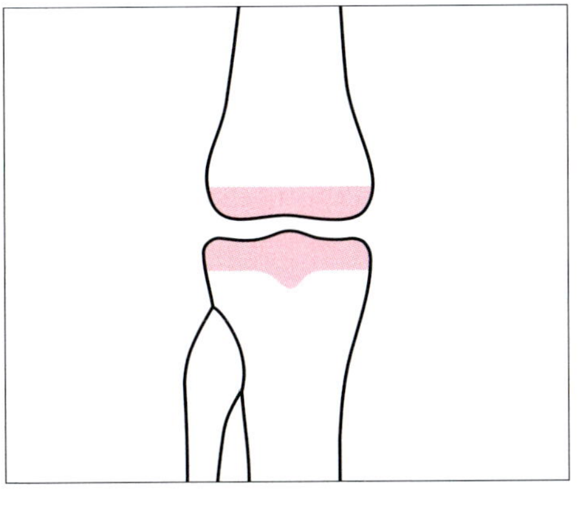

3. Wie oft werden künstliche Gelenke eingesetzt?

In Deutschland erhalten zurzeit jährlich fast 400.000 Menschen ein neues künstliches Hüft- oder Kniegelenk. Ihre Zahl nimmt ständig weiter zu. Wie oft werden hierbei die verschiedenen besprochenen Operationsmethoden angewandt? Im großen Durchschnitt kann geschätzt werden, dass die Umstellungsoperation (Tipp 1) bei weniger als 5 % und die Halbprothesenoperation bei weniger als 10 % der Fälle durchgeführt werden. In mehr als 85 % der Fälle wird eine Vollprothese eingesetzt.

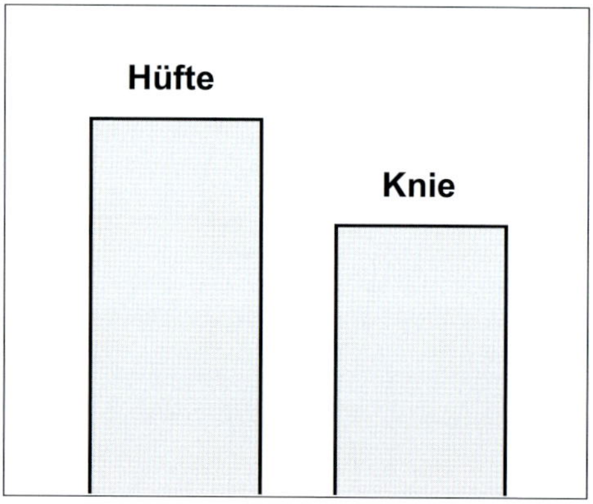

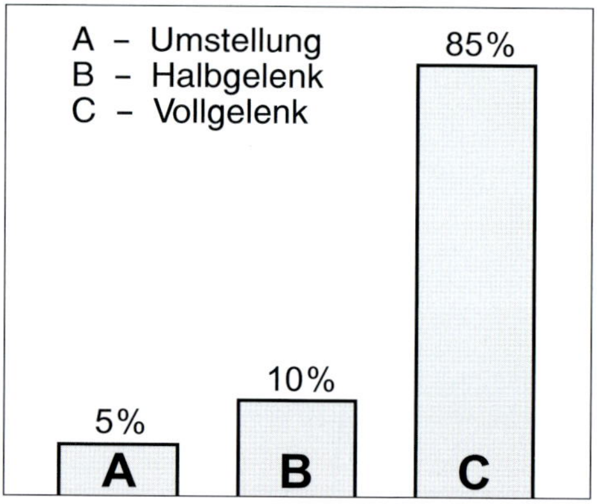

4. Warum das künstliche Gelenk schonen?

Auch wenn man nach der Operation keinerlei Schmerzen mehr verspürt, sollte man an bestimmte Vorsichtsmaßnahmen denken und das neue Gelenk pflegen und schonen. Warum? Von Experten werden zwei besondere Gründe genannt: (1) Bei zu hoher Belastung kann es leicht zu dauernden Beschwerden an der Kniescheibe kommen, (2) eine überhöhte Aktivität kann zu einer raschen Abnutzung der Kunststoff-Flächen des Gelenks führen. Eine wichtige Regel lautet daher: „Benutzen und belasten ja, aber nicht übertreiben."

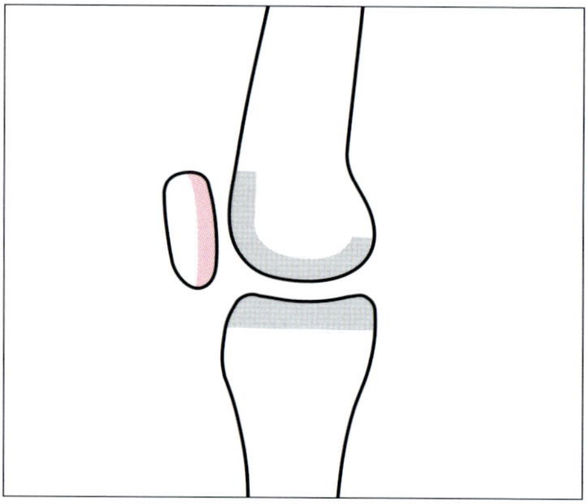

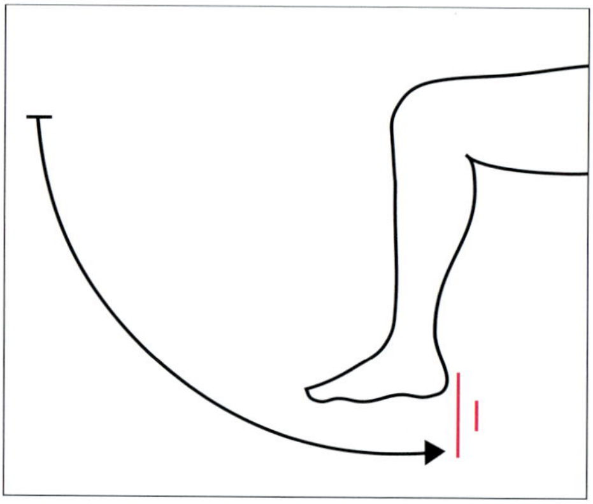

5. Wie lange müssen Stöcke getragen werden?

Die Dauer der Entlastung richtet sich heute meist nach den noch vorhandenen Schmerzen. Sowohl bei zementfreien Prothesen als auch bei Verwendung von sogenanntem Knochenzement kann oft bereits am ersten Tag nach der Operation voll belastet werden. Stöcke werden dann nur so lange benötigt, bis man die volle Gewalt über die Muskulatur wieder gefunden hat (siehe auch Tipp Nr. 12). Stets sollte der Stock auf der gesunden Seite getragen werden (1). Er wird außerdem im Gleichschritt mit dem operierten Bein bewegt und belastet (2).

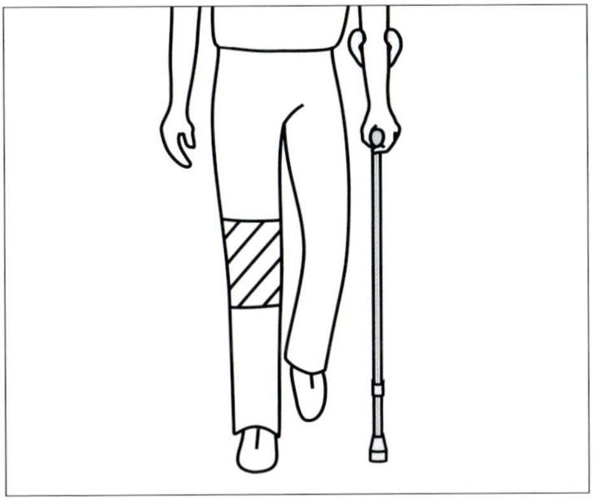

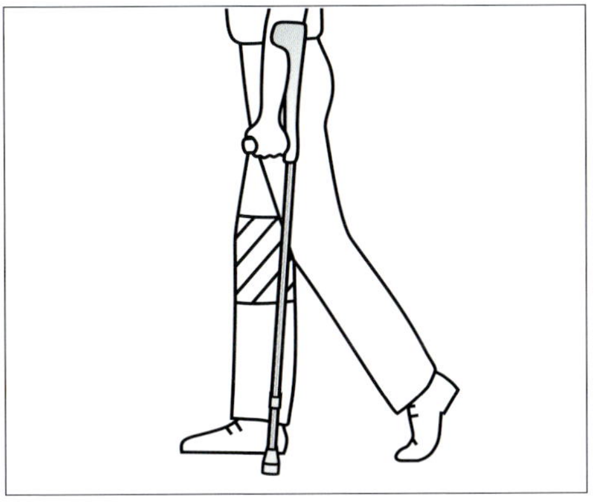

6. Richtiges Treppengehen

Mit dem künstlichen Kniegelenk sollte man sich beim Treppengehen stets sicher am Geländer abstützen. Darüber hinaus ist besonders am Anfang auch eine bestimmte Gehtechnik zu beachten, bis die Muskulatur wieder ihre volle Kraft entwickelt hat: Beim Treppaufgehen wird zuerst das gesunde Bein vorgesetzt, die operierte Seite folgt nach. Beim Treppabgehen wird zuerst das operierte Bein vorgesetzt und die gesunde Seite wird nachgezogen.

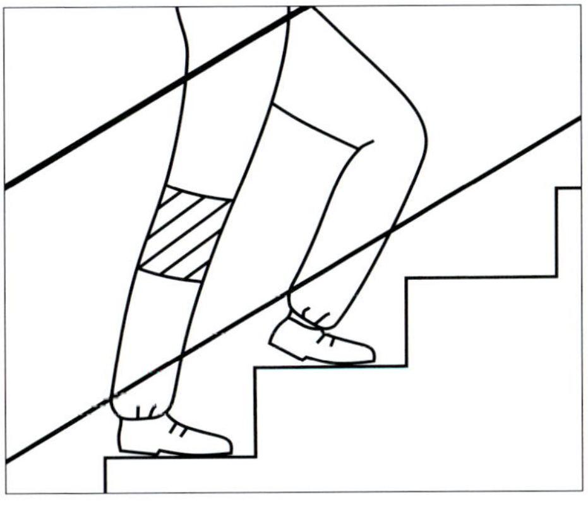

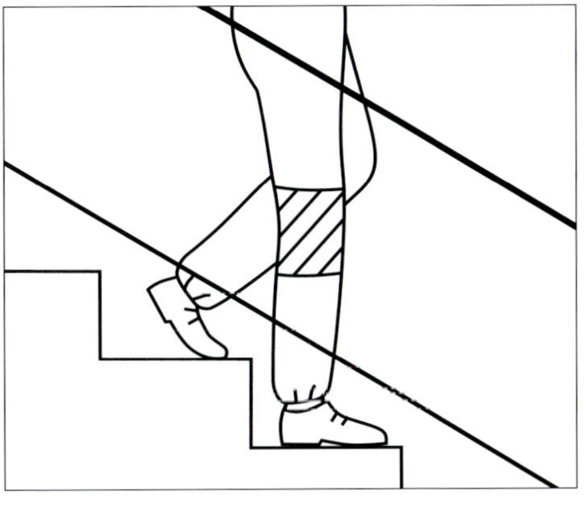

7. Richtiges Liegen

Mit dem künstlichen Gelenk kann man im Liegen eigentlich jede Position einnehmen, die als angenehm empfunden wird. Wegen der enormen Wichtigkeit, die die volle und gerade Streckbarkeit des Knies für das Gehen hat, empfiehlt es sich aber, in Rückenlage ein Kissen nicht unter das operierte Knie zu legen. Wenn man das Bein hochlegen möchte, empfiehlt es sich, ein Kissen oder eine Rolle nur unter die Ferse, nicht aber unter das Knie selbst zu legen. Hierdurch wird die volle Streckfähigkeit des neuen Gelenks sicher erhalten.

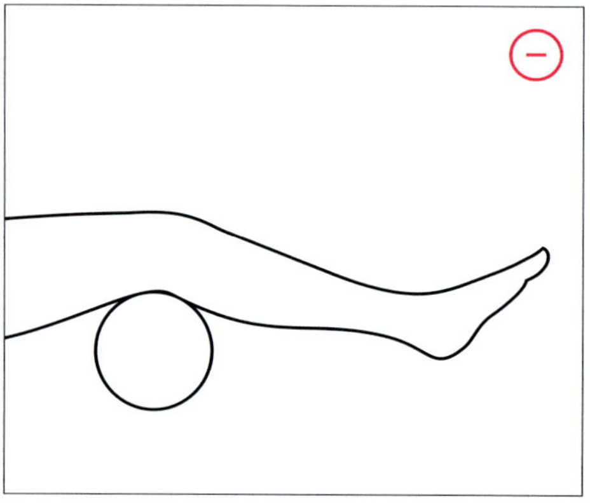

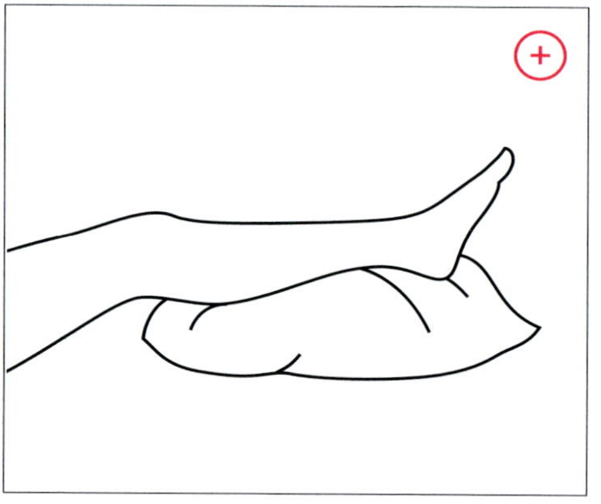

8. Schwellung im ersten Jahr

Auch wenn die Operation hervorragend durchgeführt wurde, kann es dennoch in den ersten Monaten danach noch zu Anschwellungen im Knie- und Fußbereich kommen. Helfen kann man sich dabei zum Beispiel durch Hochlegen des Beines (siehe Tipp Nr. 7) und Kühlung mit Eis (zum Beispiel nasses Handtuch ins Kühlfach legen und anschließend im trockenen Frotteetuch auflegen (1)).
Auch das Einreiben mit einer abschwellend wirkenden Salbe kann wirksam sein. In besonders schweren Fällen ist auch an die ärztliche Verordnung von Kompressionsstrümpfen der Stärke 2 sowie einer „Lymphdrainage"-Massage zu denken.

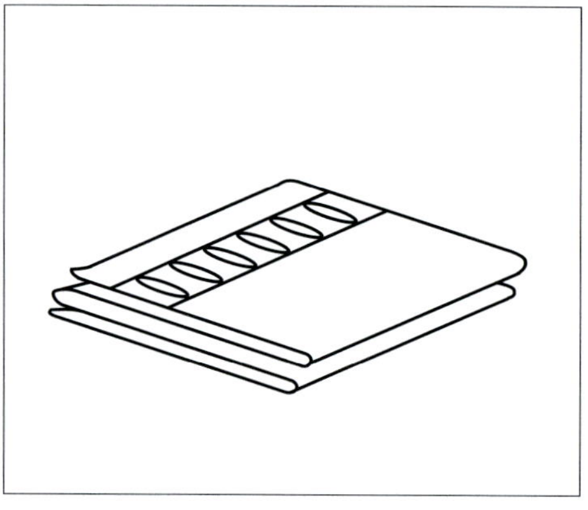

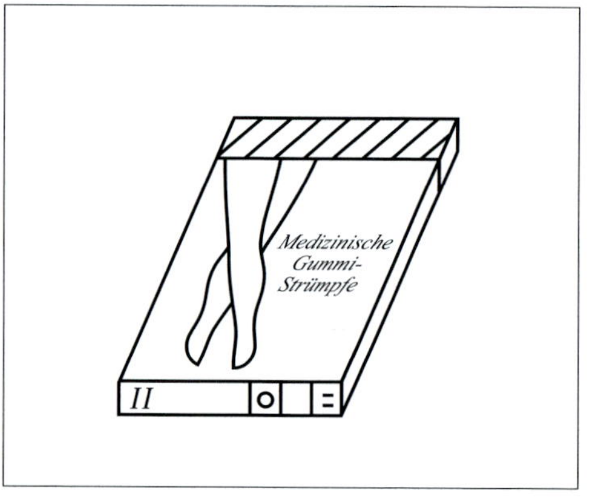

9. Keine Wärme

In den ersten Monaten nach der Operation empfiehlt es sich, auf Wärmeanwendungen jeder Art am operierten Knie unbedingt zu verzichten. Von Fangopackungen (1), Wärmesalben oder Wärmelampen (2) ist daher unbedingt abzuraten. Ebenso sind alle anderen Wärmeanwendungen wie Sauna-Besuche in den ersten sechs Monaten nach der Operation zu vermeiden, um die oft vorhandene Schwellneigung nicht noch weiter anzuregen.

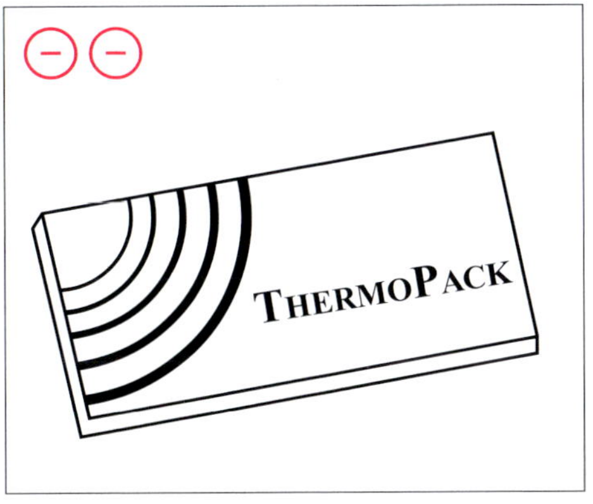

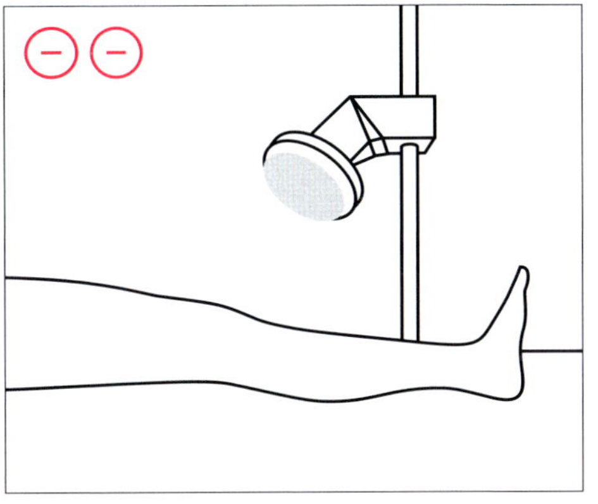

10. Infektionen und Entzündungen vermeiden

Bakterielle Entzündungen aller Art bergen stets die Gefahr einer Entzündung am künstlichen Kniegelenk in sich. Vereiterte Zahnwurzeln, entzündete Fußzehennägel oder chronische Entzündungen von Gallenblase und Nierenbecken sollten deshalb konsequent behandelt werden, wobei der behandelnde Arzt auch an die Möglichkeit der Verordnung von Antibiotika denken wird. Auch ist bei Diabetes (Blutzuckererhöhung) stets die sorgfältige Einstellung der Zuckerwerte wichtig, da auch dies der Entstehung von Entzündungen vorbeugen kann.

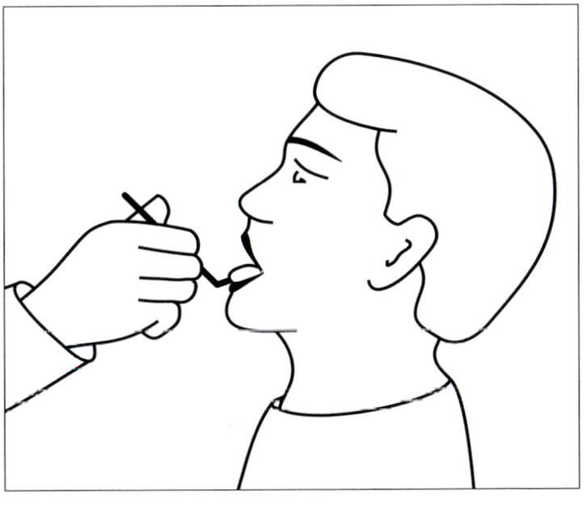

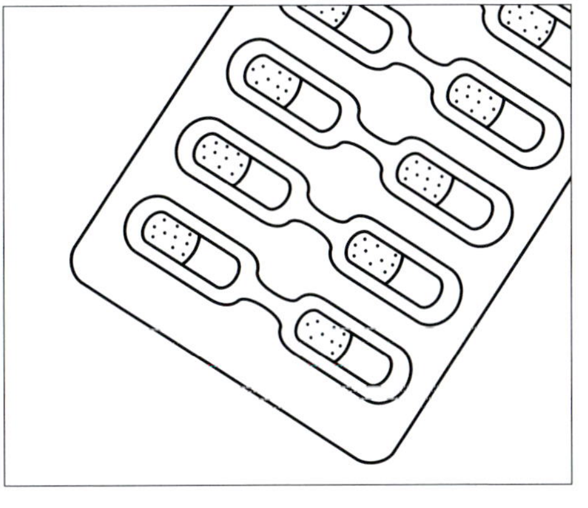

11. Unfälle vermeiden

Wer ein künstliches Kniegelenk besitzt, muss große Sorgfalt auf das Vermeiden aller Unfall- und Sturzgefahren verwenden. Bei jedem Hinfallen kann ja das künstliche Gelenk ebenfalls verletzt werden. Im Winter sollte man daher Glatteis unbedingt meiden. Auch in der Wohnung sollte man alle Unfallgefahren ausschalten. Hierzu gehören z. B. freiliegende Teppiche oder Türschwellen, die man begradigen könnte. Ebenso sollte man natürlich niemals auf einen Stuhl klettern, um zum Beispiel an ein hohes Regal besser heranzukommen.

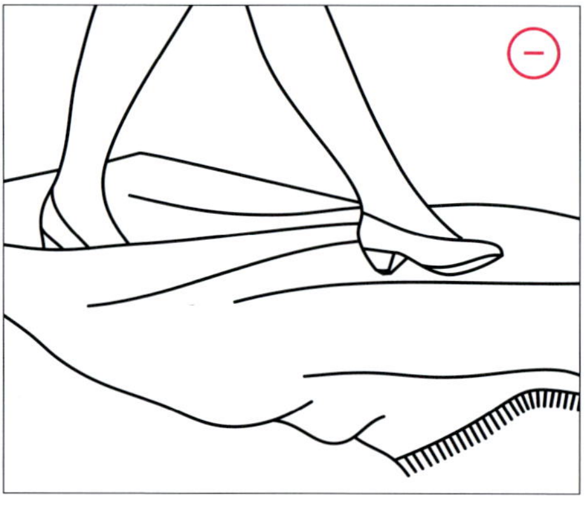

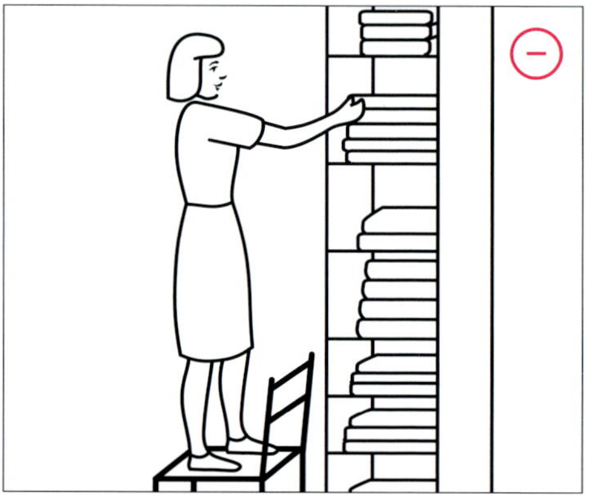

12. Nützliche Übungen

Die kräftige Muskulatur gibt dem Gelenk seinen normalen und stabilen Halt und erhöht außerdem die Haltbarkeit des künstlichen Gelenks. Nach dem Einüben in der Nachbehandlungsklinik sollten bestimmte Übungen daher auch zu Hause regelmäßig durchgeführt werden. Hierzu gehören neben den krankengymnastischen Übungen zum Beispiel auch das Training mithilfe eines Gummibandes (1) (z. B. THERA-Band) oder das Trainieren mit einem Heimtrainer (2). Das Heimtrainerfahren empfiehlt sich besonders auch deshalb, weil damit gleichzeitig die Beweglichkeit verbessert werden kann (siehe auch Seite 4-6).

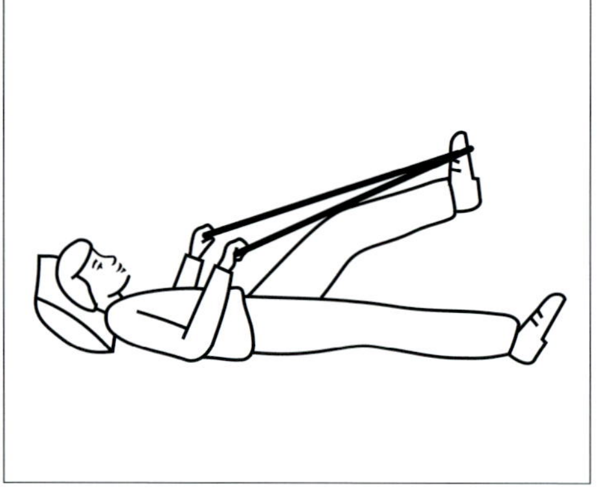

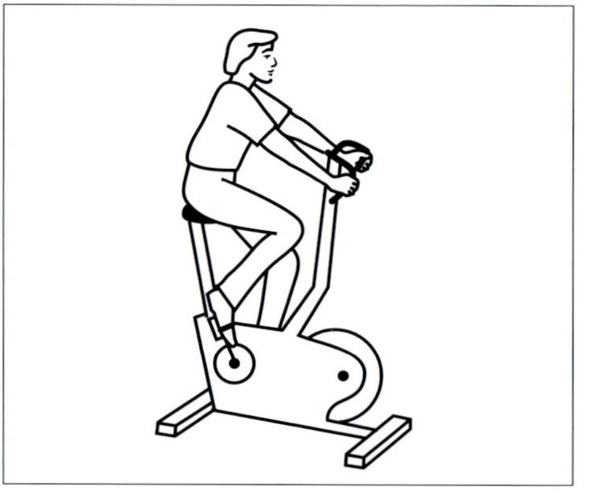

Leserbriefe

Gesprächspartner gesucht

Bad Pyrmont: *Bitte um Erfahrungsaustausch über Fußwurzelarthrose. Vielen Dank.* Herr Walter G., Bad Pyrmont

Berlin: *Ich leide an einer Kiefergelenkarthrose, die nach einem Unfall aufgetreten ist. Wer kann mir nützliche Hinweise geben?* Herr Manfred S., Berlin

Berlin: *Ich möchte eine neue Arthrose-Selbsthilfegruppe in Berlin starten. Wer macht mit?* Frau Jutta H., Berlin

Bottrop: *Mir wurde die Einpflanzung eines künstlichen Schultergelenks empfohlen. Wer hat bereits Erfahrung damit?*
Frau Ruth M., Bottrop

Chemnitz: *Suche Austausch mit Frauen, die ebenfalls ein zementfreies künstliches Hüftgelenk haben.*
Frau Brunhild F., Scharfenstein

Dortmund-Lippstadt: *Ich benötige an beiden Knien Vollprothesen und wäre für einen Erfahrungsaustausch dankbar.*
Frau Ursula K., Bad Westernkotten

Duisburg: *Da ich an Arthrose in beiden Daumengrundgelenken leide, suche ich ein Hilfsgerät zum Auswringen von kleinen Tüchern. Wer kann mir einen guten Tipp geben?* Frau Gaby D., Duisburg

Düsseldorf: *Ich leide seit einem Jahr an einer Arthrose in mehreren Gelenken beider Füße. Wer kann mir persönliche Tipps geben?* Frau Emmi F., Düsseldorf

Essen: *Ich habe an beiden Hüften eine Dysplasie. Wer hat bereits eine Beckenoperation nach Chiari mit Erfolg durchführen lassen? Kontakte gern auch telefonisch.* Frau Lydia G., Essen

Frankfurt-Wiesbaden: *Wer hat Erfahrung mit einer Behandlung der Daumen-Sattelgelenkarthrose sowie einer Fußgelenkarthrose?*
Frau Ingeborg T., Kelkheim

Halle: *Ich bin 1992 an beiden Hüften sowie am Knie operiert worden (Endoprothesen). Suche Briefkontakt zu anderen in gleicher Situation.*
Frau Regina M., Halle

Hamburg: *Ich wäre dankbar, wenn ich mit anderen, die ebenfalls eine Arthrose in Knie- und Sprunggelenken haben, Erfahrungen austauschen könnte.*
Frau Monika L., Hamburg

Hof: *Wer hat ebenfalls eine Arthrose im Ellbogengelenk und kann mir raten? Ich bin 43 Jahre alt.* Frau Brigitte L., Hof

Kleve: *Welcher Golf-Spieler hat Erfahrung mit einer Knie-Schlittenprothese oder einer Rotationsendoprothese? Über Ihre Nachricht würde ich mich sehr freuen.* Herr Hans-Jochen S., Kleve

Köln: *Ich bin 22 Jahre alt und habe seit 2 Jahren eine Chondropathie der Kniescheibe. Wer hat Erfahrung mit einer Verlagerungsoperation?*
Frau Catja C., Köln

Marburg: *Ich habe Arthrose an den Knie- und Hüftgelenken und jetzt Beschwerden an Schulter- und Fingergelenken. Wem geht es ähnlich?*
Frau Sonja N., Marburg

München: *Mir wurde jetzt eine Kniegelenkumstellung empfohlen. Wer hat selbst schon Erfahrung damit?*
Frau Irene R., München

Stuttgart: *Seit drei Jahren habe ich Schmerzen im Kreuzbeingelenk. Wer kann mir einen Rat geben?*
Frau Elisabeth H., Schwieberdingen

Stuttgart: *Ich habe Kniegelenkarthrose und suche Kontakt zu Frauen im Raum Ludwigsburg/Bietigheim (Alter 40 bis 60 Jahre).* Frau Gabriele K., Tamm

Hinweis: Die oben genannten Adressen können telefonisch unter Tel. 0 68 31 – 94 66 77 erfragt werden.

Mineralwasserflaschen öffnen

Zum leichteren Öffnen von Drehverschlüssen an Mineralwasserflaschen nehme ich meinen Nussknacker. Das erfordert erheblich weniger Kraft.

Frau Eugenie Z., Rheinmünster

Erhöhte Metallwerte

Durch das ARTHROSE-INFO wurde ich darauf aufmerksam, dass es sinnvoll ist, bei einer McMinn-Hüftprothese die Chrom- und Kobaltwerte testen zu lassen. In der Tat waren sie bei mir 200- bzw. 500-fach erhöht. Inzwischen ist die Prothese ausgetauscht. Durch den Metall-Abrieb war fast der ganze Beckenknochen zerstört worden.

Frau Elisabeth V., Bielefeld

Handarthrose gebessert

Gern möchte ich Ihnen mitteilen, dass die Behandlung meiner Handarthrose (Daumensattelgelenk) durch eine Operation sehr erfolgreich verlaufen ist und ich meine Erfahrung gern an andere weitergeben möchte. Frau Gisela B., Melsbach

Immer wieder gute Tipps

Ich bin 31 Jahre alt. Vom ARTHROSE-INFO bin ich begeistert. Es gibt mir doch immer wieder gute Tipps.

Herr Ingo P., Edingen

Ich finde Ihre Informationen so ausgezeichnet. Sie haben mir in den vergangenen Jahren entscheidend geholfen!

Frau Ilse H., Passau

Ich möchte Ihnen sagen, dass die ARTHROSE-INFOS sehr informativ sind und wertvolle Tipps liefern. Ich freue mich immer schon auf das Erscheinen der neuesten Ausgabe.

Frau Anna F., Bremen

Das interessante Buch

Unser aktueller Tipp

„Entspannungstraining für Kiefer, Nacken, Schulter“

Viele Menschen leiden heute an Verspannungen im Nackenbereich. Leider können diese nicht nur schmerzhaft sein, sondern auch zu einer Schädigung der Bandscheiben und der Gelenke führen und somit zu einer Arthrose der Halswirbelsäule sowie der Kiefergelenke. In diesem modernen Buch finden sich auf rund 90 Seiten viele interessante Informationen und Hinweise. Aus den zahlreichen Übungsvorschlägen kann man sich leicht zwei oder drei besonders einfache heraussuchen, die man täglich durchführen kann.

Preis: € 14,99

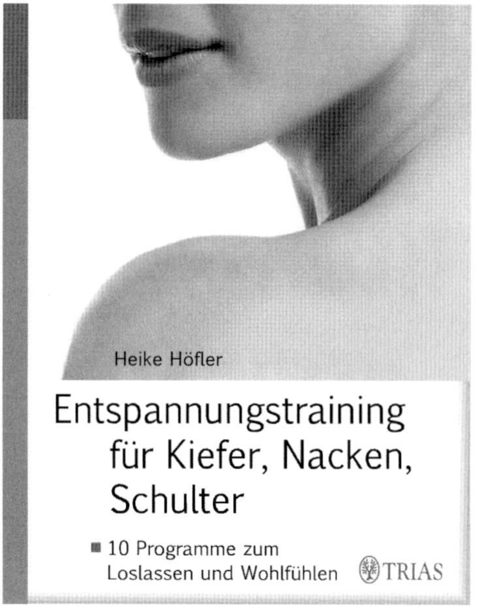

Bezug: über alle Buchhandlungen. Wer das Buch auf dem Postweg bestellen möchte, kann die Bestellung z. B. an die folgende Versandbuchhandlung richten (der Versand erfolgt **porto- und versandkostenfrei**; bitte kein Geld im Voraus senden):

Krüper Universitäts-Buchhandlung
Frauenstraße 42
48143 Münster
www.krueper.de
Telefon: 0800 – 578 3737
(Anruf kostenfrei)

Bestellangaben: „Entspannungstraining für Kiefer, Nacken, Schulter" von Frau Heike Höfler, Trias-Verlag, Stuttgart, Internationale Standard-Buch-Nummer (ISBN): 978-3-8304-3541-9.

Wichtige Hinweise

An die 10.000 Schritte denken

Schon im ARTHROSE-INFO Nr. 2 hatten wir darauf hingewiesen und gern möchten wir diesen besonderen Rat wiederholen: Wenn man jeden Tag darauf achtet, nach Möglichkeit 10.000 Schritte zu gehen, kann man sehr viel für seine Gesundheit tun. Besonders bei Arthrose ist es wichtig, in Bewegung zu bleiben. Damit werden die Muskeln, Sehnen und Bänder gekräftigt und die Gelenke werden besser mit Nährstoffen versorgt. Auch wenn man etwas Gewicht verlieren möchte, ist dieses tägliche Programm äußerst nützlich. Die Verwendung eines Schrittzählers kann dabei sehr hilfreich und motivierend sein, denn er zeigt an, wie viele Schritte man tatsächlich schon absolviert hat. Das Gerät kann man in Apotheken oder Sportgeschäften erhalten, und man kann sich dort ein zuverlässiges Gerät empfehlen lassen. Wenn Sie dieses einfache und sehr wirksame Training neu beginnen möchten, sprechen Sie gern zuerst auch Ihren Arzt darauf an.

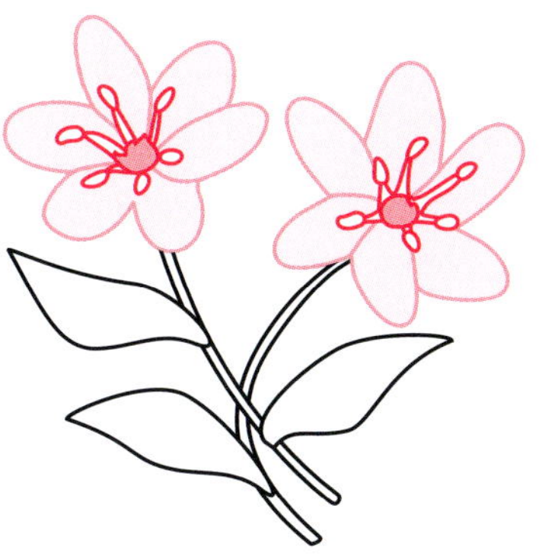

Förderung der Forschung

Die Förderung der Arthroseforschung ist uns eine wichtige Aufgabe. Wie in den vorangegangenen Jahren werden wir deshalb auch diesmal in der Vorweihnachtszeit eine eigene Spendenaktion zugunsten der Arthroseforschung durchführen. Zusammen mit dem kommenden ARTHROSE-INFO, das Anfang Dezember erscheint, werden wir die entsprechenden Formulare versenden. Für Ihre Unterstützung sagen wir im Voraus ganz besonderen Dank.

Lexikon

„A“

Medizinische Begriffe aus der Sprechstunde, die jeden interessieren

AKTIVIERT

Dieser ärztliche Ausdruck wird Ihnen in der Sprechstunde vermutlich oft begegnen. Wörtlich heißt dies „in Tätigkeit versetzt“. Bei der „aktivierten“ Arthrose möchte der Arzt damit beschreiben, dass das Gelenk jetzt akut entzündet ist. Die Aktivierung (Entzündung) der Arthrose ist fast immer die Folge einer unbemerkten Überlastung. Wenn Rötung, Schwellung und Überwärmung wieder abgeklungen sind, sind daher der sorgfältige Schutz und die gute Pflege des betroffenen Gelenks die beste Vorbeugung gegen ein erneutes Auftreten dieses schmerzhaften Zustandes.

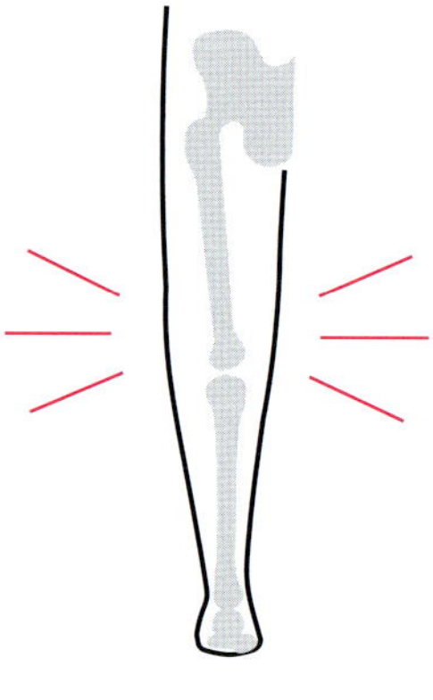

AUTOGENES TRAINING

„Autogen“ heißt eigentlich „selbst schaffend“ und „selbst aufbauend“. Das autogene Training ist eine selbst anzuwendende Methode, um die inneren Kräfte zu stärken und die Heilungsvorgänge des Körpers zu fördern. Es benötigt keine Hilfsmittel, kann überall durchgeführt werden und ist von Menschen aller Altersgruppen leicht zu erlernen. Dieses wichtige innere „Kraftspendetraining“ kann man am einfachsten zum Beispiel in Volkshochschulkursen oder auf ärztliche Verordnung erlernen. Speziell auch bei Arthrose kann es sehr wertvoll sein.

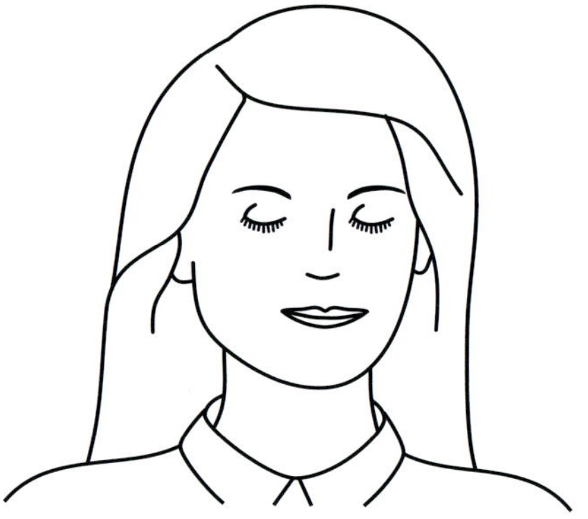

Vorschau

Im nächsten Heft lesen Sie ...

- Aktuelle Forschung, die Sie interessiert
- Neue Tipps zur Gelenkspiegelung (Arthroskopie)
- Wichtige Leserbriefe
- Aktuelle Hinweise
- und anderes mehr ...

Heft 20

ARTHROSE Info

Offizielles Organ der Deutschen Arthrose-Hilfe e.V.
Erscheint vierteljährlich
Nr. 20 Sonderausgabe

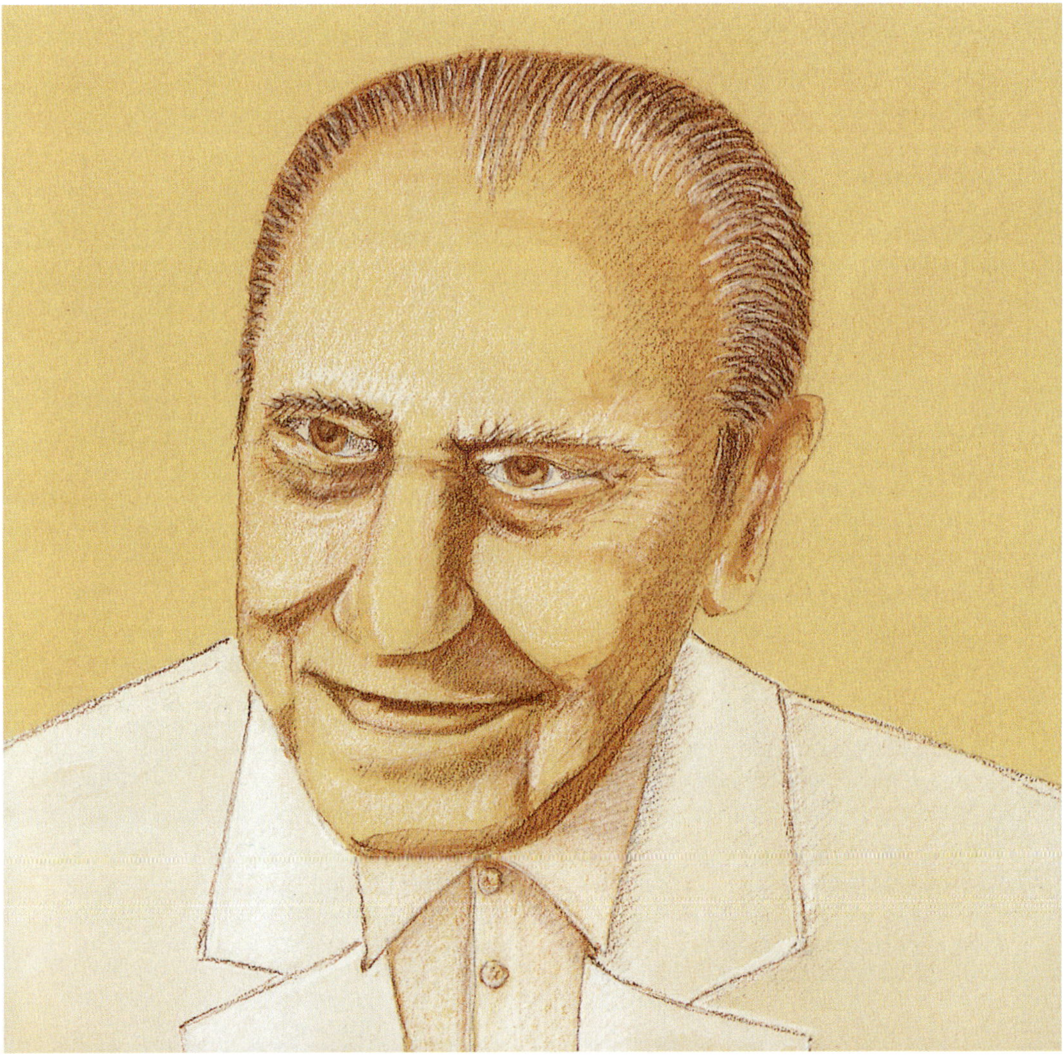

Inhalt

Seite

Impressum

Herausgeber:
Deutsche Arthrose-Hilfe e.V.
Postfach 11 05 51
60040 Frankfurt a. M.,
in Zusammenarbeit mit Ärzten und Wissenschaftlern des In- und Auslandes

Bezug:
Einzelheft € 4,–
Für Mitglieder und Förderer
im Beitrag enthalten

Chefredaktion:
Dr. med. Helmut Huberti

Grafik:
Margret Walter

Druck:
Ottweiler Druckerei und Verlag GmbH
Weißes Papier chlorfrei gebleicht

Service-Telefon:
Telefonische Anfragen an die
Deutsche Arthrose-Hilfe:
(0 68 31) 94 66 77
Montags bis freitags
8.00 – 12.00 und 12.30 – 16.00 Uhr

Vereinsanschrift:
Deutsche Arthrose-Hilfe e.V.
Postfach 11 05 51
60040 Frankfurt a. M.

Spendenkonten:
Postbank Frankfurt
IBAN: DE04 5001 0060 0101 1776 08
BIC: PBNKDEFF
Deutsche Bank Frankfurt
IBAN: DE22 5007 0010 0092 0587 00
BIC: DEUTDEFFXXX

Hinweis:
Die Beiträge im ARTHROSE-INFO
können und sollen die Behandlung durch
Ihren Arzt nicht ersetzen.
Je besser Sie informiert sind, umso
wirkungsvoller sind die ärztlichen
Maßnahmen.

ISSN-Nr.: 0937-9142

Editorial

Liebe Leserinnen, liebe Leser,
liebe Freunde der
Deutschen Arthrose-Hilfe!

Wenn Knorpel besser heilen könnte, dann wäre vielleicht auch die Arthrose heilbar.

Was lange Zeit als unmöglich galt, könnte vielleicht doch eines Tages erreichbar sein. Die aktuelle Forschung, die wir Ihnen heute vorstellen möchten, bedeutet einen großen Schritt in diese Richtung.

Bereits in einem früheren ARTHROSE-INFO konnten wir erstmals auf die Ergebnisse kanadischer Forscher hinweisen. Sie hatten bei ihren Versuchen damals herausgefunden, dass bei ganz bestimmten kleineren Knorpelverletzungen Heilungen in 53 Prozent der Fälle erzielt werden konnten, wenn die Gelenke behutsam und ständig ohne Belastung bewegt wurden (sogenannte Bewegung ohne Belastung).

In unserer heutigen Ausgabe können wir über eine weitere große Studie berichten, die diese Forscher inzwischen durchgeführt haben und in der sie die bisherigen Ergebnisse noch wesentlich verbessern konnten. Dies wurde durch Transplantation von biologisch aktivem körpereigenem Gewebe erreicht, das die Fähigkeit hatte, eine neue Knorpelschicht zu bilden.

Sicherlich beschränken sich diese neuen Erfolge zurzeit noch ganz auf bestimmte ausgewählte Versuchsbedingungen und sind längst noch nicht routinemäßig einsetzbar. Dennoch zeigen sie schon jetzt, wie ermutigend die neueste Arthroseforschung ist und wie berechtigt man auf weitere Fortschritte hoffen darf.

Mit großem Dank möchten wir daher diese Ausgabe des ARTHROSE-INFOS all jenen ärztlichen Forschern widmen, die zum Teil schon jahrzehntelang an diesen wichtigen Arbeiten beteiligt sind oder die sich in vielen anderen Forschungsprojekten um eine bessere Aufklärung der Arthrose bemühen. Wir selbst sind entschlossen, sie hierbei nach Kräften zu unterstützen.

Für die zahlreichen Beiträge, Spenden und Zuweisungen, die uns in diesem Jahr erreicht haben, möchte ich deshalb allen Mitgliedern und Lesern sehr herzlich danken. Auch für Ihre Teilnahme an unserer aktuellen Aktion „Förderung der Forschungs- und Aufklärungsarbeit“ sage ich herzlichen Dank im Voraus. Uns allen wünsche ich schon jetzt frohe und gesegnete Weihnachten und ein glückliches neues Jahr.

Herzlichst
Ihr

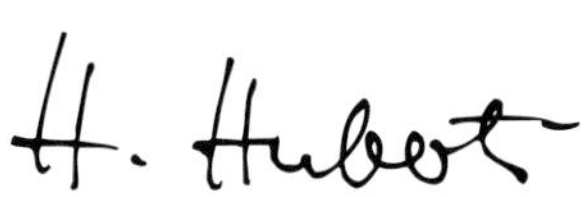

Dr. med. Helmut Huberti
Präsident der
Deutschen Arthrose-Hilfe

Kann Knorpel durch Transplantation heilen?

Mit großer Freude konnten wir bereits im ARTHROSE-INFO Nr. 8 die Ergebnisse kanadischer Forscher beschreiben, die in ihren Versuchen in über fünfzig Prozent der Fälle eine Heilung von bestimmten Knorpelverletzungen erzielt hatten.

Heute, drei Jahre später, möchten wir erneut über die Arbeit dieser Wissenschaftler berichten. In der Zwischenzeit haben sie ihre Untersuchungen weitergeführt und neue Beobachtungen gemacht. Die wichtigsten Grundzüge ihrer neuen Studie beschreiben wir im Folgenden.

Wie wurden die Untersuchungen durchgeführt?

● **Knorpelschäden treten besonders** häufig an der Kniescheibe auf und reichen oft bis auf den Knochen. Für die Betroffenen, wie auch für die Ärzte, gehören sie zu den am schwierigsten zu behandelnden Schäden der Gelenke überhaupt. Wenn Heilungen an diesem schwierigen Gelenk möglich wären, dann könnten sie möglicherweise erst recht auch an anderen Gelenken erzielt werden.

● **In ihrer neuen Studie** untersuchten die Forscher wiederum nur solche Knorpelverletzungen, die bis auf den Knochen reichten und die diesmal eine Ausdehnung von exakt vier mal sieben Millimetern hatten. In der Behandlung wurde jetzt nicht nur die Wirkung der langwöchigen Bewegung ohne Belastung, sondern gleichzeitig auch die Transplantation eines Knochenhautstückes („Periost“) untersucht, das in die Knorpellücke eingeklebt wurde.

● **Ob eine Heilung** der Knorpelwunde eingetreten war, wurde unter anderem durch eine spätere direkte Betrachtung der Gelenkoberfläche überprüft („War die Knorpelverletzung vollständig verschwunden?“). Darüber hinaus wurden auch zahlreiche moderne mikroskopische und biochemische Untersuchungen durchgeführt, um die Qualität des entstehenden Gewebes zu bestimmen.

Welche Ergebnisse die Forscher dabei fanden und welche Wirkung das neue Behandlungsverfahren besonders im

Die untersuchten Knorpelverletzungen reichten bis auf den Knochen. Eine Transplantation konnte in vielen Fällen eine Heilung erreichen.

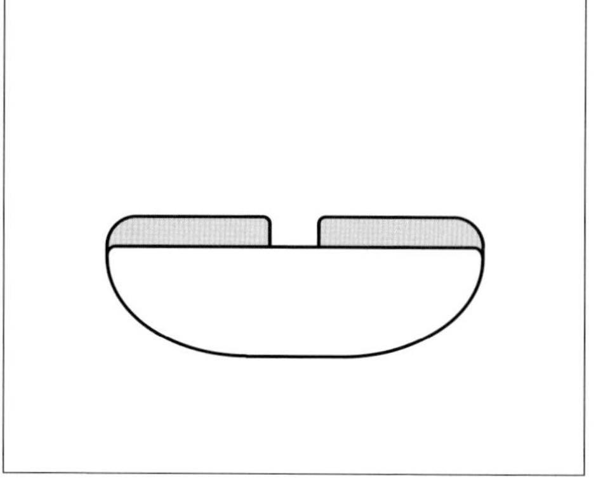

Vergleich zur Nichtbehandlung erbrachte, beschreiben wir im Folgenden.

Welche Ergebnisse beobachteten die Forscher, wenn die Gelenke (a) sofort normal belastet oder wenn sie (b) mit Transplantation behandelt wurden?

● Sofortige Normalbelastung

Bei sofortiger Normalbelastung der Gelenke, bei denen die Verletzung des Knorpels nicht weiter beachtet und bei denen auch keine Transplantation vorgenommen wurde, konnten nur sehr wenige vollständige Heilungen beobachtet werden.

In der gesamten Studie führten die eigenen Heilungsbemühungen der Gelenke, die nicht durch eine Behandlung unterstützt wurden, nur in etwa fünf von hundert Fällen (5%) zu einer Abheilung des Schadens. In fünfundneunzig von hundert Fällen (95%) jedoch waren die Regenerationsvorgänge des Körpers unter diesen Bedingungen nicht erfolgreich. Es fanden sich hier nur geringe Reparaturen, die nicht ausreichten, um den Schaden vollständig zu beseitigen.

Vollkommen anders waren die Ergebnisse aber bei Anwendung der neu untersuchten Behandlungsmethode, die die Forscher jetzt erstmals erprobten.

● Transplantation

Die Behandlung eines tief reichenden Knorpelschadens durch Transplantation von körpereigenem Gewebe direkt in die Knorpellücke zeigte eine außerordentlich hohe Heilungsrate.

In nicht weniger als sechsundachtzig von hundert Fällen (86%) fanden die Forscher nun ein vollständiges Nachwachsen einer neuen, dicken Knorpelschicht und die komplette Wiederherstellung der Gelenkoberfläche. Sowohl die Transplantation selbst als auch die nachfolgende Behandlung mit Bewegung ohne Belastung waren für diese Erfolge wichtig und trugen gleichermaßen zu diesem Ergebnis bei.

Auch zur Freude der Forscher zeigte sich somit, dass die neue Behandlung mit Transplantation eine erstaunliche Wirksamkeit hatte. Die Ergebnisse lauteten:

5% Heilung bei Sofortbelastung
86% Heilung bei Transplantation

Die neue, erstmals erprobte Behandlungskombination zeigte somit ihre

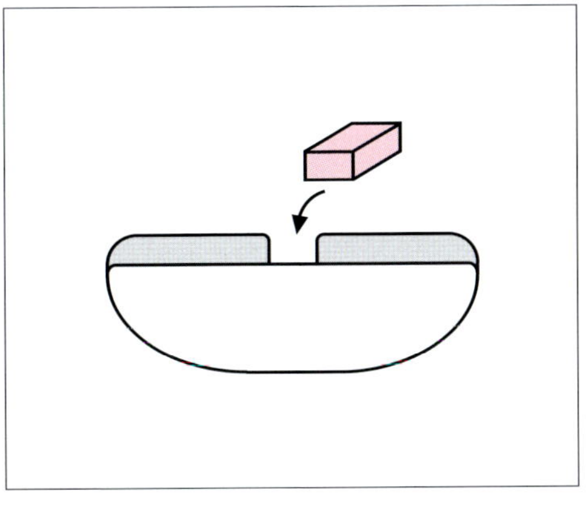

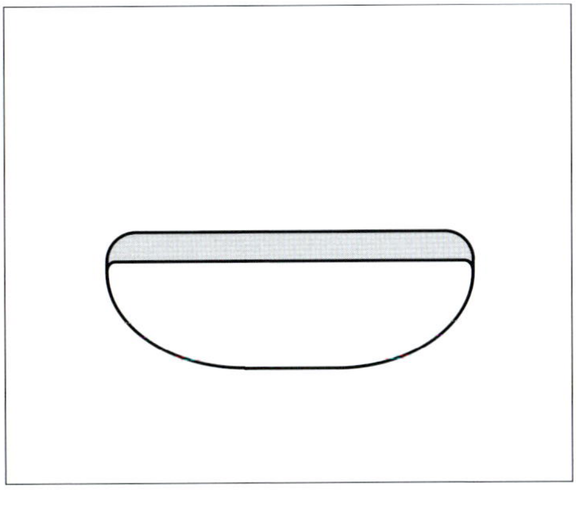

große Überlegenheit gegenüber der oftmals empfohlenen Nichtbeachtung von Knorpelverletzungen und stellt eine weitere Verbesserung gegenüber den früher erzielten Ergebnissen dar.

Wertvolle Erkenntnisse

Durch die jetzt untersuchte neue Behandlungsmethode konnten die bisherigen Ergebnisse wesentlich verbessert werden.

Sicherlich haben die jetzt vorgelegten Resultate noch viele Einschränkungen. Zum jetzigen Zeitpunkt sind sie noch nicht in der routinemäßigen Behandlung der Arthrose einsetzbar. Die Robustheit und die Qualität des Heilungsgewebes ist noch nicht langfristig untersucht worden. Trotz dieser und vieler weiterer Einschränkungen stellen die neuen Beobachtungen aber einen großen Fortschritt in der Gelenkforschung dar und erbrachten überaus wertvolle neue Erkenntnisse:

- Knorpelverletzungen konnten unter den untersuchten, ausgewählten Versuchsbedingungen heilen. Das Einkleben von Transplantaten hatte die Heilungsrate in den neuesten Studien außerordentlich erhöht. Wenn sich diese Ergebnisse in weiteren Forschungen bestätigen und in die routinemäßige Behandlung aufgenommen werden können, könnte dies die Behandlung der Arthrose wesentlich verbessern.

- Die neuen Untersuchungen zeigen, dass biologische Behandlungen, in denen körpereigenes natürliches Gewebe für die Transplantation eingesetzt wird, ein hohes Heilungspotenzial besitzen. Vielleicht könnte sich damit sogar einmal eine echte Alternative zu den künstlichen Gelenken entwickeln lassen und dann möglicherweise sogar auf körperfremdes Material, wie Metall und Kunststoff, einmal verzichtet werden.

- Dieser Bericht über die aktuelle Forschung zeigt auch, wie überaus ermutigend die neueste Arthroseforschung ist und wie viele neue Behandlungsmethoden noch gefunden werden können. Er zeigt erneut, wie wichtig und dringend notwendig unsere Unterstützung dieser Arbeiten ist.

> Für Ihre Teilnahme an unserer diesjährigen Spendenaktion zugunsten der Forschungs- und Aufklärungsarbeit sagen wir im Voraus unseren ganz besonderen Dank.

Neue praktische Tipps zur Gelenkspiegelung

Wie bereits im ARTHROSE-NFO Nr. 10 beschrieben, hat die Gelenkspiegelung („Arthroskopie“) eine große Verbreitung gefunden. Inzwischen ist sie die häufigste orthopädische Operation an den Gelenken überhaupt und wird auch bei der Arthrose immer öfter eingesetzt. Gern möchten wir daher im Folgenden über den neuesten Wissensstand informieren und einige weitere nützliche Hinweise geben. Als Grundlage dieser Darstellung seien auch die früheren Tipps nochmals bestens empfohlen.

1. Häufiger als jede andere Operation

Die Gelenkspiegelung ist die mit Abstand häufigste orthopädische Operation. Während anfangs nur etwa jeder zehnte Eingriff am Gelenk mit diesem Verfahren erfolgte, so ist er heute häufiger als jede andere Methode. Die Möglichkeiten der bildlichen Darstellung des gesamten Gelenkinnenraums, die einfache und rasche Durchführbarkeit und das nahezu vollständige Fehlen einer größeren Operationswunde haben dazu beigetragen, dieses moderne Verfahren außerordentlich populär zu machen.

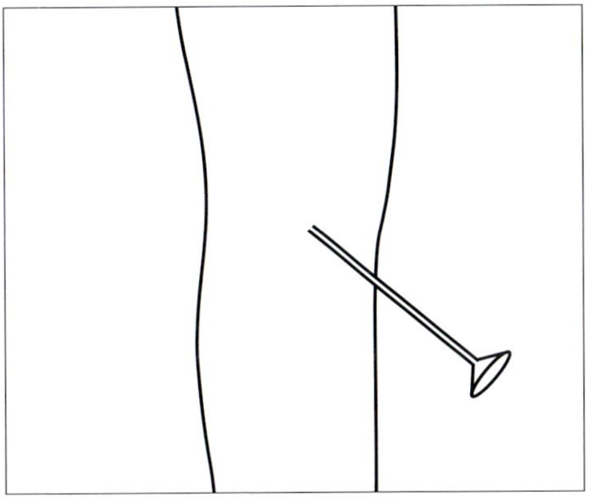

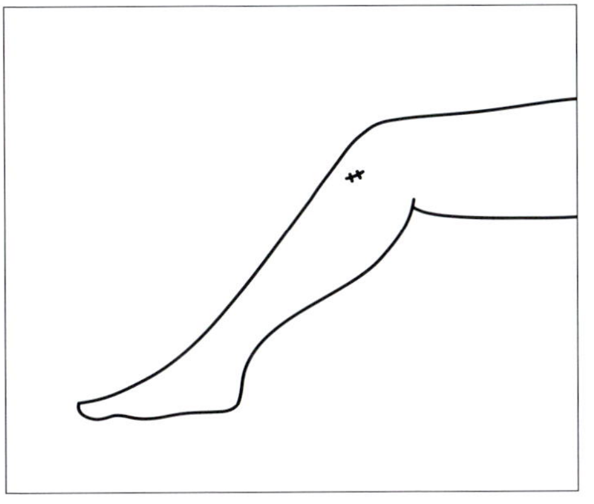

2. Häufig auch in der Praxis

In manchen Ländern, wie z. B. der Schweiz und den USA, wird die Gelenkspiegelung heute üblicherweise nicht mehr stationär, sondern fast ausschließlich ambulant in der Praxis oder einem ambulanten Operationszentrum durchgeführt. Auch bei uns hat sich dieses Vorgehen zunehmend verbreitet und kann in vielen Fällen empfohlen werden. Beide Vorgehensweisen haben aber ihre eigenen Vorteile. Die stationär in der Klinik durchgeführte Spiegelung kann oftmals die Nachbehandlung erleichtern und ist besonders auch bei „ängstlichen“ oder alleinstehenden Patienten zu empfehlen.

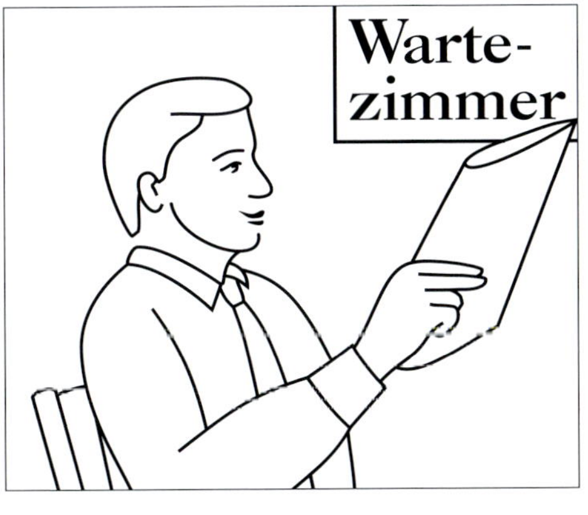

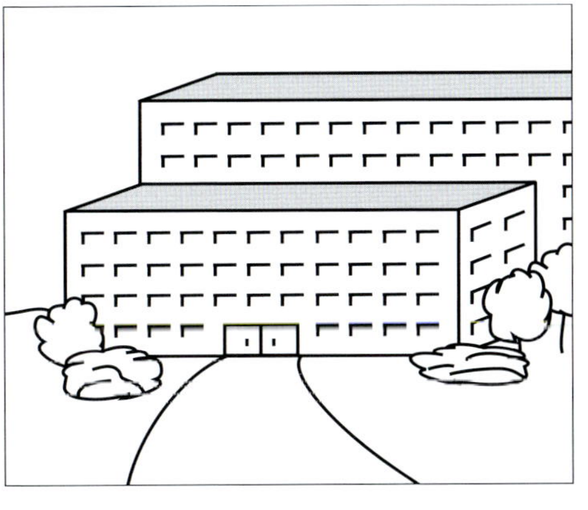

3. Wann bei Arthrose?

Wenn andere Behandlungsverfahren bei Arthrose allein nicht helfen und keine bleibende Besserung bringen, wurde gelegentlich eine Gelenkspiegelung mit Spülung versucht. Eine vollwertige dauerhafte Alternative zum künstlichen Gelenk ist sie aber nicht. Ihre größten Erfolge bei der Arthrose erzielt sie, wenn sogenannte mechanische Hindernisse, wie z. B. Meniskuslappen, teilabgelöste Knorpelanteile oder freie Gelenkkörper, entfernt werden.

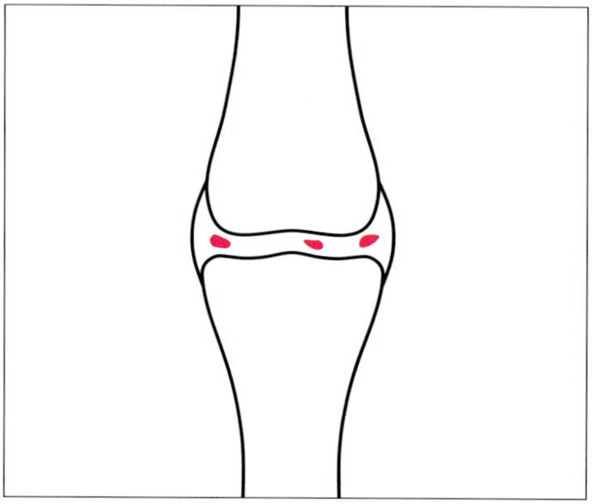

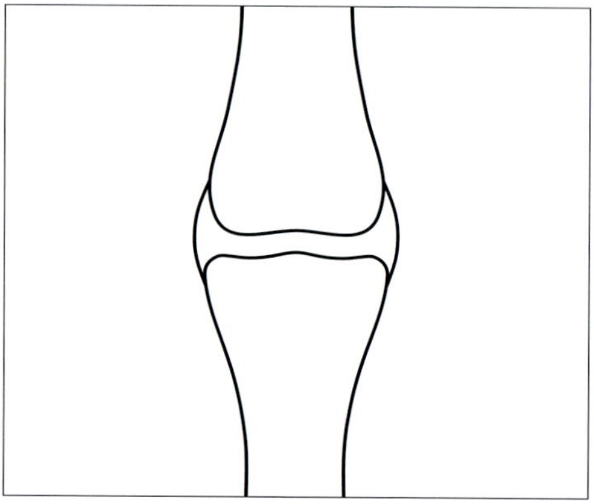

4. Welches Anästhesie-Verfahren?

Meist kann eines der folgenden Anästhesieverfahren infrage kommen: (1) örtliche Betäubung, (2) Betäubung der Beine insgesamt, (3) kurze Vollnarkose. Bei der heute eher seltenen örtlichen Betäubung wird eine Anästhesieflüssigkeit direkt im Gelenk verwendet. Werden die Beine insgesamt betäubt (sogenannte Leitungsanästhesie), bleibt man wach und kann z. B. während des Eingriffs am Monitor bei der OP zusehen oder Musik hören. Alle diese Verfahren werden heute sowohl ambulant als auch in der Klinik eingesetzt.

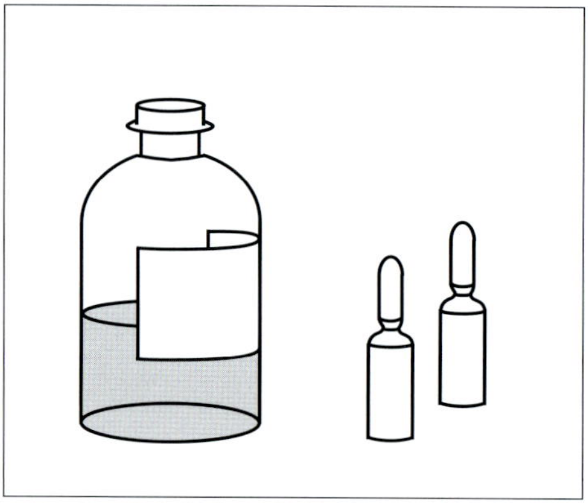

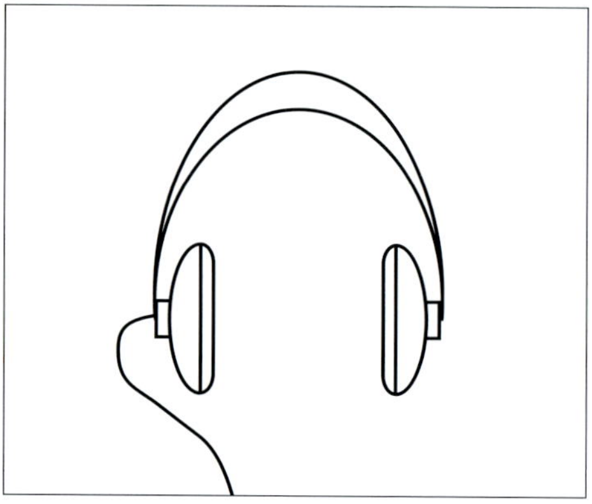

5. Gelenkspiegelung auch im höheren Alter?

Die Gelenkspiegelung ist ein kleiner Eingriff und dauert oft nur zwischen 10 und 30 Minuten. Auch wenn die Einpflanzung eines künstlichen Gelenks im hohen Alter in bestimmten Fällen zu risikoreich ist, kann man aber oft eine Gelenkspiegelung zur Säuberung des Gelenks versuchen. Eine eigentliche Altersgrenze für dieses Verfahren gibt es nicht. Sie kann bei Jüngeren und Älteren gleichermaßen durchgeführt werden.

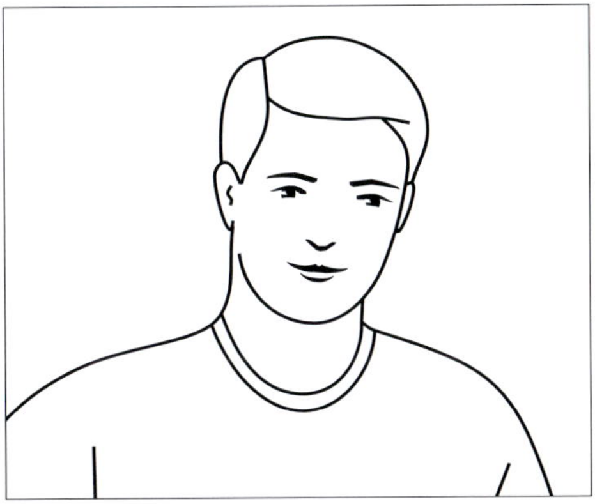

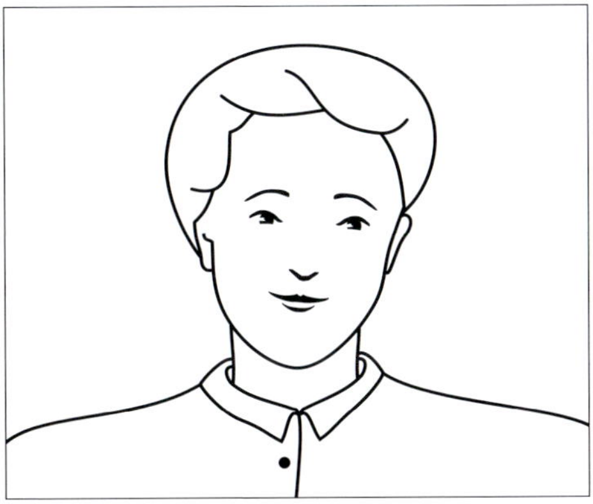

6. Was ist bei der Einverständniserklärung zu beachten?

Während der Arthroskopie werden vom Arzt nur solche Maßnahmen durchgeführt, mit denen Sie sich vorher im Einzelnen einverstanden erklärt haben. Vor der Unterschrift sollten besonders auch die folgenden Punkte bedacht werden: Ist eindeutig besprochen, dass nur ein Gelenk auf einmal gespiegelt wird? Sind Sie darüber informiert, wie lange das Gelenk nach dem Eingriff entlastet werden muss (siehe auch Tipp Nr. 11)? Wichtig: Je besser Sie über die zu erwartende, voraussichtliche Nachbehandlung informiert sind, umso erfolgreicher ist dieser Eingriff.

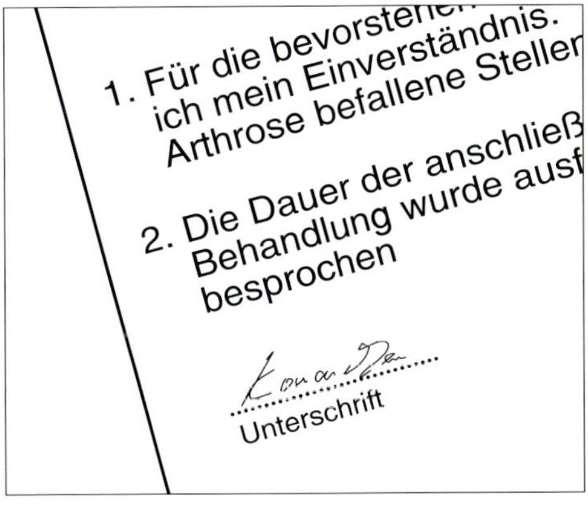

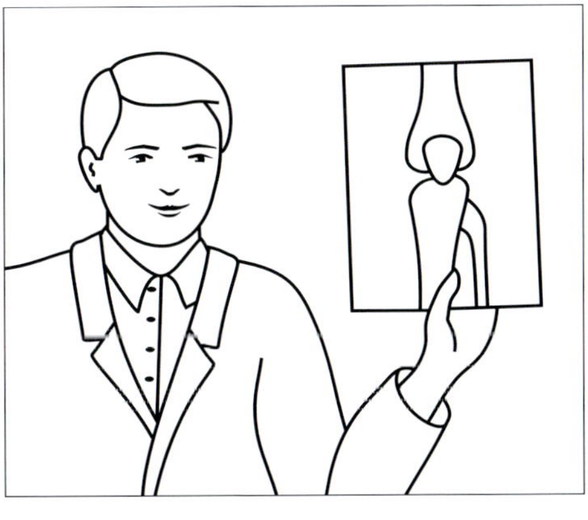

7. Wenn mit „Laser" operiert wird

Die Instrumente für die Gelenkspiegelung sind in den letzten Jahren ständig verbessert worden. Oft musste dabei aber auch manche frühere Überzeugung wieder korrigiert werden. Bei Zeitungsberichten über den Einsatz von „Laser"-Strahlen darf nicht vergessen werden, dass der Wert dieses Verfahrens bei der Arthrose medizinisch nicht begründet werden kann. Es sind sogar bereits schwerwiegende Komplikationen durch Laser-Anwendung beobachtet worden, so dass heute von Laser-Operationen bei Arthrose unbedingt abzuraten ist.

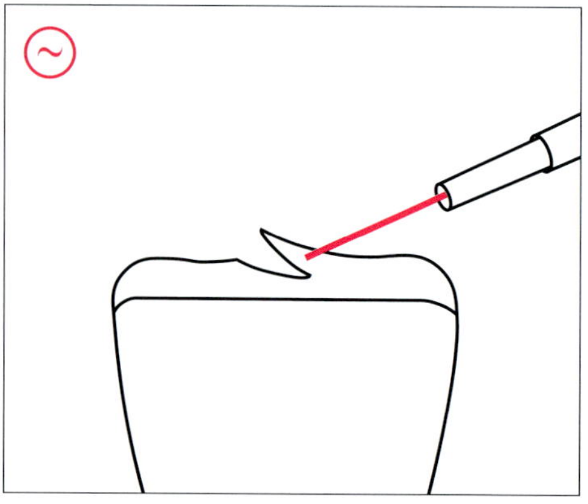

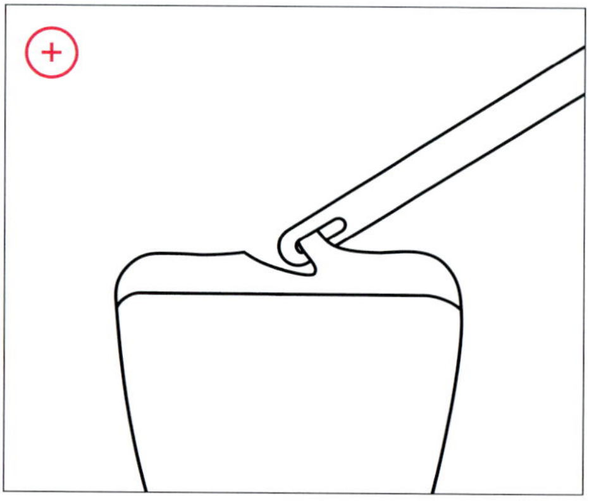

8. Resultate I: Wenn nur gespült wird

Bei der Arthrose dient die Gelenkspiegelung heute nicht mehr nur der intensiven Spülung. Durch die große Flüssigkeitsmenge von einigen Litern werden alle im Gelenk störenden Partikel und Knorpelreste zwar entfernt und die Entzündungsprozesse der Gelenkschleimhaut beruhigt. Es wird aber angenommen, dass diese Behandlung, die in sechzig Prozent der Fälle eine Besserung der Beschwerden bewirken kann, vermutlich vor allem psychologisch wirkt (Placebo-Effekt).

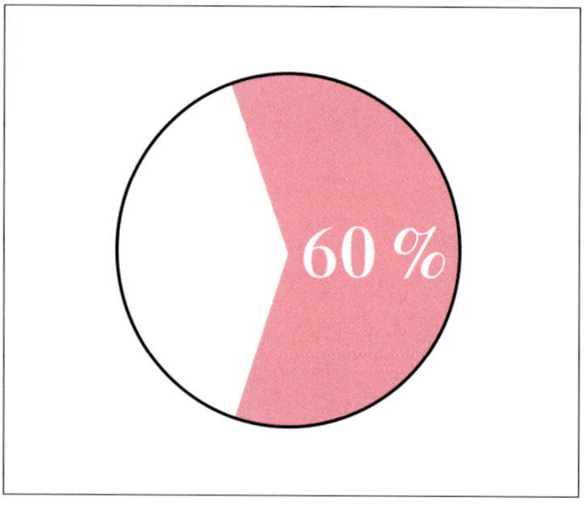

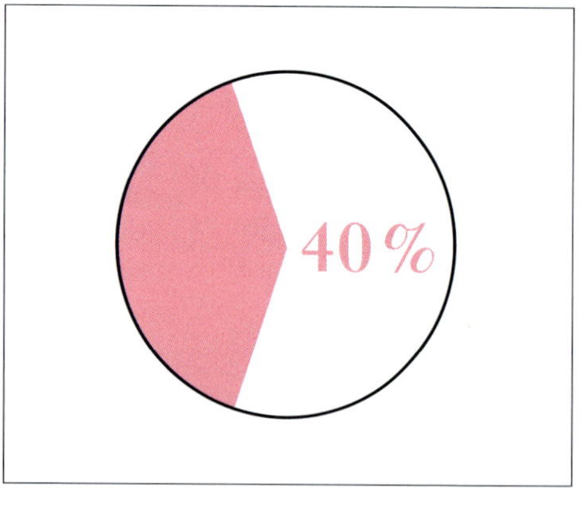

9. Resultate II: Bei Spülung und zusätzlicher Knorpelglättung

Während der Gelenkspiegelung können auch Knorpelfetzen, die die Bewegung blockieren, äußerst sparsam entfernt werden, ebenso auch kleinere Bezirke der entzündeten Schleimhaut. Diese Maßnahmen scheinen manchmal Vorteile zu bringen. In etwa 60% findet sich eine länger anhaltende Besserung; in 40% ist sie nur von kurzer Dauer. Zumindest kurzfristig können die Ergebnisse aber auch günstiger sein.

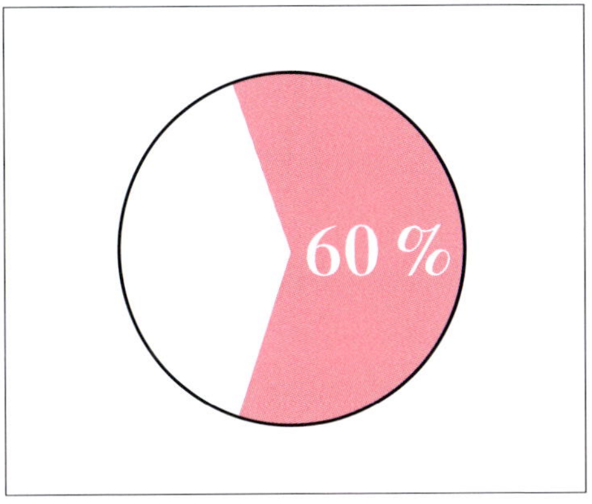

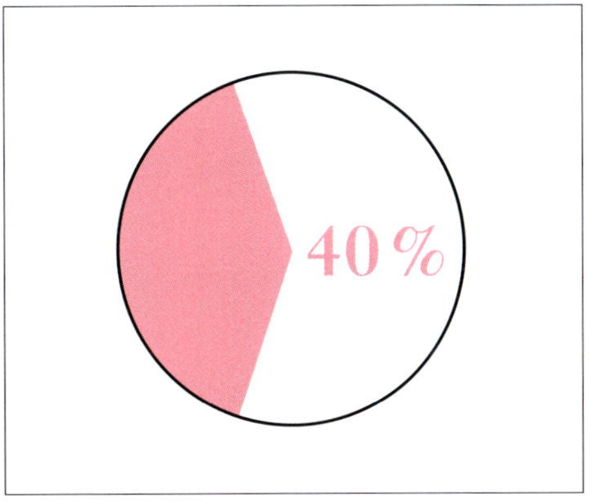

10. Resultate III: Zusätzliche Knochenabrasio

Beim Verfahren nach Dr. Johnson (ARTHROSE-INFO Nr. 10) musste das behandelte Gelenk danach oft monatelang mit Stockstützen entlastet werden. Darin lag eine große Einschränkung dieser Methode. In manchen Fällen schien sie aber eine Neubildung des Knorpels zu bewirken. Dieses Verfahren ist heute aber wegen geringer Erfolgsaussicht weitgehend verlassen worden. Stattdessen werden andere Verfahren, wie Mikrofrakturierung und Mosaikplastik, angewendet und erforscht.

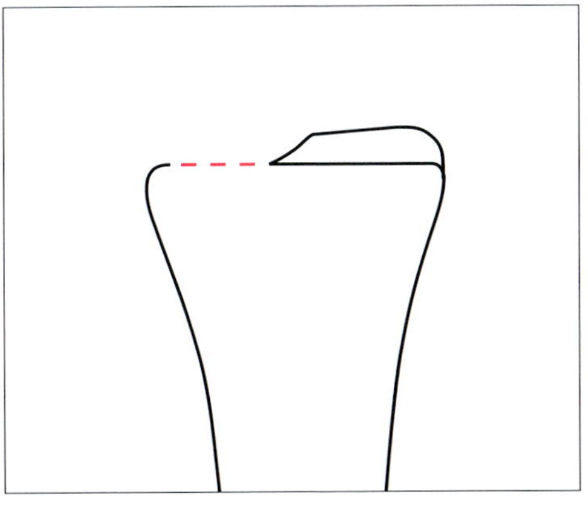

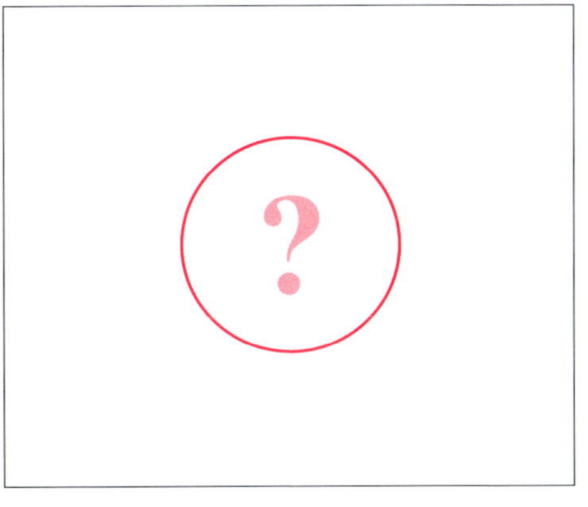

11. Wie lange muss ein Stock getragen werden?

Einheitliche Regeln gibt es bis heute nicht. Für das Kniegelenk können die folgenden Zeiten aber als Orientierung gelten: Wenn bei der Gelenkspiegelung gespült und gleichzeitig kleinere mechanische Hindernisse abgetragen wurden, werden meist nur für wenige Tage (1–3 Tage) ein oder zwei Stöcke benötigt. Nach einer Glättung von größeren Flächen betrug die Entlastungszeit insgesamt mehrere Monate. In allen Fällen empfiehlt es sich, die vom Arzt empfohlene Entlastungszeit vorher zu erfragen und sorgfältig einzuhalten.

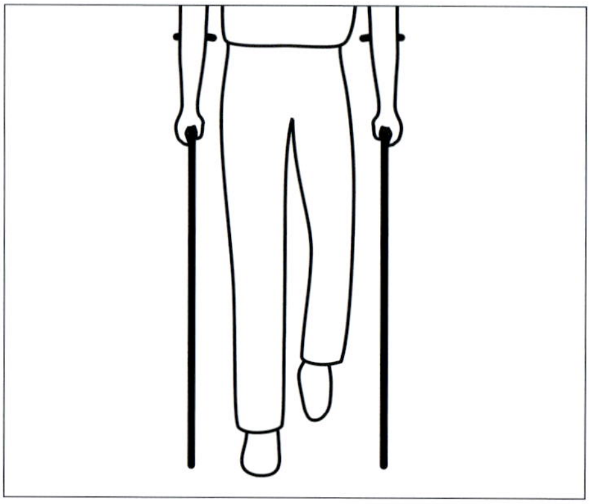

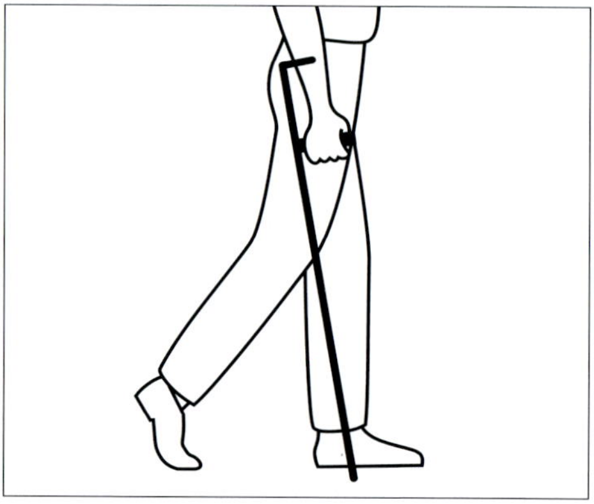

12. Wann wieder Sport?

Für die Nachbehandlung nach der Gelenkspiegelung ist Bewegung hilfreich und förderlich. Meist wird sie daher in Form von Krankengymnastik verordnet. Diese orientiert sich an den Grundsätzen der „Bewegung ohne Belastung“ und der „Verbesserung der Beweglichkeit“. In der Regel wird sie für mindestens zwei Wochen durchgeführt. Bis dahin sollte auf Sport verzichtet werden. Später sind Schwimmen und Heimtrainer fahren besonders zu empfehlen. In allen Fällen gilt: Bewegen ist besser als Belasten. Ein behutsamer Muskelaufbau sollte ebenfalls unter krankengymnastischer Anleitung erfolgen.

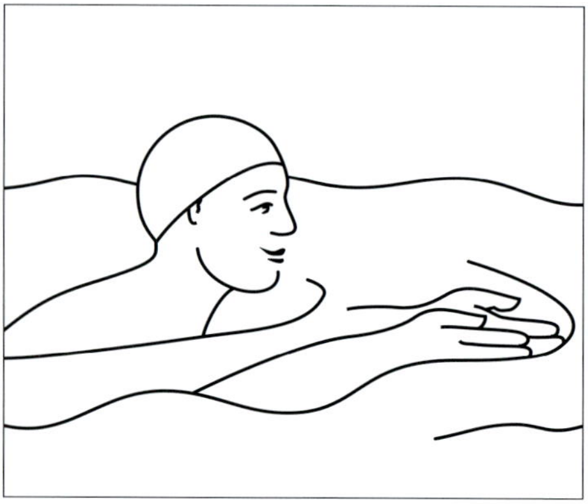

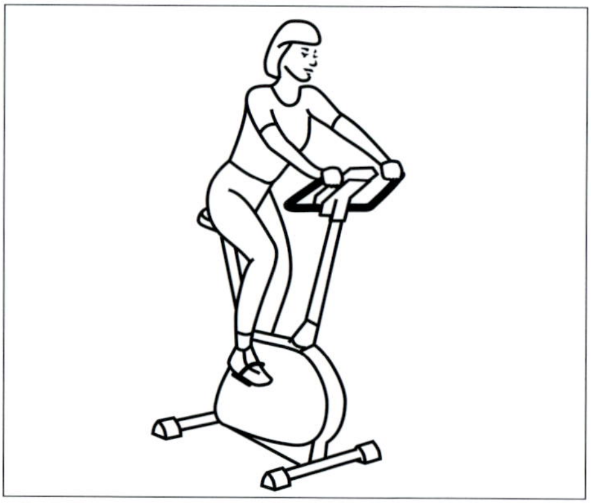

Leserbriefe

Gesprächspartner gesucht

Aachen: *Ich bin 50 Jahre alt und habe eine Arthrose im Bereich der Brustwirbelsäule. Wem geht es ähnlich?*
Herr Klaus K., Hellenthal

Augsburg: *Ich leide an Fingergelenkarthrose (Heberden-Arthrose). Wer kann mir über seine Erfahrungen mit einer Operation berichten?*
Frau Heidi S., Dinkelscherben

Berlin: *Wer kennt eine Gymnastikgruppe in Berlin?* Frau Marlies D., Berlin

Berlin: *Mir wurde am rechten Knie eine Umstellungsoperation empfohlen. Wer hatte hiermit bereits Erfolg und könnte mir Ratschläge geben?*
Herr Heinz E., Berlin

Berlin: *Ich soll nun ein neues Kniegelenk erhalten. Wer könnte mir gut raten?*
Frau Ursula S., Berlin

Bonn/Koblenz: *Wer ist bereits an beiden Großzehengelenken operiert worden?*
Frau Liane D., Urmitz

Bottrop: *Ich habe an beiden Händen eine Fingergelenkarthrose. Wer könnte mich über seine Erfolge informieren?*
Herr Walter H., Dinslaken

Essen: *Wer hat Erfahrung mit einer Operation bei Arthrose der großen Zehen (Hallux rigidus)?* Frau Ruth G., Essen

Göttingen: *Bei mir hat sich eine Arthrose in der äußeren Hälfte des Kniegelenks nach einer Meniskusverletzung (Sportunfall als Jugendlicher) entwickelt. Suche Erfahrungsaustausch mit ähnlich Betroffenen.* Herr Bernhard F., Göttingen

Marburg: *Ich habe Arthrose in beiden Händen sowie in mehreren anderen Gelenken. Wer kann mir gute Therapieempfehlungen geben?*
Frau Helga F., Frankenberg

München: *Bitte um Erfahrungsaustausch über Arthrose des Fersenbeines.*
Frau Herta K., Kiefersfelden

Hinweis: Die oben genannten Adressen können telefonisch unter Tel. 0 68 31 – 94 66 77 erfragt werden.

Erfolge mit dem Heimtrainer

Ihre Informationen sind mir eine große Hilfe. Ich habe mit dem Heimtrainer und den täglichen Übungen ausgezeichnete Erfolge erzielt. Frau Ingeb. Q., Berlin

Auswringen von kleinen Tüchern

Zur Leseranfrage von Frau Gaby D., Duisburg, INFO Nr. 19: Zum Auswringen von kleinen Tüchern kann man eine „Salatschleuder" zu Hilfe nehmen!
Frau Hilde L., Düren

Ich ließ mir an einer Seite der Spüle eine senkrechte Stange anbringen. Wenn man das nasse Tuch in der Mitte darumschlingt, kann man die Enden mit beiden Händen fassen und im rechten Winkel zur Stange bequem auswringen, ohne die Daumengelenke zu belasten.
Frau Gertrud S., Euskirchen

Völlig schmerzfrei

Ich habe eine Kniearthrose und bin nach einer Umstellungsoperation, wie sie im ARTHROSE-INFO Nr. 19 beschrieben wurde, jetzt völlig schmerzfrei. Seit einem halben Jahr kann ich auch wieder Sport treiben.
Frau Margrit A., Bremen

Kniearthrose gebessert

Als treue Leserin des ARTHROSE-INFOS möchte ich Ihnen heute einmal berichten, wie gut es mir mit meiner Knieprothese geht. Ich habe Urlaub am Meer gemacht, habe eine Kreuzfahrt hinter mir

und bearbeite meinen Garten wieder selbst. Wer von mir über meine Erfahrung hören möchte, kann mich gerne anrufen.

Frau Gerda K., Hamburg

Ich kann jedem nur Mut zur Einpflanzung eines künstlichen Kniegelenks machen. Ich selbst bin mit meinen 71 Jahren wieder vollkommen selbstständig, kaufe ohne jegliche Gehhilfe ein, fahre mit Bus, Bahn und Straßenbahn und erledige fast alle Hausarbeiten allein.

Frau Ilse-Marie W., Frankfurt/O.

Ausgesprochen wertvoll

Ich bin 28 Jahre alt und begeisterte Leserin des ARTHROSE-INFOS. Die Informationen sind ausgesprochen wertvoll und hilfreich. Weiter so!

Frau Jutta M., Reutlingen

Ich finde das ARTHROSE-INFO einfach gut! Sie haben mir schon so viel geholfen.

Frau Helga G., Saarbrücken

Ich möchte Ihnen meinen Dank aussprechen für die vielen wertvollen Tipps in den ARTHROSE-INFOS!

Herr Walter S., Horb a. N.

Wenn ich im ARTHROSE-INFO lese, habe ich das Gefühl, es kümmert sich jemand um mich.

Frau Renate D., Walldorf

Heute möchte ich Ihnen mitteilen, wie sehr mir Ihre Hefte gefallen. Ich lese sie mehrmals und hebe sie auf oder gebe sie weiter. Sie sind so verständlich geschrieben.

Frau Iris H., Stuttgart

Mir ist, als hätte ich einen neuen, guten Freund gefunden. Ich danke Ihnen für Ihre Informationen und Gedanken, die ich so noch nie zuvor gefunden habe.

Frau Rosemarie S., Meckenheim

Für die vielen freundlichen und ermutigenden Zuschriften, die uns ständig erreichen, danken wir allen sehr herzlich.

Praktische Selbsthilfe

Wie schütze ich meine Gelenke?

Eine erstaunlich einfache Hilfe bei Arthrose ist es, bestimmte Bewegungen oder Tätigkeiten des Alltags zu vermeiden und sie durch andere, gleichwertige zu ersetzen. Manche Menschen können ihr Verhalten sofort und permanent ändern. Die meisten von uns aber vergessen im Alltagsgeschehen den guten Vorsatz. Erst wenn wieder die Schmerzen auftreten, erschrecken wir und sagen uns: „Ja, ich wollte das ja anders machen.“ Aus der biomechanischen Forschung ist gut bekannt, wie wichtig der Schutz und das Schonen des Arthrose-Gelenks ist. Nur dann kann es sich nach Tagen, Wochen oder Monaten erholen. Wenn z. B. das Endgelenk des Zeigefingers schmerzt, empfiehlt es sich, den Zeigefinger beim Schuhbinden etc. wegzustrecken und stattdessen den Mittelfinger zu benutzen. Dies ist sehr einfach möglich – man muss nur daran

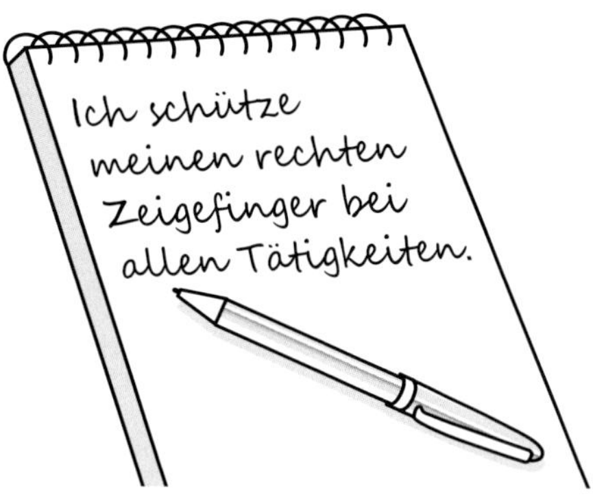

denken. Der berühmte Buchautor Raymond Hull hatte aus eigener Erfahrung eine Methode entwickelt und erprobt, die sehr einfach und dennoch wirksam ist. Er empfahl, den guten Vorsatz auf einen kleinen Notizzettel zu schreiben: „Den Zeigefinger immer schützen und weghalten". Diesen oder einen ähnlichen Satz sollte man **dreimal täglich** – morgens, mittags und abends – **neu schreiben**, und zwar immer in möglichst schöner Schrift. Besonders wirksam ist es, wenn man ihn immer mit sich trägt, mehrmals laut vorliest – und dabei lächelt. Dies ist eine überraschende Empfehlung, die nur ein wenig Disziplin erfordert. So prägt sich der Entschluss aber im Laufe von Tagen und Wochen immer tiefer in das Unterbewusstsein ein. Diese kleine unscheinbare Hilfe kann Wunder wirken und sich auf das ganze weitere Leben auswirken. Wer kennt nicht die Schmerzen und Sorgen, die mit Fingerarthrose verbunden sind? Dasselbe gilt auch für alle anderen Arthroseformen. Je früher man damit beginnt, umso wirksamer ist die Methode.

Wichtige Hinweise

Stürze im Alter?

Wenn man – ohne erkennbare äußere Ursache – gestürzt ist und man vielmehr verwundert feststellen muss: „Ich weiß gar nicht, was eigentlich war. Plötzlich habe ich da gelegen, ohne dass ich weiß, was passiert ist!", kann die Ursache auch eine besondere Form der Alters-Epilepsie sein. Nach unerklärlichen Stürzen sollte man sich deshalb stets von einem Neurologen untersuchen lassen.

Adressänderung?

Wenn sich Ihre Adresse geändert hat oder uns ein kleiner Schreibfehler bei Ihrer Anschrift unterlaufen sein sollte, wären wir für eine kurze Nachricht sehr dankbar. Am sichersten können wir die Änderung vornehmen, wenn Sie uns die neue Anschrift zusammen mit der alten übersenden. Vielen Dank.

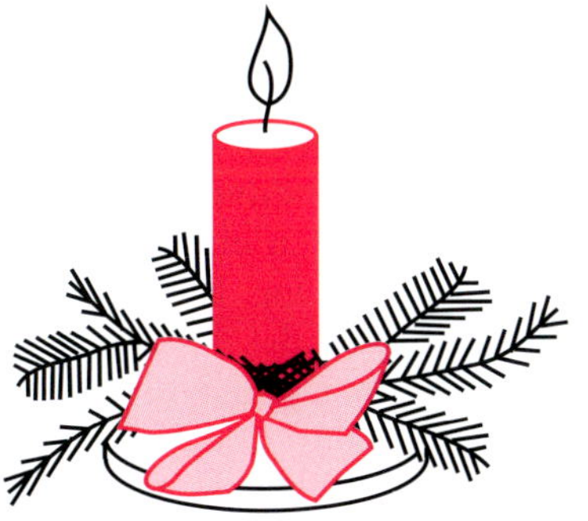

Dank für Förderung

Zusammen mit der heutigen Ausgabe des ARTHROSE-INFOS übersenden wir Ihnen auch die Informationen zu unserer diesjährigen Weihnachtsspendenaktion. Für die Teilnahme an dieser wichtigen Förder-Aktion zugunsten der Forschungs- und Aufklärungsarbeit möchten wir allen Mitgliedern, Lesern und Spendern im Voraus bereits herzlich danken.

Lexikon

„B“

Medizinische Begriffe aus der Sprechstunde, die jeden interessieren

BANDSCHEIBE

„Ich hab‘s an den Bandscheiben“ ist ein Ausdruck, den Sie sicher schon oft gehört haben. Jeder Wirbel unseres Rückgrats ist vom nächsten durch eine Bandscheibe (vorn) und die Wirbelgelenke (hinten) getrennt. Die vorn gelegene Bandscheibe dient als Polster und Puffer, um Stöße und Belastungen abzufedern. Sie ist eigentlich keine Scheibe, sondern eine Art Wasserkissen, das mit einem gallertartigen Gelee gefüllt ist. Der „Bandscheibenvorfall“ ist daher auch kein Vorfallen einer Scheibe, sondern eine Verletzung, bei der das Gelee aus dem Inneren des Puffers herausgepresst wird, was akute Schmerzen verursachen kann. Die beste Vorbeugung ist besondere Sorgfalt beim Heben, Tragen und Hinsetzen.

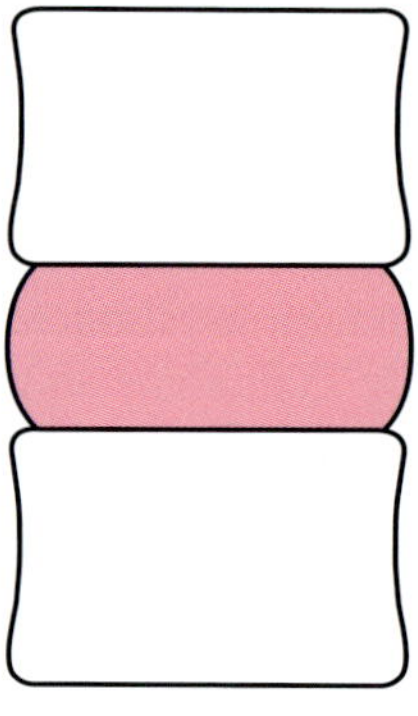

BODYBUILDING

„Body“ heißt „Körper“ und „building“ heißt „bauen“. Bodybuilding ist ein spezielles Krafttraining. Starke Muskeln an Armen, Beinen und Rumpf geben Kraft, verbessern das Aussehen und erhöhen das Selbstbewusstsein. In den Fitnessstudios wird dieses Training von Männern und Frauen gleichermaßen geschätzt, da es auch beliebig dosiert werden kann. Vor der Gefahr einer Überlastung, insbesondere der Sehnen und Gelenke, muss bei Übertreibung aber gewarnt werden. Bei Arthrose empfiehlt es sich, bestimmte Übungen nur unter ärztlicher oder krankengymnastischer Anleitung durchzuführen, damit sie ihre Kraft aufbauende Wirkung richtig entfalten können.

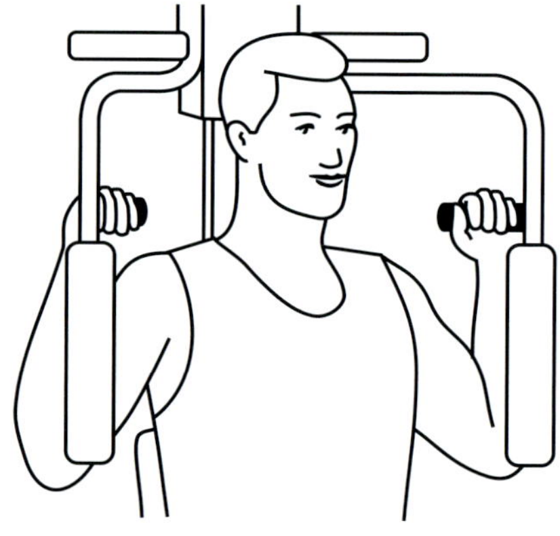

Vorschau

Im nächsten Heft lesen Sie ...

- Arthrosebehandlung durch Ernährung?
- Neue Tipps zur Arthrose des Kniegelenks
- Wichtige Leserbriefe
- Aktuelle Hinweise
- und anderes mehr ...